HIV und Aids

I. W. Husstedt

*Mit freundlicher Empfehlung
überreicht durch*

GlaxoWellcome

Springer

Berlin
Heidelberg
New York
Barcelona
Budapest
Hongkong
London
Mailand
Paris
Santa Clara
Singapur
Tokio

I. W. Husstedt (Hrsg.)

HIV und Aids

Fachspezifische Diagnostik und Therapie

Mit 124 Abbildungen davon 64 farbig und 33 Tabellen

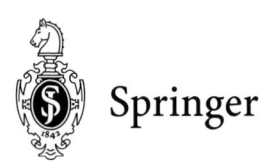

Springer

Priv.-Doz. Dr. med. I. W. Husstedt
Westf. Wilhelms-Universität Münster
Klinik und Poliklinik für Neurologie
Albert-Schweitzer-Straße 33
D-48129 Münster

ISBN 3-540-62726-X
Springer-Verlag Berlin Heidelberg New York

Die Deutsche Bibliothek – CIP-Einheitsaufnahme
HIV und AIDS : fachspezifische Diagnostik und Therapie / Hrsg.: I.
W. Husstedt. - Berlin ; Heidelberg ; New York ; Barcelona ; Budapest
; Hongkong ; London ; Mailand ; Paris ; Santa Clara ; Singapur ;
Tokio : Springer, 1998
  ISBN 3-540-62726-X

Dieses Werk ist urheberrechtlich geschützt. Die dadurch begründeten
Rechte, insbesondere die der Übersetzung, des Nachdrucks, des Vortrags,
der Entnahme von Abbildungen und Tabellen, der Funksendung, der
Mikroverfilmung oder der Vervielfältigung auf anderen Wegen und der
Speicherung in Datenverarbeitungsanlagen, bleiben auch bei nur auszugs-
weiser Verwertung, vorbehalten. Eine Vervielfältigung dieses Werkes oder
von Teilen dieses Werkes ist auch im Einzelfall nur in den Grenzen der
gesetzlichen Bestimmungen des Urheberrechtsgesetzes der Bundesrepublik Deutschland vom 9. September 1965 in der jeweils geltenden Fassung
zulässig. Sie ist grundsätzlich vergütungspflichtig. Zuwiderhandlungen
unterliegen den Strafbestimmungen des Urheberrechtsgesetzes.

© Springer-Verlag Berlin Heidelberg 1998
Printed in Germany

Die Wiedergabe von Gebrauchsnamen, Handelsnamen, Warenbezeichnun-
gen usw. in diesem Werk berechtigt auch ohne besondere Kennzeichnung
nicht zu der Annahme, daß solche Namen im Sinne der Warenzeichen- und
Markenschutz-Gesetzgebung als frei zu betrachten wären und daher von
jedermann benutzt werden dürften.

Produkthaftung: Für Angaben über Dosierungsanweisungen und Applika-
tionsformen kann vom Verlag keine Gewähr übernommen werden. Derartige Angaben müssen vom jeweiligen Anwender im Einzelfall anhand
anderer Literaturstellen auf ihre Richtigkeit überprüft werden.

Satzherstellung: Cicero Lasersatz GmbH, Dinkelscherben

SPIN-Nr. 10543848   19/3133 – 5 4 3 2 1 0 – Gedruckt auf säurefreiem Papier

Inhaltsverzeichnis

Aids und HIV-Infektion – internistische Therapie
und Diagnostik
H. Goebel, S. Schubert 1

Aids und HIV-Infektion im HNO-Bereich
H. Weidauer 71

Orofaziale Manifestation der HIV-Infektion
A. Schmidt-Westhausen, P.A. Reichart 96

Die kindliche HIV-Infektion
K. Seel, C. Feiterna-Sperling, I. Grosch-Wörner . . . 126

HIV-Infektion und Aids in Geburtshilfe und
Gynäkologie
A. Schäfer 155

Aids/HIV-Infektion und Auge
P. Kaulen 176

Neurologische Manifestationen der
HIV-1-Infektion/Aids
I.W. Husstedt, S. Evers, F. Stögbauer, G. Schuierer . . 206

Dermatologische Manifestation von HIV-Infektion
und Aids
H. Rasokat 279

Aktuelle Therapie der Opiatabhängigkeit
H. Busch, Th. Poehlke, E. Köhler 309

Sachverzeichnis 363

Vorwort

Vor nunmehr 16 Jahren traten »human immunodeficiency virus« (HIV) und das mit ihm assoziierte »acquired immune deficiency syndrome« (Aids) in den Blickpunkt der medizinischen Öffentlichkeit und stellten die klinische Medizin und Grundlagenforschung vor neue, in ihrem Ausmaß damals nicht absehbare Herausforderungen. Es wurde sehr schnell klar, daß es sich beim HIV um ein Virus völlig neuer Dimension handelte, dessen klinische Implikation in Art und Schwere ebenso ungewöhnlich war. Den meisten Ärzten nur aus Lehrbüchern bekannt, waren z. B. die Pneumocystis – carinii-Infektion, die Hirntoxoplasmose, nichttuberkulose Mykobakteriosen, die Kryptosporidiose und das Kaposi-Sarkom plötzlich klinischer Alltag. Neu waren nicht nur die Erkrankungen, sondern auch die Vielfalt ihrer klinischen Erscheinungsbilder und die Besonderheiten in der Akuttherapie und Prophylaxe.

Bedingt durch die Vielfalt der klinischen Manifestationen sind in die Behandlung HIV-abhängiger Erkrankungen faktisch alle medizinischen Fachrichtungen integriert, auch solche, deren Aufgabe nicht die primäre Versorgung HIV-Infizierter ist. Dies macht ein interdisziplinäres Denken und Handeln notwendig, nur so können Einzelbefunde rasch zu einem Gesamtkonzept koordiniert werden. Daher sind Handbücher für die tägliche Praxis hilfreich, die ausgehend von der Organmanifestation bzw. klinischen Symptomen die ätiologische und klinische Differentialdiagnose aufzeigen, einschließlich der rationellen Diagnosesicherung und Therapie. Dies ist in dem vorliegenden Buch exemplarisch gelungen. Auch dem Nichtspezialisten ist es so möglich, rasch einen roten Faden durch das Dickicht der zahlreichen ätiologischen und diagnostischen Optionen zu ziehen.

Die Halbwertszeit unseres Wissens über die HIV-Infektion und Aids ist so klein, daß Lehrbücher dem aktuellen Kenntnisstand immer nur hinterherhinken können. Daher sind Publikationen wie die vorliegende, mit ihrem kürzeren Vorlauf, gut geeignet, den momentanen Wissensstand zu vermitteln. Es ist dem Herausgeber gelungen, für jedes Fachgebiet erfahrene Autoren zu gewinnen. Alle relevanten Krankheitsbilder sind präzise dargestellt, informative und tabellarische Übersichten sowie zahlreiche Abbildungen ermöglichen einen raschen Informationstransfer. Dieses Buch ist geeignet, die tägliche Arbeit mit HIV-Infizierten in Praxis und Klinik zu erleichtern und zu optimieren. Daher wünsche ich diesem Buch eine weite Verbreitung in Praxis und Klinik, auch im Interesse der Patienten.

Prof. Dr. med. B. Ruf   Leipzig, im August 1997

Autoren

Busch, H.W., Dr. med.
Internist
HIV-Schwerpunktpraxis
Corrensstraße 60–62, D-48149 Münster

Evers, S., Dr. med.
Klinik und Poliklinik für Neurologie
der Westf.-Wilhelms-Universität Münster
Albert-Schweitzer-Straße 33, D-48129 Münster

Goebel, F.-D., Prof. Dr. med.
Infektionsambulanz & Tagesklinik
Medizinische Poliklinik, Universitätsklinikum
Innenstadt der Ludwigs-Maximilian-Universität
Pettenkoferstraße 8a, D-80366 München

Grosch-Wörner, I., Priv.-Doz. Dr. med
Kliniken und Polikliniken für Kinderheilkunde und
Chirurgie, Tagesklinik
Medizinische Fakultät der Humboldt-Universität zu
Berlin
Augustenburger Platz 1, D-13353 Berlin

Husstedt, I.W., Priv.-Doz. Dr. med.
Klinik und Poliklinik für Neurologie
der Westf.-Wilhelms-Universität Münster
HIV-Sprechstunde Neurologie
Albert-Schweitzer-Straße 33, D-48129 Münster

Kaulen, P., Dr. med., rer. nat.
Facharzt für Augenheilkunde
Drakestraße 32, D-12205 Berlin

Rasokat, H., Priv.-Doz. Dr. med.
  Universitäts-Hautklinik Köln
  Josef-Steltzmann-Straße 9, D-50931 Köln

Reichart, P.A., Prof. Dr. med.
  Zentrum für Zahnmedizin, Abt. Oralchirurgie und
  Röntgenologie, Medizinische Fakultät der
  Humboldt-Universität zu Berlin
  Föhrer Straße 15, D-13353 Berlin

Schäfer, A., Priv.-Doz. Dr. med. Dr. rer. nat.
  Universitäts-Klinikum Rudolf Virchow der
  Humboldt-Universität zu Berlin
  Frauenklinik und Poliklinik
  Labor und Infektionsambulanz
  Pulsstraße 4, D-14059 Berlin

Schmidt-Westhausen, A., Dr. med.
  Zentrum für Zahnmedizin, Abt. Oralchirurgie und
  Röntgenologie, Medizinische Fakultät der
  Humboldt-Universität zu Berlin
  Föhrer Straße 15, D-13353 Berlin

Schubert, S., Dr. med.
  Infektionsambulanz & Tagesklinik
  Medizinische Poliklinik, Universitätsklinikum
  Innenstadt der Ludwigs-Maximilian-Universität
  Pettenkoferstraße 8a, D-80366 München

Schuierer, G., Dr. med.
  Institut für Radiologie
  der Westf.-Wilhelms-Universität Münster
  Albert-Schweitzer-Straße 33, D-48129 Münster

Seel, K., Dr. med.
  Kliniken und Polikliniken für Kinderheilkunde und
  Chirurgie, Tagesklinik
  Medizinische Fakultät der Humboldt-Universität zu
  Berlin
  Augustenburger Platz 1, D-13353 Berlin

Stögbauer, F., Dr. med.
Klinik und Poliklinik für Neurologie
der Westf.-Wilhelms-Universität Münster
Albert-Schweitzer-Str. 33, D-48129 Münster

Weidauer, H., Prof. Dr. med.
Hals-, Nasen-, und Ohrenklinik
Ruprecht-Karls-Universität Heidelberg
Im Neuenheimer Feld 400, D-69120 Heidelberg

Feiterna-Sperling, C., Dr. med
Kliniken und Polikliniken für Kinderheilkunde und
Chirurgie, Tagesklinik
Medizinische Fakultät der Humboldt-Universität zu
Berlin
Augustenburger Platz 1, D-13353 Berlin

Aids und HIV-Infektion – internistische Therapie und Diagnostik

F.-D. Goebel, S. Schubert

Antiretrovirale Therapie

Grundsätzliches

In den letzten Jahren hat sich eine dramatische Verbesserung der Therapierbarkeit der HIV-Infektion ergeben. Bereits in der ersten kontrollierten Studie mit Zidovudin [16] ließ sich im Jahre 1987 bei Patienten im fortgeschrittenen Krankheitsstadium „AIDS-related complex" oder Aids nachweisen, daß der Einsatz einer antiretroviral wirksamen Substanz zu einer meßbaren Lebensverlängerung führt. Alle placebokontrollierten Studien an therapienaiven Patienten haben den Vorteil einer aktiven Behandlung zeigen können, so daß eine alleinige Placebobehandlung in Therapiestudien heute praktisch nicht mehr vertretbar ist. Die Prüfung einer neuen Substanz oder Medikamentenkombination hat daher gegen eine Standardtherapie zu erfolgen.

In klinischen Endpunktstudien haben die europäisch-australische Studie „Delta" [5] und die amerikanische Studie „ACTG 175" [21] die Überlegenheit einer Kombinationsbehandlung gegenüber einer Monotherapie bewiesen, so daß eine Kombinationsbehandlung heute Standard ist. Eine Monotherapie mit einer der derzeit verfügbaren Substanzen ist obsolet.

Die quantitative Bestimmung der Viruslast im peripheren Blut hat eine deutlich verbesserte rationale Grundlage für den Beginn und die Kontrolle einer antiretroviralen Therapie erbracht. Mellors et al. [39] haben gezeigt, daß die Höhe der HIV-RNA im Plasma eine hohe Korrelation mit Krankheitsprogression und Überlebenszeit hat [9]. Mehrere Studien haben deutlich gemacht, daß die Reduktion dieser Viruslast mit einer Verzögerung der Progression und einer Verlängerung der Überlebenszeit einhergeht. Die im peripheren Blut, mehr noch in Lymphknoten gemessene Viruslast hängt von der aktuellen Virusreplikation ab. Ziel einer antiretroviralen Therapie muß daher die Reduktion der Viruslast und damit die Suppression der Virusneubildung sein. Prinzipiell sollte bei einer antiretroviralen Therapie angestrebt werden, daß mit den verfügbaren molekularbiologischen Methoden im peripheren Blut keine HIV-RNA mehr nachweisbar ist. Die Reduktion des Plasmavirusgehalts unter die Nachweisgrenze sollte solange wie möglich beibehalten werden.

Bei der Virusreplikation in den infizierten Zellen kommt es durch eine hohe Fehlerrate der reversen Transkriptase zur Mutantenbildung. Durch den Selektionsdruck der eingesetzten antiretroviralen Substanzen werden sensitive Mutanten unterdrückt, resistente Mutanten können unbehindert produziert werden. Solange keine Virusreplikation mehr stattfindet, wird es keine Resistenzentwicklung gegen die eingesetzten Medikamente geben. Eine weitestgehende Reduktion der Virusneubildung führt also zu einer deutlichen Verzögerung einer Resistenzentwicklung. Um antiretroviral wirksame Medikamente möglichst lange einsetzen zu können, muß eine maximale Unterdrückung der Virusreplikation erfolgen. Jede nachweisbare Virämie beweist die Unvollständigkeit der Suppression der Virusreplikation. Da auch in der klinischen Latenzphase der HIV-Infektion ständig eine starke Virusneubildung mit hohem Turnover stattfindet, ergibt sich die theoretische Konsequenz, mit einer maximalen antiretroviralen Therapie unmittelbar nach Feststellung einer HIV-Infektion zu beginnen („hit early, hit hard").

Vom Prinzip her ist eine antiretrovirale Therapie eine lebenslange Therapie. Eine Beendigung der Behandlung hat bisher in jedem Einzelfall zur Zunahme der Virusreplikation, zur Erhöhung der Plasmavirämie und letztendlich zur klinischen Verschlechterung geführt. Diese Notwendigkeit zur lebenslangen Behandlung wirft Fragen nach den Langzeiteffekten der antiretroviralen Kombinationstherapie auf.

So sind die Konsequenzen einer Resistenzentwicklung gegen eine maximale Kombinationstherapie langfristig ungeklärt. Antiretroviral vorbehandelte Patienten haben eine grundsätzlich geringere Ansprechrate gegenüber neuen Medikamenten als „therapienaive" Patienten. Etwa 5%–10% der HIV-Infizierten zeigen einen besonders blanden Verlauf über viele Jahre („long term non progressors"), deren Behandlungsnotwendigkeit derzeit unklar ist. Die Mehrzahl, jedoch nicht alle „long term non progressors", haben eine Viruslast unter der

Nachweisgrenze und kommen daher kaum für eine antiretrovirale Therapie in Frage. Der optimale Zeitpunkt für den Beginn einer antiretroviralen Therapie ist daher bisher nicht zweifelsfrei definiert. Mehrere Konsensuskonferenzen sind zu vergleichbaren Empfehlungen gekommen [12] (Konsens bedeutet Einigung auf dem kleinsten gemeinsamen Nenner).

Der Beginn einer antiretroviralen Therapie gilt als eindeutig indiziert:
1. bei asymptomatischen Patienten, wenn
   a) CD 4-Zellzahl unter 350/µl,
   b) HIV-RNA > 10 000–30 000 Kopien/µl,
   c) rasch absinkende CD 4-Zahlen auch über 350/µl;
2. bei symptomatischen Patienten (HIV-assoziierte Symptome, unabhängig von CD 4-Zellzahl und HIV-RNA).

Eine Reihe von Gründen spricht für einen möglichst frühzeitigen Beginn der antiretroviralen Behandlung bei bereits über 350 oder sogar mehr als 500 CD 4-Zellen/µl. Ernstzunehmende Wissenschaftler empfehlen den Beginn der Therapie bereits unmittelbar nach der Feststellung einer HIV-Infektion, unabhängig von den immunologischen oder virologischen Parametern [25]. Dafür werden folgende Aspekte angeführt:
1. Die bereits erwähnte, in allen Phasen der HIV-Infektion stattfindende außerordentlich hohe Virusproduktion mit den Effekten einer massiven Aussaat in die verschiedenen Körperkompartimente (Gehirn, Lymphknoten, Lymphsystem des Magen-Darm-Kanals etc.) und mit der Folge einer drastischen Zunahme potentieller Virusproduktionsstätten [42].
2. Zunehmende Diversifizierung von Virusmutanten. Mit zunehmender Zeitdauer der Infektion werden immer neue Varianten und Mutanten gebildet, die das Potential für die Entwicklung zukünftiger Resistenzen gegen antiretrovirale Substanzen erhöhen.
3. Abnahme der Diversifikation von CD 4-Zellen [32]. Die CD 4-Rezeptoren tragenden Zellen stellen keine einheitliche Population dar, sondern bestehen aus einer ganzen Reihe unterschiedlicher Zellen, deren gemeinsames Merkmal lediglich die CD 4-Rezeptoren sind. Im Verlauf der HIV-Infektion kommt es nicht nur zur quantitativen Abnahme der gesamten CD 4-Zellzahl, sondern auch zur Eliminierung einzelner Zellklone mit CD 4-Rezeptoren. Einmal era-

dizierte Zellklone lassen sich unter einer antiretroviralen Therapie trotz Zunahme der Gesamt-CD 4-Zellzahl nicht mehr expandieren. Das Reservoir und damit die Funktionsfähigkeit des CD 4-Zellpools wird damit erheblich reduziert und ist trotz suffizienter Suppression der Virusreplikation nicht ersetzbar.

Dem pathogenetisch begründeten frühen Einsatz einer antiretroviralen Kombinationstherapie stehen Praktikabilität der Behandlung, psychologische Widerstände gegen eine massive Langzeittherapie sowie Fragen nach Resistenzentwicklung und potentielle Spätschäden einer Dauertherapie entgegen. Da antiretroviral vorbehandelte Patienten im Vergleich zu therapienaiven Patienten eine deutlich schlechtere Ansprechrate und kürzere Dauer der positiven Effekte aufweisen, sind solche Überlegungen in die Nutzen-Risiko-Analyse bei Therapieentscheidungen – soweit möglich – einzubeziehen.

Vor diesem Hintergrund ist verständlich, daß es für den Beginn der antiretroviralen Therapie zu einem bestimmten Zeitpunkt keine einheitliche Empfehlung geben kann. Da insbesondere die Frage nach Resistenzentstehung und negativen Spätfolgen erst nach ausreichend langer Beobachtung der Therapieeffekte beantwortet werden kann, ist die Basis für eine sinnvolle Empfehlung nicht gesichert.

Virämie

Mit der Meßbarkeit der Virämie, d. h. der Viruslast im peripheren Blut, ist der wichtigste Einzelfaktor in der Pathogenese von der HIV-Infektion zum Vollbild Aids quantifizierbar geworden. Alle retrospektiven und prospektiven Studien haben die Viruslast als den entscheidenden Prognosefaktor für das Fortschreiten der Krankheit nachweisen können, mit einer deutlichen Überlegenheit gegenüber dem Prognosewert der CD 4-Lymphozyten. Ebenso haben alle kontrollierten Studien zur Kombinationstherapie gezeigt, daß Häufigkeit und Zeitpunkt des Auftretens klinischer Endpunkte, d. h. HIV-assoziierte Symptome, Vollbild Aids und Tod, eng mit dem Ausmaß der Viruslastreduktion unter antiretroviraler Therapie korrelieren. Damit stellt die Viruslast den entscheidenden (wenn auch nicht alleinigen) Parameter für die Initiierung der Therapie und einen potentiellen Wechsel des Therapieregimes dar.

Aids und HIV-Infektion – internistische Therapie und Diagnostik

Tabelle 1. Verfahren zur HIV-RNA-Quantifizierung

	Q-PCR	bDNA	NASBA
Untersuchungs-material	EDTA-Plasma	EDTA-Plasma	EDTA-Plasma od. Citrat-Plasma
Probenvolumen	100 µl Plasma	5 µl Plasma	10 µl Plasma
Untere Nachweisgrenze (Äquivalente / µl)	200, in der Forschung verfügbar: 20	500, in der Forschung verfügbar: 20	400–4000
Linearer Meßbereich	$< 800\text{--}1{,}2 \times 10^7$	$< 500\text{--}1 \times 10^7$	$< 400\text{--}1 \times 10^7$
Mittlerer Fehler	0,3–0,8 log	0,2–0,4 log	0,3–0,8 log

Derzeit sind 3 kommerzielle Testverfahren verfügbar, mit denen die HIV-RNA im Plasma gemessen werden kann (Tabelle 1). In großen Studien wie z. B. „Delta" hat sich eine gute Übereinstimmung der Meßwerte der 3 Tests in den verschiedenen Kombinationen gezeigt; für den individuellen Patienten ergeben sich jedoch erhebliche Abweichungen, je nach angewandter Technik. Die Sensitivität und Spezifität der verfügbaren 3 Methoden ist außerordentlich hoch, doch setzt dies eine äußerst sorgfältige Durchführung der einzelnen Bestimmungsschritte nach Angaben des Herstellers voraus. So ist z. B. bei der bDNA-Bestimmung (Quantiplex®, Chiron GmbH) als Antikoagulans unbedingt EDTA zu verwenden; bei Einsatz von Heparin oder Citrat ergeben sich große Abweichungen der Testergebnisse.

Auch beeinflussen Transportdauer und Temperatur die Meßergebnisse nicht unerheblich. Bei der Methode Q-PCR (Amplicor, Roche) sind die eingesetzten Primer zum Nachweis des HIV-1-Subtyps B ausgewählt. Finden sich bei Patienten andere Subtypen, wie dies bei Akquisition von HIV v. a. in Afrika und Südostasien der Fall sein kann, so können die Meßwerte in einem deutlich zu niedrigen Bereich liegen, so daß diese Methode bei solchen Patienten mit „exotischen" Infektionen oder mit Mischinfektionen keine zuverlässigen Ergebnisse erbringt. Die Sensitivität der verschiedenen Methoden erfährt eine ständige Verbesserung, so daß mit den Tests der 3. Generation bereits 20–50 copies/µl nachweisbar sind.

Zur groben Einschätzung der individuellen Prognose sowie zum Monitoring der Therapie sollte die HIV-RNA in etwa 3- bis 4monatigem Abstand bei jedem HIV-infizierten Patienten gemessen werden. Wird der Entschluß zur antiretroviralen Therapie gefaßt, sollte eine Basisuntersuchung unmittelbar vor Therapiebeginn, eine weitere Untersuchung nach etwa 4 Wochen und anschließende Messungen ebenfalls in etwa 3monatigem Abstand erfolgen. Wenn irgend möglich, sollte die HIV-RNA-Bestimmung in demselben Labor unter identischen Bedingungen erfolgen, um für das Therapiemonitoring aussagekräftige Messungen zu erhalten. Als therapeutisches Ziel sollte eine Reduktion der Viruslast im peripheren Blut unter die Nachweisgrenze angestrebt werden. Je höher der Wert vor Therapiebeginn liegt, v. a. bei bereits antiretroviral vorbehandelten Patienten, desto schwieriger wird dieses Therapieziel zu erreichen sein, so daß in diesen Fällen ein möglichst niedriger Wert erzielt und lange erhalten bleiben sollte.

In der Regel sinkt die Viruslast nach Initiierung der Therapie bereits in wenigen Tagen bis Wochen drastisch ab. Häufige Messungen haben gezeigt, daß die Viruslastreduktion oft biphasisch verläuft, mit einem sehr raschen Abfall in den ersten Tagen und einem flacheren Absinken der Kurve in den nächsten Wochen. Nach etwa 4 Wochen ist der Nadir erreicht. Bereits 1993 konnte nachgewiesen werden, daß die Viruslast in Lymphknoten das 100- bis 1000fache der im peripheren Blut gemessenen Kopienzahl beträgt. Die wenigen bisher durchgeführten Studien mit simultaner Messung in Lymphknoten und peripherem Blut haben einen parallelen Rückgang bzw. bei Therapieversagen einen entsprechenden Anstieg der Viruslast in beiden Kompartimenten gezeigt. Erste Studien mit liquorgängigen Medikamenten haben eine ähnliche Kinetik im Liquor erkennen lassen.

Die Effekte einer antiretroviralen Therapie lassen sich im Labor an der Zunahme der CD 4-Zellen und dem Rückgang der Viruslast feststellen. Da sich bei einzelnen Patienten enorm hohe Kopienzahlen (bis 2 Mio. und mehr Kopien/µl) messen lassen, wird die Veränderung der Viruslast unter antiretroviraler Therapie in Logstufen ausgedrückt (Tabelle 2). Bei einer biologischen Variation von etwa 0,2 log sowie einem technisch bedingten Variationskoeffizienten von 0,3 log wird als Minimum einer therapiebedingten Änderung der Rückgang um 0,5 log gefordert. Dies ist in der Regel bereits mit einer Monotherapie (heute obsolet) bei therapienaiven Patienten erreichbar.

Das Ausmaß der Logstufenreduktion hängt von der Höhe der Viruslast vor Therapiebeginn ab. Eine Reduktion der Viruslast um weniger als 0,5 log gilt als Ausdruck des Therapieversagens und sollte zur

Tabelle 2. Logarithmische Darstellung der Viruslast

Kopienzahl /µl	Reduktion in %	Reduktion in log10
z.B. 1 000 000	0	0
500 000	50	0,3
320 000	68	0,5
100 000	90	1
50 000	95	1,5
10 000	99	2
5 000	99,5	2,5
1 000	99,9	3
500	99,95	3,5
100	99,99	4

Tabelle 3. Reduktion der Virämie mit einzelnen Substanzen oder Substanzkombinationen (log-Stufen)

	Maximale Reduktion	Reduktion nach ca. 20 Wochen
Einzelsubstanzen		
Patienten therapienaiv		
AZT oder ddI	0,6	0,5
Indinavir	> 2,0	1,6
Saquinavir	1,8	1,5
Patienten vorbehandelt		
Indinavir	1,6	1,3
Ritonavir	1,0	0,6
d4T	0,6	0,2
Kombinationen		
Patienten therapienaiv		
AZT + ddC	1,5	1,0
AZT + 3TC	1,5	1,0
AZT + Saquinavir		1,0
AZT + Indinavir	> 2,0	> 2,0
AZT + ddI	1,5	1,0
d4T + ddI	1,5	1,2
d4T + 3TC	1,5	1,2
Patienten vorbehandelt		
AZT + ddC	0,7	0,7
AZT + 3TC	1,3	0,7
AZT + ddC+ Saquinavir	1,3	0,5
AZT + ddC+ Indinavir	1,6	1,3

Therapieänderung führen. Desgleichen ist die Therapieänderung zu überlegen, wenn die Viruslast um 0,5 Logstufen zunimmt bzw. der Ausgangswert vor Therapiebeginn wieder erreicht wird. Für alle bisher verfügbaren Einzelsubstanzen, v. a. aber für eine ganze Reihe der bisher getesteten Kombinationstherapien, sind maximale Abnahmen der Viruslast ermittelt worden (Tabelle 3).

Auch wenn es bisher keine Therapiestudien mit klinischen Endpunkten gibt, die sich ausschließlich an der gemessenen Viruslast orientieren, besteht kein Zweifel, daß die Quantifizierung der Viruskopien im Blut eine entscheidende biologische Größe für die Gefährdung des infizierten Patienten, möglicherweise auch für das Risiko der Virusübertragung, darstellt. So wurde festgestellt, daß die Virusübertragung von der infizierten Mutter auf das neugeborene Kind eine Funktion der Höhe der Viruslast ist [14]. Ähnliches könnte sich in Zukunft für das Risiko der sexuellen Übertragbarkeit wie auch für die Infektionsrate bei nosokomialen Infektionen nach Nadelstichverletzungen herausstellen.

Resistenzentwicklung

Selbst im Stadium der klinischen Latenz bei relativ hohen CD 4-Zellen und nicht meßbarer Viruslast findet eine tägliche Neubildung bis zu 10^{10} Viren statt. Das Enzym „reverse Transkriptase", das die Virus-RNA in eine DNA umschreibt, arbeitet äußerst „unzuverlässig" und produziert viele „Schreibfehler", mit dem Ergebnis zahlreicher Mutanten [13]. Auf etwa 10 000 Nukleotide kommt eine Mutation, d. h. pro Tag werden etwa 1 000 000 Mutationen gebildet. Zahlreiche dieser mutierten Varianten sind lebens-, d. h. infektionstüchtig. Die Wahrscheinlichkeit ist also groß, daß allein schon zufällig Mutanten gebildet werden, die eine geringe Sensitivität gegenüber einer antiretroviralen Substanz haben.

Bei Einsatz einer oder mehrerer antiretroviraler Substanzen werden die sensiblen Mutanten unterdrückt, die unsensiblen, d. h. resistenten, können sich ungehindert vermehren, es wächst eine resistente Viruspopulation heran. Solange eine Virusreplikation unter antiretroviraler Therapie stattfindet, wird eine Selektion zur Resistenz stattfinden. Das bedeutet, daß die Wirkung jeder antiretroviralen Therapie auch zahlreicher Kombinationen über die Zeit an Wirksamkeit verliert, es sei denn, die Therapie führt zu einem völligen Sistieren der Virusreplikation. Im

Hinblick auf die mäßige Liquorgängigkeit aller bisher verfügbaren Proteaseinhibitoren ist zu befürchten, daß selbst bei potenter Wirkung im lymphatischen System resistente Viren im ZNS selektiert werden könnten. Vor diesem Hintergrund wird eine völlige Eradikation von HIV mit den derzeit verfügbaren Medikamenten schwer möglich sein.

Die Hoffnungen auf eine Heilung von der HIV-Infektion basieren auf Therapieversuchen bei neuinfizierten Personen, also Serokonvertern. In mehreren prospektiven Studien werden Patienten mit einer akuten HIV-Krankheit, also im Stadium der Ausbildung von HIV-Antikörpern, mit einer maximalen antiretroviralen Therapie behandelt in der Vorstellung, die Dissemination des Virus in verschiedene Kompartimente und die Diversifizierung der Virusmutanten möglichst zu unterbinden [33, 36]. Die eingesetzte Kombinationstherapie hat die Viruslast bei allen Patienten unter die Nachweisgrenze gedrückt, ohne Wiederauftreten einer Virämie im Beobachtungszeitraum von bisher 18 Monaten. Das Unterschreiten der HIV-RNA-Nachweisgrenze – so wird gehofft– bedeutet eine völlige Unterbindung der Virusreplikation. Nach verschiedenen mathematischen Modellen könnte die Elimination infizierter Zellen durch das Immunsystem zu einer Heilung nach 2 Jahren führen, wenn die Neuinfektion von Zellen komplett verhindert werden kann [26]. Ob diese Hypothese richtig ist, wird sich erst nach einigen Jahren erkennen lassen.

Die ursprünglich gehegte Hoffnung, die Ausbildung resistenter Virusmutanten könnte zur Bildung weniger virulenter Viruspopulationen führen, hat sich bisher nicht erfüllt. Das Auftreten von resistenten Viren führt regelhaft zum Anstieg der Viruslast und Abfall der CD 4-Zellen und nach längerer Zeit zur klinischen Verschlechterung.

Ein großes Problem ist die Entwicklung von Kreuzresistenten, d. h., unter der Therapie mit dem Medikament X selektierte resistente Mutanten sind auch resistent gegen weitere, bisher nicht bei dem individuellen Patienten eingesetzte Substanzen. Da primäre Resistenzen bei bisher unbehandelten Patienten selten sind, bedarf es keiner Resistenzbestimmung vor Therapiebeginn. Nachdem jedoch bereits antiretrovirale Substanzen eingesetzt wurden, wird das Problem der Kreuzresistenz relevant, ist also die Kenntnis von Kreuzresistenzen bei Therapieänderung notwendig (Tabelle 4).

Resistenzen lassen sich phänotypisch durch Austestung verschiedener Substanzen nach Virusanzucht bzw. genotypisch durch molekularbiologische Testung der Punktmutationen im Aminosäuremuster der

Tabelle 4. Resistenz von HIV gegenüber antiretroviralen Medikamenten

A) Reverse Transkriptase

Medikament	Kreuz-Resistenz	Codon Mutation (Lage der veränderten Aminosäure)
ZDV	keine	41, 67, 70, 215, 219
ddI	ddC, 3TC	65, 74, 184
ddC	ddI, 3TC	65, 74, 184
d4T	ddI, ddC	75
3TC	ddI, ddC	184
NNRTIs	NNRTIs	100, 103, 106, 108, 181-188, 190, 236

B) virale Protease

Medikament	Kreuz-Resistenz	Codon Mutation (Lage der veränderten Aminosäure)
Saquinavir	Indinavir	48, 90
Indinavir	Saquinavir, Ritonavir	46, 82, 84, 90
Ritonavir	Indinavir	82, 84

reversen Transkriptase bzw. Protease bestimmen. Im Einzelfall kann jedoch die genotypische Resistenzbestimmung irreführend sein. So tritt in der Kombinationsbehandlung mit AZT und 3TC sehr schnell die für die 3TC-Resistenz verantwortliche Mutation am Codon 184 auf [35]. Diese 3TC-resistente Mutante zeichnet sich durch eine verzögerte Resistenzentwicklung gegenüber AZT aus. Daneben existieren urspünglich AZT-resistente Mutanten, die nach mehreren Punktmutationen wieder AZT-sensitiv werden.

Prinzipien der Therapiewahl

Nachdem in großen klinischen Endpunktstudien wie „Delta", „ACTG 175" und „CPCRA" die Überlegenheit einer Kombinationstherapie zweifelsfrei bewiesen wurde, sollte eine antiretrovirale Therapie grundsätzlich aus einer Kombinationsbehandlung bestehen. Zur Verfügung stehen im Augenblick Medikamente mit 3 Wirkprinzipien. Eine konvergente Kombination beinhaltet 2 oder mehr Substanzen mit demselben Wirkungsmechanismus, in einer divergenten Therapie werden 2 Wirkungsmechanismen miteinander kombiniert. In Europa sind 5

Tabelle 5. Kombinationen antiretroviral wirksamer Substanzen nach Wirkungsmechanismen gruppiert

A	B	C	D
RTI	RTI	PI	NN-RTI
AZT	ddC	Indinavir	Nevirapin
d4T[a]	ddI	Ritonavir	Lovirid
	3TC	Saquinavir	Delaviridine

[a] wegen der erhöhten Gefahr der peripheren Neuropathie nicht d4T mit ddC kombinieren

Nukleosidanaloga zur Hemmung der reversen Transkriptase sowie 3 Medikamente vom Typ der Proteaseinhibitoren zugelassen (Tabelle 5).

3 Reverse-Transkriptase-Hemmer vom Nichtnukleosidtyp sind noch nicht zugelassen, aber bereits verfügbar. Die Kombination von Substanzen mit unterschiedlichem Angriffspunkt ist wirksamer als eine konvergente Kombination, doch mit deutlich mehr Problemen für die Patienten verbunden. Die Substanzauswahl für eine Kombination erfolgt nach den Kriterien:
1. nachgewiesene Effektivität,
2. synergistische Wirkung,
3. fehlende Kreuzresistenz,
4. keine kumulative Toxizität,
5. Praktikabilität der Einnahme.

Wie bereits beschrieben, sollte vom Prinzip her eine maximal wirksame Behandlung zur Suppression der Virusneubildung und zur Verhinderung der Neuinfektion bisher HIV-naiver Zellen erfolgen. Jede weniger als maximal wirksame Therapie führt zur Erhöhung des Selektionsdrucks bei nicht ausreichender Supprimierung der Replikation und somit zu einer Beschleunigung der Resistenzentwicklung. Dies bedeutet auch einen zunehmenden „Verbrauch" der verfügbaren Substanzen und ein schnelleres Ausschöpfen der antiretroviralen Möglichkeiten. Andererseits bedeutet eine divergente Kombinationstherapie unter Einschluß der Proteaseinhibitoren eine hohe tägliche Tablettenzahl, einen größeren Anteil an Patienten mit unerwünschten Wirkungen und eine Einschränkung des täglichen Lebensrhythmus durch Einnahmevorschriften. Die Entscheidung zwischen einer

Zweifach- oder Dreifachkombination bzw. konvergenten und divergenten Therapie muß mit jedem Patienten individuell besprochen werden.

Tabelle 5 teilt die verfügbaren Substanzen in 4 Kategorien ein. Eine Zweierkombination besteht aus je einer Substanz der Kategorie A + B, eine Dreierkombination aus je einem Medikament A + B + C oder A + B + D, eine Viererkombination aus A + B + C + D oder A + B + 2mal C.

Bei unvorbehandelten Patienten ist die Auswahl einer Dreierkombination unproblematisch. Sollte es zur Unverträglichkeit gegen eine oder mehrere Substanzen des Kombinationsregimes kommen oder ein Therapieversagen eintreten, nachgewiesen durch Anstieg der Viruslast und/oder Abnahme der CD 4-Zellzahl, so sollte nach Möglichkeit die gesamte Kombination gegen neue Substanzen ausgetauscht werden. Bei einer komplett neuen Kombination lassen sich wieder die besten Therapieeffekte erreichen. Ist der Patient mit zahlreichen Medikamenten bzw. Kombinationen vorbehandelt, dann gestaltet sich die richtige Therapieauswahl sehr schwierig.

Vorbehandelte Patienten

Jede Monotherapie sollte heute auf eine Zwei- oder Dreifachkombination umgesetzt werden. Besteht die Monotherapie weniger als 6–12 Monate, ohne daß eine klinische Verschlechterung, ein Abfall der CD 4-Zellen oder eine Zunahme der Viruslast eingetreten ist, kann die bisher verwandte Substanz weitergegeben und um 1 oder 2 zusätzliche Medikamente ergänzt werden. Ist bereits eine klinische, virologische oder immunologische Verschlechterung eingetreten, muß eine komplett neue Kombination eingesetzt werden. Wird das Medikament der Monotherapie weitergegeben, muß nach zusätzlicher Gabe von 1 oder 2 weiteren Substanzen die Viruslast um mehr als 0,5 log absinken. Bestand die Vorbehandlung in der Kombination AZT + ddC oder ddI, kann auf d4T + 3TC umgesetzt werden.

Sind die verschiedenen Kombinationen einer Dreifachtherapie ausgeschöpft, so kann bei entsprechender Verschlechterung eine Viererkombination unter Einschluß eines Proteaseinhibitors zusammen mit einem Non-Nukleosid-Reverse-Transkriptase-Hemmer oder die Kombination zweier Proteaseinhibitoren versucht werden. Wegen Kreuzresistenz zwischen Ritonavir und Indinavir macht diese Kombination allerdings keinen Sinn, dagegen sind von der gemeinsamen Applikation von Saquinavir entweder mit Ritonavir oder Indinavir positive Effekte zu erwarten. Indinavir, mehr noch Ritonavir, führt zu einer Hemmung des p450-Zytochromsystems in der Leber, mit dessen Hilfe Saquinavir metabolisiert wird. Die Hemmung dieses Systems führt zu einer Abbauverzögerung von Saquinavir mit entsprechend ansteigenden Plasma- bzw. intrazellulären Konzentrationen. Damit kann das Problem der geringen Bioverfügbarkeit von Saquinavir kompensiert werden. Da Saquinavir bei Hemmung von p450-Zytochrom im Plasma kumuliert, ist bei dieser Kombination jedoch Vorsicht geboten, auch wenn bisherige Studien zu dieser Kombination keine toxischen Effekte haben erkennen lassen.

Spätestens dann, wenn die verfügbaren Medikamente in der Behandlung eines Patienten ausgeschöpft sind, muß dieser an ein spezialisiertes Zentrum mit der Möglichkeit einer experimentellen Therapie überwiesen werden.

Besondere Situationen

Akute HIV-Krankheit

Wenige Wochen nach Inokulation des Virus kommt es bei etwa 75 % der Patienten zu einer akuten HIV-Krankheit. Diese imponiert zunächst wie ein grippaler Infekt, jedoch ohne Hinweise auf eine Infektion des oberen Respirationstraktes. Als Symptome kommen Fieber, Gliederschmerzen, Gelenkschmerzen, Lymphknotenvergrößerungen, Durchfall und allgemeine Abgeschlagenheit in Frage. In dieser Situation kann es zu einem diffusen makulopapulösen Exanthem v. a. im Stammbereich kommen.

Die Heftigkeit der akuten HIV-Krankheit scheint einen relativ hohen Prognosewert für den späteren Infektionsverlauf zu haben. Die Beschwerden vergehen in der Regel in 1–2 Wochen spontan. Häufig wird diese Krankheit fehlgedeutet, da an eine HIV-Infektion nicht gedacht und eine entsprechende Anamnese nicht erhoben wird. Zudem ist der HIV-Antikörpertest in dieser Phase negativ, die Antikörperbildung beginnt erst. Je ausgeprägter das akute Krankheitsbild ist, desto höher ist die Virämie. Mit molekularbiologischen Methoden läßt sich also häufig eine HIV-Infektion sichern.

Ein solcher Patient sollte bei Verdacht unbedingt in ein kompetentes Zentrum überwiesen werden, da eine frühzeitige antiretrovirale Therapie den Gesamtverlauf der HIV-Krankheit verändern könnte. Nach ersten kontrollierten Studien scheint der Verlauf unter antiretroviraler Therapie deutlich besser zu sein als ohne Behandlung. Solche Patienten sollten unbedingt in kontrollierte Studien aufgenommen werden, um die Wirksamkeit einer maximalen antiretroviralen Therapie in dieser Phase auf den gesamten Krankheitsverlauf testen zu können. Die wichtigste Empfehlung besteht darin, bei Auftreten einer akuten „Grippe" ohne Schnupfen an die Möglichkeit einer HIV-Infektion überhaupt zu denken.

HIV-Enzephalopathie

Das klinische Bild der HIV-Enzephalopathie kann sehr vielgestaltig sein. Neben einer akuten Meningitis oder sogar Enzephalitis kann es zu neuropsychiatrischen Störungen in Form von Depressionen, Angst- und Panikzuständen bis hin zu Psychosen kommen. Der Spätzustand der HIV-Enzephalopathie kann in die Demenz führen. Bei neuropsychiatrischen Auffälligkeiten sollte ein in der Behandlung HIV-Infizierter erfahrener Arzt konsultiert werden.

Neben einer pharmakologischen Therapie in Abhängigkeit von der führenden Symptomatik ist bei HIV-bedingten Symptomen eine antiretrovirale Therapie dringend erforderlich. Dabei sollte v. a. auf die Liquorgängigkeit der Medikamente geachtet werden. Am besten überwindet AZT die Blut-Hirn-Schranke mit einem Plasma-Liquor-Quotienten von etwa 0,6; auch d4T mit einem Quotienten von 0,4–0,5 hat eine relativ gute Wirkung. Die Effektivität von ddI und ddC ist bei einem Quotienten von 0,2 beschränkt, zu den Non-Nukleosid-Analoga liegen keine gesicherten Daten vor. Offenbar sind Proteaseinhibitoren wenig liquorgängig.

Schwangerschaft

Von der infizierten Mutter kann HIV auf ihr Kind während der Schwangerschaft, unter der Geburt und postpartal durch Stillen übertragen werden. Eine Infektion vom Vater auf das Kind ist nur über die

Infektion der Mutter möglich. Die Transmissionsrate ist regional sehr unterschiedlich: etwa 15 % in Europa bis über 40 % in Zentralafrika. Die Infektionswahrscheinlichkeit hängt offenbar ab vom Ausmaß der Virusreplikation bzw. der Virämie der Mutter.

In einer prospektiven Studie konnte die vertikale Transmission um etwa 66 % durch Applikation von AZT reduziert werden. Diese französisch-amerikanische Studie [14] wurde bei therapienaiven Frauen mit einer CD 4-Zahl über 200 durchgeführt, ohne daß eine klinische Therapieindikation im Hinblick auf den mütterlichen Immunstatus bestand. Studien bei Frauen mit CD 4-Zellen unter 200 und antiretroviraler Vorbehandlung werden derzeit durchgeführt. Ebenso ist in absehbarer Zeit mit Studienergebnissen der Applikation von AZT + 3TC in der Schwangerschaft zu rechnen.

Das in der ACTG-076-Studie angewandte Regime sollte bis zum Vorliegen neuer Studienergebnisse übernommen werden:
1. 500 mg AZT täglich, zu beginnen in der 14. bis 34. Schwangerschaftswoche, bis zum Beginn der Wehen.
2. Während der Geburt 2,0 mg/kgKG AZT i.v. über 1 h, gefolgt von einer kontinuierlichen Infusion von 1,0 mg/kg/h bis zur Entbindung.
3. AZT-Sirup-Gabe an das Neugeborene (2 mg/kg alle 6 h, beginnend 8–12 h nach der Geburt, über insgesamt 6 Wochen).

Vorläufige Untersuchungen an Tieren und in humanen Pilotstudien haben keinen Hinweis auf eine Teratogenität von 3TC ergeben. In einem Beobachtungszeitraum nach der Geburt von bis zu 3 Jahren bei AZT und bis zu einem Jahr bei 3TC sind bisher keine Spätfolgen bei Kindern registriert worden. Daher sollte mit jeder HIV-infizierten schwangeren Frau die Möglichkeit der antiretroviralen Behandlung in der Schwangerschaft (nicht im 1. Trimenon!) mit der Darstellung von Nutzen und Risiko diskutiert werden.

Thrombozytopenie

Etwa 10 % der Infizierten, mit einer größeren Häufigkeit bei Drogenbenutzern, haben im frühen Stadium der HIV-Infektion eine Immunthrombozytopenie. Bei einem Teil dieser Patienten sind Thrombozytenantikörper nachweisbar. Systematische Untersuchungen haben gezeigt, daß gleichzeitig eine Bildungsstörung sowie ein beschleunigter Abbau von Thrombozyten vorliegt, wobei der Plättchenverbrauch überwiegt. Blutungen treten sehr selten und fast nur bei Thrombozytenzahlen unter 10000 auf.

Eine Therapie ist daher nur bei Thrombozyten unter 30000/ml zu erwägen. In 10–20% der Fälle kommt es innerhalb eines Jahres zur spontanen Normalisierung, mit zunehmendem Immundefekt in späteren Stadien durch Verminderung der Antikörperproduktion steigt bei vielen Patienten mit Thrombozytopenie die Plättchenzahl wieder an. In fortgeschrittenen Stadien der HIV-Infektion kann es dann zu einer Thrombozytopenie durch Myelosuppression kommen, sei es durch HIV, sei es durch Medikamente.

Die HIV-bedingte Immunthrombozytopenie kann grundsätzlich wie jeder Morbus Werlhof mit Kortikosteroiden, Immunglobulinen, Danazol oder Splenektomie behandelt werden. Eine antiretrovirale Behandlung v. a. unter Einschluß von AZT bessert in der Regel die Thrombozytopenie. Die optimale AZT-Dosis ist bisher nicht hinreichend untersucht, in der Literatur werden 500–1000 mg/Tag angegeben. Bei Versagen der antiretroviralen Therapie kommt eine intravenöse Immunglobulingabe in Betracht (400 mg/kg KG alle 2–4 Wochen, teuer). Eine längerdauernde Kortikosteroidtherapie sollte wegen der damit verbundenen zusätzlichen Immunsuppression vermieden werden. Eine Splenektomie ist nur nach Ausschöpfen aller Therapiealternativen und bei gleichzeitigen Blutungen indiziert.

Nadelstichverletzung bei medizinischem Personal

Medizinisches Personal hat bei der Betreuung und Pflege von HIV-infizierten Patienten ein deutlich erhöhtes Risiko in Betracht zu ziehen. Da sich grundsätzlich aus allen Ausscheidungen und Flüssigkeiten eines HIV-infizierten Patienten infektiöses Material isolieren läßt, käme prinzipiell jede Patientenprobe für eine Infektion in Frage. Tatsächlich geht die relevante Gefahr jedoch ausschließlich vom Blut, evtl. auch von Liquor oder Ergußflüssigkeit aus.

Alle bisher beschriebenen nosokomialen Infektionen von Personalangehörigen haben über Blut oder hochkonzentriertes Virusmaterial im Labor stattgefunden. Von etwa 60 beschriebenen Fällen weltweit sind bis auf 2 Ausnahmen (Viruskonzentrat) alle Infektionen über

Nadelstich- oder Schnittverletzungen erfolgt. In der Mehrzahl der Fälle war der positive Infektionsstatus der Patienten bekannt; zur Vermeidung von nosokomialen Infektionen ist die routinemäßige Testung eines Patienten daher sinnlos.

Die entscheidende Maßnahme zur Verhinderung von Infektionen besteht in der Verhinderung von Verletzungen durch sichere Entsorgung von spitzen und scharfen Gegenständen, also von Nadeln und Messern. Unter keinen Umständen sollte eine Kanüle nach einer Blutentnahme in die Schutzkappe zurückgesteckt werden, die Nadel ist in einem stichfesten Behälter direkt am Krankenbett zu entsorgen.

Ist es zu einer Stichverletzung oder Schnittverletzung gekommen, dann sind bestimmte Verhaltensregeln einzuhalten, die dem Personal vorher bekannt sein sollten (s. Übersicht):

Vorgehen nach Stichverletzungen mit infektiösem Material

1. Blutung anregen
2. Desinfektion der Verletzungsstelle
3. Abschätzen des Infektionsrisikos
4. Bei hohem Risiko antiretrovirale Prophylaxe; mit Zweier- oder Dreierkombination,
   – z. B. AZT 2mal 250 mg
   – plus 3TC 2mal 150 mg
   – plus evtl. Indinavir 3mal 800 mg
   – möglichst frühzeitiger Beginn, Dauer 2–4 Wochen
5. D-Arzt-Verfahren
6. HIV-AK-Testung des Verletzten gleich, nach 3 und nach 6 Monaten

---

Seit dem ersten Nachweis positiver Effekte durch antiretrovirale Medikamente bei HIV-Infizierten wird eine medikamentöse Prophylaxe nach Nadelstichverletzungen diskutiert. Kontrollierte prospektiv angelegte Studien zum Nachweis der Wirksamkeit einer solchen Prophylaxe haben sich wegen der erforderlich großen Zahl von Probanden als nicht durchführbar erwiesen. Aus prospektiven Beobachtungen nach Nadelstichverletzungen, bei denen das Instrument von einem nachweislich infizierten Patienten stammte, hat sich ein relativ niedriges Übertragungsrisiko von etwa 0,3–0,4% bei perkutanen Verletzungen ergeben [19].

Aufgrund von Tiermodellen und theoretischen Überlegungen stellt eine medikamentöse Prophylaxe eine realistische Chance dar, die

Häufigkeit einer HIV-Infektion bei medizinischem Personal zu reduzieren. Eine retrospektive Case-control-Studie aus den USA hat die Wirksamkeit einer Prophylaxe mit AZT mit einer Reduktion der HIV-Infektion um 80% erwiesen [6, 20].

Mehrere Fälle eines Versagens der AZT-Prophylaxe, d. h. eine Serokonversion trotz antiretroviraler Behandlung, sind beschrieben worden. Die Mehrzahl dieser Fälle ist jedoch nicht geeignet, die Wirksamkeit von AZT in der Prophylaxe in Frage zu stellen. So wurde das Medikament z. T. erst längere Zeit nach der Verletzung appliziert. Einige Patienten, von denen das infizierte Instrument stammte, waren bis zu 3 Jahre mit AZT vorbehandelt. Mit großer Wahrscheinlichkeit wurden dadurch AZT-resistente Stämme übertragen. Auch wurde z. T. die AZT-Prophylaxe schon nach wenigen Tagen abgebrochen. Faßt man alle Daten zur medikamentösen Prophylaxe nach Stich- oder Schnittverletzungen zusammen, so ergeben sich daraus folgende Empfehlungen [4]:

1. Eine medikamentöse Prophylaxe sollte möglichst rasch, am besten unmittelbar nach dem Unfall begonnen werden.
2. In Analogie zur Therapie sollte eine Prophylaxe aus mindestens 2, besser 3 Substanzen bestehen.
3. Die Übertragung anderer Infektionserreger wie Hepatitis B- oder C-Viren, sowie Mykobakterien ist anzusprechen und ggf. beim „Spender" abzuklären.

Auch ist der Verletzte darauf hinzuweisen, daß nach einer Stichverletzung mit HIV-kontaminierten Instrumenten Sexualverkehr zur Infektion des Partners führen kann, schon bevor die Serokonversion eine Infektion anzeigt. Eine HIV-Antikörpertestung sollte erfolgen: unmittelbar nach der Verletzung, nach 3 und nach 6 Monaten. Keine einzige Serokonversion nach Nadelstichverletzungen ist bisher nach mehr als 3 Monaten beschrieben worden, selbst in Fällen einer AZT-Prophylaxe. Viruslastbestimmungen führen in der Regel nicht zu einer erheblich früheren Diagnose der HIV-Infektion als die Antikörpertestung. Während der Prophylaxe sollten Frauen eine effektive Kontrazeption betreiben. Der Beginn einer Prophylaxe nach mehr als 24 h ist vermutlich ineffektiv. Alle Personen mit einem HIV-Risiko nach Stichverletzung sollten auf eine akute HIV-Krankheit, die einer infektiösen Mononukleose ähnelt, hingewiesen werden. In diesem Fall sollten die Mitarbeiter sofort an ein entsprechend qualifiziertes Zentrum überwiesen werden.

Antiretrovirale Medikamente

Nukleosidanaloga

Zidovudin (Azidothymidin, AZT, Retrovir)

AZT war das erste Medikament, dessen positive Effekte auf den Krankheitsverlauf in einer kontrollierten Studie bei Patienten mit „AIDS-related complex" (ARC) bzw. Vollbild Aids nachgewiesen werden konnte. Die Substanz ist ein Analogon des Nukleinsäurebausteins Thymidin und ist wie alle Nukleosidanaloga nur in der triphosphatierten Form intrazellulär wirksam. Sie stellt einen Inhibitor der DNA-Polymerasen mit einer besonderen Affinität zur viruseigenen reversen Transkriptase (RTI) dar. Durch die hohe Affinität kommt es zu einer relativ gezielten Wirkung im Sinne der Virusenzymhemmung, ohne eine gravierende Hemmung der übrigen zellulären Polymerasen. AZT konkurriert mit d4T um die Phosphorylierungsschritte, so daß diese beiden Medikamente nicht kombiniert werden sollten.

Die orale Bioverfügbarkeit ist mit 50–90 % variabel, die Halbwertszeit im Plasma beträgt etwa 1–2 h, die wichtigere intrazelluläre Halbwertszeit wird mit 2–3 h angegeben. Die Liquorgängigkeit des AZT ist besser als die der anderen Nukleosidanaloga, der Liquor-Plasma-Quotient beträgt etwa 0,6.

65–95 % werden renal ausgeschieden. Durch eine Verzögerung der renalen Elimination durch Probenecid kann es bei gleichzeitiger Gabe zur Kumulation von AZT kommen.

Die therapeutische Breite der Substanz ist relativ klein, die Toxizität des AZT ist v. a. stadien- und dosisabhängig. Die Nebenwirkungsrate von 40 % in der ersten kontrollierten AZT-Studie war darauf zurückzuführen, daß in einem weit fortgeschrittenen Stadium von ARC bzw. Aids 1250 mg appliziert wurden. Die Hauptnebenwirkung des AZT besteht in einer Myelosuppression. Als Complianceparameter kann der Anstieg des MCV (auf > 95 fl), bzw. des HbE (auf > 35 pg) angesehen werden. Im Stadium Aids entwickeln bis zu 20 % der Behandelten eine makrozytäre Anämie. Häufiger, v. a. im Spätstadium und bei höheren Dosen, ist mit bis zu 40 % das Auftreten einer Granulozytopenie.

Verschärft wird dieses Problem noch durch die Tatsache, daß Aids-Patienten im Spätstadium eine Reihe weiterer myelosuppressiver Medikamente (z. B. Cotrimoxazol, Ganciclovir, Pyrimethamin etc.) einnehmen müssen. Die makrozytäre Anämie kann bereits nach wenigen Wochen auftreten, die Leukopenie entwickelt sich in der Regel nach mehrmonatiger Einnahme. Eine Hemmung der Megakaryozytopoese unter AZT ist jedoch kaum zu beobachten, vielmehr wird AZT zur Therapie der Immunthrombozytopenie bei früher HIV-Infektion eingesetzt.

Dosierung
2mal 1 Kps. à 250 mg/Tag.

Nebenwirkungen
In den ersten Wochen der Therapie treten relativ häufig uncharakteristische Oberbauchbeschwerden wie Völlegefühl, Blähungen, Übelkeit, Brechreiz und gelegentlich Magenschmerzen auf. Diese verschwinden jedoch meist spontan innerhalb der ersten 4 Wochen. Weitere, jedoch selten auftretende Nebenwirkungen des AZT bestehen in peripherer Neuropathie, Alopezie, Schlaf-und Konzentrationsstörungen. Bei längerfristiger Therapie wird eine AZT-Myopathie mit Muskelschmerzen, -atrophie und CK-Anstieg im Serum beobachtet. Die Muskelkraft kehrt etwa 8 Wochen nach Absetzen von AZT wieder zurück. Weiterhin sind selten eine leukozytoklastische Vaskulitis, eine Xerostomie oder eine Cholestase zu beobachten.

Unter antiretroviraler Therapie sind regelmäßige Kontrolluntersuchungen im Hinblick auf die Wirksamkeit sowie auf mögliche Nebenwirkungen notwendig. Hinsichtlich der Effektivität der Therapie werden CD 4-Zellen ebensowie die HIV-RNA 4 Wochen nach Therapiebeginn und anschließend in 3monatigem Abstand bestimmt. Bei therapienaiven Patienten kann die CD 4-Zellzahl unter einer AZT-Monotherapie (heute obsolet) in Abhängigkeit vom Ausgangswert um bis zu 200 Zellen/µl ansteigen, die Reduktion der Viruslast macht etwa 0,6 bis 0,7 log aus.

Das Blutbild ist anfangs wöchentlich, nach einem Monat im monatlichen Abstand zu kontrollieren. Ebenso sind Transaminasen und CK in längerem Abstand zu überprüfen. AZT ist abzusetzen bei einem Hb-Wert < 8,5 g/dl, bzw. Leukozyten < 1500/ml, bei Granulozyten < 750/ml. Muß AZT v. a. wegen einer HIV-Enzephalopathie unbedingt gegeben werden, kann bei Anämie neben Bluttransfusionen der Versuch einer Erythropoetingabe bei niedrigem endogenen Erythropoetinspiegel versucht werden. Die Granulozytopenie kann in der Mehrzahl der Fälle mit G-CSF ausgeglichen werden, doch erscheint es auch im Hinblick auf die Kosten eher sinnvoll, die AZT-Therapie umzusetzen und eine Alternative zu wählen.

Die Geschwindigkeit der Resistenzentwicklung gegen AZT ist ebenfalls vom Stadium der HIV-Infektion und damit wahrscheinlich vom Ausmaß der Virusreplikation abhängig. In frühen Stadien tritt eine dramatische Abnahme der AZT-Sensibilität der Viren erst nach etwa 1,5–2 Jahren auf, in Spätstadien läßt sich diese meist schon nach 6–12 Monaten nachweisen. Aus diesem Grunde sollte AZT grundsätzlich kombiniert werden mit einer anderen antiretroviralen Substanz. Die gleichzeitige Gabe von 3TC führt zur Verzögerung des Auftretens einer AZT-Resistenz.

Didanosin (2, 3 -Dideoxyinosin, ddI, Videx)

ddI ist ein Inosinanalogon mit prinzipiell gleicher Wirkungsweise wie AZT [31]. Die orale Absorption liegt bei etwa 40%, die Plasmahalbwertszeit bei 1,5 h. Dagegen ist die Halbwertszeit des intrazellulären Triphosphats auf einige Stunden verlängert. Der Liquor-Plasma-Quotient beträgt etwa 0,2, die Ausscheidung erfolgt über die Niere.

Dosierung
2mal 200 mg/Tag (nüchtern einzunehmen).

Nebenwirkungen
Das Spektrum der Nebenwirkungen von ddI ist von dem des AZT grundsätzlich verschieden. Eine myelosuppressive Wirkung ist bei ddI nicht zu beobachten, so daß diese Substanz gut als Alternative bei AZT-induzierter Myelosuppression eingesetzt werden kann.

Häufige Nebenwirkungen bestehen in gastrointestinalen Störungen, die jedoch meist tolerierbar sind. Die gefährlichste Nebenwirkung des ddI besteht in der akuten Pankreatitis mit einer Häufigkeit zwischen 1 und 5%. Vereinzelt sind unter ddI Todesfälle durch Pankreatitis beschrieben worden. ddI ist kontraindiziert bei Patienten mit einer Pankreatitis in der Vorgeschichte und bei Alkoholabusus. Hinweise auf eine beginnende Pankreasschädigung können ein Anstieg der Amylase, der Lipase und der Triglyzeride sein. Insbesondere bei neu aufgetretenen Bauchschmerzen während einer ddI-Therapie sollte das

Medikament unbedingt abgesetzt werden. Die häufigste Nebenwirkung ist eine periphere sensomotorische Neuropathie bei etwa 20 % der Patienten. 2–5 % der Patienten zeigen einen deutlichen Anstieg der Serumharnsäure.

Da die Bioverfügbarkeit von ddI von einem annähernd neutralen pH-Wert im Magen abhängig ist, enthalten die Tabletten einen Puffer. Dies führt bei allen Medikamenten, die einen sauren pH-Wert benötigen, zur Resorptionsstörung, z. B. Indinavir, Dapson, Ketoconazol etc. Diese Substanzen sollten 2 h nach ddI-Tabletten genommen werden.

Zalcitabine (Dideoxycytidin, ddC, Hivid)

ddC ist ein Cytidinanalogon, das wie AZT und ddI die reverse Transkriptase hemmt. Es ist für die Kombinationstherapie zugelassen [1]. Die orale Bioverfügbarkeit ist mit fast 90 % sehr gut, die Plasmahalbwertszeit beträgt 1–2 h. Die intrazelluläre Halbwertszeit des triphosphatierten ddC beträgt etwa 2–3 h. Auch ddC und seine Metaboliten werden überwiegend über die Niere ausgeschieden. Der Liquor-Plasma-Quotient beträgt wie bei ddI etwa 0,2.

Dosierung
3mal 0,75 mg/Tag. Bei Auftreten von Nebenwirkungen kann auf die Hälfte der Dosis (3mal 0,375 mg/Tag) reduziert werden.

Nebenwirkungen
Das Spektrum der Nebenwirkungen des ddC entspricht in etwa dem des ddI, allerdings treten deutlich seltener Pankreatitiden auf. Dagegen ist die periphere Neuropathie mit Taubheitsgefühl, Parästhesien bis hin zu erheblichen, kontinuierlichen Schmerzen häufiger zu beobachten.

Die Rückbildung der neuropathischen Beschwerden nach Absetzen von ddC erfolgt nur langsam. Die Neuropathie ist der häufigste Grund für eine Dosisreduktion bzw. einen Therapieabbruch. Aus diesem Grund sollte die Substanz auf keinen Fall mit d4T kombiniert werden, da Neuropathien die häufigsten unerwünschten Nebenwirkungen beider Substanzen sind.

Weitere ddC-spezifische Nebenwirkungen sind Aphthen und Ulzerationen an Mundschleimhaut und Lippen. Darüber hinaus können gastrointestinale Symptome wie Durchfall, Schmerz und Übelkeit auftreten. Sehr selten werden Blutbildveränderungen, insbesondere eine Thrombozytopenie, beobachtet.

Stavudin (d4T, Zerit)

Als Thymidinanalogon wie AZT konkurriert d4T um die Phosphorylasen und sollte deswegen nicht kombiniert mit AZT gegeben werden [41]. Die Substanz stellt jedoch eine sehr gute Alternative zum AZT als Basissubstanz mit einem anderen Nebenwirkungsspektrum dar. Die orale Bioverfügbarkeit liegt bei 85%, die Plasmahalbwertszeit bei etwa 1 h, die intrazelluläre Halbwertszeit bei ca. 3 h. Etwa 50–60% der Substanz werden über die Niere eliminiert. Der Liquor-Plasma-Quotient beträgt ca. 0,4.

Dosierung
2mal 40 mg/Tag. Beträgt das Körpergewicht weniger als 60 kg: 2mal 30 mg/Tag. Bei Auftreten einer peripheren Neuropathie Reduzierung auf 2mal 20 mg/Tag.

Nebenwirkungen
Hauptnebenwirkung des d4T ist eine periphere Neuropathie, daher keine Kombination mit ddC. Dagegen scheint die Kombination mit 3TC nach bisher vorliegenden Studienergebnissen ähnlich wirksam zu sein wie AZT und 3TC. Die periphere Neuropathie tritt bei etwa 33% der Patienten auf. Sie ist nicht bei allen Patienten nach dem Absetzen reversibel. Weitere Nebenwirkungen betreffen den Gastrointestinaltrakt mit Übelkeit, Erbrechen, abdominellen Schmerzen und Diarrhö. Gelegentlich wird eine Pankreatitis beobachtet. Auch Schlafstörungen werden beklagt. Gelegentlich wird ein Anstieg der Lebertransaminasen beobachtet.

Lamivudin (3TC, Epivir)

Als Monotherapeutikum hat sich 3TC praktisch als unwirksam erwiesen. Erst in der Kombination mit AZT, wahrscheinlich auch in der Kombination mit d4T, zeigte sich eine gute Wirksamkeit und ein langanhaltender Anstieg der CD 4-Zellen bei gleichzeitiger Reduktion der plasmatischen Virämie bis 1,5 log [48].

Dosierung
2mal 150 mg/Tag.

Nebenwirkungen
3TC ist das am besten verträgliche Nukleosidanalogon. Da 3TC ausschließlich in Kombination mit AZT oder d4T eingenommen wird, sind auftretende Nebenwirkungen meist auf den Kombinationspartner zurückzuführen. In seltenen Fällen werden Kopfschmerzen, Hautausschlag und Diarrhö sowie ein Anstieg der Lebertransaminasen beschrieben. In pädiatrischen Studien sind Pankreatitiden beobachtet worden. 3TC wirkt nicht nur auf HIV, sondern auch auf das bei der Mehrzahl der HIV-infizierten Patienten vorliegende Hepatitis-B-Virus. Daher bietet sich die Kombination von AZT + 3TC bei HIV-Infizierten mit aktiver Hepatitis B besonders an.

Non-Nukleosid-Reverse-Transkriptase-Hemmer (NNRTI)

Die Reverse-Transkriptase-Hemmer vom Typ der Nichtnukleoside sind hochspezifische Hemmer dieses Enzyms, die nur die RT von HIV-1, nicht jedoch von HIV-2 hemmen. Eine ganze Reihe von Substanzen dieses Wirkmechanismus ist entwickelt worden, doch sind in kontrollierten Studien nur Nevirapin, Lovirid und Delavirdine geprüft worden [51]. Als Monotherapie haben diese Substanzen eine relativ starke replikationsinhibierende Wirkung auch auf AZT-resistente Mutanten. Es zeigte sich jedoch eine innerhalb von 4–8 Wochen auftretende Selektion resistenter Mutanten, so daß diese Substanzen ausschließlich in einer Kombination mit Nukleosidanaloga bzw. Proteinaseinhibitoren eingesetzt werden.

Die resistenten Mutanten weisen alle eine Punktmutation am Codon 181 bzw. 188 auf, so daß eine komplette Klassenkreuzresistenz besteht. Die Plasmahalbwertszeit von Lovirid und Delavirdin beträgt etwa 2 h, die von Nevirapin 7–8 h. Daher kann die letztere Substanz mit einer einmaligen Tagesdosis appliziert werden. Hauptnebenwirkungen dieser Substanzen sind ein relativ häufiges Auftreten von Hautexanthemen, die bei stärkerer Ausprägung zum Absetzen der Medikamente zwingen.

Proteaseinhibitoren

Substanzen dieser Klasse hemmen die Protease, die virale Proteinvorstufen schneidet und somit zur Reifung infektionstüchtiger Viren beiträgt. Bereits in der Monotherapie, mehr jedoch in der Kombinationstherapie haben sich die Proteaseinhibitoren (PI) als hoch wirksam erwiesen. Sie sind daher für die Kombinationstherapie inzwischen weltweit zugelassen. Da sie einen völlig anderen Angriffspunkt im intrazellulären Replikationszyklus des Virus haben, sind diese Medikamente prinzipiell mit allen Reverse-Transkriptase-(RTI-)Hemmern kombinierbar. Anders als die RTI unterdrücken Proteaseinhibitoren den viralen Reifungsprozeß auch in bereits infizierten Zellen. Die neugebildeten Viren sind unreif und daher nicht in der Lage, weitere bisher HIV-naive Zellen zu infizieren. Alle Medikamente dieser Substanzklasse zeichnen sich durch eine hohe antiretrovirale Wirkung auch gegen RTI-resistente Virusstämme aus.

Saquinavir (Invirase)

Diese Substanz war der erste Proteaseinhibitor, der sich in klinischen Studien als wirksam erwiesen hat [34]. Bei guter Verträglichkeit besteht das Hauptproblem in der geringen Bioverfügbarkeit von nur 4%. Derzeit wird in weiteren klinischen Prüfungen eine neue galenische Zubereitung mit einer Bioverfügbarkeit von 8% untersucht.

Saquinavir sollte mit einer Mahlzeit eingenommen werden. Die Plasmahalbwertszeit beträgt etwa 6 h, der überwiegende Anteil wird in der Leber metabolisiert, lediglich etwa 1% wird renal ausgeschieden. Da die Substanz mit Hilfe des hepatischen p450-Zytochromsystems metabolisiert wird, kann eine Hemmung dieses Systems zu einem verzögerten Abbau und damit zu einem Anstieg der Saquinavirkonzentration in Plasma und Zellen führen. Daher wird empfohlen, die Morgendosis mit Grapefruitsaft einzunehmen, der eine Hemmung des Metabolisierungssystems in der Leber zur Folge hat. Eine weitere Möglichkeit, wie bereits früher erwähnt, besteht in der gleichzeitigen Einnahme von Ritonavir oder auch Indinavir, durch die eine Verfünffachung der Plasmakonzentration erreicht werden kann.

Da die Nebenwirkungen des Saquinavir auf den Gastrointestinaltrakt beschränkt sind, kann die gleichzeitige Gabe von Ritonavir oder

Indinavir bei unveränderter Saquinavirdosis die Plasmakonzentration erhöhen, ohne daß die Nebenwirkungsrate von Saquinavir ansteigt. Andererseits führt die gleichzeitige Behandlung mit Substanzen, die das p450-Zytochromsystem aktivieren, zu einem beschleunigten Abbau von Saquinavir. Daher sinkt die Konzentration der Substanz bei gleichzeitiger Therapie mit Rifampicin oder Rifabutin so erheblich ab, daß keine wirksamen Serumspiegel mehr erzielt werden können.

Dosierung
3mal 600 mg/Tag, mit Mahlzeiten einzunehmen. In der Kombination mit Ritonavir oder Indinavir wird die gleiche Dosis Saquinavir appliziert. In dieser Kombination ist eine Viruslastreduktion im Plasma bis zu 4 Logstufen beobachtet worden. Längerfristige Studien im Hinblick auf Surrogatmarker (z. B. CD_4-Zellzahl, Viruslast) oder klinische Endpunkte existieren zu dieser Kombination nicht. Daher muß sie derzeit als experimentell angesehen werden.

Nebenwirkungen
Saquinavir ist der am besten verträgliche Proteaseinhibitor, dessen Hauptnebenwirkung in meist vorübergehenden und jedenfalls erträglichen gastrointestinalen Beschwerden besteht. Experimentelle Dosierung von 3,6 und 7,2 g/Tag mit deutlich höheren Plasmaspiegeln haben nicht zu einer dramatischen Zunahme der Nebenwirkungsrate geführt.

Ritonavir (Norvir)

Ritonavir ist ebenfalls ein Proteaseinhibitor, der für die Kombinationstherapie von HIV zugelassen ist. In einer kontrollierten Kombinationsstudie bei Patienten im fortgeschrittenen Stadium der HIV-Infektion mit klinischen Endpunkten ließ sich eine Verzögerung Aids-definierender Krankheiten und eine bessere Überlebenszeit nachweisen [11]. Die Bioverfügbarkeit ist mit etwa 70% gut, die Plasmahalbwertszeit beträgt 3–3,5 h.

Diese Substanz hat den stärksten Effekt auf das p450-Zytochromsystem der Leber, so daß zahlreiche Medikamenteninteraktionen existieren und sorgfältig beachtet werden müssen. Gegen Ritonavir resistente Mutanten sind ebenfalls resistent gegenüber Indinavir und weitgehend auch gegen Saquinavir.

Dosierung
2mal 600 mg/Tag.

Nebenwirkungen
Wegen sehr hoher Plasmaspiegel bei Therapiebeginn mit 2mal 600 mg/Tag treten bei der Mehrzahl der Patienten kaum tolerierbare Nebenwirkungen in Form von Diarrhöen, Brechreiz, Erbrechen, Kopfschmerzen und v. a. periorale Parästhesien auf. Auch über Schwindel und Benommenheit wird von vielen Patienten geklagt. Daher wird empfohlen, die Therapie über 2–4 Wochen mit einschleichender Dosierung von 2mal 200 mg/Tag über 2mal 400 mg/Tag auf die Standarddosis von 2mal 600 mg/Tag zu steigern. Selbst bei dieser einschleichenden Behandlung läßt sich bei einem Teil der Patienten die Standarddosis nicht erreichen.

Bisher gibt es keine Hinweise darauf, daß eine einschleichende Dosierung zu einer vermehrten oder beschleunigten Resistenzentwicklung führt. Wird die Therapie mit Ritonavir vertragen, zeigt sie eine sehr gute Wirksamkeit in der Kombination mit Nukleosidanaloga. Neben den subjektiven Beschwerden bei Therapiebeginn kann es im Laufe der Behandlung zur Erhöhung der Transaminasen, der γ-GT und v. a. der Triglyzeride bis über 1000 mg/dl kommen. Klinische Konsequenzen ließen sich jedoch bisher bei diesen Triglyzeridwerten nicht erkennen. Die pathologischen Laborbefunde müssen daher nicht zwangsweise zum Abbruch der Therapie führen.

Neben den subjektiven Beschwerden bei Therapiebeginn ergibt sich das Hauptproblem einer Ritonavirtherapie aus den bereits erwähnten Medikamenteninteraktionen. So führt z. B. Fluconazol zur Erhöhung von Ritonavirspiegeln, Ritonavir selbst führt zur Kumulation etwa von Clarithromycin, Rifabutin, Barbituraten und Benzodiazepinen. Vor und während der Therapie mit Ritonavir ist daher sehr sorgfältig die Liste der möglichen Medikamenteninteraktionen zu studieren und bei jedem neu verschriebenen Medikament wieder zu überprüfen.

Indinavir (Crixivan)

Indinavir wurde als dritter Proteaseinhibitor für die Kombinationstherapie mit Nukleosidanaloga zugelassen. In der Kombination AZT + 3TC + Indinavir wurden langanhaltende Zunahmen der CD 4-

Zellzahl und ein Rückgang der plasmatischen HIV-RNA bis zu 2,5 log beobachtet [38]. Nach einer halbjährigen Therapie mit dieser Kombination lag die Viruslast im Plasma bei 90% der Patienten unterhalb der Nachweisgrenze, selbst mit hochsensitiven Untersuchungsmethoden zum Nachweis von 20 Viruskopien/µl im Blut. Noch stehen Studienergebnisse mit klinischen Endpunkten aus, doch der Vergleich der Surrogatmarker mit anderen Therapien legt auch einen positiven Effekt auf klinische Endpunkte wie Aids und Tod nahe.

In vivo ist der antiretrovirale Effekt von Indinavir mit dem des Ritonavirs vergleichbar, beide Substanzen sind klinisch die wirksamsten in der Gruppe der Proteaseinhibitoren. Zu Ritonavir besteht eine komplette Kreuzresistenz, saquinavirresistente Stämme bleiben jedoch z. T. in der Zellkultur empfindlich. In wieweit sich das in vivo in positive klinische Effekte umsetzt, ist bisher noch offen.

Die Bioverfügbarkeit von Indinavir wird durch Mahlzeiten reduziert. Es wird daher empfohlen, 1 h vor und 2 h nach der Einnahme von Indinavir nicht zu essen. Insbesondere fetthaltige Mahlzeiten vermindern die Bioverfügbarkeit der Substanz erheblich. Kann das Medikament nicht auf nüchternen Magen eingenommen werden, so sollte ein Versuch mit Zwieback, aber unter allen Umständen ohne zusätzliches Fett unternommen werden.

Wegen der Halbwertszeit ist eine möglichst genaue Einhaltung des 8-h-Rhythmus wichtig. Derzeit laufen Studien, ob Indinavir möglicherweise auch bei 2maliger Applikation pro Tag eine ausreichende Wirkung hat. Mangelnde Compliance der Patienten(dies gilt für alle antiretroviralen Substanzen) sowie mangelnde Berücksichtigung der Einnahmemodalitäten (auf nüchternen Magen, 8-h-Rhythmus) können zu subtherapeutischen Wirkstoffkonzentrationen führen und damit zur Beschleunigung einer Resistenzbildung. Es muß dem Patienten deutlich gemacht werden, daß es im Hinblick auf die Resistenz sinnvoller ist, die Substanz ganz abzusetzen als „drug holidays" vorzunehmen oder die Medikamente unregelmäßig zu nehmen.

Dosierung
3mal 800 mg/Tag, möglichst im 8-h-Rhythmus, nüchtern.

Nebenwirkungen
In 1–3% der Fälle kann das über die Niere ausgeschiedene Indinavir auskristallisieren und Nierensteine bilden. Bereits bei unklaren Flanken-

schmerzen ist an diese Möglichkeit zu denken. Zur Verhinderung oder mindestens Minimierung des Risikos ist täglich auf eine hohe Flüssigkeitszufuhr von 2–3 l zu achten. Eine weitere Nebenwirkung besteht in der indirekten Hyperbilirubinämie bei etwa 10–20 % der Patienten im Sinne eines M. Gilbert. Bei Bilirubinwerten über 5 mg/dl, v. a. bei gleichzeitigem Anstieg der Cholestaseparameter, sollte das Medikament abgesetzt werden. Weiterhin treten gelegentlich gastrointestinale Beschwerden, Schlaflosigkeit, Exanthem oder auch eine Pharyngitis auf.

Zukunftsaspekte

Mit den jetzt verfügbaren Substanzen und ihren bisher bereits nachgewiesenen positiven Effekten in der Behandlung von HIV-infizierten Patienten hat sich eine deutliche Veränderung der Prognose der Krankheit ergeben. Auch wenn Langzeitnebenwirkungen, Resistenzentwicklung und Toleranz der Dauertherapie bisher unklar sind, ist dennoch festzustellen, daß sich mit der nunmehr verfügbaren Kombinationstherapie eindeutig bessere Effekte zur Verzögerung der Krankheitsprogression und zur Überlebenszeit erzielen lassen als mit der früheren Monotherapie.

Es ist daher durchaus berechtigt, mit verhaltenem Optimismus in die Zukunft zu schauen. Dies trifft um so mehr zu, als eine ganze Reihe weiterer Substanzen sich bereits in der präklinischen und klinischen Entwicklung befindet. Insbesondere weitere Nukleosidanaloga mit erheblich stärkerer antiretroviraler Wirksamkeit als die bisher verfügbaren Substanzen befinden sich in klinischen Studien. Dabei ist mit einer Monotherapie eine Reduktion der Virämie um bis zu 2 Logstufen beobachtet worden. Hier sind z. B. die Reverse-Transkriptase-Hemmer U1592 oder HBY097 zu nennen; weitere Proteaseinhibitoren wie V141 oder Nelfinavir sind bereits verfügbar.

Das wesentliche Ziel bei der Entwicklung weiterer Substanzen ist das Erreichen stärkerer antiretroviraler Effekte, die Vermeidung von Kreuzresistenzen zu anderen Medikamenten und v. a. synergistische Effekte in Kombinationsbehandlungen. Da mit den bisher verfügbaren Substanzen auch in Kombinationen offenbar die Virusreplikation bei der Mehrzahl der Patienten v. a. bei antiretroviral vorbehandelten, nicht völlig zu unterbinden ist, tritt früher oder später ein Wirkungsverlust der applizierten Medikamente durch Resistenzentwicklung ein.

Neue Kombinationen mit weiteren Medikamenten sind daher dringend erforderlich.

Arzneimittelinteraktionen

Mit zunehmendem Immundefekt müssen HIV-infizierte Patienten immer mehr Medikamente zur Prophylaxe und Therapie opportunistischer Infektionen wie auch zur HIV-Suppression einnehmen. Damit wird das Risiko der Potenzierung von Nebenwirkungen, aber auch der Abschwächung erwünschter Wirkungen immer größer. Diese Interaktionen können sich auf der Ebene der Resorption, des Substanzabbaus wie auch der Elimination, also in allen Bereichen der Pharmakokinetik, abspielen.

Die Kenntnis möglicher Interaktionen ist schon bei Therapiebeginn zwingend erforderlich, um bestimmte Kombinationen zu vermeiden, Dosierungen anzupassen bzw. aus Interaktionen resultierende Nebenwirkungen frühzeitig zu erkennen. Besonders die neuen Proteaseinhibitoren haben durch ihren Einfluß auf das hepatische p450-Zytochromsystem, über das zahlreiche Medikamente metabolisiert werden, eine hohe Potenz für Probleme.

In Einzelfällen kann die Arzneimittelinteraktion auch positiv genutzt werden, wie es die Kombination von Saquinavir und Ritonavir bzw. Indinavir zeigt. So kann das Problem der schlechten Bioverfügbarkeit von Saquinavir durch die gleichzeitige Einnahme eines anderen Proteaseinhibitors kompensiert werden, da durch den verzögerten Abbau von Saquinavir in der Leber die Plasmakonzentrationen des Saquinavirs drastisch angehoben werden können.

In der Regel führt jedoch die Interaktion zu Negativeffekten. Zur Verbesserung der Resorption enthalten z. B. die ddI-Präparationen ein Antazidum, das seinerseits die Resorption z. B. von Dapson, Azolverbindungen, Gyrasehemmern und weiteren Substanzen wie Digoxin, Atenolol, INH etc. reduziert. Die Einnahme von Carbamazepin oder Phenytoin kann die Spiegel von Azolderivaten bis zur Unwirksamkeit absenken. Auch die pharmakologischen Effekte der Rifamycine auf zahlreiche andere Substanzen im Sinne der Spiegelerhöhung wie auch -reduktion sind zu prüfen.

Bei Medikamenteninteraktionen sind jedoch nicht nur verschreibungspflichtige Arzneimittel bedeutsam, sondern auch OTC-Tabletten

(„over the counter"). So können Multivitaminpräparate mit multivalenten metallischen Kationen (Al^{3+}, Ca^{2+}, Fe^{2+}, Mg^{2+}, Zn^{2+}) die Absorption von Ciprofloxazin um 90% reduzieren.

Bei jeder Neuverschreibung einer Substanz sind Interaktionen mit den bisher verschriebenen zu überprüfen, jedoch kann das Abwägen von Nutzen und Risiko einer bestimmten Substanzkombination trotz Interaktionen für die Verschreibung der Kombination sprechen. Möglicherweise wird in Zukunft die Wirkstoffbestimmung im Plasma als Therapiemonitoring eine bessere, d. h. mit weniger Gefahren belastete Therapie ermöglichen.

Tumoren

Non-Hodgkin-Lymphome

Etwa 10–15% der Aids-Patienten erkranken an einem Non-Hodgkin-Lymphom (NHL), davon 85% an einem hoch malignen NHL, 15% an einem niedrig malignen Tumor [7]. Die überwältigende Mehrzahl der Fälle ist ein von den B-Lymphozyten ausgehender Tumor; T-Zell-Lymphome sind mit weniger als 3% aller HIV-assoziierten NHL eine Rarität.

In der Mehrzahl der Fälle wird die Diagnose erst im Stadium III oder IV gestellt, mit über 90% extranodulärer Organmanifestation, v. a. im Gastrointestinaltrakt, Knochenmark und ZNS, aber auch in der Leber und in 5% als Erstmanifestation in der Niere. Wie das Kaposi-Sarkom können auch maligne NHL bei relativ hohen CD 4-Zellen zwischen 200 und 500/µl auftreten, die Inzidenz nimmt jedoch mit abfallender CD 4-Zellzahl zu. Die Mehrzahl der Lymphome insbesondere mit Befall des ZNS tritt bei CD 4-Zellen < 50/µl auf.

Die Prognose der Patienten mit HIV-assoziiertem Lymphom wird einerseits vom Tumorstadium, andererseits besonders von dem Immundefekt und seinen Folgen bestimmt. Eine besonders schlechte Prognose haben Patienten mit ZNS-Befall, mit Helferzellen < 100/µl sowie mit Aids-definierenden Krankheiten in der Anamnese.

Klinik
Der häufige extranodale Befall des NHL und das im fortgeschrittenen Stadium des Immundefekts gemeinsame Auftreten des Lymphoms mit

opportunistischen Infektionen erschwert die Diagnosestellung. Die Symptome des NHL werden durch mechanische Verdrängung von anantomischen Strukturen oder durch Funktionseinbußen (Knochenmark, ZNS, Leber) hervorgerufen. Wenn die Lymphome jedoch noch nicht eine entsprechende Größe erreicht haben, finden sich uncharakteristische Beschwerden wie Fieber, Nachtschweiß, Gewichtsabnahme und allgemeine Schwäche. Bei ausgeprägtem Immundefekt beinhaltet die Differentialdiagnose besonders häufig CMV und atypische Mykobakterien, die alle auch gemeinsam vorkommen können.

Die Diagnose des malignen NHL erfolgt histologisch bzw. zytologisch. Lymphozytäre Reizformen in exzidierten Lymphknoten und im Gastrointestinaltrakt, besonders bei gleichzeitig vorliegenden Ulzerationen, bereiten oft Probleme bei der Identifizierung des NHL. Ein negativer histologischer Befund schließt daher ein malignes Lymphom nicht aus, so daß z. B. endoskopische Untersuchungen wiederholt durchzuführen sind. Eine histologische Klassifizierung des Lymphoms erfolgt auch bei HIV-infizierten Patienten zur Prognoseabschätzung.

Die Staginguntersuchung umfaßt neben der Anamnese eine sorgfältige internistische und neurologische Untersuchung, Blutbild und blutchemische Untersuchungen sowie obligatorisch eine Röntgenaufnahme des Thorax, eine abdominelle Sonographie und eine Knochenmarkbiopsie. Je nach Symptomatik und Organmanifestation kommen zusätzlich entsprechend gezielte Untersuchungen hinzu. Eine Untersuchung des Liquors muß im Lymphomstadium III und IV auch dann erfolgen, wenn der Patient keine neurologischen oder psychiatrischen Auffälligkeiten hat.

Therapie
Die Behandlungsoptionen orientieren sich an dem Gesamtzustand des Patienten, dem Stadium des Lymphoms, besonders aber am Immunstatus des Patienten [17]. Die Prognose bei HIV-assoziiertem NHL beträgt im Median 7 Monate. Vor allem bei Patienten mit CD 4-Zellen < 50/µl ist die Indikation zu einer Chemotherapie mit dem Patienten bzw. seinen Angehörigen sehr sorgfältig abzuwägen. Therapie der Wahl ist die Kombination von Cyclophosphamid, Adriamycin, Vincristin und Prednison (CHOP).

Bei schlechtem klinischem Zustand, fortgeschrittenem Immundekt mit CD 4-Zellen < 100/µl, bei Granulozytopenie und bei gleichzeitigen opportunistischen Infektionen, deren Behandlung die Gabe potientell myelosuppresiver Medikamente erforderlich macht, ist die Dosierung von Cyclophosphamid und Adriamycin auf die Hälfte zu reduzieren. Auch kann das Applikationsintervall der Zyklen entsprechend der klinischen Situation verlängert werden. Ein Restaging erfolgt nach 2, 4 und 6 Zyklen. Bei kompletter Remission wird der Patient weiter nach 6, 12 und 24 Monaten nachuntersucht.

Die Chemotherapie sollte mindestens 2 Zyklen über die komplette Remission hinaus appliziert werden, d. h. mindestens 4 Zyklen bei negativem Befund beim Restaging nach 2 Monaten bzw. 6 Monaten Chemotherapie bei kompletter Remission nach 4 Zyklen. Ist eine komplette Remission auch nach 6 Zyklen CHOP nicht erreichbar, kann auf auf ein alternatives Therapieregime wie z. B. IMVP16 (Ifosamid, Methotrexat, Etoposid) umgestellt werden.

Grundsätzlich sollten alle Patienten mit malignem NHL bei HIV-Infektion in Therapiestudien betreut werden. Darüber hinaus ist es notwendig, daß die Patienten in der gemeinsamen Fürsorge von HIV-Spezialisten und Onkologen stehen.

Begleitbehandlung
Die Datenlage für Empfehlungen einer antiretroviralen Therapie während der Chemotherapie ist bisher noch dürftig. Meist enthält die antiretrovirale Kombinationsbehandlung myelosuppressive Substanzen wie AZT oder d4T. Insbesondere die Effekte der Proteaseinhibitoren in der Kombinationstherapie während der aktiven NHL-Behandlung sind nicht systematisch untersucht. Auch die Rolle der Interferonbehandlung während und nach Abschluß der NHL-Therapie ist bisher nicht ausreichend evaluiert.

Da während der Chemotherapie mit einer Verschlechterung der Immunitätslage zu rechnen ist, kommt der Prophylaxe opportunistischer Infektionen besondere Bedeutung zu. Bei positiver Toxoplasmoseserologie sollte die PcP-Prophylaxe trotz myelosuppressiver Effekte aus Cotrimoxazol, bei negativer Toxoplasmoseserologie aus Pentamidininhalationen bestehen. Auch eine Soorprophylaxe kann notwendig sein, v. a. bei Schädelbestrahlung bei ZNS-Befall des NHL. Sinken die Granulozyten unter 500/µl, so ist die Gabe von G-CSF erforderlich, bei länger anhaltender Granulozytopenie kann eine Darmdekontamination mit Antibiotika erforderlich werden.

ZNS-Lymphom

Das ZNS-Lymphom kann als Primärtumor vorkommen, bei peripherem Lymphom entwickelt sich bei ca. 33% der Patienten ein ZNS-Befall. Dieser kann sich als Lymphommeningiosis und/oder als Tumorherde im Gehirnparenchym darstellen. Die Prognose bei ZNS-Befall des NHL ist besonders schlecht, mit einer mittleren Überlebenszeit von etwa 3 Monaten.

Als Symptome können Kopfschmerzen, ein hirnorganisches Psychosyndrom oder fokale neurologische Ausfälle auftreten. Eine Lumbalpunktion ist daher bei allen neuropsychiatrischen Auffälligkeiten sowie bei peripherem Lymphom im Stadium III und IV notwendig. Bei Meningiosis finden sich vermehrt B-Lymphozyten im Liquor, die immunzytologisch weiter klassifiziert werden können. Für die Diagnostik eines ZNS-Lymphoms sind kraniale Computertomographie mit Kontrastmittel oder Kernspintomographie erforderlich.

Der klassische uni-, gelegentlich multilokuläre Befall läßt sich oft nicht von der zerebralen Toxoplasmose unterscheiden. Auch die für die Toxoplasmose typische ringförmige Kontrastmittelanreicherung kann beim NHL des ZNS auftreten. In jedem Fall ist dann eine probatorische Toxoplasmosebehandlung indiziert, durch die nach 2-3 Wochen ein Rückgang der Symptome und der ZNS-Herde bei Toxoplasmose erzielt werden kann.

Gelegentlich kann auch die Abgrenzung gegenüber der multifokalen Leukenzephalopathie oder auch Hirnabszessen schwierig sein. Eine zur Klärung der Differentialdiagnose notwendige Hirnbiopsie sollte dann erwogen werden, wenn therapeutische Konsequenzen daraus gezogen werden können.

Therapie
Einzig mögliche Therapie bei intrazerebralem Lymphom besteht in der Schädelbestrahlung mit 40 Gy. Dabei ist in kurzen Abständen die Mundhöhle zu inspizieren, um eine Mukositis durch Bakterien oder Pilze frühzeitig zu erkennen und zu behandeln. Die Meningiosis lymphomatosa wird mit 15 mg Metothrexat intrathekal 2mal pro Woche behandelt. Eine prophylaktische Gabe von 15 mg Metothrexat intrathekal sollte bei intrazerebralem Lymphombefall und peripherem Lymphom im Stadium III und IV ohne nachgewiesene Meningiosis bei jeder diagnostischen Lumbalpunktion erfolgen.

Opportunistische Infektionen

Prophylaxe und Therapie

Die Prognose von Aids-Patienten wird v. a. von den opportunistischen Infektionen und den Tumoren bestimmt. Die durch die HIV-Infektion bedingte Abwehrschwäche führt zum Auftreten von sekundären Infektionskrankheiten, die bei mehr als 90% der Aids-Patienten die Todesursache darstellen. Das Spektrum opportunistischer Infektionen ist relativ gering und beinhaltet v. a. solche Erreger, die ohne zellulären Immundefekt selten auftreten (Tabelle 6). Bei der Mehrzahl der Erreger handelt es sich um fakultativ pathogene Keime, die ubiquitär vorhanden sind und die die Opportunität der geschwächten Abwehr „ausnutzen". Ein sicherer Schutz gegenüber diesen Erregern durch hygienische Maßnahmen oder Isolation ist kaum möglich.

Dennoch läßt sich die Inzidenz opportunistischer Krankheiten durch Verhaltensmaßnahmen reduzieren. So sollten Patienten mit negativer Toxoplasmoseserologie angehalten werden, auf nicht vollständig durchgebratenes Fleisch zu verzichten. Katzen gelten als Überträger von Toxoplasmose, doch ist unklar, ob Katzen tatsächlich für

Tabelle 6. Liste der häufigsten sekundären Komplikationen bei HIV-bedingtem Immundefekt (z. B. opportunistische Infektionen, Tumoren)

Erreger	Krankheit
Infektionen mit Protozoen	*Pneumocystis-carinii*-Pneumonie, zerebrale Toxoplasmose, Kryptosporidiose, Isosporiasis, Mikrosporidien
Pilzinfektionen	Candidiasis, Kryptokokkose, Kokzidioidomykose, Histoplasmose, Aspergillose, Penicillium marneffei
Bakterielle Infektionen	Mykobakteriose, Salmonellensepsis, bakterielle Pneumonie
Virusinfektionen	Zytomegalievirusinfektion (CMV), Herpes-simplex-Infektionen, progressive multifokale Leukenzephalopathie
Malignome	Kaposi-Sarkom, primäres Lymphom des Gehirns, andere Non-Hodgkin-Lymphome
Diverse	Lymphatische Pneumonie, HIV-wasting-Syndrom, HIV-Enzephalopathie

HIV-Infizierte eine relevante Infektionsquelle darstellen. Salmonellen können durch kontaminiertes Wasser, v. a. aber durch Lebensmittel wie Eier, Mayonnaise, nicht ausreichend gebratenes Fleisch etc. übertragen werden. Daher sollten Eier möglichst frisch gekauft und unter allen Umständen gekühlt gelagert werden. Verfallsdaten von Lebensmitteln sind unbedingt zu beachten.

Die Tuberkulose tritt bei HIV-Infizierten gehäuft auf. Meistens handelt es sich um die Reaktivierung einer früher erfolgten Infektion, doch treten immer wieder Neuinfektionen auf. HIV-Infizierte sollten deshalb Bekannte mit Tuberkulose bis zur nachgewiesenen Sputumkonversion meiden; eine Pentamidininhalation zur Prophylaxe der *Pneumocystis-carinii*-Pneumonie sollte erst nach Ausschluß einer Lungentuberkulose begonnen und nicht in geschlossenen Räumen ohne ausreichende Ventilation durchgeführt werden.

Die Inzidenz opportunistischer Infektionen hängt von der Prävalenz des Erregers in der Bevölkerung ab. Daher finden sich erhebliche regionale Unterschiede, z. B. mit häufigen gastrointestinalen Infektionen besonders in tropischen Regionen. In Europa findet sich ein

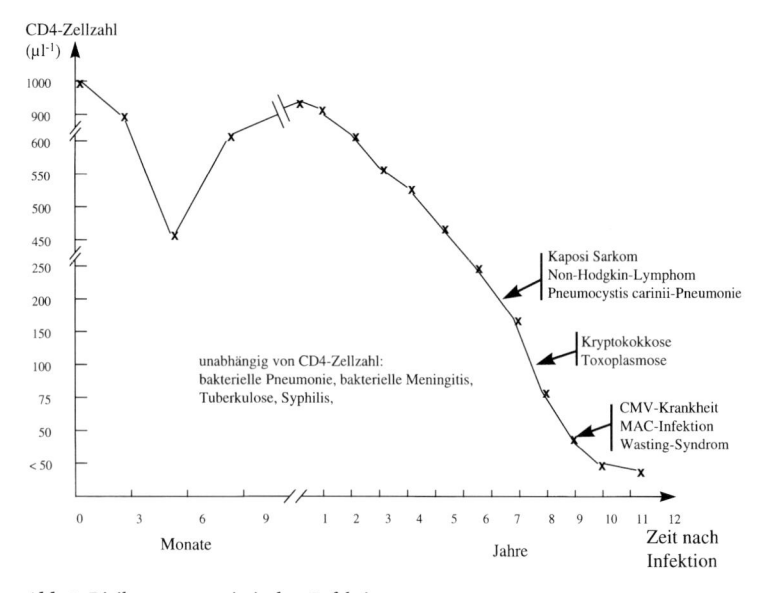

Abb. 1. Risiko opportunistischer Infektionen

Tabelle 7. Klassifikation der HIV-Infektion

	A	B	C
	Akute HIV-Krankheit, Latenzphase, LAS	Symptome des ARC: – orale/vaginale Candidiasis – Herpes zoster – bazilläre Hämangiose – Haarleukoplakie – Adnexitis – PNP – Listeriose	Aids-definierende Erkrankungen
1 (CD4 > 500)	A1	B1	C1
2 (200 < CD4 < 499)	A2	B2	C2
3 (CD4 < 200)	A3	B3	C3

deutliches Nord-Süd-Gefälle bei atypischen Mykobakteriosen, dagegen eine deutliche Nord-Süd-Zunahme der Tuberkulose. Die Histoplasmose z. B. ist endemisch in den USA, in Europa finden sich nur importierte Fälle.

Prospektive Untersuchungen haben gezeigt, daß das Risiko für eine opportunistische Infektion statistisch hochsignifikant ansteigt, wenn der Patient eine CD4-Zellzahl von 200/µl, also im Stadium A3–C3, unterschreitet (Abb. 1; Tabelle 7). Es ist ohne Zweifel sinnvoller, das Auftreten einer potentiell tödlichen opportunistischen Infektion zu verhindern, als nach ihrem Auftreten zu therapieren. Ideale Voraussetzungen zur Prophylaxe ergeben sich bei opportunistischen Infektionen, die häufig sind, gut therapierbar sind und deren medikamentöse Prophylaxe ein vertretbares Nebenwirkungsspektrum hat.

Unter diesen Gesichtspunkten sind bereits frühzeitig Versuche unternommen worden, die häufigste opportunistische Infektion, die *Pneumocystis-carinii*-Pneumonie (PcP), medikamentös zu verhindern. Mittel der Wahl ist Cotrimoxazol, 960 mg 3mal/Woche. Diese Prophylaxe verbindet die Vorteile der guten Compliance der Patienten mit hoher Wirksamkeit gegenüber *Pneumocystis carinii* und bakteriellen Erregern sowie nachgewiesener Wirksamkeit gegen *Toxoplasma gondii* [44]. Die Nachteile bestehen in den unerwünschten Wirkungen,

v. a. Allergie durch den Sulfonamidanteil und Leukopenie, speziell in Verbindung mit anderen myelosuppressiven Substanzen.

Die Alternative dazu ist die Inhalation von Pentamidin-Isethionat, 200 mg alle 2 Wochen oder 300 mg 1mal pro Monat. Wichtig für die Effektivität der Inhalation ist eine ausreichend kleine Teilchengröße, damit das Medikament auch den Alveolarbereich erreichen kann. Üblicherweise werden dazu ein Vernebler (z. B. Respirgard II) und ein Inhalationsgerät mit Druckluft benutzt. Die Halbwertszeit des pulmonal deponierten Pentamidins läßt 14- bis 30tägige Applikationsintervalle zu [47]. Nachteile der Pentamidininhalation sind geringere Effektivität als Cotrimoxazol, Erschwerung der Diagnose einer Durchbruchs-PcP, mögliche (aber seltene) Dissemination von Pneumocysten in andere Organe unter Aussparung der Lungen, Ineffektivität gegen andere Erreger, v. a. gegen Toxoplasmose. Nicht zuletzt sprechen die sehr hohen Kosten gegen eine solche Prophylaxe.

Eine Alternative könnte Dapson, 100 mg/Tag, darstellen. Die Effektivität von Dapson als prophylaktische Maßnahme ist noch nicht in kontrollierten Studien erwiesen. Eine interessante Alternative könnte in Zukunft die Prophylaxe mit Atovaquone sein, das sowohl gegen PcP als auch gegen *Toxoplasma gondii* wirksam ist. Auch hier fehlen jedoch bisher kontrollierte Studien.

Prinzipiell sollte mit der Prophylaxe gegen die PcP bei Helferzellen unter 200/µl begonnen werden. Mit dieser Maßnahme ist es gelungen, die Inzidenz der PcP von weit über 50% auf etwa 10% zu senken. Auch die Letalität der PcP ist durch die prophylaktischen Maßnahmen deutlich gesunken, unter anderem auch deshalb, weil Patienten mit einer regelmäßigen Prophylaxe in kontinuierlicher ärztlicher Überwachung stehen. Die konsequente Prophylaxe der PcP gehört heute zur Standardbehandlung HIV-infizierter Patienten.

Auch die Inzidenz der Kryptokokkenmeningitis ist drastisch reduziert worden. Dabei handelt es sich hier weniger um die Folge einer gezielten Prophylaxe der Kryptokokken als vielmehr um einen Nebeneffekt einer intermittierenden Therapie der Candidastomatitis bzw. -ösophagitis mit Fluconazol. Seitdem diese Substanz zur Behandlung des Soors eingesetzt worden ist, ist die Inzidenz der Kryptokokkenmeningitis auf deutlich unter 1% gesunken. Offenbar ist eine kontinuierliche Applikation von Fluconazol zur Prophylaxe der Kryptokokkenmeningitis nicht notwendig, bei Auftreten von Soor erfolgt die diesbezügliche Behandlung mit 50–200 mg/Tag Fluconazol, wodurch die Ausbreitung von Kryptokokken, von der Lunge ausgehend, offenbar sehr effektiv verhindert wird.

Eine kontinuierliche Prophylaxe der Candidainfektion der Mundhöhle und des Ösophagus ist nicht notwendig. Die Therapie mit Fluconazol ist bei auftretenden Beschwerden in der Regel so effektiv, daß nach Verschwinden der Symptomatik das Absetzten gerechtfertigt erscheint. Lediglich bei Patienten, bei denen der Soor nach kürzester Zeit nach Beendigung der Therapie wieder auftritt, ist eine Dauerprophylaxe mit 50–100 mg/Tag notwendig.

Prospektive Studien haben die Effektivität einer prophylaktischen Behandlung gegen *Mycobacterium avium intracellulare* (MAI) als wirksam bei Patienten mit CD 4-Zellzahlen < 100/µl bzw. < 50/µl nachgewiesen [2]. Zur Prophylaxe werden Rifabutin 150 mg/Tag, Clarithromycin 2mal 500 mg/Tag oder Azithromycin 1200 mg/Woche gegeben. Primär sollte ein Makrolidantibiotikum eingesetzt werden, da das Wirkungsspektrum deutlich breiter ist als von Rifabutin.

Dennoch bestehen grundsätzliche Bedenken gegen eine Prophylaxe von MAI. Die Inzidenz ist mit 15–20 % relativ gering, so daß ein großer Anteil der Patienten mit diesen Substanzen umsonst behandelt wird. Des weiteren wird eine Resistenzentwicklung von MAI befürchtet, falls eine Prophylaxe mit einem Antibiotikum bei bereits disseminierter, aber klinisch noch nicht apparenter MAI-Infektion durchgeführt wird. So ist z. B. bisher unklar, ob und wie ein Patient ohne klinische Symptome behandelt werden sollte, bei dem in Sputum oder Stuhl atypische Mykobakterien nachgewiesenen wurden. Prospektive Studien mit Einsatz der PCR zum sensitiven Nachweis von atypischen Mykobakterien werden in Zukunft mehr Informationen für sinnvolle Entscheidungen liefern.

Nicht minder umstritten ist die Prophylaxe der CMV-Krankheit bei HIV-Infizierten, v. a. der CMV-Retinitis. Eine prospektive Studie hat die Wirksamkeit einer prophylaktischen Gabe von 3 g Ganciclovir oral pro Tag nachgewiesen [3]. Allerdings ließen sich diese Ergebnisse nicht in anderen Studien bestätigen. In der positiven Studie ließ sich eine signifikante Reduktion der Inzidenz der CMV-Retinitis erkennen, dennoch kam es auch in der aktiven Behandlungsgruppe zu Durchbruchserkrankungen. Da diese Prophylaxe mit einer großen Tablettenzahl und v. a. mit einer ganciclovirinduzierten Leukopenie verbunden ist, hat sich diese Prophylaxe nicht überall durchgesetzt.

Hoffnungen wurden auf die Möglichkeiten einer Prophylaxe mit Cidofovir (Vistide) auch in der Prophylaxe gesetzt, da diese Substanz mit einer sehr langen Halbwertszeit nur wöchentlich appliziert werden muß. Die bisherigen Erfahrungen v. a. mit Nephrotoxizität und Elektrolytstörungen lassen diese Substanz wahrscheinlich für die Prophylaxe nicht sinnvoll erscheinen.

Für die Therapie opportunistischer Infektionen ist zwischen Neuinfektion und Reaktivierung früherer, d. h. vor Manifestierung des Immundefekts erworbener Infektionskrankheiten, zu unterscheiden. Die Reaktivierung des früher erworbenen, klinisch inapparenten Erregers zeigt an, daß weder das Immunsystem noch eine evtl. früher durchgeführte Therapie zur Elimination des Erregers geführt hat. Nach einer Akuttherapie ist daher eine Sekundärprophylaxe bzw. eine Erhaltungstherapie zwingend erforderlich, da auch die reaktivierte Infektion nicht völlig heilbar ist.

Bei der Beurteilung der Effektivität der Therapie einer opportunistischen Infektion ist immer daran zu denken, daß gleichzeitig Mehrfachinfektionen bei Aids-Patienten auftreten können. Sinkt z. B. das Fieber bei einem Aids-Patienten mit ausreichender Therapie gegen einen Erreger nicht ab, so liegt häufig eine 2. oder 3. Infektion vor. Durch die zelluläre Abwehrschwäche verlaufen grundsätzlich opportunistische Infektionen bei HIV-Infizierten schwerer als bei Nichtinfizierten.

Pneumocystis-carinii-Pneumonie (PcP)

Der Erreger ist ein ubiquitärer Saprophyt mit hoher Affinität zur Lunge. Taxonomisch wurde der Erreger kürzlich den Pilzen zugeordnet. Nur unter immunsupprimierten Bedingungen ist dieser Erreger pathogen.

Klinik

Die klinischen Symptome bestehen aus der Trias trockener, erst im späten Stadium produktiver Husten, Fieber und Belastungsdyspnoe. Die Anamnesedauer kann sehr variabel sein, zwischen wenigen Tagen und mehreren Wochen. Gelegentlich treten atemabhängige Schmerzen wie bei einer Pleuritis auf. Das Röntgenbild ist nicht immer zuverlässig für die Diagnostik, da die Infiltrationen gelegentlich erst spät auftreten.

Neben der Anamnese sind Abnahme der Vitalkapazität, Verschlechterung der Blutgase, eine Erhöhung der Laktatdehydrogenase und Erniedrigung des Gesamteiweißes richtungweisend. Die radiologischen Zeichen bestehen in beidseits vom Hilus ausgehenden interstitiellen Infiltrationen, zunächst in beiden Mittelfeldern, später auf die Unterfelder übergehend. Die Lungenspitzen bleiben relativ lange ausgespart, es sei denn, der Patient hat eine Pentamidininhalation zur PcP-Prophylaxe betrieben. In diesen Fällen breitet sich eine Durchbruchs-PcP oft zuerst in den Lungenspitzen aus.

Die Diagnosesicherung erfolgt durch den Erregernachweis im Sputum (sehr selten), im induzierten Sputum durch Inhalation von hypertoner Kochsalzlösung (selten), v. a. aber in der Bronchiallavage über die Bronchoskopie. In typischen Fällen ist das Krankheitsbild so eindeutig, daß auf die invasive Bronchoskopie verzichtet werden kann und die Therapie ohne Erregernachweis eingeleitet wird.

Therapie
Die optimalen Therapieergebnisse der PcP sind bei frühzeitigem Behandlungsbeginn, also bei früher Diagnose zu erzielen [8]. Therapie der Wahl ist die orale oder besser parenterale Applikation von Cotrimoxazol in hohen Dosen (120 mg/kg KG/Tag, verteilt auf 3 Einzeldosen). Die Therapiedauer beträgt in der Regel 3 Wochen, in leichten Fällen mindestens jedoch 2 Wochen.

Therapieversager sind mit weniger als 10 % selten. Dagegen ist die Rate der unerwünschten Nebenwirkungen mit 50–70 % der Fälle hoch. Hauptkomplikation dieser Therapie stellen allergische Reaktionen bis hin zum Lyell-Syndrom dar. Diese Reaktionen können frühzeitig auftreten, erscheinen jedoch besonders häufig zwischen dem 3. und 5. Behandlungstag. Eine weitere Nebenwirkung besteht in der Granulozytopenie, die sich nach 7–10 Tagen abzuzeichnen beginnt. Zur Reduktion der Leukopeniegefahr ist Folinsäure (15 mg 3mal/Woche) zusätzlich notwendig.

Bei mittelschwerer bis schwerer Pneumonie ($pO_2 \leq 60$ mm Hg) muß ein Kortikosteroid (80 mg/Tag, eine Woche lang, danach Reduktion auf 40 mg/Tag, nach 2 Wochen Beendigung) zusätzlich gegeben werden. Die Prognose der Pneumonie wird jedoch nur dann durch Steroide verbessert, wenn diese sofort bei Diagnosestellung gegeben werden und mit deren Einsatz nicht erst bei klinischer Verschlechterung begonnen wird.

Tabelle 8. Standardtherapie und experimentelle Therapie zur Behandlung der Pneumocystis-carinii-Pneumonie

Substanz	Dosierung
Cotrimoxazol	**120 mg/kg KG/Tag i.v.**
Pentamidin-Isethionat	4 mg/kg KG/Tag i.v.
Dapsone	100 mg/Tag p.o.
plus	20 mg/kg KG/Tag p.o.
Trimethoprim	
Primaquin	15–30 mg/Tag p.o.
plus	2,4 g/Tag p.o. oder i.v.
Clindamycin	
Trimethrexat	45 mg/m2 KO/Tag i.v.
Pentamidin-Isethionat	600 mg/Tag als Aerosol
Atovaquone	3mal 750 mg/Tag p.o.

Bei Therapieversagen oder nicht tolerierbaren unerwünschten Wirkungen kommen alternativ zu Cotrimoxazol weitere Substanzen in Frage (Tabelle 8). Bei rechtzeitiger und konsequenter Therapie sollte die Letalität dieser Pneumonie weniger als 5% betragen.

Als Alternative zu Cotrimoxazol gilt die i.v.-Applikation von Pentamidin (4 mg/kg KG i.v./Tag). Die Substanz sollte sehr langsam

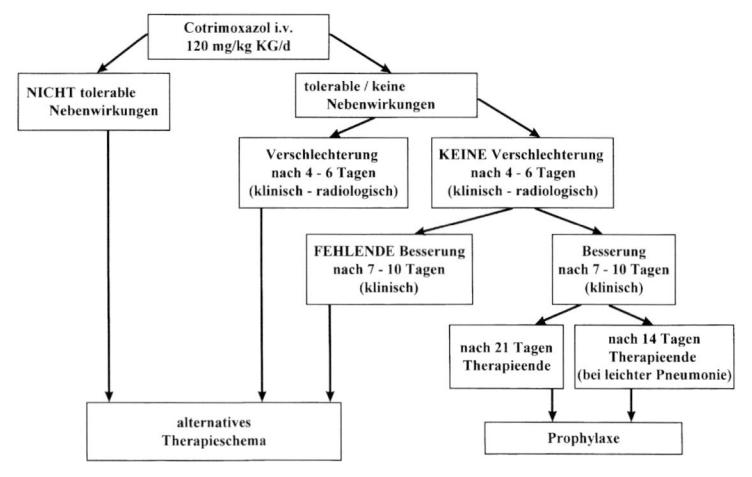

Abb. 2. Therapeutische Entscheidungen bei Behandlung einer Pneumocystis-carinii-Pneumonie (PcP)

Aids und HIV-Infektion – internistische Therapie und Diagnostik

i. v., z. B. über einen Perfusor, infundiert werden. Wegen der Gefahr der Hypotonie sollte das Fußende des Bettes hochgestellt werden. Relativ häufig kommt es zu Hypo- oder Hyperglykämie als Ausdruck der Schädigung der pankreatischen ß-Zellen. Bei mäßig ausgeprägter Pneumonie (pO_2 > 65 mm Hg) kann eine tägliche therapeutische Pentamidininhalation (600 mg/Tag) zur Alternative genutzt werden. Abbildung 2 zeigt einen Algorithmus im Verfahren der Therapieentscheidungen zur PcP-Behandlung.

Nebenwirkungen

Cotrimoxazol: Allergie, Leukopenie, Hypernatriämie, Transaminasenanstieg; bei oraler Gabe Übelkeit, Erbrechen, Diarrhö.

Pentamidin i.v.: Hyper- oder Hypoglykämie bis zum insulinpflichtigen Diabetes mellitus, speziell bei gleichzeitiger Gabe von Glukokortikoiden; Pankreatitis, Myelosuppression, Hypotonie. Bei Hypo- oder Hyperglykämie sollte das i.v. applizierte Pentamidin sofort abgesetzt werden, da eine irreversible Schädigung der pankreatischen ß-Zellen zu befürchten ist.

Dapson: Methämoglobinämie, hämolytische Anämie (besondersbei G-6-PD-Mangel), allergische Reaktionen, Nephrotoxizität.

Pentamidin inhalativ: Reizhusten, Bronchospasmus (sind durch prophylaktische Gaben eines Bronchodilatators vermeidbar).

Toxoplasmose

Siehe Beitrag Husstedt et al., S. 236.

Kryptosporidiose

Erreger ist Kryptosporidum mit Übertragung durch Kälber, Nagetiere, selten von Mensch zu Mensch, auf fäkal-oralem Wege, v. a. über kontaminiertes Wasser.

Klinik

Bei immunkompetenten Patienten kann es zu einer vorübergehenden, selbstlimitierten Durchfallkrankheit kommen, bei HIV-Patienten, v. a. mit fortgeschrittenem Immundefekt, mit CD 4-Zellzahlen < 50/µl, können schwerste, profuse, anhaltende Durchfälle mit extremen Wasser- und Elektrolytverlusten und Exsikkose auftreten. Mit den Durchfällen können Tenesmen oder auch kontinuierliche, ausgeprägte Bauchschmerzen verbunden sein. Bei einer gleichzeitig vorhandenen Herpes-analis-Infektion mit perianalen Ulzera können unerträgliche Schmerzen bei der Defäkation auftreten. Die Diagnose erfolgt über den mehrfachen Nachweis des Erregers im ausgeschiedenen Stuhl oder im histologischen Präparat, das bei der Koloskopie gewonnen worden ist.

Therapie

Eine wirksame antibiotische Therapie gegen Kryptosporidien ist nicht bekannt. Zahlreiche Medikamente sind in Fallbeschreibungen als wirksam angegeben, doch haben sich diese Befunde in kontrollierten Studien bisher nicht bestätigen lassen. Zudem ist festzustellen, daß Kryptosporidieninfektionen bei Patienten mit einem mäßig ausgeprägten Immundefekt mit CD 4-Zellen zwischen 100 und 300/µl durchaus spontan verschwinden können.

Als zentrale therapeutische Maßnahme bei profusen wäßrigen Diarrhöen mit Flüssigkeitsverlusten bis zu 10 und mehr Litern pro Tag sind Elektrolyt- und Flüssigkeitsersatz notwendig. Das Trinken von Flüssigkeit führt in der Regel zur Zunahme der Durchfallfrequenz und des Stuhlvolumens, so daß die Patienten oft weniger als üblich trinken. Wasserverluste sind in der Regel quantitativ über einen zentralvenösen Zugang zu ersetzen. Allerdings führen auch diese häufig zu einer Verstärkung der Durchfälle. Motilitätshemmer wie Loperamid oder Tinctura opii führen in der Regel zur Abnahme der Stuhlfrequenz, was für den Patienten durchaus hilfreich ist, nicht jedoch zur Reduktion der Volumenverluste.

Versuchsweise kann Albendazol, bekannt aus der Therapie der Echinokokkose, in einem 2wöchigen Zyklus mit 800 mg/Tag eingesetzt werden. In etwa 10–20 % der Fälle sind bei den starken sekretorischen Diarrhöen, wie sie durch Kryptosporidien hervorgerufen werden, Erfolge mit Somatostatin-Analogon (Octreotid, 0,15 mg s.c., mit Steigerung bis zu 0,3 mg 3mal/Tag) beobachtet worden. Die Gabe von

Laktimmunglobulinen, hergestellt aus Rinderkolostrum, hat wie viele andere antibiotische Therapieversuche in kontrollierten Studien versagt.

Isospora-belli-Infektion

Erreger ist ein in Mitteleuropa relativ selten auftretender Parasit *Isospora belli* oder *Isospora hominis*. Die Infektion erfolgt auf fäkal-oralem Weg. Die Klinik besteht in langanhaltenden, z. T. heftigen breiigen bis wäßrigen Diarrhöen mit Tenesmen, die zu Wasser- und Elektrolytverlusten und Gewichtsabnahme führen. Eventuell können subfebrile Temperaturen auftreten. Die Diagnose erfolgt über den mikroskopischen Nachweis der Erreger im Stuhl.

Therapie
Die Therapie der Wahl ist Cotrimoxazol, 4mal 960 mg/Tag über 10–14 Tage. Anschließend sollten über 3 Wochen täglich 2mal 960 mg gegeben werden. Die Rezidivrate ist mit 50 % sehr hoch, bei wiederkehrenden Durchfällen durch *Isospora belli* kann eine Dauerprophylaxe mit Cotrimoxazol mit 1- bis 2mal 960 mg/Tag notwendig sein. Als Alternative kommt Pyrimethamin 75 mg/Tag über 14 Tage + Folinsäure 10 mg/Tag in Frage.

Mikrosporidien

In den letzten Jahren ist bei gezielter Suche relativ häufig der Nachweis von Mikrosporidien als möglichen Durchfallverursacher gelungen. Allerdings ist der Kausalzusammenhang zwischen Mikrosporidien und Diarrhö nicht eindeutig gesichert. Die Erreger lassen sich nur in Spezialfärbungen, insbesondere aber bei elektronenmikroskopischen Untersuchungen nachweisen. Die Prävalenz in Deutschland ist bisher nicht eindeutig geklärt.

Therapieversuche mit Cotrimoxazol scheinen bei einem Teil der Patienten erfolgreich zu sein. Alternativ kann Albendazol, 800 mg über 14 Tage, eingesetzt werden. Auch ein Versuch mit Metronidazol, 2mal 500 mg/Tag oral, scheint bei wiederholtem Nachweis von Mikrosporidien bei Patienten mit schweren Diarrhöen gerechtfertigt.

Lamblien

Bei HIV-Infizierten können Infektionen mit *Gardia lamblia* ebenfalls starke Durchfälle verursachen. Der Erreger läßt sich entweder im Stuhl oder bei der Duodenalsaftuntersuchung nachweisen. Therapie der Wahl ist Metronidazol, 3mal 250 mg über 5 Tage.

Infektionen durch Pilze

Candidastomatitis

Siehe Beitrag Rasokat, S. 279.

Kryptokokkenmeningitis

Erreger ist ein weltweit verbreiteter Sproßpilz, *Cryptococcus neoformans*. Die Übertragung erfolgt als Aerosol, v. a. aus Vogelkot, insbesondere von Tauben.

Eintrittspforte für den Pilz ist die Lunge. Bei HIV-negativen Personen bildet sich dabei häufiger ein Kryptokokkom der Lunge aus, bei HIV-infizierten Patienten in fortgeschrittenen Stadien unterbleibt die Granulombildung häufig oder verläuft asymptomatisch. Von der Lunge aus kommt es zur Dissemination des Erregers mit Befall der Prostata, aber auch von Leber, Milz, Knochenmark und Herz mit gelegentlich auftretenden Hautgranulomen. In der Regel kommt es zum Befall der Meningen mit Auftreten einer Meningitis oder auch Meningoenzephalitis.

Die klinische Symptomatik der Meningitis zeigt einen schleichenden Beginn mit mäßiger Temperaturerhöhung und zunehmenden beidseitigen Kopfschmerzen, ein Meningismus ist lediglich bei ca. 33% der Patienten zu finden. Bei Beteiligung des Gehirns können fokalneurologische Ausfälle hinzukommen. Von diesem relativ diskret beginnenden Krankheitsbild ist ein foudroyanter Verlauf mit hohem Fieber, mit sehr rasch auftretenden schweren neurologischen Störungen bis hin zu Somnolenz und Koma zu unterscheiden.

Die Diagnose erfolgt über den Nachweis des Pilzes im Tuschepräparat aus dem Liquor bzw. durch Antigennachweis in Liquor und Serum. Der Pilz ist bei Männern meist auch im Prostataexprimat nachweisbar.

Therapie
Mittel der Wahl ist bei nachgewiesener Kryptokokkenmeningitis eine Dreifachkombination mit Amphotericin B (0,5 bis 0,8 mg/kg KG i.v.) + Flucytosin (150 mg/kg/KG/Tag) + Fluconazol (400 mg/Tag) [46]. Grundsätzlich dauert die akute Therapie 6 Wochen, anschließend ist eine Erhaltungstherapie notwendig. Amphotericin und Flucytosin werden abgesetzt nach Verschwinden der Symptome, d.h. Fieber, Kopfschmerzen, Übelkeit und Erbrechen, sowie wenn Antigentiter in Serum und Liquor zurückgegangen sind und der Pilz aus dem Liquor nicht mehr anzüchtbar ist.

Da die Kryptokokken aus dem Körper nicht mehr eliminiert werden können (beim Mann ist die Erregerpersistenz v. a. in der Prostata nachgewiesen), ist eine lebenslange Rezidivprophylaxe mit 200 mg Fluconazol täglich notwendig. Itraconazol ist ungeeignet, da es nicht ausreichend liquorgängig ist. Seit Fluconazol als Mittel der ersten Wahl bei der systemischen Therapie der Candidainfektion angewandt wird, ist die Kryptokokkenmeningitis bei Aids-Patienten zur Rarität geworden. (S. auch Beitrag Husstedt S. 254)

Nebenwirkungen
Hauptnebenwirkung des Amphotericin B ist die Nephrotoxizität mit Elektrolytstörungen. Daher sollte Amphotericin B durch einen zentralvenösen Zugang mit reichlich Flüssigkeitszufuhr und Elektrolytkontrollen gegeben werden. Offene Studien mit liposomalem Amphotericin B als Monotherapie haben gute Erfolge bei Kryptokokkenmeningitis gezeigt, müssen jedoch erst in kontrollierten Studien bestätigt werden. Flucytosin kann zu Myelosuppression und Hepatotoxizität führen. Im Falle erheblicher Komplikationen in Form von Leukopenie und Thrombozytopenie kann auf Flucytosin verzichtet werden. Fluconazol ist ein hervorragend verträgliches Azol-Präparat mit guter subjektiver Toleranz. Bei längerer Behandlung mit hochdosiertem Fluconazol kann es zur Transaminasenerhöhung kommen.

Aspergillose

Aspergillus fumigatus, A. flavus und *A. niger* sind ubiquitär verbreitet und kommen als Schimmelpilze v. a. in Blumentöpfen, in faulenden Pflanzen und insbesondere auch in feuchten Tapeten vor. Gebäudeabbrucharbeiten stellen daher immer eine Gefahr für Aids-Patienten dar. Die Infektion erfolgt über Inhalation von Sporen mit der Prädilektionsstelle in Lungenanteilen, die gleichzeitig zusätzliche Infektionen wie CMV oder PcP, Infiltrationen durch Kaposi-Sarkome oder frühere Vorschädigungen aufweisen. Typische Aspergillome mit Einschmelzungen können zwar vorkommen, sind aber eher die Ausnahme. Von der Lunge aus kann es zu Disseminationen weiterer Organe, v. a. des ZNS, kommen. In retrospektiven Studien wurde die Aspergillose meist post mortem vom Pathologen diagnostiziert.

Vorausgehende Kortikosteroidtherapie und v. a. Granulozytopenie machen eine Aspergillose wahrscheinlicher. Der Erregernachweis erfolgt (mehrfach) aus Sputum oder Trachealabstrich oder durch mikroskopischen Nachweis aus der Lunge. Die Demonstration von Aspergillen in sterilem Material wie Blut, Liquor oder Knochenmark ist beweisend für eine disseminierte und damit behandlungsbedürftige Aspergillose.

Therapie
Amphotericin B in Kombination mit Flucytosin und zusätzlich Itraconazol, 600 mg/Tag, können versucht werden. Auch liposomales Amphotericin B ist als wirksam beschrieben worden. Fluconazol dagegen ist bei Aspergillose unwirksam. Meist kommt die Diagnose zu spät, so daß die Prognose selbst bei intravitaler Diagnose sehr schlecht ist. Wird die Akutphase überlebt, so ist Itraconazol mit 400 mg/Tag als Erhaltungstherapie notwendig.

Histoplasmose

Erreger ist *Histoplasma capsulatum,* ein ebenfalls über Vogelkot übertragbarer Pilz, der endemisch v. a. in den Südweststaaten der USA, in der Karibik, in Mittel- und Südamerika und in Zentralafrika auftritt. Gelegentliche Fälle von Histoplasmose bei Aids-Patienten in Deutschland sind immer importiert.

Klinik
Die Folgesymptome der Histoplasmose sind unspezifisch und von grippeähnlichen Symptomen mit Fieber, allgemeinem Unwohlsein und Myalgien begleitet. Nach einer lokalisierten Infektion der Lungen

kommt es zur hämatogenen Dissemination mit Beteiligung zahlreicher innerer Organe und entsprechend schwerem Krankheitsbild mit Hepatosplenomegalie. Der Nachweis des Erregers erfolgt aus dem Blut, v. a. aus dem Knochenmark und aus den zur Histologie gewonnenen Organgeweben.

Therapie
Therapie der Wahl ist Amphotericin B, 0,7–1 mg/kg KG für die Dauer von 2 Wochen oder bis der Patient eine klinische Besserung zeigt. Die Alternative besteht in Itraconazol, 300 mg 3mal/Tag für 3 Tage, dann 200 mg 2mal/Tag für 12 Wochen. Eine Erhaltungstherapie mit Itraconazol (200 mg/Tag) ist notwendig. Trotz Sekundärprophylaxe werden jedoch Rezidive beobachtet.

Infektionen durch Viren

HIV-infizierte Patienten haben zu einem sehr hohen Prozentsatz Infektionen mit verschiedenen Herpesviren, z. B. Herpes simplex I und II, Varicella-zoster-Virus, Epstein-Barr-Virus und Zytomegalievirus. Alle Virusinfektionen persistieren und können mit zunehmendem zellulären Immundefekt reaktiviert werden.

Zytomegalievirus (CMV)

Weit über 90% der HIV-infizierten Patienten haben eine CMV-Infektion durchgemacht, da dieses Virus auf gleichem Wege übertragen werden kann wie HIV. Mit zunehmendem Immundefekt kommt es zur Reaktivierung, allerdings im Regelfall erst bei CD 4-Zellen < 100/µl, eher < 50/µl. Da CMV-bedingte Krankheiten sehr häufig und schwer behandelbar sind, stellt CMV eine der führenden Todesursachen bei Aids-Patienten dar. In 20–30% der Aids-Fälle läßt sich klinisch eine CMV-bedingte Krankheit diagnostizieren [29]; bei Autopsien findet sich ein Befall im histologischen Bild bei über 50% der Patienten.

Das klinische Problem besteht v. a. in der Differenzierung zwischen CVM-bedingten Krankheiten und einem CMV-Nachweis ohne Krankheitswert. Hier könnten in Zukunft der Nachweis und die

Quantifizierung der CMV-DNA im Blut ähnlich wie die Viruslastmessung bei HIV ein Instrument für die Indikation zur Therapie und zur Steuerung der Therapie darstellen. Wegen der Problematik der Therapie ist die Differenzierung zwischen Befall und Krankheit von ausschlaggebender Bedeutung.

Die Symptome der CMV-Krankheit sind unspezifisch wie hohes Fieber, Gewichtsabnahme bis hin zur Kachexie, Adynamie und Diskolorierung der Haut. Bevorzugte Organmanifestation ist mit 85 % die CMV-Retinitis, die klinisch-ophthalmologisch diagnostiziert wird. Deutlich seltener ist der Befall des Gastrointestinaltrakts mit Enteritis und Ulzerationen im gesamten Gastrointestinaltrakt vom Ösophagus bis hin zum Kolon. Im oberen Gastrointestinaltrakt, speziell im Ösophagus, führen die Ulzerationen zu erheblichen Schmerzen v. a. bei der Nahrungsaufnahme, im unteren Gastrointestinaltrakt zu profusen Diarrhöen, die wegen der Ulzeration z. T. blutig sein können. Diese Ulzerationen entstehen insbesondere durch Befall von Gefäßendothelien mit nachfolgenden Gefäßverschlüssen und ischämischen Ulzerationen. Tiefe Geschwüre können zur Perforation im Gastrointestinaltrakt führen – mit relativ geringer Symptomatik wegen des weit fortgeschrittenen Immundefekts.

Eine weitere, seltenere Organmanifestation stellt die CMV-Pneumonitis dar. Klinisch ähnelt sie der PcP, mit der sie in der Mehrzahl der Fälle, aber auch mit anderen Pneumonien, vergesellschaftet ist. Weitere Komplikationen stellen CMV-Enzephalitis, Polyradikulitis, Cholezystitis und Pankreatitis dar. Der häufige Befall der Nebennieren in Form einer Adrenalitis, gelegentlich mit Symptomen der Addison-Krankheit, läßt sich v. a. an der trockenen, schuppigen, schmutzig braungefärbten Haut erkennen, verbunden mit einer ausgeprägten Adynamie.

Die Diagnose der CMV-Retinitis, die für den geübten Ophthalmologen zweifelsfrei feststellbar ist, stellt eine klare Therapieindikation dar. Ebenfalls müssen Ulzerationen im Gastrointestinaltrakt mit histologisch nachgewiesenen „Eulenaugen" therapiert werden. Problematisch ist die Therapieindikation bei einer Enteritis mit immunhistochemischem Nachweis von CMV in der Darmschleimhaut ohne Ulzeration einerseits und ohne zusätzliches pathologisches Substrat andererseits. Der alleinige Nachweis von CMV-Antigen bzw. immunhistochemischer Nachweis von CMV ohne klare Organmanifestation einer CMV-Krankheit stellt noch keine Therapieindikation dar.

Therapie

Ganciclovir (DHPG, Dihydroxypropoxymethylguanin, Cymeven), 10–15 mg/kg KG/Tag, verteilt auf 2 Dosen, ist bei CMV-Retinitis wie auch Enteritis wirksam. Die Therapieergebnisse bei zweifelsfrei nachgewiesener Pneumonitis sind dagegen eher unsicher. In 2 Einzeldosen pro Tag aufgeteilt, erfolgt die Akuttherapie i.v. für 2–3 Wochen oder bis zur sichtbaren Abheilung der Retinitis [24]. Eine Dosisreduktion ist erforderlich bei Niereninsuffizienz und bei anderen dosisabhängigen Nebenwirkungen. Zusätzliche Gaben weiterer myelotoxischer Substanzen wie Cotrimoxazol, AZT oder Pyrimethamin sollten nach Möglichkeit vermieden werden.

Eine Erhaltungstherapie ist nach der Akutbehandlung mit 5–10 mg/kg KG/Tag an 5–7 Tagen pro Woche zur Verhinderung von Rezidiven notwendig. Allerdings läßt sich selbst unter dieser Erhaltungstherapie das Rezidiv nicht sicher verhindern, in der Regel kommt es nach einigen Monaten zum Wiederauftreten der Retinitis, die durch eine erneute Induktionstherapie beherrscht werden kann. Inzwischen ist Ganciclovir in oraler Form für die Erhaltungstherapie im Anschluß an die Induktionsbehandlung und für die Prophylaxe der CMV-Krankheit verfügbar.

Als Alternative kommt Foscarnet, 180 mg/kg KG/Tag i.v., in Frage. Wegen der dabei erforderlichen Volumenmenge zur Verhinderung der Nephrotoxizität muß die Substanz über einen zentralvenösen Zugang appliziert werden. In einer deutschen Studie wurden die Effekte einer Kombinationstherapie mit Ganciclovir und Foscarnet in reduzierter Dosis auf die Retinitis überprüft und als wirksam beschrieben.

Mehrere antiretroviral wirkende Substanzen gegen CMV befinden sich in der Entwicklung. So wurde kürzlich in den USA, nicht jedoch bisher in Europa, Cidofovir (Vistide) zugelassen. Eine Reihe weiterer Nukleosidanaloga wie z. B. BIS-POM-PMEA befinden sich in der klinischen Prüfung [45].

Die intraokuläre Implantation von Pellets, aus denen über Monate kontinuierlich Ganciclovir lokal freigesetzt wird, hat sich bei der CMV-Retinitis bewährt. Ob nach Implantation der Pellets eine systemische antiretrovirale Therapie gegen CMV notwendig ist bzw. wenn ja, in welcher Form, ist derzeit Gegenstand der Überprüfung in prospektiven Studien.

Nebenwirkungen

Ganciclovir: Myelosuppression, v. a. in Form der Granulozytopenie, die meist durch G-CSF kompensierbar ist. Zusätzlich gelegentliche gastrointestinale Symptome v. a. bei oraler Applikation in Form von Brechreiz, Erbrechen und Diarrhöen. Weiterhin sind Transaminasenerhöhungen und irreversible Azoospermie beschrieben worden.

Foscarnet: Einschränkung der Nierenfunktion, meist reversible Elektrolytstörungen mit Hypokalzämie, schmerzhafte Penisulzerationen, die durch eine sorgfältige Hygiene (ausreichende Flüssigkeitszufuhr und Zurückschieben der Vorhaut beim Wasserlassen mit anschließendem Waschen) vermieden werden können. Wegen der Gefahr der Thrombophlebitis bei peripherem Zugang sollte Foscarnet über einen zentralvenösen Zugang verabreicht werden.

Cidofovir: Einschränkung der Nierenfunktion und Elektrolytstörungen.

Herpes simplex I und II, Herpes zoster

Siehe Beitrag Rasokat, S. 279.

Bakterielle Infektionen

Pneumonien

HIV-Infizierte erleiden überproportional häufig bakterielle Pneumonien. Dies hat dazu geführt, daß zwei bakterielle Pneumonien bei einem HIV-Infizierten innerhalb eines Jahres in den Katalog der Aids-definierenden Erkrankungen aufgenommen worden sind. Die häufigsten Erreger sind Pneumokokken, Haemophilus, Staphylokokken und Pseudomonaden. Staphylococcus aureus spielt insbesondere in den Spätstadien eine Rolle, wenn Leukopenien die Infektion mit diesem Erreger begünstigen. Besonders bei Chemotherapie, aber auch bei anderen myelosuppressiven Substanzen sollte bei Unterschreiten von

750 Granulozyten/µl rechtzeitig G-CSF appliziert werden. Innerhalb weniger Stunden nach G-CSF-Gabe steigen die Leukozyten an, der Effekt hält aber nur maximal 48 h vor.

Therapie
Die Therapie einer bakteriellen Pneumonie unterscheidet sich grundsätzlich nicht von der eines nicht HIV-infizierten Patienten. In jedem Fall sollte bei Verdacht auf Pneumonie eine mikrobiologische Untersuchung des Sputums erfolgen; die Therapie kann jedoch v. a. bei ambulant erworbener Pneumonie bereits vor Eintreffen des mikrobiologischen Befundes begonnen werden. Ist der Patient vorher unbehandelt, kann Doxycyclin bzw. Amoxicillin gegeben werden. Ergibt sich nicht innerhalb von 3–4 Tagen eine deutliche Besserung des Befindens, muß eine weitergehende Diagnostik und evtl. ein stationärer Aufenthalt veranlaßt werden. In diesem Falle muß eine entsprechend dem isolierten Erreger gezielte antibiotische Therapie durchgeführt werden (Tabelle 9).

Tabelle 9. Therapie bakterieller Pneumonien mit bekanntem Erreger

Erreger	Therapie der Wahl	Alternativen
Bacteroides-Arten	Metronidazol	Imipenem
Chlamydien	Doxycyclin	Erythromycin, Clarithromycin,
Haemophilus influenzae	Cefotiam	Amoxicillin + Clavulansäure
Klebsiella pneumonia	Cefotaxim + Gentamicin	Ceftriaxon, Imipenem, Ciprofloxacin
Legionella pneumophila	Azithromycin, ggf. + Rifampicin	Clarithromycin, Erythromydin, Ciprofloxacin
Mycoplasma pneumoniae	Erythromycin	Doxycyclin
Pneumokokken	Penicillin G	Cefazolin, Cefotiam, Ceftriaxon
Pseudomonas aeruginosa	Piperacillin + Tobramycin	Ceftazidim, Azlocillin, Imipenem, Ciprofloxacin, Amikacin
Staphylococcus aureus Penicillinase neg.	Penicillin	Cefuroxim; Cefazolin, Cefotiam
Staphylococcus aureus Penicillinase pos.	Flucloxacillin	Clindamycin, Vancomycin

Salmonelleninfektion

Salmonelleninfektionen können sich bei HIV-Infizierten wie bei anderen Patienten als Enteritis, wegen ihrer Immuninkompetenz jedoch v. a. als Septikämie manifestieren. Der Erreger wird meist über ungenügend gebratenes Geflügel, Mayonnaise und v. a. Eier aufgenommen. Entsprechende Informationen für HIV-infizierte Patienten können daher zu einer deutlichen Reduktion der Inzidenz führen.

Die klinische Symptomatik besteht in hohem Fieber mit Schüttelfrost, Kopfschmerzen und allgemeiner Schwäche. Dabei wird selten gleichzeitig eine Enteritis beobachtet. Die Diagnose wird über den Nachweis des Erregers in der Blutkultur gestellt. Dabei handelt es sich meist um Salmonella typhimurium oder noch häufiger um Salmonella enteritidis.

Therapie
Die Behandlung ist außerordentlich einfach und effektiv. Mittel der Wahl ist Ciprofloxazin, 2mal 500 mg/Tag. Auch wenn in der Regel innerhalb von 24 h Entfieberung eintritt, sollte diese Therapie über 14 Tage fortgeführt werden. Als Alternative kommt Cotrimoxazol, 2mal 960 mg/Tag, in Frage. Da Salmonellenseptikämien regelmäßig bei Patienten mit Helferzellen < 200/µl auftreten, bei denen gleichzeitig eine PcP-Prophylaxe mit Cotrimoxazol erfolgen sollte, ist mit einer Reduktion der Häufigkeit dieser Septikämien in Zukunft zu rechnen.

Tuberkulose

Mycobacterium tuberculosis, in seltenen Fällen auch *Mycobacterium bovis* oder *Mycobacterium africanum* sind die Erreger der Tuberkulose, die im engeren Sinn keine opportunistische Infektion darstellt, da die Erkrankung durch obligat humanpathogene Keime hervorgerufen wird und auch bei immunkompetenten Personen auftritt. Die Übertragung erfolgt von Mensch zu Mensch durch Inhalation erregerhaltigen Aerosols, bei der seltenen Form der primären Darmtuberkulose durch Konsum kontaminierter, nicht ausreichend entkeimter Milch. Die Lungen als Haupteintrittspforte sind häufig zugleich Primärmanifestationsort.

Mykobakterien werden im menschlichen Körper vornehmlich durch zellvermittelte Immunreaktionen (T-Lymphozyten, Makrophagen) eliminiert, weswegen insbesondere HIV-Patienten für Tuberkulose prädisponiert sind. Bei HIV-Patienten entwickelt sich die Tuberkulose in der Regel als Wiederausbruch einer früher stattgehabten Infektion, was insbesondere für Patienten aus Endemiegebieten wie den Tropen, Subtropen oder mediterranen Ländern gilt.

Die Prävalenz schwankt je nach Gruppe der Patienten zwischen 15 und 25%. Da die gehäufte Manifestation von Tuberkulose bei HIV-Patienten Ausdruck eines zunehmend eingeschränkten Immunsystems ist, gilt die Tuberkulose als Aids-definierende Erkrankung.

Klinik
In Abhängigkeit der CD 4-Zellzahl verläuft die Lungentuberkulose als eher lokalisierte Infektion oder – bei fortgeschrittenem Immundefekt – als primär generalisierte, oft foudroyant verlaufende Erkrankung. So unterscheiden sich die Verlaufsformen bei HIV-Patienten mit CD 4-Zellzahlen über 400/µl nicht wesentlich von denen immunkompetenter Patienten. Eher unspezifische Symptome wie Fieber, Nachtschweiß, Gewichtsverlust müssen differentialdiagnostisch an maligne Lymphome denken lassen. Der Tuberkulin-Hauttest ist in diesem hinsichtlich der HIV-Krankheit frühen Stadium häufig positiv. Im Röntgenbild des Thorax sind typischerweise Oberlappeninfiltrate mit oder ohne Kavernenbildung sichtbar [52]. Bei isoliertem Befall des Bronchialtraktes können diese radiologische Hinweise allerdings fehlen. Extrapulmonale Manifestationen sind in nur 10–15% der Fälle zu beobachten.

Im späten Stadium der HIV-Infektion mit weniger als 200 CD 4-Zellen/µl verläuft die Tuberkulose als Ausdruck des Verfalls der zellulären Immunität häufig generalisiert, wobei der Tuberkulintest in der Regel negativ ist [40]. Die Mykobakterien werden vom Immunsystem nicht mehr lokal eingedämmt, entsprechend fehlen im Röntgenbild Kavernen und als histopathologisches Korrelat eine Granulombildung. Die Infektion breitet sich über die gesamte Lunge aus, im Röntgenbild als fein- bis grobfleckige Verschattungen sichtbar, und führt in über 50% der Fälle zu einer extrapulmonalen Tuberkulose. Das klinische Bild wird vom schweren Krankheitsgefühl und stark reduzierten Allgemeinzustand der Patienten bestimmt. Nicht selten führen septische Verlaufsformen zu akuter respiratorischer Insuffizienz (ARDS), woraufhin viele Patienten trotz maximaler Therapie mit Multiorganversagen versterben [18].

Wie bei Immunkompetenten werden bei HIV-Patienten neben der pulmonalen Tuberkulose auch lokalisierte extrapulmonale Verlaufsformen beobachtet. Die klassische Lymphknotentuberkulose, die häufig ohne ausgeprägte Allgemeinsymptomatik verläuft, betrifft meist zervikale und supraklavikuläre Lymphknoten. Zur Bestätigung der Diagnose und zum differentialdiagnostischen Ausschluß maligner Lymphome ist eine Exstirpation bzw. Biopsie des Lymphknotens notwendig. Die tuberkulöse Meningitis betrifft bevorzugt die Hirnbasis und geht daher gehäuft mit Hirnnervenausfällen einher, jedoch sind auch klinisch unauffällige Verläufe mit nur leichter meningealer Reizung ohne weitere neurologische Symptomatik zu beobachten [15].

Isolierte Formen von Darm- und Urogenitaltuberkulose sowie Knochen- und Hauttuberkulose sind seltene Krankheitsformen, die in der Regel auf Patienten aus Endemiegebieten beschränkt bleiben.

Im fortgeschrittenen Stadium der HIV-Infektion sind auch bei lokalisierter extrapulmonaler Tuberkulose generalisierte, rapid fortschreitende Verlaufsformen zu beobachten. Häufig werden dabei multiple abdominelle Lymphknoten sowie Milz und Leber betroffen, die Infiltration des Knochenmarks führt zu Anämie mit Leukopenie und Thrombopenie [23].

Diagnostik

Der mikroskopische und kulturelle Nachweis der Mykobakterien steht im Mittelpunkt der Diagnostik der Tuberkulose. Der mikroskopische Nachweis säurefester Stäbchen ist allerdings wegen einer möglichen Verwechslung mit anderen Mykobakterien (z. B. M. *avium*) nicht beweisend für das Vorliegen von Tuberkulosebakterien, erlaubt jedoch eine Verdachtsdiagnose. Andererseits kann bei negativem Ausfall der lichtmikroskopischen Untersuchung aufgrund der Nachweisgrenze dieser Methode von 10^5 Bakterien pro ml Untersuchungsmaterial eine Tuberkulose nicht ausgeschlossen werden. Der kulturelle Erregernachweis erfolgt entsprechend der Verlaufsform und der Lokalisation der Tuberkulose z. B. aus mehrfach abgehustetem oder provoziertem morgendlichem Sputum, bronchoalveolärer Lavage, Magensaft, Lymphknotenbiopsien, Pleuraflüssigkeit, Liquor, Urin oder Stuhl. Bei generalisiertem Verlauf gelingt der Nachweis der Mykobakterien häufig aus Blut oder Knochenmark.

Da Tuberkulosebakterien sich nur langsam vermehren, kann mit herkömmlichen Methoden frühestens nach 2–3 Wochen ein positives

Kulturergebnis erwartet werden, umgekehrt ist fehlendes Wachstum erst nach 6–8 Wochen als negatives Kulturergebnis zu werten. Seit einiger Zeit haben Schnellverfahren wie radiometrische und molekularbiologische Untersuchungen Eingang in die Diagnostik gefunden, die einen Erregernachweis innerhalb von 1–2 Wochen ermöglichen [37]. Der früher übliche Tierversuch wird heute nur noch in Ausnahmefällen durchgeführt.

Bildgebende Verfahren können den klinischen Verdacht erhärten; so werden mit Röntgenaufnahmen und Computertomographie des Thorax Einschmelzungshöhlen (Kavernen) der Lungen und hiläre Lymphknotenvergrößerungen erfaßt. Die abdominelle Sonographie läßt Vergrößerungen der Milz, der Leber sowie retro- und intraabdomineller Lymphknoten erkennen. Die dabei beobachteten Veränderungen müssen differentialdiagnostisch gegen eine systemische Infektion mit atypischen Mykobakterien sowie gegen maligne Lymphome und Kaposi-Sarkome abgegrenzt werden.

Ein Tuberkulin-Hauttest kann diagnostisch nur bei positivem Ausfall verwertet werden. Es sollte grundsätzlich der Mendel-Mantoux-Test durchgeführt werden, bei dem mit feiner Nadel 0,1 ml (entsprechend 10 IE) Tuberkulin-GT streng intrakutan in die Streck- oder Beugeseite des Unterarms injiziert werden. Bei negativem Ausfall werden im Abstand von 3 Tagen schrittweise 5- bis 10fach höhere Dosen getestet (nicht über 1000 IE). Eine Induration von ≥ 5 mm nach 48 h gilt als positives Ergebnis [30].

Therapie
Eine klare Indikation zur Therapie ist bei offener Tuberkulose gegeben, wenn *M. tuberculosis* etwa in Sputum, Magensaft oder Bronchialsekret nachgewiesen wird.

Um das Risiko einer Verbreitung zu minimieren, sollte die Therapie der offenen Tuberkulose unter stationären Bedingungen begonnen werden. Inwieweit der Patient dabei isoliert werden muß, hängt von verschiedenen Faktoren ab: u. a. Compliance des Patienten, Erregerdichte im Sputum und Antibiotikaresistenz der Tuberkelbakterien [10, 50].
Ziele der antituberkulösen Chemotherapie sind
- rasche und vollständige Erregerelimination in den befallenen Organen – bei offener Tuberkulose Sputumkonversion –, mit ausreichender Aktivität gegen sowohl extrazellulär wie intrazellulär (z. B. in Makrophagen) lokalisierte Erreger;

- Vernichtung auch von langsam wachsenden Erregervarianten („persister");
- Verhinderung oder Verzögerung einer Resistenzentwicklung.

Diese Ziele lassen sich nur durch eine Kombinationstherapie erreichen, die über mehrere Monate durchgeführt werden muß (Tabelle 10). In der initialen Therapiephase wird je nach Manifestation, Immunstatus des Patienten und Resistenz der Erreger eine Vierfach- oder Fünffachkombination favorisiert, die mindestens 2 tuberkulozide Substanzen (Isoniazid, Rifampicin, Pyrazinamid oder Streptomycin) enthalten sollte (Tabellen 10 und 11). Bei Patienten mit vergleichsweise

Tabelle 10. Therapie der Tuberkulose bei HIV-Patienten

	CD4 >150/µl und lokalisierte Tbc	CD4 ≤150/µl oder disseminierte Tbc	Tuberkulöse Meningitis	Bei Auftreten peripherer Neuropathie	Bei Isoniazid- und Rifampicin- resistenz
Initiale Therapie- phase	Isoniazid *plus* Rifampicin *plus* Ethambutol *plus* Pyrazinamid	Isoniazid *plus* Rifampicin *plus* Ethambutol *plus* Pyrazinamid *plus* Streptomycin	Isoniazid *plus* Rifampicin *plus* Pyrazinamid *plus* Streptomycin ggf. *plus* Prothionamid, Ciprofloxacin, Dexamethason	Rifampicin *plus* Ethambutol *plus* Pyrazinamid *plus* Streptomycin *plus* Ciprofloxacin, bzw. Ofloxacin	Ethambutol *plus* Pyrazinamid *plus* Streptomycin *plus* Prothionamid *plus* Ciprofloxacin, bzw. Ofloxacin *plus* D-Cycloserin
	zusätzlich: Allopurinol Pyridoxin **Dauer:** 3–4 Monate	*zusätzlich:* Allopurinol Pyridoxin **Dauer:** 3–4 Monate	*zusätzlich:* Allopurinol Pyridoxin **Dauer:** 4–6 Monate	*zusätzlich:* Allopurinol **Dauer:** 4–6 Monate	*zusätzlich:* Allopurinol **Dauer:** 18–24 Monate
Stabili- sierungs- phase	Rifampicin plus Isoniazid **Dauer:** 6–7 Monate	Rifampicin plus Isoniazid **Dauer:** 6–7 Monate	Rifampicin plus Isoniazid **Dauer:** 12–18 Monate	Rifampicin plus Ethambutol **Dauer:** 9–12 Monate	**?**

Tabelle 11. Tuberkulostatika

Medikament	Dosierung	Wirkungsweise	Unerwünschte Wirkung	Besonderheiten
Isoniazid	5 mg/kg/Tag p.o. (max. 300 mg/Tag)	Bakterizid, auch auf ruhende Keime wirkend	Periphere Polyneuropathie, Hepatitis	Zusätzliche Gabe von Pyridoxin (100 mg/Tag) indiziert
Rifampicin	10 mg/kg/Tag p.o (max. 600 mg/Tag)	Bakterizid, auch auf ruhende Keime wirkend	Cholestatische Hepatitis, juckende Exantheme	Erniedrigt Plasmaspiegel von Proteaseinhibitoren, Itraconazol, Clarithromycin, Methadon u. ä. Keine Kombination mit ddI!
Streptomycin	1 g/Tag i.m.	Bakterizid nur auf extrazelluläre Keime	Vestibularisschädigung, Nephrotoxizität	Langsame Infusion! Kumulative Maximaldosis 30 g!
Ethambutol	20 mg/kg/Tag p.o. (max. 2,0 g/Tag)	Bakteriostatisch	Optikusneuritis, ZNS-Symptome, Pankreatitis	Cave: Pankreatitiden bei gleichzeitiger Gabe von ddI
Pyrazinamid	25 mg/kg/Tag p.o. (max. 2,0 g/Tag)	Bakterizid nur auf intrazelluläre Keime	Hyperurikämie, allergische Exantheme, Hepatitis	Zusätzliche Gabe von Allopurinol (300 mg/Tag) indiziert
Prothionamid	10 mg/kg/Tag p.o.	Bakteriostatisch	ZNS-Störungen, gastrointestinale Beschwerden	Rasche Resistenzentwicklung
Ciprofloxacin	2- bis 3mal 750 mg /Tag p.o.	Bakteriozid	Gastrointestinale Beschwerden	Vermindert Ausscheidung von Theophyllin
Ofloxacin	600 mg/Tag p.o.	Bakteriozid	Gastrointestinale Beschwerden	Nicht zugelassene Indikation
D-Cycloserin	15 mg/kg/Tag p.o.	Bakteriostatisch	ZNS-Störungen, gastrointestinale Beschwerden	In den USA zugelassen

geringem Immundefekt (> 150 CD 4 Zellen/µl) und isolierter Lungen- oder Lymphknotentuberkulose ist eine Kombination aus Isoniazid, Rifampicin, Ethambutol und Pyrazinamid indiziert. Patienten im fortgeschrittenen Stadium der HIV-Krankheit (≤ 150 CD 4 Zellen/µl) oder mit disseminierter Tuberkulose erhalten zusätzlich Streptomycin (1mal 1 g/Tag) bis zu einer Gesamtdosis von maximal 30 g.

Dieser 3–4 Monate dauernden initialen Therapiephase folgt für 6–7 Monate die Phase der Stabilisierungstherapie, in der Rifampicin mit Isoniazid kombiniert wird.

Können Isoniazid oder Rifampicin nicht eingesetzt werden, so wird die Kombination um Substanzen wie Prothionamid und Ciprofloxacin bzw. Ofloxacin erweitert, wobei sich die Therapiedauer auf 18–24 Monate verlängert. Eine Resistenz der Erreger gegenüber Isoniazid oder Rifampicin erfordert die Ausweitung der Kombination auf 6 Substanzen unter Einschluß von Medikamenten der zweiten Wahl, wie D-Cycloserin. Wird Tuberkulose bei HIV-Patienten durch multiresistente Erreger verursacht, d. h. solche mit Resistenz gegenüber Isoniazid, Rifampicin und einer 3. Substanz, so ist das therapeutische Vorgehen extrem erschwert; meist versterben die Patienten innerhalb weniger Monate an den Folgen der Tuberkulose. Zur Behandlung einer tuberkulösen Meningitis ist die Kombination aus Isoniazid, Rifampicin und gut liquorgängigen Substanzen wie Pyrazinamid und Streptomycin indiziert. Die gleichzeitige Gabe von Steroiden (Dexamethason) kann das Risiko möglicher Komplikationen reduzieren.

Unter Rifampicintherapie tritt gehäuft ein cholestatischer Ikterus auf. Durch Induktion von Leberenzymen (p450-Zytochromsystem) werden gleichzeitig applizierte Medikamente, die über diesen Stoffwechselweg abgebaut werden, beschleunigt metabolisiert. Dies kann bei gleichzeitiger Gabe von Proteaseinhibitoren (Saquinavir, Indinavir, Ritonavir), Clarithromycin oder Itraconazol zum Absinken der jeweiligen Serumspiegel in subtherapeutische Bereiche führen. Ferner wird die Wirkung oraler Antikonzeptiva aufgehoben sowie der Methadonbedarf bei Patienten unter Drogensubstitution erhöht. Vielfach zwingen Hepatotoxizität oder die Interaktion mit anderen Substanzen dazu, auf Rifampicin zu verzichten. Der Einsatz von Pyrazinamid führt in der Regel zu einer Erhöhung des Harnsäurespiegels im Serum, so daß die gleichzeitige Gabe von Allopurinol (300 mg/Tag) erforderlich wird. Isoniazid ist für das Auftreten von peripheren Polyneuropathien verantwortlich, weswegen es nur zusammen mit Pyridoxin (100 mg/Tag) eingesetzt werden sollte. Da die Reverse-Transkriptase- (RT-)Hemmer ddC, d4T und ddI isoniazidinduzierte Polyneuropathien verstärken, sollte eine Kombination dieser Substanzen mit Isoniazid vermieden werden. Der RT-Hemmer ddI begünstigt bei gleichzeitiger Einnahme von Ethambutol das Auftreten von Pankreatitiden und ist bei Gabe von Rifampicin kontraindiziert.

Nutzen und Risiko einer Primärprophylaxe werden sehr unterschiedlich bewertet. Während in Europa diesbezüglich keine Empfehlungen gegeben werden, gilt in den USA der Einsatz von Isoniazid (300 mg/Tag plus Pyridoxin, 100 mg/Tag) oder alternativ der von Rifampicin (600 mg/Tag) als allgemeiner Standard bei positivem Tuberkulintest ohne aktive Tuberkulose.

Atypische Mykobakterien (Mycobacterium-avium-Komplex, MAC)

Die disseminierte MAC-Infektion war eine der ersten opportunistischen Infektionen, die im Zusammenhang mit Aids beobachtet wurde, und stellt auch heute noch eine der häufigsten Komplikationen im Spätstadium der HIV-Krankheit dar [28]. MAC faßt die Arten *M. avium, M. intracellulare* und genetisch verwandte Stämme zusammen. Nahezu alle MAC-Isolate, die bei Aids-Patienten gewonnen werden (≥ 98%), gehören zu *M. avium* und verteilen sich, regional unterschiedlich, auf wenige verschiedene Serotypen. Diese Organismen können aus unterschiedlichen Umweltreservoirs wie Erdreich, Hausstaub, Pflanzen und Gewässern isoliert werden, kommen aber auch in Wasserleitungen und Klimaanlagen vor. Dabei können die Erreger hohe Temperaturen (bis ca. 70 °C) sowie die zur Aufbereitung des Trinkwassers eingesetzte Chlorierung überstehen.

Epidemiologische Untersuchungen geben keine Hinweise darauf, daß Tiere ein bedeutendes Reservoir für die MAC-Infektion darstellen. Auch gibt es keine Anhaltspunkte für eine Übertragung von Mensch zu Mensch. Da eine Expositionsprophylaxe gegen den Keim nicht möglich ist, hat die pharmakologische Intervention um so größere Bedeutung.

Die Kolonisierung mit MAC erfolgt gewöhnlich nach Inhalation oder Ingestion der Organismen und kann – ausgehend von einer Besiedlung der Darmschleimhaut – innerhalb von Wochen bis Monaten über hämatogene und lymphatische Aussaat zu einer systemischen Infektion führen. Eine disseminierte Infektion mit MAC, die sich bei ca. 30–40% der HIV-Patienten in Verlauf der Krankheit ereignet, wird nahezu ausnahmslos im Spätstadium der HIV-Infektion beobachtet. Dabei ist das Risiko für eine disseminierte MAC-Infektion an die Höhe der CD 4-Zellzahlen geknüpft. Erst unterhalb einer CD 4-Zellzahl von ca. 200/µl besteht ein erwähnenswertes Risiko für eine disseminierte MAC-Infektion, der Großteil der Erkrankungen entwickelt sich jedoch erst bei CD 4-Zellzahlen unter 50/µl.

Da nicht alle mit MAC kolonisierten Patienten mit CD 4-Zellzahlen unter 50/µl erkranken, werden neben der Erniedrigung der CD 4-Zellzahl weitere immunmodulatorische Störungen wie Veränderungen der Zytokinantwort, für die Entwicklung der systemischen MAC-Infektion verantwortlich gemacht.

Klinik

Das Krankheitsbild der disseminierten MAC-Infektion ist uncharakteristisch und kann durch andere Erkrankungen im Spätstadium der HIV-Infektion maskiert sein. Fieber, Nachtschweiß und Gewichtsverlust sind die zentralen Symptome [27].

Ein gastroinstestinaler Befall geht häufig mit Erbrechen, abdominellen Schmerzen und Diarrhöen einher, wobei die zahlreichen vergrößerten abdominellen und retroperitonealen Lymphknoten differentialdiagnostisch von malignen Lymphomen und Kaposi-Sarkomen abgegrenzt werden müssen. Milz und Leber sind als Ausdruck der Beteiligung des retikuloendothelialen Systems (RES) fast regelhaft vergrößert, wobei laborchemisch typischerweise erhöhte Werte der alkalischen Phosphatase (AP) und der Cholesterinesterase auffallen. Der Befall des Knochenmarks führt durch Verdrängung der Stammzellen zur Reduktion der Myelo- und Erythropoese, in deren Verlauf die Patienten transfusionspflichtig werden können. Obgleich atypische Mykobakterien häufig aus Sputumproben isoliert werden, manifestiert sich die MAC-Infektion üblicherweise nicht in den Lungen.

Lokalisierte Infektionen, die ohne Zeichen einer systemischen MAC-Infektion verlaufen, sind selten, können allerdings einer systemischen Infektion vorausgehen.

Diagnostik

Die Diagnose einer systemischen MAC-Infektion erfolgt durch den Nachweis der Erreger aus normalerweise sterilem Gewebe, insbesondere aus Blut und Knochenmark, der bei Bakteriämie in ca. 90% der

Fälle gelingt. In speziellen Flüssigkultursystemen kann das Wachstum der Mykobakterien radiometrisch innerhalb von 2–6 Wochen nachgewiesen werden. Die nachfolgende, oft langwierige Subkultivierung auf Festnährböden erlaubt die Artdifferenzierung und ggf. die Resistenzaustestung. Am schnellsten und preiswertesten ist der direkte mikroskopische Nachweis säurefester Stäbchen im Blut, der allerdings mangels Sensitivität häufig mißlingt. Durch den Einsatz molekularbiologischer Methoden (PCR, Hybridisierung) wird die Diagnostik künftig beschleunigt werden können [37].

Zur Diagnostik der systemischen MAC-Infektion werden üblicherweise mehrfach 5–10 ml Blut entnommen, für radiometrische Untersuchungen vornehmlich Citrat- oder EDTA-Blut. Im Unterschied zur Blutentnahme bei Septikämien anderer bakterieller Erreger gelingt der Keimnachweis häufig auch im fieberfreien Intervall.

Ein weiteres hochwertiges Untersuchungsmaterial in der Diagnostik der systemischen MAC-Infektion ist das Knochenmark. Der Nachweis von atypischen Mykobakterien aus Stuhl und Sputum ist Zeichen einer Kolonialisierung oder einer lokalen Infektion, für eine systemische Infektion aber nicht beweisend.

Der wichtigste Grundsatz der Diagnostik ist, bei HIV-Patienten mit CD 4-Zellzahlen unter 200 überhaupt an die MAC-Infektion zu denken und insbesondere bei Entnahme von invasiv gewonnenem Material die entsprechende Diagnostik einzuleiten.

Therapie und Prophylaxe
Die pharmakologische Intervention der MAC-Infektion beinhaltet
a) die Therapie der akuten Infektion,
b) die Rezidivprophlaxe und
c) ggf. eine Primärprophylaxe.

Die disseminierte MAC-Infektion bei HIV-Patienten ist eine chronische Infektionskrankheit, und selbst unter Einsatz aller verfügbaren Therapeutika erscheint eine vollständige Keimelimination nicht möglich. Die akute Infektion läßt sich durch eine kombinierte Antibiotikatherapie zunächst eindämmen, verlangt aber eine lebenslange Rezidivprophylaxe. Trotz negativer Blutkulturen können MAC in Geweben persistieren und führen ohne Rezidivprophylaxe bei 40–70 % der Patienten innerhalb eines Jahres nach Abschluß der Akuttherapie zu Rezidiven.

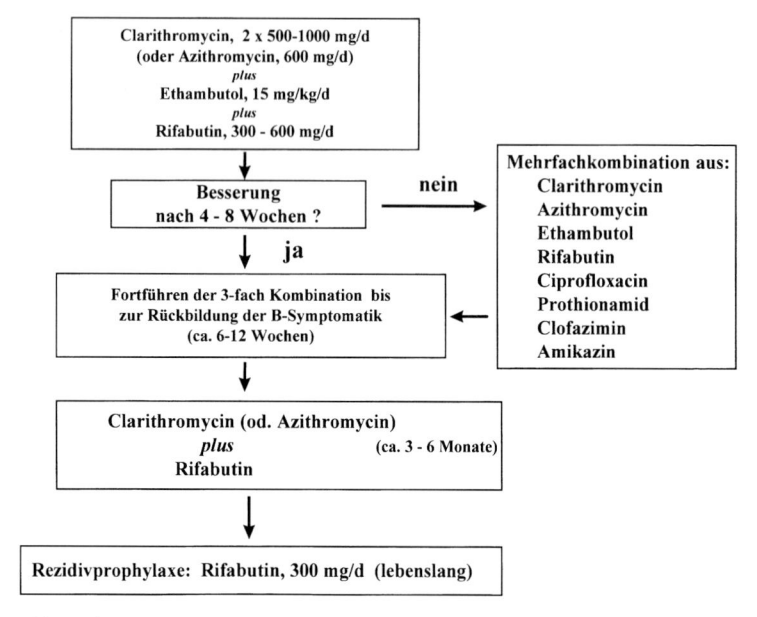

```
┌─────────────────────────────────────┐
│  Clarithromycin, 2 x 500-1000 mg/d  │
│     (oder Azithromycin, 600 mg/d)   │
│                 plus                │
│        Ethambutol, 15 mg/kg/d       │
│                 plus                │
│       Rifabutin, 300 - 600 mg/d     │
└─────────────────────────────────────┘
                    ↓
         ┌──────────────────┐   nein    ┌──────────────────────────┐
         │    Besserung     │ ────────▶ │ Mehrfachkombination aus: │
         │  nach 4 - 8 Wochen ?         │      Clarithromycin      │
         └──────────────────┘           │      Azithromycin        │
                 ↓ ja                   │      Ethambutol          │
   ┌───────────────────────────────┐    │      Rifabutin           │
   │ Fortführen der 3-fach Kombination bis │ Ciprofloxacin         │
   │   zur Rückbildung der B-Symptomatik  ◀│ Prothionamid          │
   │           (ca. 6-12 Wochen)   │    │      Clofazimin          │
   └───────────────────────────────┘    │      Amikazin            │
                 ↓                      └──────────────────────────┘
   ┌───────────────────────────────┐
   │   Clarithromycin (od. Azithromycin) │
   │            plus      (ca. 3 - 6 Monate) │
   │          Rifabutin            │
   └───────────────────────────────┘
                 ↓
┌─────────────────────────────────────────────────┐
│ Rezidivprophylaxe: Rifabutin, 300 mg/d (lebenslang) │
└─────────────────────────────────────────────────┘
```

Abb. 3. Therapeutische Entscheidungen bei Behandlung einer systemischen Mycobacterium-avium-Komplex-(MAC-)Infektion

Die Monotherapie in der Akutbehandlung manifester MAC-Infektionen gilt, insbesondere wegen der sehr raschen Resistenzentwicklung, als obsolet. Nach den aktuellen Empfehlungen der CDC sollte in der Akuttherapie der MAC-Infektion ein modernes Makrolidantibiotikum (Clarithromycin oder Azithromycin) immer mit mindestens einer weiteren Substanz (Rifabutin, Ethambutol oder Prothionamid) kombiniert werden (Tabelle 12), neuere Studien favorisieren darüber hinaus eine Kombination mit 3 Substanzen gegenüber einer Dualtherapie [49]. Abbildung 3 zeigt ein Verlaufsdiagramm zur Akuttherapie der systemischen MAC-Infektion.

Die Therapie wird mit Clarithromycin, Ethambutol und wahlweise zusätzlich Rifabutin, Ciprobay oder Clofazimin begonnen [49]. Bei ausbleibendem Ansprechen der Akuttherapie kann die Clarithromycindosierung verdoppelt werden. Bis zur Besserung der klinischen Symptomatik (Fieberrückgang, Sistieren der Diarrhö, Gewichtszunahme, Abschwellen der Lymphome) sowie negativen Blutkulturen

Tabelle 12. Medikamente in der Behandlung der systemischen MAC-Infektion

Medikament	Dosierung	Unerwünschte Wirkung	Besonderheiten
Clarithromycin	*Therapie:* 2mal 500 mg/Tag p.o. bis 2mal 1000 mg/Tag p.o. *Prophylaxe:* 1mal 1000 mg/Tag p.o.	Gastrointestinale Beschwerden (Erbrechen, Diarrhö) Schwindel	Schnelle Resistenzentwicklung bei Monotherapie inhibiert Zytochrom-p450-Enzymsystem, Erhöhung der Serumspiegel von Rifabutin, Carbamazepin Clarithromycin-Serumspiegel werden durch gleichzeitige Gabe von Rifabutin gesenkt
Azithromycin	*Therapie:* 1mal 500–600 mg/Tag p.o. *Prophylaxe:* 1mal 1200 mg/week p.o.	Gastrointestinale Beschwerden (Erbrechen, Diarrhö)	Schnelle Resistenzentwicklung bei Monotherapie Keine Interaktion mit dem Zytochrom-p450-Enzymsystem
Rifabutin	*Therapie:* 1mal 300–600 mg/Tag p.o. *Prophylaxe:* 1mal 300 mg/Tag p.o.	Uveitits, Episkleritis cholestatische Hepatitis, juckende Exantheme	Erniedrigt Plasmaspiegel von Proteaseinihitoren, Itraconazol, Clarithromycin, Methadon u. ä. Keine Kombination mit ddI!
Ethambutol	20 mg/kg/Tag p.o. (max. 2,0 g/Tag)	Optikusneuritis, ZNS-Symptome, Gicht, Pankreatitis	*Cave:* begünstigt Auftreten von Pankreatitiden bei gleichzeitiger Gabe von ddI
Prothionamid	10 mg/kg/Tag p.o.	Gastrointestinale Beschwerden	Rasche Resistenzentwicklung
Clofazimin	1- bis 2mal 50 mg/Tag	ZNS-Störungen, Ichthyosis, Hautverfärbungen	Keine Interaktion mit anderen Medikamenten
Amikacin	15 mg/kg/Tag	Nephrotoxizität, Ototoxizität	Nephrotoxizität wird durch Gabe von Amphotericin B, Cephalosporinen, Schleifendiuretika verstärkt
Ciprofloxacin	3mal 750 mg /Tag p.o.	Gastrointestinale Beschwerden	Hemmt die Ausscheidung von Theophyllin

sollte die Therapie fortgeführt werden. Zeigt der Patient unter der Standardbehandlung innerhalb von 2–3 Wochen keine Besserung der Symptomatik, müssen u. U. Mehrfachkombinationen mit bis zu 5 oder 6 Substanzen gegeben werden, wobei alle erfolgversprechenden Optionen eingeschlossen werden müssen. Im Anschluß an die Akutbehandlung sollte eine Dualtherapie mit 2mal 500 mg Clarithromycin und 1mal 20 mg Ethambutol/kg KG für 3–6 Monate erfolgen, danach die lebenslange Fortführung der Rezidivprophylaxe mit Rifabutin.

Die Frage, ob eine Primärprophylaxe indiziert ist und wie diese erfolgen sollte, wird weitgehend kontrovers diskutiert. Neuere Studien zeigen, daß durch eine Primärprophylaxe (300 mg Rifabutin/Tag bzw. 1000 mg Clarithromycin/Tag) eine signifikante Senkung der Inzidenz systemischer MAC-Infektionen und der Mortalität bei HIV-Patienten mit weniger als 100 CD4-Zellen/µl erreicht werden kann [22, 43]. Dem steht insbesondere für Clarithromycin die Gefahr einer schnellen Resistenzentwicklung bei alleiniger Gabe gegenüber. Darüber hinaus zeichnet sich Rifabutin aufgrund der Interaktion mit dem p450-Zytochrom-System durch eine Vielzahl von Medikamenteninteraktionen aus (s. Tabelle 12), die die Pharmakotherapie der HIV-Patienten im fortgeschrittenen Krankheitsstadium erheblich komplizieren können. Und nicht zuletzt ist die tägliche Medikamentenbelastung – der prophylaktischen Medikation gegen opportunistische Infektionen und der antiretroviralen Medikamente – für die Patienten oft schwer tolerierbar.

Die Makrolidantibiotika Clarithromycin und Azithromycin sind gut verträglich; gelegentlich wird von den Patienten über gastrointestinale Beschwerden und Schwindel geklagt. Eine unter Rifabutintherapie häufig beobachtete unerwünschte Wirkung ist das Auftreten von Uveitiden, die durch lokale Applikation von Steroidtropfen und durch Reduktion der Rifabutindosis behandelt werden. Die Gabe von Ethambutol kann gelegentlich zu Optikusneuritiden, ZNS-Störungen und – insbesondere bei gleichzeitiger Therapie mit dem Reverse-Transkriptase-Hemmer ddI – zu Pankreatitiden führen.

Auch für die Prophylaxe der opportunistischen Infektionen gelten die grundsätzlichen Aspekte einer jeden Therapie: sorgfältiges Abwägen von Nutzen und Risiko. Inwieweit der unter wirksamer antiretroviraler Therapie beobachtete Anstieg der CD4[+]-Lymphozyten eine Prophylaxe oder Erhaltungstherapie opportunistischer Infektionen überflüssig macht, ist derzeit Gegenstand intensiver klinischer Forschung.

Literatur

1. Abrams DI, Goldman AI, Launer C et al. (1994) A comparative trial of didanosine or zalcitabine after treatment with zidovudine in patients with human immunodeficiency virus infection. The Terry Beirn Community Programs for Clinical Research on AIDS. N Engl J Med 330: 657–662
2. Anonymous (1993) Recommendations on prophylaxis and therapy for disseminated Mycobacteriumavium complex for adults and adolescents infected with human immunodeficiency virus. U.S. Public Health Service Task Force on prophylaxis and therapy for mycobacterium avium complex. MMWR Morb Mortal Wkly Rep 42: 14–20
3. Anonymous (1995) Intravenous versus oral ganciclovir: European/Australian comparative study of efficacy and safety in the prevention of cytomegalovirus retinitis recurrence in patients with AIDS. The Oral Ganciclovir European and Australian Cooperative Study Group. AIDS 9: 471–477
4. Anonymous (1996) [Überlegungen zur medikamentösen Postexpositionsprophylaxe nach beruflicher HIV-Exposition].Epidemiol Bull 43: 291–295
5. Anonymous (1996) Delta: a randomised double-blind controlled trial comparing combinations of zidovudine plus didanosine or zalcitabine with zidovudine alone in HIV-infected individuals. Delta Coordinating Committee. Lancet 348: 283–291
6. Anonymous (1996) Update: Provisional Public Health Service recommendations for chemoprophylaxis after occupational exposure to HIV. MMWR Morb Mortal Wkly Rep 45: 468–472
7. Beral V, Peterman T, Berkelman R, Jaffe H(1991) AIDS-associated non-Hodgkin lymphoma. Lancet 337: 805–809
8. Bozzette SA, Finkelstein DM, Spector SA et al. (1995) A randomized trial of three antipneumocystis agents in patients with advanced human immunodeficiency virus infection. NIAID AIDS Clinical Trials Group. N Engl J Med 332: 693–699
9. Brun-Vezinet F (1996) HIV viral load changes in delta patients. 3rd Conference on Retroviruses and Opportunistic Infections, Washington/DC (Abstract)
10. Busillo CP, Lessnau KD, Sanjana V et al. (1992) Multidrug resistant mycobacterium tuberculosis in patients with human immunodeficiency virus infection. Chest 102: 797–801
11. Cameron B, Heath-Chiozzi M, Kravcik S (1997) Prolongation of life and preventionof AIDS in advanced HIV immunodeficiency with ritonavir. 3rd Conference on Retroviruses and Opportunistic Infections, Washington/DC (Abstract)
12. Carpenter CC, Fischl MA, Hammer SM et al. (1996) Antiretroviral therapy for HIV infectionin 1996.Recommendations of an international panel. International AIDS Society, USA. JAMA 276: 146–154
13. Coffin JM (1995) HIV population dynamics in vivo: implications for genetic variation, pathogenesis, and therapy. Science 267: 483–489
14. Connor EM, Sperling RS, Gelber R et al. (1994) Reduction of maternal-infanttransmission of human immunodeficiency virus type 1 with zidovudine treat-

ment. Pediatric AIDS Clinical Trials Group Protocol 076 Study Group. N Engl J Med 331: 1173–1180
15. Dube MP, Holtom PD, Larsen RA (1992) Tuberculous meningitis inpatients with and without human immunodeficiency virus infection. Am J Med 93: 520–524
16. Fischl MA, Richman DD, Grieco MH et al. (1987) The efficacy of azidothymidine (AZT) in the treatment of patients with AIDS and AIDS-related complex. A double-blind, placebo-controlled trial. N Engl J Med 317: 185–191
17. Fisher RI, Gaynor ER, Dahlberg S et al. (1993) Comparison of a standardregimen (CHOP) with three intensive chemotherapy regimens for advanced non-Hodgkin's lymphoma. N Engl J Med 328: 1002–1006
18. Gachot B, Wolff M, Clair B, Regnier B (1990) Severe tuberculosis in patients with human immunodeficiency virus infection. Intensive Care Med 16: 491–493
19. Gerberding JL (1994) Incidence and prevalence of human immunodeficiency virus, hepatitis B virus, hepatitis C virus, and cytomegalovirus among health care personnel at risk for blood exposure: Final report from a longitudinal study. J Infect Dis 170: 1410–1417
20. Gerberding JL (1996) Prophylaxis for occupational exposure to HIV. Ann Intern Med 125: 497–501
21. Hammer SM, Katzenstein DA, Hughes MD et al. (AIDS Clinical Trials Group Study 175 Study Team (1996) A trial comparing nucleoside monotherapy with combination therapy in HIV-infected adults with CD4 cell counts from 200 to 500 percubic millimeter. N Engl J Med 335: 1081–1090
22. Havlir DV, Dube MP, Sattler FR et al. (1996) Prophylaxis against disseminated mycobacterium avium complex with weekly azithromycin, daily rifabutin, or both. The California Collaborative Treatment Group. N Engl J Med 335: 392–398
23. Hill AR, Premkumar S, Brustein S et al. (1991) Disseminated tuberculosis in the acquired immunodeficiency syndrome era. Am Rev Respir Dis 144: 1164–1170
24. Hirsch MS (1992) The treatment of cytomegalovirus in AIDS – more than meets the eye [editorial; comment]. N Engl J Med 326: 264–266
25. Ho DD (1995) Time to hit HIV, early and hard [editorial; comment]. N Engl J Med 333: 450–451
26. Ho DD (1997) Can HIV be eradicated from an infected person? 4th Conference on Retroviruses and Opportunistic Infections, Washington/DC (Abstract)
27. Inderlied CB, Kemper CA (1992) Disseminated mycobacterium avium complex infection. AIDS Clin Rev: 131–172
28. Inderlied CB, Kemper CA, Bermudez LE (1993) The mycobacterium avium complex. Clin Microbiol Rev 6: 266–310
29. Jacobson MA, Mills J (1988) Serious cytomegalovirus disease in the acquired immunodeficiency syndrome (AIDS). Clinical findings, diagnosis, and treatment. Ann Intern Med 108: 585–594
30. Johnson MP, Coberly JS, Clermont HC et al. (1992) Tuberculin skin test reactivity among adults infected with human immunodeficiency virus. J Infect Dis 166: 194–198

31. Kahn JO, Lagakos SW, Richman DD et al. (1992) A controlled trial comparing continued zidovudine with didanosine in human immunodeficiency virus infection. The NIAID AIDS Clinical Trials Group. N Engl J Med 327: 581–587
32. Kelleher AD, Roggensack M, Emery S, Carr A, Cooper DA (1997) Effect of IL2 therapy on T-cell responses to mitogens, recall and HIV-specific antigens. 4th Conference on Retroviruses and Opportunistic Infections, Washington/DC (Abstract)
33. Kinloch de Loes S, Perrin L (1995) Therapeutic interventions in primary HIV infection. J Acquir Immune Defic Syndr Hum Retrovirol 10 (Suppl 1): S 69–76
34. Kitchen VS, Skinner C, Ariyoshi K et al. (1995) Safety and activity of saquinavir in HIV infection. Lancet 345: 952–955
35. Larder BA, Kohli A, Bloor S et al. (1996) Human immunodeficiency virus type 1 drug susceptibility during zidovudine (AZT) monotherapy compared with AZT plus 2', 3'-dideoxyinosineor AZT plus 2', 3'-dideoxycytidine combination therapy. The protocol 34, 225–02 Collaborative Group. J Virol 70: 5922–5929
36. Markowitz M, Cao Y, Vesanen M et al. (1997) Recent HIV infection treated with AZT, 3TC, and a potent protease inhibitor. 4th Conference on Retroviruses and Opportunistic Infections, Washington/DC (Abstract)
37. Mascellino MT, Rossi F, Iegri F, Iona E (1994) Rapid detection of mycobacteria by combining a radiometric detection system with DNA probes. Microbiologica 17: 249–253
38. Massari F, Conant M, Mellors JW et al. (1996) A Phase II open-label, randomized study of the triple combination of indinavir, zidovudine (ZDV) and didanosine (DDI) versus indinavir alone and zidovudine/didanosine in antiretroviral naive patients. 3rd Conference on Retroviruses and Opportunistic Infections, Washington/DC (Abstract)
39. Mellors JW, Rinaldo CR Jr, Gupta P et al. (1996) Prognosis in HIV-1 infection predicted by the quantity of virus in plasma. Science 272: 1167–1170
40. Murray JF (1990) Cursed duet: HIV infection and tuberculosis. Respiration 57: 210–220
41. Murray HW, Squires KE, Weiss W et al. (1995) Stavudine in patients with AIDS and AIDS-related complex: AIDS Clinical Trials Group 089. J Infect Dis 171 (Suppl 2): S1 23–30
42. Pantaleo G, Graziosi C, Demarest JF et al. (1993) HIV infection is active and progressive in lymphoid tissue during the clinically latent stage of disease. Nature 362: 355–358
43. Pierce M, Crampton S, Henry D et al. (1996) A randomized trial of clarithromycin as prophylaxis against disseminated mycobacterium avium complex infection in patients with advanced acquired immunodeficiency syndrome. N Engl J Med 335: 384–391
44. Podzamczer D, Santin M, Jimenez J, Casanova A, Bolao F, Gudiol GR (1993) Thrice-weekly cotrimoxazole is better than weekly dapsone-pyrimethamine for the primary prevention of pneumocystis carinii pneumonia in HIV-infected patients. AIDS 7: 501–506
45. Polis MA, Masur H (1995) Promising new treatments for cytomegalovirus retinitis. JAMA 273: 1457–1459

46. Saag MS, Powderly WG, Cloud GA et al. (1992) Comparison of amphotericin B with fluconazole in the treatment of acute AIDS-associated cryptococcal meningitis. The NIAID Mycoses Study Group and the AIDS Clinical Trials Group. N Engl J Med 326: 83–89
47. Schneider MM, Hoepelman AI, Eeftinck JK et al. (1992) A controlled trial of aerosolized pentamidine or trimethoprim-sulfamethoxazole as primary prophylaxis against pneumocystis carinii pneumonia in patients with human immunodeficiency virus infection.The Dutch AIDS Treatment Group. N Engl J Med 327: 1836–1841
48. Schuurman R, Nijhuis M, Leeuwen R van et al. (1995) Rapid changes in human immunodeficiency virus type 1 RNA load and appearance of drug-resistant virus populations in persons treated with lamivudine (3TC) J Infect Dis 171: 1411–1419
49. Shafran SD, Singer J, Zarowny DP et al. (1996) A comparison of two regimens for the treatment of mycobacterium avium complex bacteremia in AIDS: rifabutin, ethambutol, and clarithromycin versus rifampin, ethambutol, clofazimine, and ciprofloxacin. Canadian HIV Trials Network Protocol 010 Study Group. N Engl J Med 335: 377–383
50. Small PM, Schecter GF, Goodman PC et al. (1991) Treatment of tuberculosis in patients with advanced human immunodeficiency virus infection. N Engl J Med 324: 289–294
51. Staszewski S, Massari FE, Kober A et al. (1995) Combination therapy with zidovudine prevents selection of human immunodeficiency virus type 1 variants expressing high-level resistance to L-697, 661, a nonnucleoside reverse transcriptase inhibitor. J Infect Dis 171: 1159–1165
52. Theuer CP, Hopewell P., Elias D, Schecter GF, Rutherford GW, Chaisson. RE (1990) Human immunodeficiency virus infection in tuberculosis patients. J Infect Dis 162: 8–12

Aids und HIV-Infektionen im HNO-Bereich

H. Weidauer

Die HIV-Infektion ist die Seuche des 20. Jahrhunderts. Für den Infizierten gibt es z. Z. noch keine Heilung, HIV ist gegenwärtig noch eine tödliche Erkrankung. Die Infektionsrate wird – hauptsächlich wegen der hohen Dunkelziffer – unterschiedlich eingeschätzt. So geht die WHO 1995 von 18,5 Mio. HIV-infizierten Erwachsenen und 1,5 Mio. HIV-infizierten Kindern aus. Die Schätzwerte für das Jahr 2000 liegen nach Angaben der WHO bei 40–50 Mio. HIV-Infizierten und nach Angaben der Global AIDS Policy Coalation bei 110 Mio. HIV-infizierten Erwachsenen und 9–12 Mio. HIV-infizierten Kindern.

In der Bundesrepublik soll jeder tausendste Deutsche HIV-infiziert sein, d. h. ca. 80 000 HIV-Infizierte leben unter uns. Jährlich stecken sich z. Z. etwa 2000 Menschen in der Bundesrepublik Deutschland mit dem Erreger an, wobei der Frauenanteil mit derzeit 15 % progredient ist. Nach wie vor ist Promiskuität der Motor dieser Seuche, wobei sich der zahlenmäßige Schwerpunkt aus dem ehemals homosexuellen Bereich zunehmend in den heterosexuellen Bereich verschiebt. Solange es keine kurative Therapie gibt, ist mit der wachsenden Zahl von HIV-Infizierten der HNO-Arzt besonders gefordert. Nach der Statistik entwickelt jeder zweite therapiebedürftige Krankheitsbilder im Kopf-Hals-Bereich.

Bei der Differentialdiagnose von Beschwerden sollte bei unklaren Befunden, die nicht in das typische Raster der üblichen Krankheitsbilder passen, auch die Frage nach der Möglichkeit einer HIV-Infektion geprüft werden. Für die diagnostische Beurteilung hat sich die Kenntnis von 3 Schwerpunkten bewährt, auch wenn z. T. fließende Übergänge nachvollziehbar sind:
1. *Neurotropismus des HIV,*
2. *progrediente Immunabwehrstörung mit wachsender Infektlabilität, onkogene Potenz des HIV.*

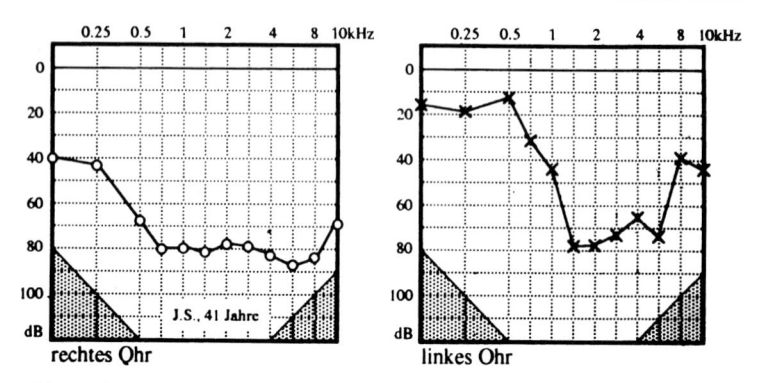

Abb. 1. Bilateraler Hörsturz mit mittel- bis hochgradiger Innenohrschwerhörigkeit bei AIDS

Neurotropismus des HIV

Hörsturz ein- und doppelseitig (Abb. 1), langsam progrediente Hochtonschwerhörigkeit, Schwindelsymptomatik, Fazialisparesen, Abduzensparesen sind in Zusammenhang mit der HIV-Infektion wiederholt beschrieben worden. Es ist jedoch falsch, bei bekannter HIV-Infektion und aufgetretenen Paresen sofort auf eine HIV-induzierte Parese rückzuschließen. Auch wenn eine HIV-Infektion des Patienten bekannt ist, sind alle auch sonst üblichen differentialdiagnostischen Erwägungen zu treffen und zu klären.

In der Frühestphase der HIV-Infektion und noch vor der Serokonversion kann ein Hörsturz ein Hinweis auf eine HIV-Infektion sein. Es wird empfohlen, auch HIV ätiologisch in die Differentialdiagnose einzubinden und im Falle eines Negativresultats zur Sicherheit nach 3-4 Monaten den HIV-Test zu wiederholen. Nach bisherigen Erfahrungen scheint ein Hörsturz in der Frühestphase vor Serokonversion ein seltener Befund zu sein. Auch im Stadium III und im Stadium IV kann der Hörsturz ein- und doppelseitig auftreten und muß, soweit internistisch vertretbar, wie jeder andere Hörsturz behandelt werden. Differentialdiagnostisch muß jedoch auch an einen übermäßigen Drogenkonsum gedacht werden, wobei sich das hörsturzartige Beschwerdebild, wenn es drogeninduziert ist, meistens innerhalb von 24 h nach Abklingen der Drogenintoxikation spontan zurückbilden kann. Langsam progrediente Innenohrschwerhörigkeiten, vorwiegend im Hochtonbereich, wurden mit der HIV-Infektion in Zusammenhang gebracht, wobei auch hier durchblutungsfördernde Maßnahmen zu einer Besserung der Hörstörung beitragen.

Der Beweis einer Rückbildung der Hörstörung allein durch Reduktion der Viruslast steht jedoch noch aus. Geht man davon aus, daß 90 % der HIV-Träger im Terminalstadium Aids eine Candidamykose aufweisen, so haben 5–10 % der Aids-Kranken eine Cryptococcus-neoformans-Infektion. Vom Cryptococcus neoformans ist bekannt, daß er schwerste cochleäre und vestibuläre Schäden im Innenohr setzen kann. Cryptococcus neoformans wird häufig durch Taubenkot übertragen und läßt sich durch ein sehr spezifisches Antigen im Serum, Liquor und Urin nachweisen.

Nicht selten ist der Hörsturz ein Initialsymptom der Kryptokokkenmeningitis im Terminalstadium, wobei bei zusätzlicher zentraler Hirnsymptomatik im Liquor Kryptokokken nachgewiesen werden konnten. Ein Hörsturz im Terminalstadium Aids sollte deshalb in erster Linie auch an eine Kryptokokkenmeningitis denken lassen und zu einer raschen neurologischen Abklärung führen. Die Kryptokokkenmeningitis ist die vierthäufigste Todesursache bei Aids. Im Terminalstadium ist die Zuordnung eines Hörsturzes durch die Polymorbidität erschwert. Bei der Hirnstammaudiometrie überraschen wechselnd verlängerte Interpeaklatenzen, die die Vermutung eines unterschiedlich ausgeprägten, wechselnden Hörnervenödems nahelegen (Weidauer 1992).

Die *Fazialisparese bei Aids* steht unter den HIV-induzierten Nervenläsionen an erster Stelle. Zusätzlich scheint die HIV-induzierte Immunschwäche Sekundärinfektionen mit Zoster, Hirntoxoplasmose und progressiver multifokaler Leukenzephalopathie zu begünstigen. Selbst nach Belastung des Immunsystems durch starke Sonneneinstrahlung konnten Zosterinfektionen bei HIV-Patienten beobachtet werden.

Auch eine ätiologisch unklare Abduzensparese sollte an eine HIV-Infektion denken lassen. Eine entsprechende ophthalmologische, neurologische ggf. kernspintomographische Abklärung ist zusätzlich angezeigt.

Progrediente Immunabwehrstörungen mit wachsender Infektlabilität

Parallel zur Infektlabilität des HIV-Patienten nehmen die CD 4-Helferzellen ab. Die Bestimmung der CD 4-Helferzellen diente der Einschätzung der Gefährdung, aber auch der Prognose des Patienten. Wesentlich genauer als die Bestimmung der CD 4-positiven Lymphozythen (T-Helferzellen), ist die Quantifizierung der Virämie. Die Bestimmung der Viruslast („viral load") erwies sich als prognostisch exaktere und überlegene Angabe.

Zur Bestimmung der Viruslast stehen 3 etablierte Testverfahren zur Verfügung: Polymerasekettenreaktion (PCR-Amplicor, Roche) die „nucleic acid sequence-based amplification" (NASBA, Organon) und die DNA-Methode (bDNA, Quantiplex, Chiron). Die Bestimmung erfolgt in Kopien/ml, wobei nach Mühlhöfer et al. (1996)eine Viruslast von weniger als 10 000 Kopien/ml als niedrig, eine Viruslast zwischen 10 000 und 100 000 Kopien/ml als mittel und eine Viruslast von mehr als 100 000 Kopien/ml als hoch zu werten sind (antiretrovirale Zwei- oder Dreifachkombinationstherapie s. S. 94). Die Testverfahren wurden auf den in Europa und Nordamerika vorherrschenden HIV-1-Subtyp B optimiert, während der Subtyp A, der Subtyp 0 und HIV 2 (beide letztgenannten in Zentral- und Westafrika vorkommend) durch diese Tests entweder nicht optimal oder überhaupt nicht erfaßt werden.

Die Infektlabilität drückt sich klinisch in unterschiedlichen Erscheinungsbildern aus, so Infektionen mit für den Menschen *apathogenen Keimen, Auftreten von typisch Kindheitserkrankungen im Erwachsenenalter, rezidivierende Infekte, foudroyanter Infektverlauf und Hyperplasie des Waldeyer-Rachenringes* als Versuch einer Gegenregulation.

Infektionen mit für den Menschen apathogenen Keimen

Die Erreger der *Pneumocystis-carinii-Infektion* werden den Protozoen zugeordnet. Der Versuch, die Erreger den Mykosen zuzuordnen, ist mit der herausragenden Wirkung der Pentamidintherapie (Pentacarinat) schwer zu vereinbaren. Pneumocystis-carinii-Infektionen des Menschen waren vor der HIV-Ära nur bei Frühgeborenen mit unreifen Immunsystem beobachtet worden.

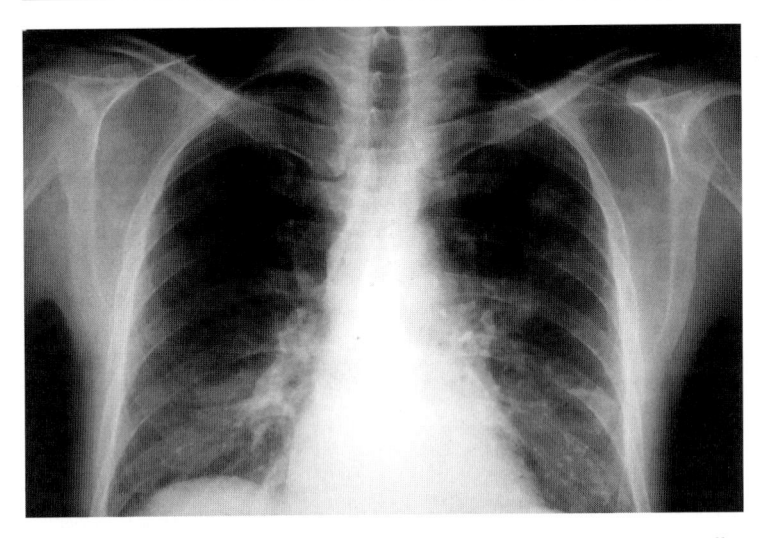

Abb. 2. Lungenübersichtsaufnahme mit diffus perihilärer, bilateraler interstitieller Infiltratbildung bei Pneumocystis-carinii-Pneumonie. (Aus Weidauer 1992)

Im Endstadium konfluieren die Infiltrate zur „weißen Lunge". Die Primärprophylaxe (Verhinderung der Ersterkrankung) mit Pentamidin und die Sekundärprophylaxe (Verhinderung von Rezidiven durch Pentamidin) ist ein Paradebeispiel für die Effektivität der Prophylaxe beim immunabwehrgeschwächten Aids-Patienten. Pneumocystis carinii kann auch Verursacher langanhaltender wäßriger Rhinorrhöen sein, wobei bei entsprechendem Verdacht im Abstrichpräparat eine gezielte Crocott-Färbung weiterführt (Abb. 3 und 4).

Für den Menschen primär apathogen, ist das Mycobacterium avium in den USA die häufigste systemische mykobakterielle Infektion bei Aids-Patienten, mit einer histologisch gesicherten Häufigkeit von 50 %. Die Erreger treten ubiquitär auf und werden durch Tröpfcheninfektion übertragen. Der Erregernachweis kann im Blut, Stuhl, Urin und Sputum geführt werden. Mit seinem Beschwerdebild steht das „wasting syndrome" mit raschem Gewichtsverlust, Flüssigkeitsverlust, Fieber, Diarrhö, Reizhusten und multiplen abdominalen und zervikalen Lymphknotenschwellungen im Vordergrund.

Auch die Zytomegalieviruspneumonie, ebenso wie seltene Pneumonien mit tierpathogenen Keimen wie Rhodococcus equi oder Kryp-

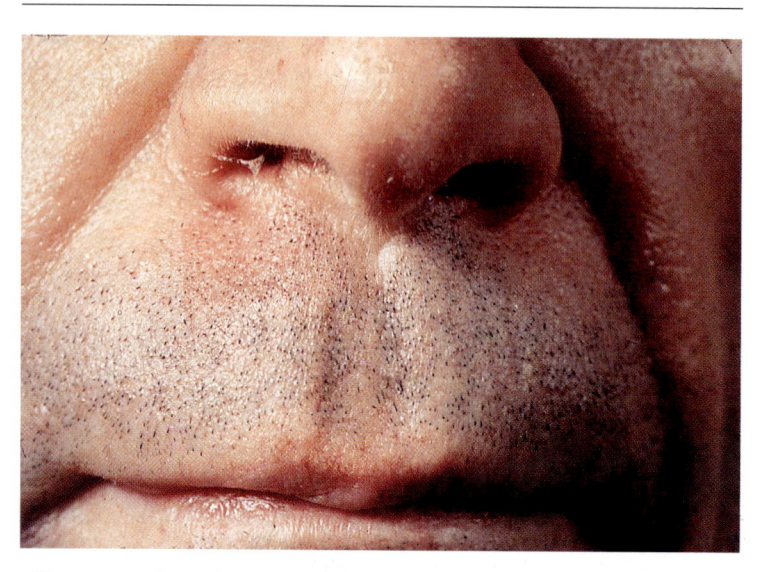

Abb. 3. Rötung des Naseneingangs bei persistierender wäßriger Rhinorrhoe infolge Pneumocystis-carinii-Infektion der Nasenhaupthöhle

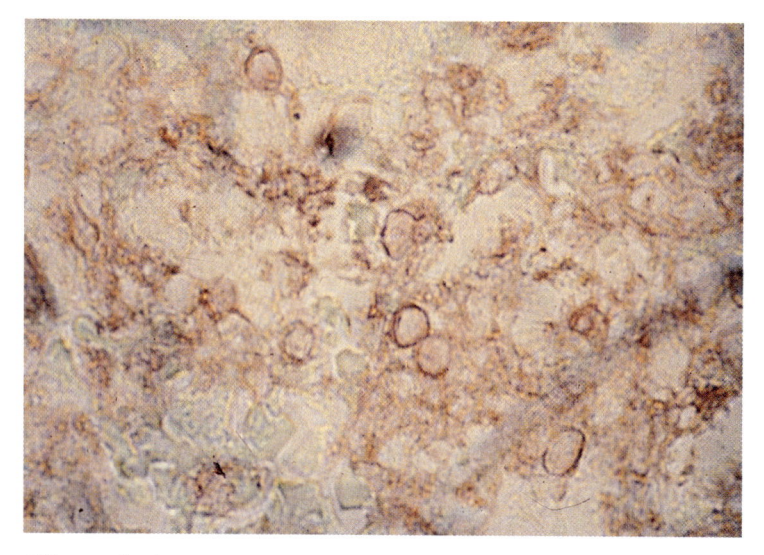

Abb. 4. Nachweis von Pneumocystis carinii im Nasenabstrich (Crocott-Färbung)

tosporidien, sind Ausdruck der geänderten Keimpathogenität bei progredienter Immundeffizienz.

Ein Drittel aller Kinder mit Aids weisen Mykosen der Nasennebenhöhlen auf, wobei vielfach ein Pilz aus dem Erdreich (Pseudallescheria boydii) als pathogener Erreger gefunden wird (Gates 1991).

Auftreten von typischen Kindheitserkrankungen im Erwachsenenalter

Die Herpangina ist eine Coxsackie-A-Virusinfektion des Kindesalters. Im Erwachsenenalter auftretend sollte das Krankheitsbild an eine Immunabwehrschwäche und damit auch an eine HIV-Infektion denken lassen (Abb. 5).

Auch die *Molluscum-contagiosum-Infektion* ist normalerweise eine typische Infektion des Kindesalters und weltweit verbreitet. Im Erwachsenenalter ist an eine HIV-bedingte Immunabwehrschwäche zu denken, die unter anderem auch einen ungebremsten Gestaltwandel zu Riesenmollusken zuläßt (Abb. 6) (Steigleder et al. 1990; Weidauer 1992).

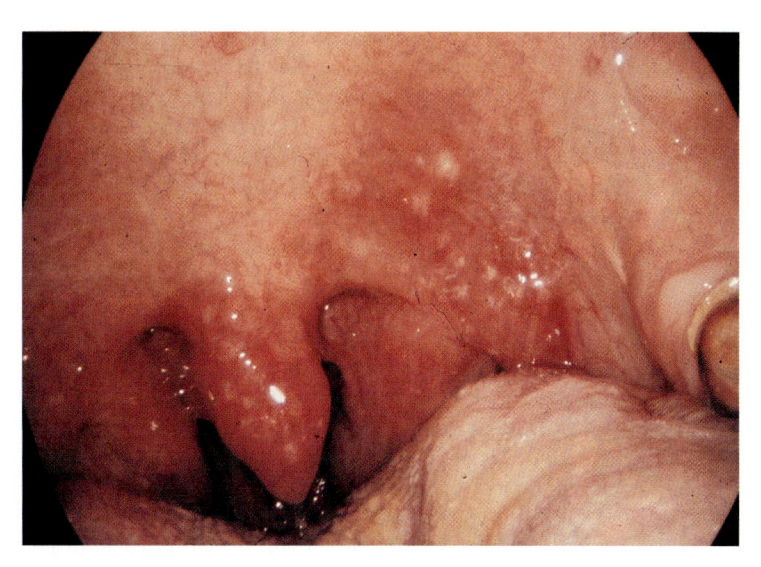

Abb. 5. Herpangina bei HIV-Infektion im Erwachsenenalter. (Aus Weidauer 1992)

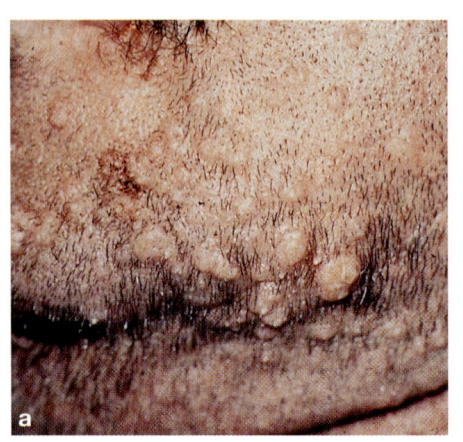

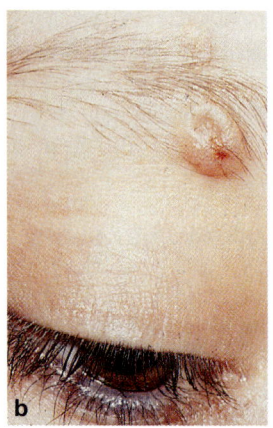

Abb. 6a, b. Molluscum contagiosum im Erwachsenenalter bei HIV-Infektion (a) mit Ausbildung von Riesenmollusken (b). (Aus Weidauer 1992)

Rezidivierende Infekte

Rezidivierende Infekte z. B. des Mittelohrs, der Nasennebenhöhlen, der Tonsillen, der Stimmbänder sind eine besondere Herausforderung für den Hals-Nasen-Ohren-Arzt. Der HIV-Patient verdient mit seinen rezidivierenden, akuten Infektionen unsere besondere Aufmerksamkeit, die sich nicht nur in einer konservativen Therapie erschöpfen kann. Für den HIV-Patienten bedeuten gehäufte Infektionen eine immer weniger kompensierbare Belastung des Immunsystems und damit eine verkürzte Lebenserwartung (Paul 1995). So ist eine Mastoiditis ebenso operativ anzugehen wie eine rezidivierende Sinusitis maxillaris, ethmoidalis, sphenoidalis oder frontalis (Abb. 7).

Auch chronische antibiotikapflichtige Tonsillitiden sollten ebenso wie rezidivierende chronische Sinusitiden einer operativen Sanierung zugeführt werden, um das Immunsystem nicht unnötigerweise zu belasten. Unter dem Bild einer rezidivierenden akuten Laryngitis mit entzündlichen Ulzerationen der Stimmbänder haben wir eine schwere narbige Verplumpung mit bis zur Aphonie reichender Heiserkeit beobachtet (Abb. 8). Frühzeitige antibiotische Therapie und ggf. frühzeitiger operativ-sanierender Eingriff können die Lebenserwartung des Aids-Patienten verbessern helfen.

Aids und HIV-Infektionen im HNO-Bereich

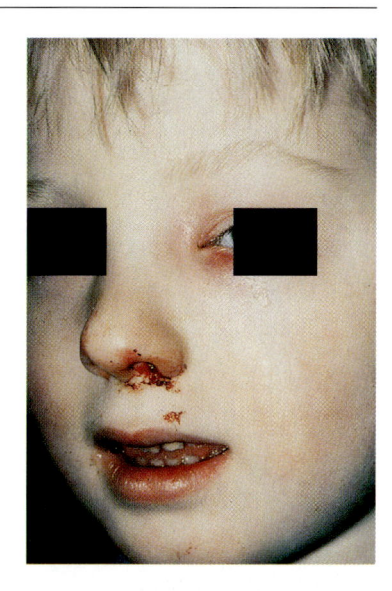

Abb. 7. Sinusitis maxillaris et ethmoidalis links bei und HIV-Infektion (Bluter) mit periorbitalen Komplikationszeichen. (Aus Weidauer 1992)

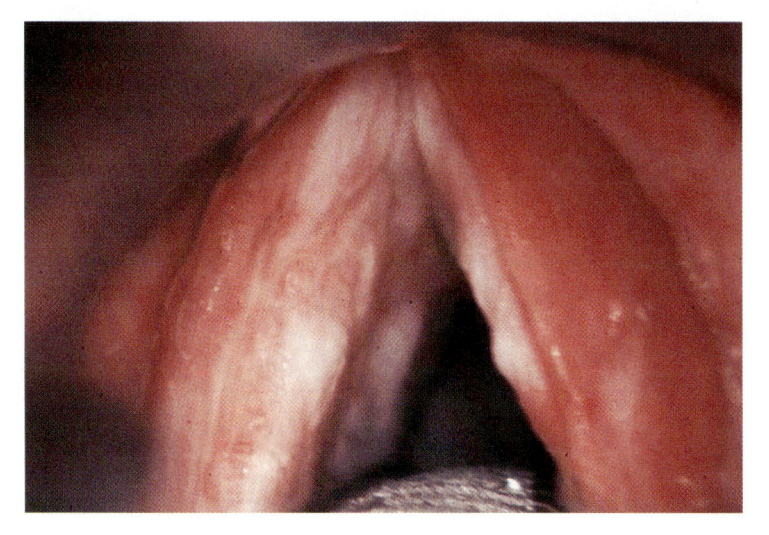

Abb. 8. Akute Laryngitis mit narbiger Verplumpung beider Stimmbänder

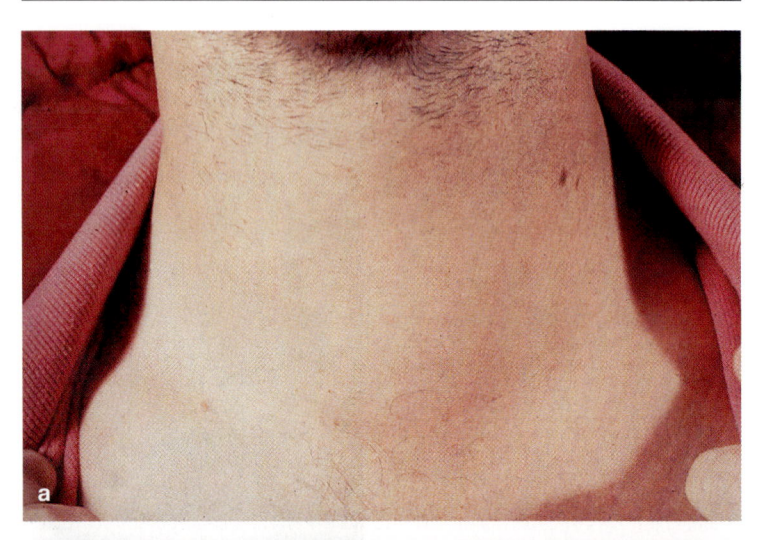

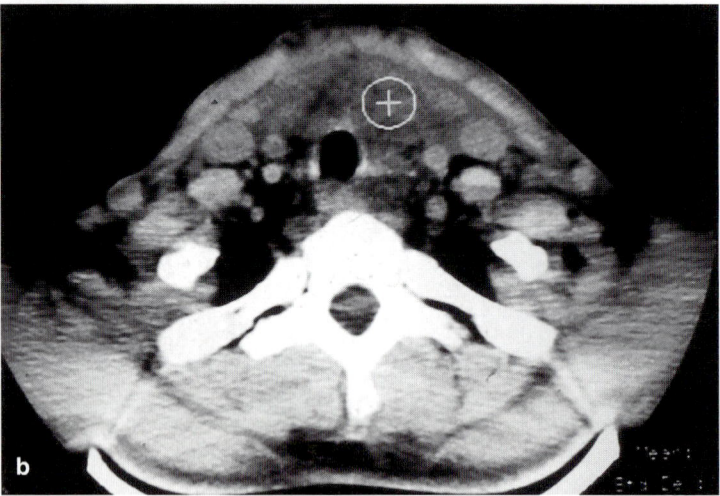

Abb. 9 a, b. Cäsarenhals (**a**) bei unbegrenzter Ausbreitung einer Halsphlegmone im CT (**b**)

Foudroyante Infektverläufe

Unter der HIV-induzierten Immunabwehrschwäche kann jede bakterielle, virale und mykotische Infektion eine nicht mehr vom Immunsystem kontrollierte Ausbreitung erfahren und lebensbedrohlich werden. So kann ein Erysipel der Ohrmuschel zu einem septischen Zustandsbild mit Streptokokkenansiedlungen an Stamm und Extremitäten führen und eine Halsphlegmone unkontrolliert in kürzester Zeit zu einer massiven Verbreiterung der Halsweichteile mit der Bildung eines Cäsarenhalses explodieren (Abb. 9), wobei eine breite Eröffnung der Halsweichteile, ein Drainieren der Phlegmone und eine hochdosierte antibiotische Soforttherapie (nach Möglichkeit entsprechend dem Antibiogramm) lebensrettend sein können.

Während in Mitteleuropa bei vergrößerten Lymphknoten der Verdacht einer Tuberkulose in der Regel nur mit einer Kultur gesichert werden konnte, kann der Pathologe beim immungeschwächten HIV-Patienten im Lymphknoten massenhaft Tuberkelbazillen nachweisen. Klinisch steht eine rasche Lymphknotenvergrößerung mit z. T. grotesken Weichteilvorwölbungen im Vordergrund (Abb. 10), so daß klinisch auch ein malignes Lymphom mit einer Lymphknotenbiopsie oder Lymphknotenexstirpation histologisch gesichert oder widerlegt werden muß.

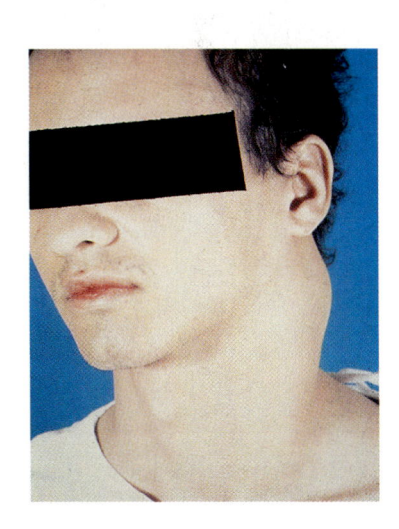

Abb 10. Tuberkuloselymphom (linke Halsseite) bei Aids-Patienten

Für die immunhistologische Befundklärung benötigt der Pathologe ausreichend Material, das bei einer Feinnadelbiopsie nicht zur Verfügung steht. Es empfiehlt sich bei Verdachtsdiagnose eines malignen Lymphoms den Lymphknoten großzügig zu biopsieren oder zu exstirpieren, wobei besondere Vorsicht geboten ist: Die Lymphknoten eines HIV-Patienten können die 15- bis 20fache Menge von infizierten CD 4-Zellen im Vergleich zu Blut enthalten und entsprechend bei Stichverletzungen eine höhere HIV-Gefährdung zur Folge haben (s. S. 88). Ein Höchstmaß an Sicherheitsvorkehrungen und Konzentration beim operativen Eingriff ist dringend geboten.

Während in der präantibiotischen Ära ein Wegschmelzen des Trommelfells im Rahmen einer akuten Mittelohrentzündung nur bei Scharlach beobachtet wurde, kann beim HIV-Patienten eine akute Mittelohrentzündung das Trommelfell kurzfristig völlig zerstören. Besonders schmerzhaft kann sich beim HIV-Patienten eine akute nekrotisierende, ulzerierende Gingivitis (ANUG) auswirken, wobei die foudroyante Ausbreitung der Mischinfektion eine intensive zahnärztliche Gingivabehandlung und ggf. Zahnbehandlung erfordert (Abb. 11).

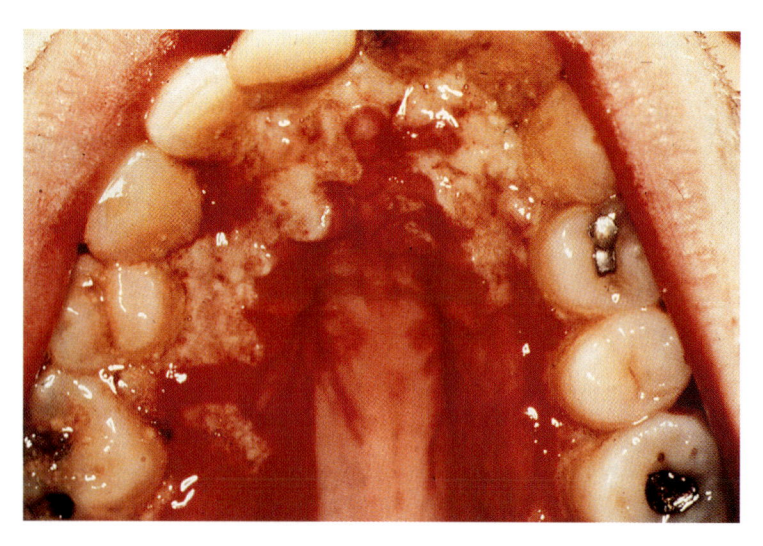

Abb. 11. Akute nekrotisierende ulzerierende Gingivitis (ANUG) bei HIV-Infektion. (Aus Weidauer 1992)

Nicht selten zwingen massive Infektionen mit wechselnder Lokalisation, wie z. B. eine akute Mastoiditis, gefolgt von einer akuten Sinusitis maxillaris et frontalis, kurzfristig zu sanierenden operativen Maßnahmen und sind ebenfalls Ausdruck des foudroyanten Krankheitsverlaufes.

Virale Infektionen sind regelmäßige Begleiter einer HIV-Infektion. Die *Zytomegalievirusinfektion (CMV)* ist die häufigste opportunistische Infektion des Aids-Patienten. Während bei der Allgemeinbevölkerung die Durchseuchungsrate bei ca. 50 % liegt, erreicht sie beim Aids-Kranken 90–100 %. Der Multiorganbefall mit CMV-Pneumonie, Nebennierenaffektionen, Infektion des Gastrointestinaltraktes, Zytomegalieenzephalitis, -rhinits, -ösophagitis ist auch hierbei Ausdruck der ungebremsten Infektausbreitung im immungeschwächten Organismus. In den Gangepithelien der Speicheldrüsen lassen sich massenhaft die typischen CMV-Eulenaugen (Abb. 12) histologisch nachweisen. Außerordentlich schmerzhaft sind Zytomegalievirusulzera der Lippen und der Mundhöhle mit ausgestanzten Epitheldefekten, nicht induriertem Randsaum und fehlender inflammatorischer Reaktion.

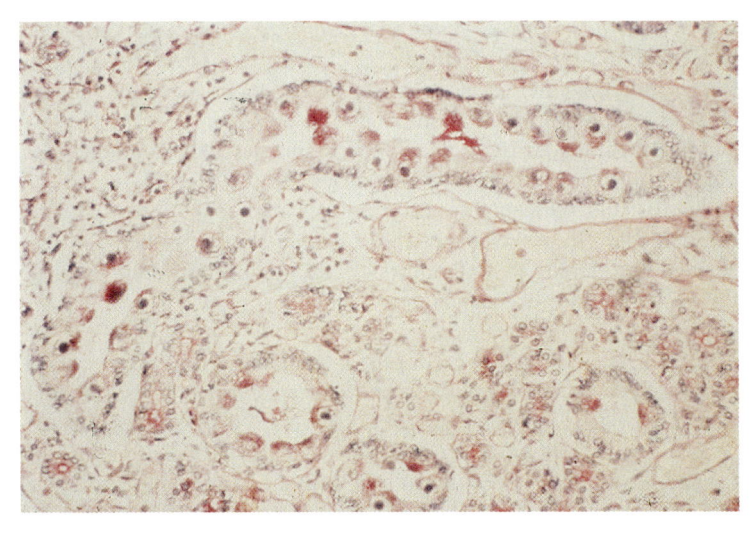

Abb. 12. Sogenannte Eulenaugen der Gangepithelien der Glandula submanibularis bei Zytomegalievirusinfektion und HIV. (Aus Weidauer 1992)

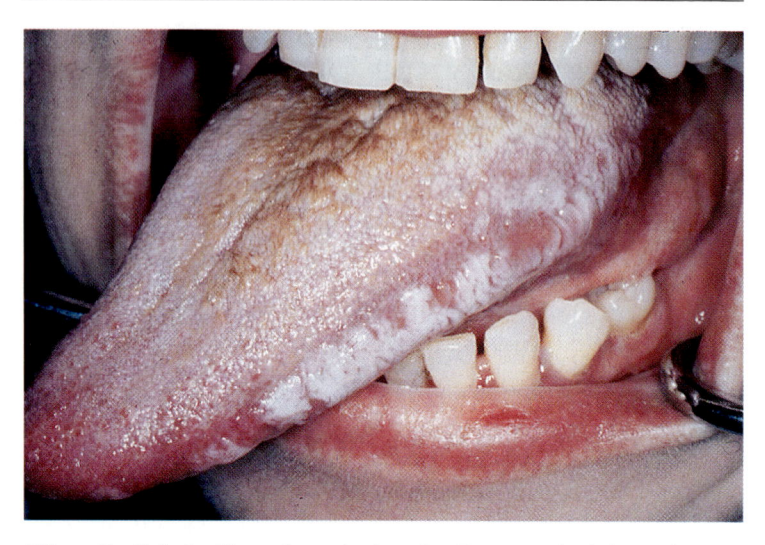

Abb. 13. Vertikale Streifenzeichnung des lateralen Zungenrandes bei Epstein-Barr-Infektion und AIDS („hairy leucoplacia")

Die *Epstein-Barr-Virusinfektion der Zunge* führt zu einer vertikalen haarähnlichen weißen streifigen Zeichnung des lateralen Zungenrandes und ist eine Entität der HIV-Infektion in Kombination mit einer Epstein-Barr-Virusinfektion (Abb. 13).

Mit zunehmender Immundekompensation des HIV-Patienten kann eine *Herpes-simplex-Infektion* zur ausgedehnten Herpesgingivitis, -stomatitis und -pharyngitis disseminieren und sogar innere Organe befallen. Der Herpes zoster zeichnet sich in seiner raschen Größenausdehnung durch Dermatomüberschreitung und schweren Verlaufsformen aus (Braun-Falco et al. 1987, 1988)

Wenn ein Herpes simplex sich auf die angrenzende Haut ohne Ausbreitungsstop progredient ausdehnt und länger als einen Monat persistiert, ist dies nach den Centers for Disease Control als HIV-Infektion zu werten.

Fast regelmäßig wird im Mundabstrich des HIV-Patienten Soor nachgewiesen. Die *Candidamykose* ist wohl die häufigste Infektion des HIV-Patienten (Abb. 14). Neben den typischen weißen Pilzkolonien der Mundschleimhaut gibt es auch candidainduzierte Schleimhauterytheme und erosive Formen. Vielfach begleiten Mundwinkelrhagaden die

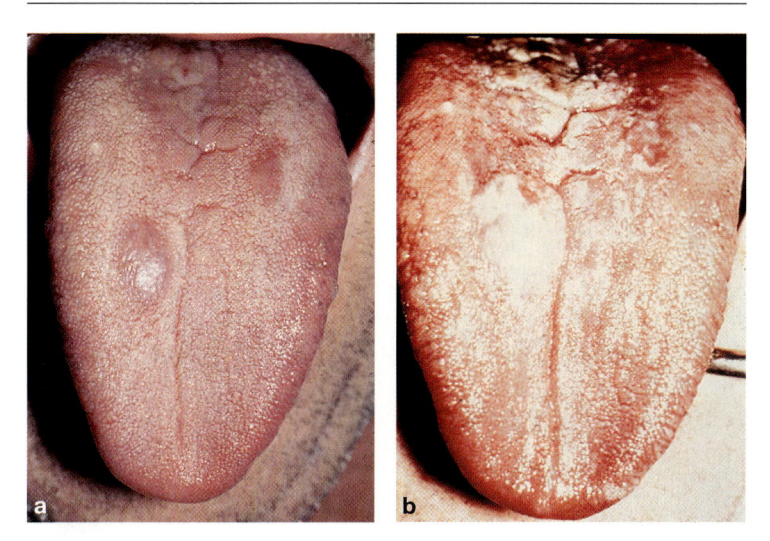

Abb. 14a, b. a Kaposi-Sarkom der Zunge mit livid-erhabener Oberfläche; b gleicher Befund bei Soormykose 2 Wochen später. (Aus Weidauer 1992)

orale Candidiasis. Breitet sich die Candidamykose in die tieferen Bereiche der Schluckstraße aus, so kommen starke retrosternale Schmerzen bei der Candidaösophagitis hinzu. Eine rechtzeitige antimykotische Therapie mit z. B. Amphomoronal-Lutschtabletten, ggf. Diflucan, hilft, die Lebensqualität und Lebenserwartung des HIV-kranken Patienten zu verbessern.

Hyperplasie des Waldeyer-Rachenringes

Die Hyperplasie des Waldeyer-Rachenringes ist auf eine follikuläre Hyperplasie und subepitheliale Plasmozytose sowie auf eine Vermehrung intraepithelialer Lymphozyten zurückzuführen. Betroffen ist der gesamte Waldeyer-Rachenring, im Vordergrund stehen die Tonsillenhyperplasie (Abb. 15) und die Rachenmandelhyperplasie. Die follikuläre Hyperplasie mit Plasmozytose und intraepithelialer Lymphozytenvermehrung gibt den Tonsillen ebenso wie der Rachenmandel eine sehr feste Konsistenz. Tonsillen und Adenoide wirken induriert und steif. Differentialdiagnostisch sollte eine Behinderung der Nasen-

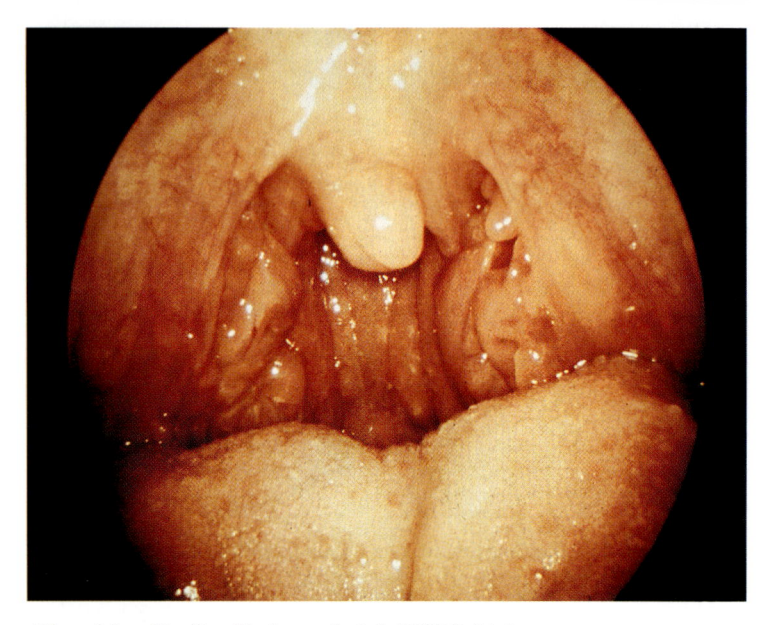

Abb. 15. Sekundäre Tonsillenhyperplasie bei HIV-Infektion

luftpassage durch eine im Erwachsenenalter ungewöhnliche Rachenmandelhyperplasie an eine HIV-Infektion denken lassen!

Die Hyperplasie des Waldeyer-Rachenringes in Verbindung mit der Hyperplasie von regionären Halslymphknoten muß als Ausdruck der erhöhten Anforderung an das Immunsystem bei Infektlabilität gewertet werden. Eine Tonsillektomie, ggf. Adenotomie, und Laserbehandlung der Seitenstränge führen zum Rückgang der als Stigma empfundenen regionären Halslymphknotenhyperplasie und können mit der Beseitigung permanenter lokaler Infekte des Waldeyer-Rachenringes die Immunabwehrlage des HIV-Patienten verbessern und seine Lebenserwartung verlängern helfen.

Onkogene Potenz

Die Entstehung von Malignomen im Kopf-Hals-Bereich im Terminalstadium Aids mag primär mit der fehlenden immunologischen

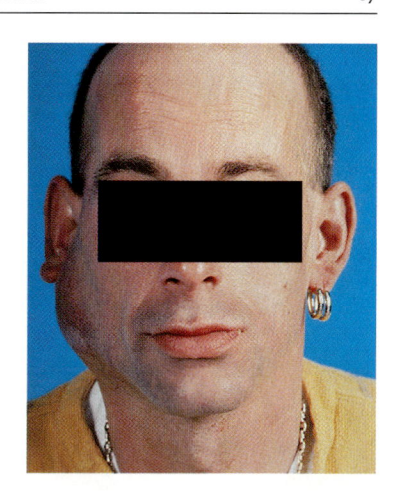

Abb. 16. HIV-assoziiertes Non-Hodgkin-Lymphom der rechten Wange

Erkennung von Tumorzellen im Zusammenhang stehen oder auf die onkogene Potenz des HIV zurückzuführen sein. Für den Kliniker ist die Kenntnis der Entstehung von Tumoren bedeutsam. Kaposi-Sarkome (s. Abb. 14), HIV-assoziierte Non-Hodgkin-Lymphome (Abb. 16) und primäre Lymphome des ZNS bedürfen für die Therapie einer exakten Abklärung und histologischen Sicherung. So kann das Kaposi-Sarkom in der Schleimhaut des gesamten oberen Aerodigestivtraktes oder in den Spannungslinien der Haut auftreten (Abb. 17).

Das meist multizentrisch auftretende, erhaben-nodulär wachsende, rot-violette Kaposi-Sarkom ist strahlenempfindlich. Im hochsensitiven Bereich von Kopf und Hals empfindet der Aids-Patient die Kaposi-Sarkome als Stigma der HIV-Infektion und strebt eine Strahlentherapie an, wobei Reste der lokalen Verfärbung, mit körperfarbenen Puder abgedeckt, bei der Untersuchung leicht übersehen werden können. Je nach Beschwerdebild kann auch ein operativer Eingriff, z. B. bei einem intralaryngealen Kaposi-Sarkom, zur Beseitigung von Atemnot und Heiserkeit erforderlich sein. Eine Jet-Ventilation sollte bei einem Narkoseeingriff vermieden werden.

Bei unklaren Schwellungen im Hals und im Parotisbereich eines Aids-Patienten ist bei histologischer Abklärung der ausgedehnten Probeexzision oder Lymphomexstirpation gegenüber der Feinnadelbiopsie der Vorrang einzuräumen. Der Pathologe benötigt für die im-

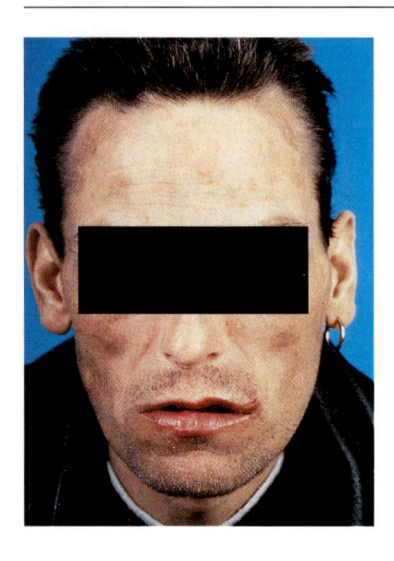

Abb. 17. Kaposi-Sarkome des Gesichts

munhistologische Wertung genügend Gewebe, das die Feinnadelbiopsie in der Regel nicht ausreichend bieten kann.

Bei der Exstirpation oder ausgedehnten PE eines Lymphknotens ist für den Operateur und das Hilfspersonal größte Vorsicht geboten, da der Lymphknoten durch seinen hohen Anteil an infizierten CD 4-Zellen ein um den Faktor 15 höher liegendes Infektionsrisiko bei Stich- oder Schnittverletzungen im Vergleich zum Blut aufweist (s. S. 82)!

Lymphknotenveränderungen als Wegbegleiter der HIV-Infektion

Wie bei jeder Infektion reagiert der Organismus auf Erreger mit Lymphknotenschwellung, ggf. Fieber und Antikörperbildung. Dies gilt auch für das HIV, das jedoch als Retrovirus mit seiner hohen Affinität zu den CD 4-Helferzellen zunehmend die Immunabwehr blockiert und für sich selbst ebenso wie für andere bakterielle, virale und mykotische Infekte von der Immunabwehr nicht mehr kontrollierte Ausbreitungsmöglichkeiten schafft. Das gehäufte Auftreten von Zysten in der Glandula parotis bei HIV-Erkrankung (Abb. 18) wird auch auf HIV-bedingte Hyperplasie in der Glandula parotis mit zystischer Umwandlung

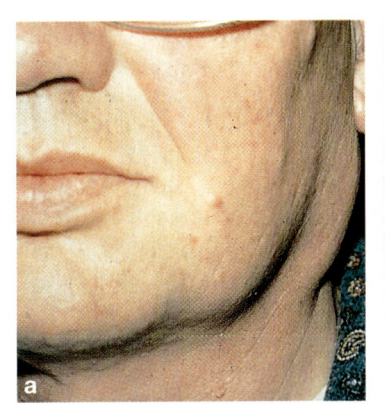

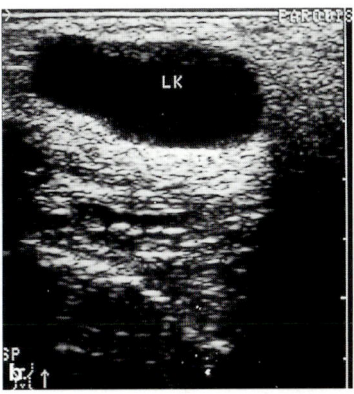

Abb. 18a, b. Zystenbildung der Glandula parotis links (**a**) und Ultraschallbefund der Parotis (**b**) bei HIV-Infektion. (Aus Weidauer 1992)

oder auf eine lymphknoteninduzierte Gangobstruktion mit Zystenbildung zurückgeführt (Mayer u. Haddad 1996).

In der Literatur mit wechselnder Häufigkeit angegeben, kommt es nach der HIV-Infektion bei 30–90 % der Patienten zu einem grippe- oder mononukleoseähnlichem Krankheitsbild mit Lymphknotenschwellung besonders im Halsbereich. Mit dem Abklingen der akuten Entzündungserscheinungen nach einer Woche bilden sich auch die Lymphknoten zurück. Nach 6–12 Wochen kommt es zur Serokonversion, d. h., der Patient wird HIV-positiv.

Im Stadium II der HIV-Erkrankung ist der Patient völlig beschwerdefrei. Dieses Stadium kann unterschiedlich lange dauern und bei Langzeitüberlebenden über 10 Jahre anhalten. In dieser Zeit können ebenfalls Lymphknotenschwellungen, abhängig von einer akuten Tonsillitis, Pharyngitis oder Sinusitis auftreten; sie bilden sich jedoch nach Abklingen des Infektes vollständig zurück. In dem vielfach langen, symptomfreien Stadium II bleibt der HIV-Patient infektiös.

Die symptomfreie Phase wird über eine langsam progrediente HIV-Belastung der CD 4-Zellen von einer erneuten massiven Reaktion der Lymphknoten in der Phase III (Lymphadenopathiesyndrom) abgelöst. Diese Lymphknotenschwellungen, wobei besonders die Halslymphknoten wiederum sichtbar werden, halten Monate an und können besonders durch rezidivierende Infekte der oberen Luftwege, aber auch durch eine chronische Tonsillitis oder Nebenhöhlenerkrankung zusätzlich mit einer Vergrößerung reagieren. Histologisch überwiegen kleine T-Suppressorzellen, während die follikuläre Mantelzone zunehmend schwindet.

Im Terminalstadium der HIV-Infektion (Stadium IV) sind die Lymphknoten kaum noch tastbar und enthalten histologisch weder Lymphozyten noch Follikel. Der „leergefegte" Lymphknoten weist nur noch seine bindegewebige Grundstruktur auf und ist damit Sinnbild der völlig darniederliegenden Immunabwehr.

Welche Schutzmaßnahmen sind in der HNO-Praxis und in der HNO-Klinik zu treffen?

Eine separate Sprechstunde für HIV-Patienten hat sich nur in großen HIV-Zentren bewährt, um je nach Problemstellung diesen Patienten eine optimale fachspezifische Beratung und Therapie zukommen zu lassen. Von dieser Ausnahme abgesehen empfiehlt es sich, den HIV-Patienten wie jeden anderen Patienten in der Ambulanz oder in der Praxis zu untersuchen und zu behandeln. Welche Schutzmaßnahmen sind hierbei zu treffen?

Bei der Behandlung ist zu berücksichtigen, daß der HIV-Infizierte zusätzliche Infektionen wie TBC, Hepatitis B, Hepatitis C aufweisen kann. Gummihandschuhe, ein zu wechselnder Kittel und ein Columbus (steife Sichtfolie, Abb. 19) für den Schutz der Augen mit Mundmaske sind als ausreichend anzusehen. Dies gilt auch für die Versorgung eines HIV-infizierten Nasenbluters. Zwar konnten im Speichel und in der Tränenflüssigkeit Viren nachgewiesen werden, eine Infektion über Speichel oder Tränenflüssigkeit erfolgte nach der Literatur jedoch bisher nicht. Offenbar ist wie bei allen Infektionen eine minimale Virusmenge erforderlich, damit die Infektion angeht. Dem Speichel wird zusätzlich eine virustatische Wirkung zugesprochen.

Bei operativen Eingriffen ist ein Mund- und Gesichts- sowie Augenschutz (Columbus) erforderlich, ebenso Zweifachhandschuhe, wobei der außen getragene – eine halbe Nummer größer – eine Bewegungseinschränkung der Hände verhindert. Eine genaue Information des gesamten OP-Teams ist angezeigt. Eine hochkonzentrierte, ruhige Instrumentenhandhabung unter Verzicht auf die bei mikroskopischen

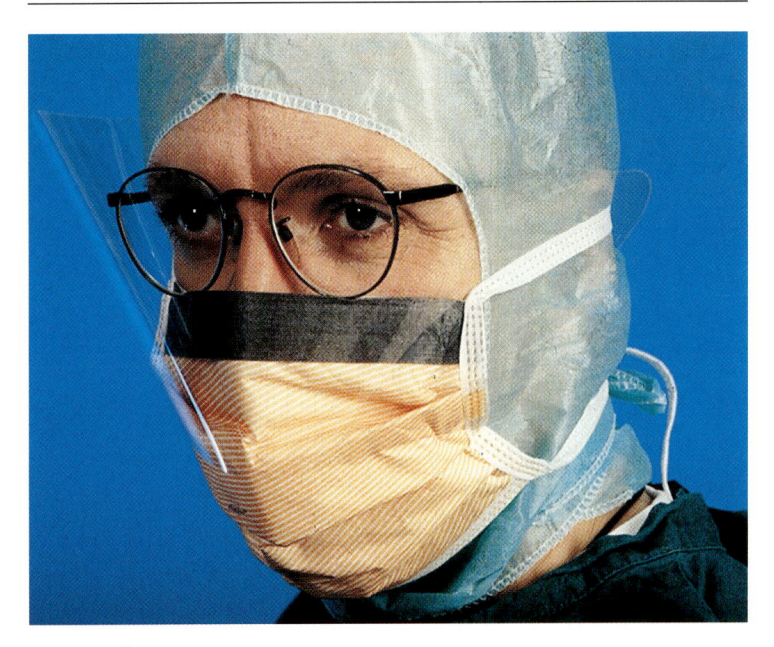

Abb. 19. Columbus

Eingriffen vielfach blinde Anreichung von Instrumenten, ist ebenso empfehlenswert wie eine OP-Kennzeichung mit dem Schild „Aids", um Störungen von außen zu vermeiden.

Was ist zu tun, wenn es trotz aller Vorsichtsmaßnahmen zu einer Stichverletzung gekommen ist? (s. Beitrag Goebel, s. S. 16)

Die Gefahr, eine HIV-Infektion durch eine Stichverletzung zu akquirieren, liegt bei Blutkontakt zwischen 1/200 und 1/400. Die Stichwunde sollte nicht exzidiert werden, um nicht eine Tiefenverschleppung von HIV-Keimen zu begünstigen. Die Wunde sollte man ausbluten lassen, mit Alkohol desinfizieren *und eine sofortige HIV-Prophylaxe* mit Retrovir 2mal 250 mg und Epivir 2mal 150 mg 2–4 Wochen lang einleiten (Retrovir in Infusion oder oral, Epivir oral).

Die HIV-Prophylaxe hat *sofort* zu erfolgen. Ihre Effektivität ist nach 12 Stunden fraglich und nach 24 Stunden sinnlos! Ein Depot von

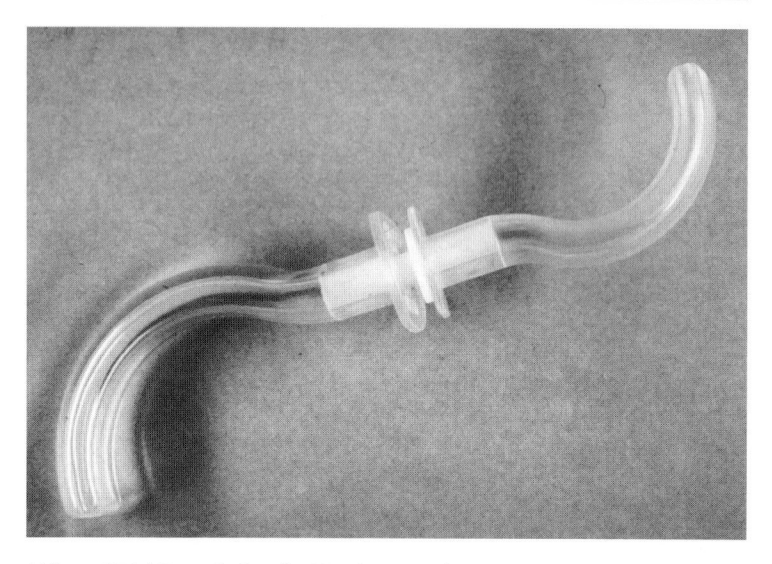

Abb. 20. Güdel-Doppeltubus für Mund-zu-Mund-Beatmung

Retrovir und Epivir sollte im OP oder (wegen der begrenzten Haltbarkeit und dadurch entstehenden Kosten) in der nächsten Klinik oder im Klinikum vorgehalten werden, so daß jederzeit telefonisch darauf zurückgegriffen werden kann.

Schutzmaßnahmen bei Reanimation

Bei einer möglichen Reanimation eines HIV-Patienten ist zu bedenken, daß bisher kein einziger Fall von Übertragung des HIV bei der Reanimation bekannt wurde. Ein direkter Mund-zu-Mund-Kontakt kann bei Verwendung eines Güdel-Doppeltubus (Abb. 20) vermieden werden, zusätzlich ist bei der hohen Alkoholsensitivität des HIV eine Mundspülung mit einem höherprozentigen Alkohol wie Branntwein, Cognac, Whisky etc. im Notfall empfehlenswert.

Schutzmaßnahmen bei Lupenendoskopie

Die breite Verwendung von Lupenendoskopen in der Praxis und im OP erfordert beim HIV-Patienten ebenfalls Sicherheitsmaßnahmen. Eine dreimalige Wischdesinfektion im Abstand von 30–60 s mit 70%igem sterilfiltrierten Alkohol oder 70%igem sterilfiltrierten Isopropanol in Verbindung mit einmaligem Bürsten mit 70%igem Alkohol oder Isopropanol halten die Arbeitsgemeinschaft Endoskopie und Prof. Geiss (Heidelberg) für ausreichend. Die Wischdesinfektion soll das Endoskop von Schleimresten befreien, um überall eine gute Alkoholdesinfektion zu erreichen. Beim Erwerb von Lupenendoskopen ist darauf zu achten, daß keine Vertiefungen oder Rillen das Ansetzen von Schmutzpartikeln erlauben.

HNO-relevante Rechtsbereiche

HIV-Test

Ein HIV-Test ohne Einwilligung des Patienten ist mit dem geltenden Recht nicht zu vereinbaren. Bei entsprechender präoperativer Aufklärung willigen die meisten Patienten in eine HIV-Testung ein. Wird sie dennoch im Ausnahmefall verweigert, ist der Eingriff mit den üblichen HIV-Vorsichtsmaßnahmen durchzuführen.

Muß ein HIV-Patient im Einzelzimmer untergebracht werden?

Eine separate Unterbringung ist nicht dringend erforderlich, jedoch könnte in Ausnahmesituationen (Toilette/Schmierblutungen) der Klinik ein Organisations- verschulden angelastet werden, weshalb sich eine Einzelunterbringung empfiehlt.

Besteht eine Offenbarungspflicht des HIV-Patienten gegenüber Ärzten?

Die Frage wird z. T. noch kontrovers diskutiert. Offenbarungspflicht ist jedoch Inhalt des Behandlungsvertrages, zumal die HIV-Infektion auch die therapeutischen Maßnahmen beeinflußt (Wienke 1996).

Wissenswerte Entwicklungen

Während früher die Abnahme der CD4-Helferzellen beim HIV-Patienten als prognostisches Kriterium gewertet wurde, steht heute mit der Bestimmung der Viruslast („viral load") eine neue Methode mit 3 etablierten Testverfahren zur Verfügung, die wesentlich exakter eine prognostische Aund auch eine Quantifizierung des Therapieergebnisses zulassen:
- Polymerasekettenreaktion (PCR, Amplicor/Roche),
- nucleic acid sequence-based amplification (NASBA/Organon),
- DNA-Methode (bDNA, Quantiplex/Chiron).

Gemessen wird die Viruslast in Kopien/ml, wobei eine Viruslast von weniger als 10 000 Kopien/ml als niedrig, eine Last von 10 000–100 000 als mittel und eine Viruslast von über 100 000 als hoch eingestuft wird (Mühlhofer et al. 1996). Die Quantifizierung der Viruslast läßt damit auch eine Quantifizierung des Therapieeffektes zu, die in Logstufen gemessen wird. In der Delta-Studie (Lancet 1996) wurde eine Überlegenheit der Kombinationstherapie von AZT und Didanosin bzw. Zalcitabin mit AZT (Zidovudin) gegenüber der Monotherapie mit AZT unter Beweis gestellt. Die Minderung der Viruslast läßt sich in Logstufen quantifizieren, wobei eine Logstufe eine Virusreduktion um 90%, eine zweite Logstufe um 99% und eine dritte Logstufe eine Viruslastreduktion um 99,9% erbringen könnte.

Eine entsprechend lange und damit auch kostenintensive Therapie in einer Dreifachkombination – *Reverse-Transkriptase-Hemmer* wie AZT, ddC, ddi, 3TC, d4t, *Proteaseinhibitoren* wie Saquinavir (Invirase), Ritonavir (Norvir), Indinavir (Crixivan), die schon jetzt neue therapeutische Möglichkeiten eröffnen (Mauss et al. 1996; Mühlhofer et al. 1996), und schließlich als neuer dritter Ansatzpunkt auf der Rezeptorebene der *Chemokinrezeptor*, den das HIV benötigt, um in die CD 4-Helferzelle einzudringen – bietet erstmals die Möglichkeit, bei entsprechend langwieriger und kostenintensiver Therapie die Viruslast so zu reduzieren, daß eine Heilung denkbar wird. Die HIV-Therapie richtet sich heute nach der Maxime „treat early", um die HIV-Viruslast therapeutisch so niedrig wie möglich zu halten.

Auch wenn die Entwicklung einer Impfsubstanz gegen HIV noch viele Jahre benötigen wird, so bietet die Applikation einer nackten DNA-Vakzine (Fa. Apollon/USA) trotz antigener Varianz des HIV ebenfalls einen neuen Therapieansatz (Mölling 1995). Der von der Fa. Immuno (Heidelberg/Wien) gentechnisch hergestellte Impfstoff „rgp 160" hat bei der ersten europäischen klinischen Studie zeigen können, daß er eine neue Immunantwort zu stimulieren vermag.

Die Entwicklung eines wirksamen Aids-Impfstoffs bleibt eine der größten und schwierigsten wissenschaftlichen Herausforderungen dieses Jahrhunderts.

Literatur

Braun-Falco O et al. (1987) Dermato-venerologische Syptomatik der HIV-Infektion. AIDS-Forsch 12: 689

Braun-Falco O et al. (1988) Dermato-venerologische Erkrankungen als Indikation für Diagnose und Prognose der HIV-Infektion. MMW 130: 331

Gates GA (1991) Sinusitis im Kindesalter. Arch Otorhinolaryngol [Suppl] 167

Mauss S, Seidlitz B, Jablonowski H, Häussinger D (1996) HIV-Proteaseinhibitoren – eine neue Substanzklasse in der antiretroviralen Therapie. Dtsch Med Wochenschr 121: 1369–1274

Mayer M, Haddad J (1996) Human immunodeficiency virus infection presenting with lympho-epithelial cysts in a six-year-old child. Ann Otol Rhinol Laryngol 105: 242–244

Mölling K (1995) Nackte DNA aus der Impfpistole. Dtsch Ärztebl 92/43: B 2.1–2.6

Mühlhöfer A, Bogner JR, Goebel F-D (1996) HIV-Viruslast: Neue Aspekte und Grenzen der klinischen Anwendungen. Dtsch Med Wochenschr 121: 1303–1308

Paul WE (1995) Can the immune response control HIV-infection? Cell 82: 177–182

Steigleder GK et al. (1990) Haut-Schleimhaut-Veränderungen bei HIV-Infektionen und AIDS. Thieme, Stuttgart

Weidauer H (1992) HIV und AIDS im HNO-Bereich. Thieme, Stuttgart

Wienke A (1996) 67. Jahresversammlung der Deutschen Gesellschaft für Hals-Nasen-Ohren-Heilkunde/Kopf- und Halschirurgie, Aachen (Rundtischgespräch)

Orofaziale Manifestation der HIV-Infektion

A. Schmidt-Westhausen, P.A. Reichart

Im Verlauf einer HIV-Infektion können sich im Bereich der Mundhöhle und des Gesichts stadienabhängig Symptome manifestieren, die Epiphänomene der bestehenden Immundefizienz darstellen. Von besonderer Bedeutung sind Beobachtungen an Patienten, die zwar Antikörper gegen HIV, jedoch keine Symptome der Erkrankung AIDS aufweisen.

Klassifikation oraler Manifestationen in Assoziation mit der HIV-Infektion

Eine neue, überarbeitete Klassifikation oraler Manifestationen der HIV-Infektion wurde 1993 mit Unterstützung der EU erstellt (EC-Clearinghouse 1993). 34 bekannte HIV-assoziierte orofaziale Erkrankungen wurden in 3 Gruppen eingeteilt (s. Übersicht).

Gruppe 1: Läsionen, die eng mit einer HIV-Infektion assoziiert sind

Candidiasis
– erythematös
– pseudomembranös
Haarleukoplakie
Kaposi-Sarkom
Non-Hodgkin-Lymphom
Parodontalerkrankungen
– nekrotisierende (ulzerierende) Gingivitis
– nekrotisierende (ulzerierende) Parodontitis

(Merke: Cheilitis angularis ist oft mit Candida albicans assoziiert.)

Orofaziale Manifestation der HIV-Infektion

Gruppe 2: Läsionen, die weniger häufig mit der HIV-Infektion assoziiert sind

Bakterielle Infektionen
– Mycobacterium avium intracellulare (MAI)
– Mycobacterium tuberculosis
Melanotische Hyperpigmentierung
Nekrotisierende (ulzerierende) Stomatitis
Speicheldrüsenerkrankungen
– Mundtrockenheit aufgrund verminderter Speichelflußrate
– ein- oder beidseitige Schwellung der Parotis
Thrombozytopenische Purpura
Ulzera (NOS = „not otherwise specified", atypisch)
Virale Infektionen
– Herpes-simplex-Virus
– humanes Papillomavirus (warzenähnliche Veränderungen)
– Condyloma acuminatum
– fokale epitheliale Hyperplasie
– Verruca vulgaris
– Varicella-zoster-Virus
– Herpes zoster
– Varicella

Gruppe 3: Läsionen, die bei HIV-Infektion gefunden werden

Bakterielle Infektionen
– Actinomyces israelii
– Escherichia coli
– Klebsiella pneumoniae
Katzenkratzkrankheit
Veränderung durch Einnahme von Medikamenten (ulzerierend, Erythema multiforme, lichenoid, toxische Epidermolyse)
Bazilläre Angiomatose
Mykotische Infektionen außer Candidiasis
– Cryptococcus neoformans
– Geotrichum candidum
– Histoplasma capsulatum
– Mucoraceae (Mukormykose)
– Aspergillus flavus
Neurologische Störungen
– Fazialisparese
– Trigeminusneuralgie
Rezidivierende Aphthen
Virale Infektionen
– Zytomegalievirus
– Molluscum contagiosum

Den aufgeführten Kriterien liegen klinische Gesichtspunkte zugrunde. Um definitive Diagnosen stellen zu können, sind in den meisten Fällen zusätzliche Untersuchungen (Histopathologie, Kultur, Virusspezifizierung, PCR) unumgänglich. In Hinblick auf die möglichen Konsequenzen, die mit der Diagnose einer Läsion aus Gruppe 1 verbunden sind, sollte das diagnostische Vorgehen mit äußerster Sorgfalt geschehen.

Therapiekonzepte

Grundprinzip der Therapie ist die exakte Diagnose einer oralen Veränderung. Während die klinischen Aspekte für manche oralen Manifestationen einfach zu diagnostizieren sind (Haarleukoplakie, Kaposi-Sarkom), sind einige Veränderungen schwer zuzuordnen. Dies betrifft besonders die oralen Ulzerationen, die mykotisch, viral, bakteriell oder durch Neoplasie bedingt sein können. Die sog. atypischen Ulzerationen sind nicht nur klinisch, sondern auch histopathologisch schwer zu diagnostizieren (Reichart 1992). Daher ist für Diagnostik und Therapie die Zusammenarbeit mit dem Infektiologen, Immunologen, Mikrobiologen und erfahrenen Pathologen unabdingbar, besonders bei unklaren Veränderungen und der Ausbreitung über den Mundbereich hinaus.

Die weiter unten aufgeführten Therapiemöglichkeiten beziehen sich auf die Behandlung von isoliert auftretenden oralen Veränderungen erwachsener Patienten mit entsprechend angegebenen Dosierungen. Die besprochenen Therapien sind in Tabelle 1 zusammengefaßt.

Läsionen, die eng mit einer HIV-Infektion assoziiert sind (Gruppe 1).

Candidiasis

Die Infektion der Mundhöhle mit Candidaspezies (vorwiegend C. albicans, jedoch auch C. tropicalis, C. krusei, C. glabrata u. a.) ist bei HIV-/Aids-Patienten weit verbreitet. Die orale Candidiasis, die „Erkrankung der Erkrankten", ist sicherlich die häufigste aller opportunistischen Infektionen im Laufe der HIV-Infektion. Die Infektion der oralen Mukosa mit Candidaspezies ist abhängig von der CD 4^+-Lymphozytenzahl des betroffenen Patienten. So ist die Wahrscheinlichkeit, an

Tabelle 1. Therapie oraler Manifestationen bei HIV-Infektion

Erkrankung	Untersuchungsmethode	Behandlung
Candidiasis (oral)	Klinik, Abstrich (Kultur) Exfoliativzytologie	*Lokal:* Miconazol-Gel, Amphotericin-B-Suspension, Nystatin Systemisch (nach Absprache mit Internisten): Fluconazol 100–200 mg/Tag Itraconazol 100–200 mg/Tag; als Prophylaxe 100–200 mg 2mal pro Woche
Orale Haarleukoplakie	Klinik (Biopsie)	Nicht erforderlich (u. U. Acyclovir 800 mg alle 6 h, 20 Tage)
Nekrotisierende (ulzerierende) Gingivitis/ Parodontitis	Klinik, Kultur, Biopsie	Mundtoilette, Chlorhexidin-Splg. (0,2 %), Polividon-Iod-Splg., Metronidazol-Dentalgel, Metronidazol-Tabl. 3mal 250 mg/Tag + Amoxicillin-Tabl. 3mal 375 mg/Tag *Prophylaxe:* engmaschige Kontrolle, Chlorhexidin
Kaposi-Sarkom	Klinik, Biopsie	Bei exophytischem Wachstum und bei ästhetisch störenden solitären oralen Veränderungen chirurgische Exzision, Radiotherapie 8–15 Gy, Lasertherapie
Non-Hodgkin-Lymphom	Biopsie	Systemisch: Chemotherapie
Herpes-simplex-Infektion	Klinik, immunhistologische Untersuchung,	Acyclovir 1–4 g/Tag, bei Resistenz: Foscarnet *Prophylaxe:* Acyclovir 5mal 200 mg/Tag
Papillomavirus-Infektion	Klinik, immunhistologische Untersuchung	Chirurg. Exzision, Lasertherapie, Kryotherapie

Tabelle 1. (Fortsetzung)

Erkrankung	Untersuchungsmethode	Behandlung
Atypische Ulzerationen (rezidivierende Aphthen)	Klinik, Anamnese	Lokale Steroidtherapie, systemisch: Kortikoide: 1. und 2. Tag 60 mg, 3. und 4. Tag 50 mg, dann im Zweitagesrhythmus ausschleichen (bis 12. Tag), um Rezidive zu verhindern
Zytomegalievirus-Infektion	Klinik, Histologie, PCR	Nach Absprache mit dem Internisten: Acyclovir 4mal 800 mg/Tag
Xerostomie	Klinik, Sialometrie	Kaugummi, zuckerfreie Zitronenbonbons, künstlicher Speichel, Schleimhautbefeuchtung mit Sprühflasche (H_2O)

einer oralen Candidiasis zu erkranken, für solche, deren CD 4⁺-Zellzahl > 200/µl beträgt, geringer als für Patienten, deren CD 4⁺-Zell Werte < 200/µl liegen. Letztere sind zu ca. 43–93 % betroffen. Die Angaben über die Häufigkeit der oralen Candidiasis gehen weit auseinander, Ursache hierfür könnte die Vielfalt diagnostischer Kriterien oder fehlende Informationen über das Stadium der Erkrankung bzw. der CD 4⁺-Lymphozytenzahl sein.

Bei der oralen Candidiasis (Soor) muß unterschieden werden zwischen der *pseudomembranösen* und der *erythematösen* Form. Die orale Candidiasis (sowie die Haarleukoplakie) wird als Marker der Erkrankung Aids bezeichnet (Chandrasekar u. Molinari 1985). Wichtig ist in diesem Zusammenhang, daß 25–54jährige Individuen normalerweise nicht an einer Candidiasis erkranken, eine Altersgruppe, die typischerweise von der HIV-Infektion betroffen ist.

Pseudomembranöse Candidiasis. Diese Form wird charakterisiert durch cremige, weiße oder gelbliche Beläge auf geröteter oder unveränderter Mundschleimhaut (Abb. 1). Die Beläge sind abwischbar und hinterlassen eine blutende Mukosa. Die pseudomembranöse Candidiasis kann die gesamte Mundhöhle erfassen (Abb. 2), am häufigsten

Orofaziale Manifestation der HIV-Infektion

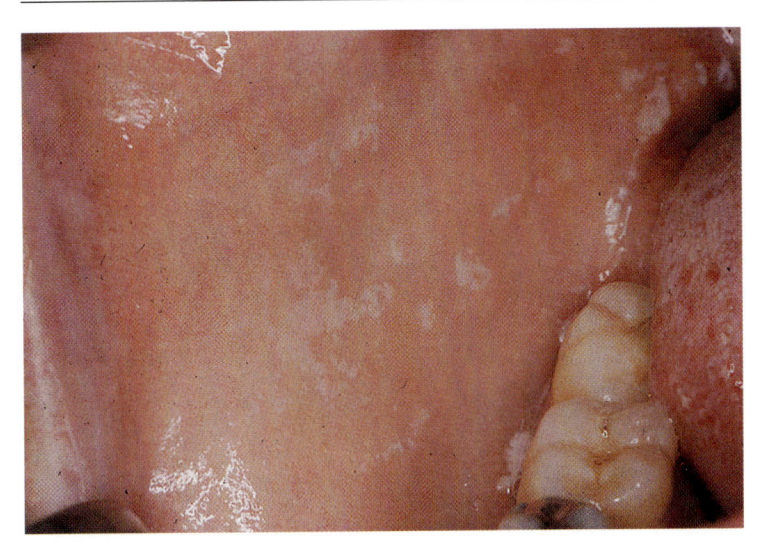

Abb. 1. Initiale Candidiasis bei einem HIV-Patienten. Im Bereich der rechten Wange finden sich einige kleine, plaqueförmige Auflagerungen, die durch Candida albicans bedingt sind

sind jedoch die Wangen- und Lippenschleimhaut, Zunge sowie harter und weicher Gaumen betroffen (Abb. 3).

Erythematöse Candidiasis. Es werden rote Mukosabereiche ohne abwischbare weiße Flecken oder Plaques beobachtet, die oft am Gaumen, am Zungenrücken und auf der bukkalen Mukosa lokalisiert sind (Abb. 4 und 5). Charakteristisch für die Läsion auf dem Zungenrücken ist eine Atrophie der Zungenpapillen (Abb. 6). Die erythematöse Form ist ein typisches Merkmal der HIV-Infektion, das jedoch oft übersehen wird, da in den meisten Fällen keine klinischen Symptome auftreten.

Die Cheilitis angularis als candidaassoziierte orale Veränderung ist bei HIV-Infizierten und Aids-Patienten ebenfalls zu beobachten. Die Cheilitis angularis (Perlèche, Rhagaden) kann darüber hinaus auch bei Anämie, Vitaminmangel oder bei Prothesenträgern durch Verlust der vertikalen Dimension auftreten. Die Diagnose einer Cheilitis angularis bei jungen Männern ist möglicherweise jedoch Hinweis auf eine zugrundeliegende HIV-Infektion.

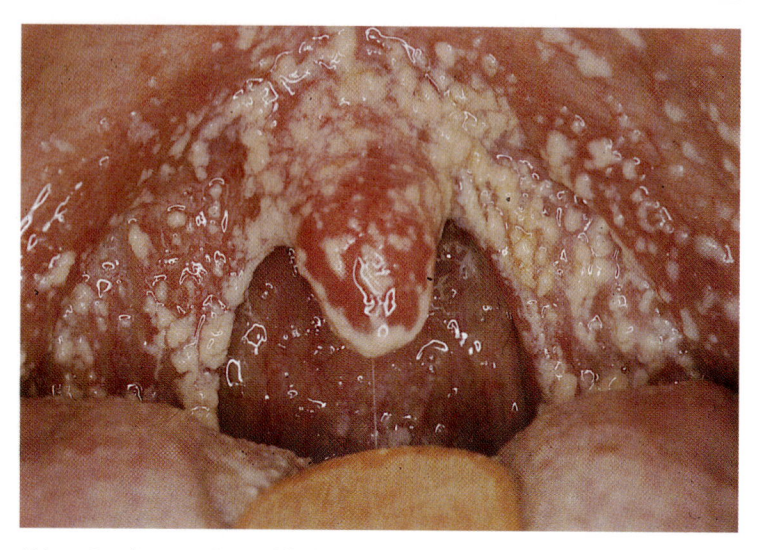

Abb. 2. Oropharyngeale, großflächige pseudomembranöse Candidiasis bei einem 34jährigen Aids-Patienten

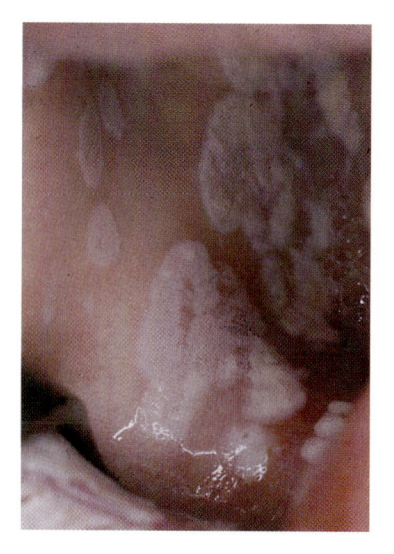

Abb. 3. Typische pseudomembranöse, multifokale, oberflächliche Candidiasis der Wangenschleimhaut, wobei noch keine deutliche Rötung der Mundschleimhaut besteht

Orofaziale Manifestation der HIV-Infektion

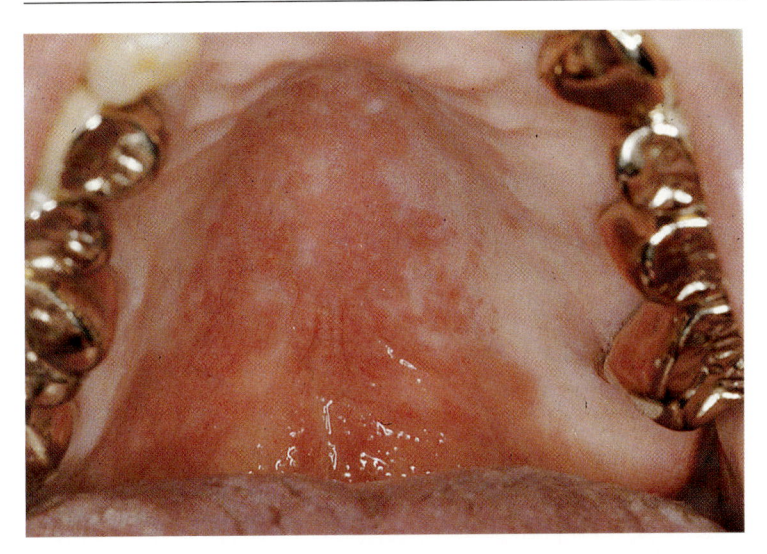

Abb. 4. Im Bereich des harten und weichen Gaumens multiple gerötete fleckförmige Bezirke, die einer erythematösen Candidainfektion entsprechen

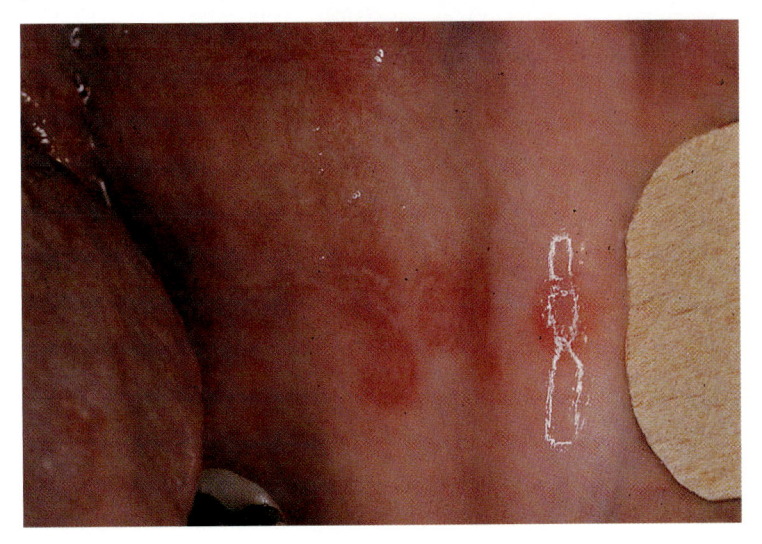

Abb. 5. Erythematöse Candidiasis der Wangenschleimhaut. Die erythematöse Form wird oft übersehen, da in den meisten Fällen keine klinischen Symptome auftreten

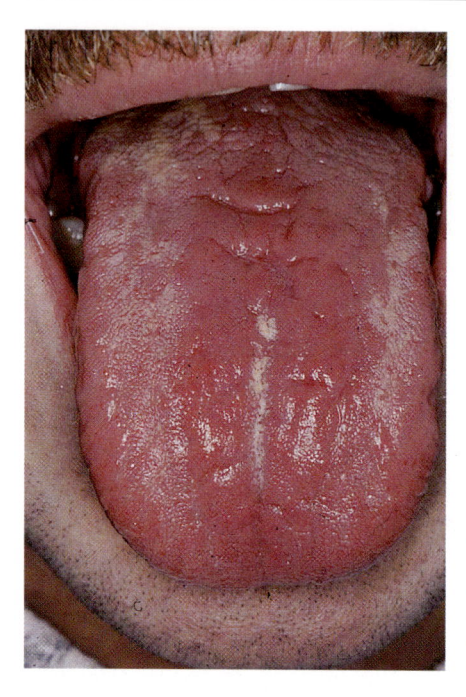

Abb. 6. Teilweise atrophische Zunge, wie sie auch bei der Glossitis rhombica mediana beobachtet wird. Im Zentrum der Zunge ist es zur Exfoliation der Papillae filiformes gekommen, wobei wiederum eine Candida-albicans-Infektion als Ursache zu sehen ist

Die Läsion wird charakterisiert durch strahlenförmig angeordnete Fissuren am Mundwinkel, die häufig mit weißen Belägen assoziiert sind. Die Diagnose Cheilitis angularis stützt sich auf das klinische Erscheinungsbild und den Nachweis von Candidahyphen.

Merke:
1. Verschiedene Formen der Candidiasis können gleichzeitig auftreten.
2. Die Diagnose Candidiasis sollte möglichst durch Abstriche (PAS-Färbung oder Kaliumhydroxid) und/oder mittels Kultur bestätigt werden.

Therapie (vgl. Tabelle 1)

Frühzeitige Therapie der oralen Candidiasis ist notwendig, da die Mundhöhle als Reservoir für Candidaaorganismen gilt und die Gefahr der Ausbreitung, z. B. in den Ösophagus gegeben ist. Candidaalbicans-Isolate der Frühphase der HIV-Infektion sind vergleichbar mit denen der Allgemeinbevölkerung und reagieren auf konventionelle Therapie. Die lokale Behandlung der oralen Candidiasis mit Nystatin, Amphotericin, Clotrimazol oder Miconazol kann innerhalb von 14 Tagen zu gewissen Erfolgen führen, Rezidive sind jedoch durch die zunehmende Immunsuppression häufig. Einem Therapieversagen können auch Faktoren wie mangelnde Compliance, Malabsorption, Medikamentenintoleranz oder Tachyphylaxie zugrunde liegen.

Die lokale Anwendung von Antimykotika führt zu einer Kontrolle der oralen Candidiasis, jedoch wird hierdurch keine grundsätzliche Eliminierung der Candidaspezies erreicht. Es kommt zu einer Reduktion bzw. zum Verschwinden des klinischen Bildes der Infektion. Andererseits sind koloniebildende Einheiten bei über 2 Dritteln der Abstriche trotz Fehlens klinischer Manifestationen nachzuweisen. Die lokale Therapie kann aus Amphotericin B (10 mg, 3mal täglich eine Lutschtablette) und Miconazol als Gel (2 %) bestehen. Weiterhin wird Nystatin (200 000 IE, 1–2 Lutschtabletten 5mal täglich) und Clotrimazol (10 mg, 5mal täglich als Lutschtablette) empfohlen.

Für die systemische Therapie der oralen Candidiasis spielen die Azole die größte Rolle, während die Polyene, speziell Amphotericin B und Flucytosin, z. B. bei Kryptokokkose, Histoplasmose, Kokzidioidomykose, Mukormykose und Aspergillose eingesetzt werden.

In den letzten Jahren wurde eine neue Generation der Azole, die Triazole, entwickelt. Fluconazol hat bei der Therapie der oralen Candidiasis einen hohen Stellenwert erlangt, da es mit gutem Erfolg und akzeptablem Risiko oral und parenteral appliziert werden kann. Darüber hinaus tritt keine Veränderung der bakteriellen Standortflora auf. Täglich sollten 1–2 100-mg-Tabletten mit der Nahrung eingenommen werden. Die Absorption von Fluconazol ist gut, bei geringer Toxizität und geringer Medikamenteninteraktion. Als Nebenwirkungen wurden Übelkeit, Diarrhö und Kopfschmerzen beschrieben. Während der Schwangerschaft und der Laktation sollte Fluconazol nicht eingesetzt werden.

Resistenzbildung

Neben der Basistherapie war eine Zeitlang auch eine Primär- bzw. Sekundärprophylaxe Bestandteil der Behandlung. Hierdurch sowie durch die wiederholt erforderliche antimykotische Therapie (z. B. Fluconazol) wurden jedoch vermehrt Resistenzentwicklungen – klinisch und in vitro – beobachtet (Ruhnke et. al. 1994). Eine Fluconazolresistenz bei C. krusei und C. glabrata ist beschrieben worden. Ein neues Antimykotikum der Azolreihe (Voriconazol) ist in Erprobung, bis jetzt liegen jedoch weder Erfahrungen mit größerem Patientenkollektiv noch Langzeiterfahrungen vor.

In Zukunft stellen sich bei der Therapie der oralen Candidiasis bei HIV-Patienten folgenden Probleme:

1. Durch Langzeittherapie kann es zu einem Speziesshift kommen, womit die Suche nach neuen Antimykotika notwendig wird.
2. Candidaspezies geringer Pathogenität können klinische Bedeutung erhalten.
3. Die Langzeittherapie mit Antimykotika kann in noch nicht absehbarem Maße zur Resistenzbildung und Tachyphylaxie führen.

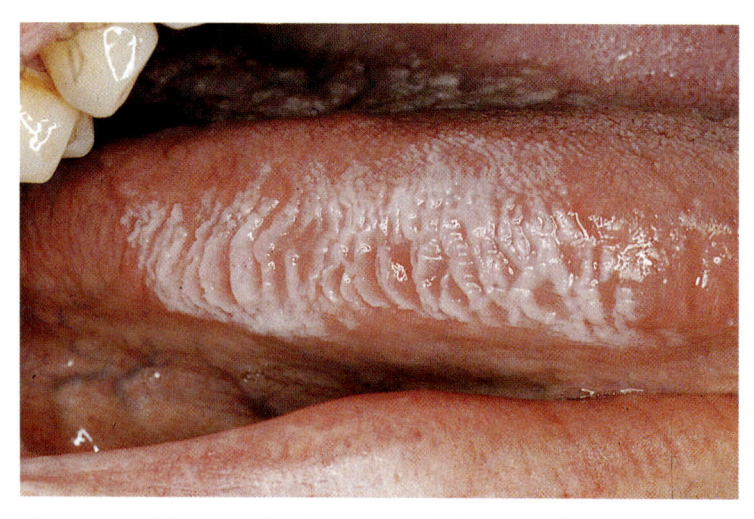

Abb. 7. Im Bereich des lateralen Zungenrandes finden sich weiße, nicht abwischbare, irregulär begrenzte Veränderungen, die trotz einer antimykotischen Therapie persistieren. Die Veränderung entspricht einer typischen Haarleukoplakie

Haarleukoplakie

Die orale Haarleukoplakie (HL) wird durch das Epstein-Barr-Virus verursacht. Sie nimmt unter den Virusinfektionen eine besondere Bedeutung ein, da sie – wie die Candidiasis – als Marker der Erkrankung Aids gilt.

Die HL wurde 1984 erstmals in San Francisco hauptsächlich bei homosexuellen Männern beobachtet (Greenspan et al. 1984, 1992). Klinisch besteht eine weiße, nicht abwischbare Läsion, die meist am lateralen Zungenrand zu beobachten ist (Abb. 7) Die Oberfläche ist gefurcht; in Fällen, wo sie an der Zungenunterseite oder bukkalen Schleimhaut auftritt, kann sie auch homogen sein (Abb. 8 und 9). Untersuchungen machten deutlich, daß sämtliche Risikogruppen HL entwickeln. Während die HL früher als reine Aids-assoziierte opportunistische Infektion angesehen wurde, ist seit einigen Jahren bekannt, daß die HL kein spezifisches Zeichen einer HIV-Infektion ist, sondern im Rahmen auch anderer immunsuppressiver Zustände beobachtet werden kann. Die HL wurde als Marker für die Entwicklung der HIV-Infektion in das Vollbild Aids angesehen.

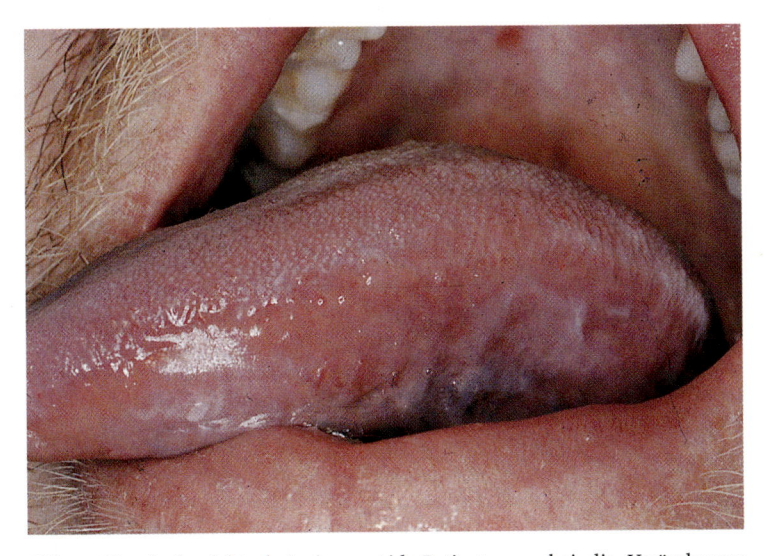

Abb. 8. Haarleukoplakie bei einem Aids-Patienten, wobei die Veränderung hauptsächlich sublingual lokalisiert ist. Die Haarleukoplakie wird selten auch in anderen Mundschleimhautbereichen beobachtet

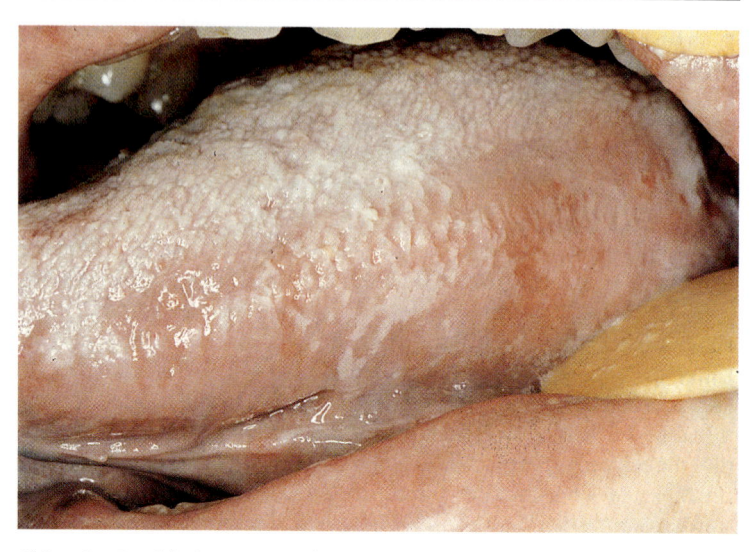

Abb. 9. Im Bereich des gesamten linken Zungenrandes erstreckt sich die weißlich-fleckige Haarleukoplakie, darüber hinaus ist noch eine weiße Haarzunge zu erkennen

Differentialdiagnostische Probleme ergeben sich durch Superinfektion mit Candida albicans. Oft kann erst nach antimykotischer Therapie die Diagnose HL gestellt werden. Obwohl die histologischen Charakteristika (Hyperparakeratose mit ballonierten Zellen im Epithel, fehlende entzündliche Reaktion im Bindegewebe, Reduktion von Langerhans-Zellen) beschrieben worden ist, ergeben sich im Rahmen der morphologischen Diagnostik oft Schwierigkeiten. Durch verschiedene Nachweismethoden (Elektronenmikroskopie, In-situ-Hybridisierung, Immunhistochemie) muß der Nachweis des Epstein-Barr Virus erfolgen, um eine gesicherte Diagnose zu stellen. Obwohl EBV-assoziiert, scheint die HL keine Eigenschaften einer Präkanzerose zu entwickeln.

Therapie (vgl. Tabelle 1)

Da die HL nicht als Präkanzerose anzusehen ist und es sich zudem meist um eine asymptomatische Veränderung handelt, ist nur selten eine Therapie notwendig. Durch Gabe von Acyclovir kommt es zur

Remission der Veränderung. Auch im Rahmen der antiretroviralen HIV-Therapie mit Nukleosidanaloga kann eine Regression auftreten. Das Absetzen der Therapie hat ein Rezidiv der HL zur Folge.

Orale Kaposi-Sarkome

In ca. 30 % der Fälle stellt das Kaposi-Sarkom (KS) die initiale Manifestation von Aids dar. Obwohl das KS in allen Risikogruppen für Aids auftritt, wird es häufiger bei Weißen und Homosexuellen beobachtet als bei Schwarzen und Drogenabhängigen. Bis zu 90 % der an disseminierten KS leidenden Patienten entwickeln auch orale Veränderungen.

Das orale KS ist gekennzeichnet durch flache, braunrote Flecken, die meist im Übergangsbereich vom harten zum weichen Gaumen über der Austrittsstelle der A. palatina beobachtet werden (Abb. 10). Sie können, wenn auch seltener, im Bereich des Oberkiefervestibulums und der Gingiva auftreten (Abb. 11). Während sie im Initialstadium oft als

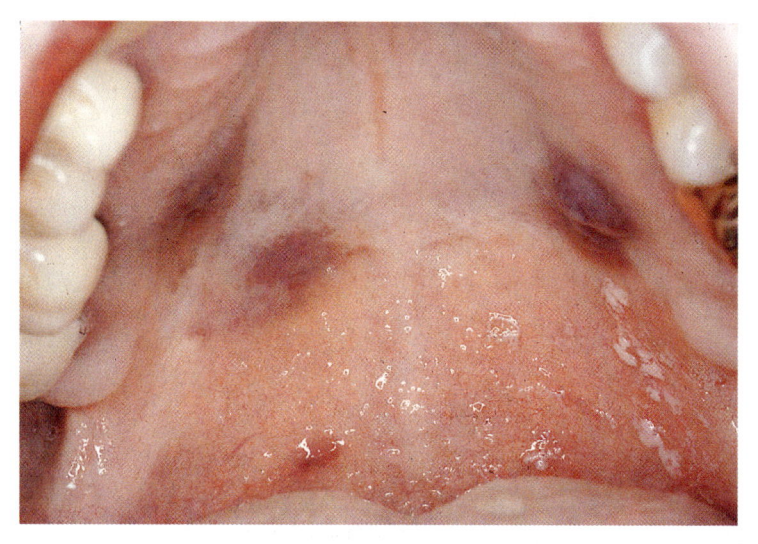

Abb. 10. Kleines fleckförmiges Kaposi-Sarkom am weichen Gaumen, typischerweise an der Austrittsstelle der A. palatina

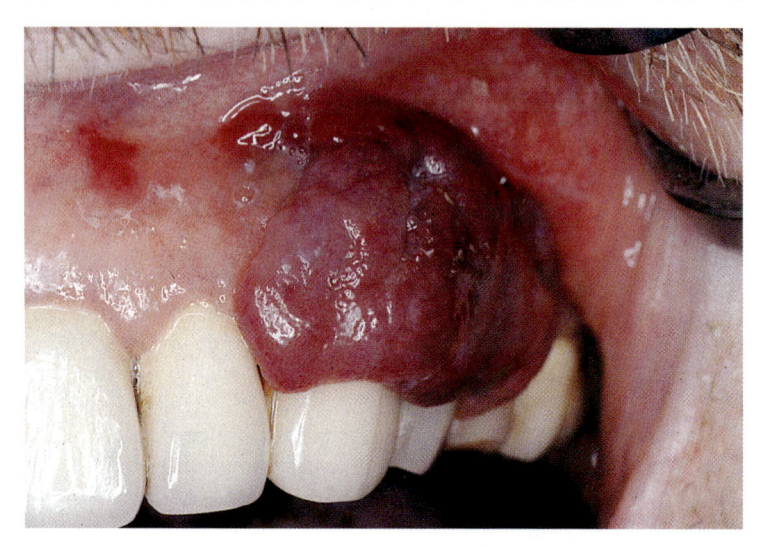

Abb. 11. Im Marginalbereich der Gingiva exophytisch wachsendes Kaposi-Sarkom

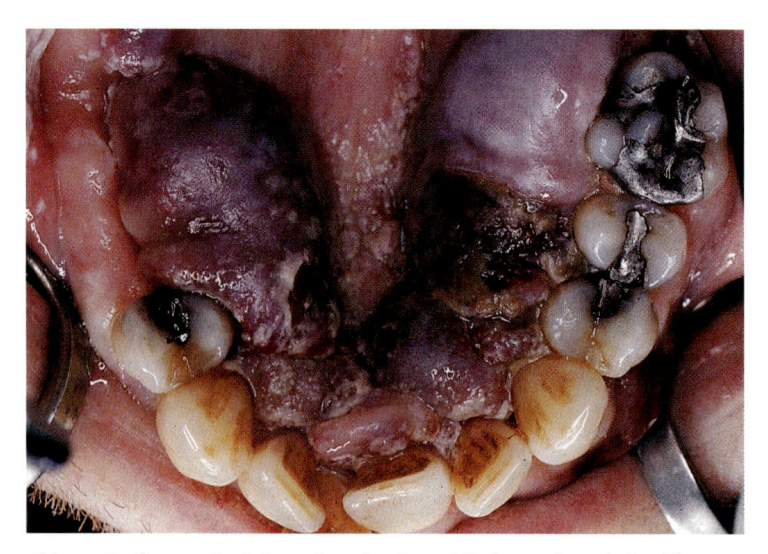

Abb. 12. Großes exophytisch wachsendes Kaposi-Sarkom mit typischer blauroter Farbe am Gaumendach. In diesen Fällen ist eine Radio- bzw. Chemotherapie notwendig

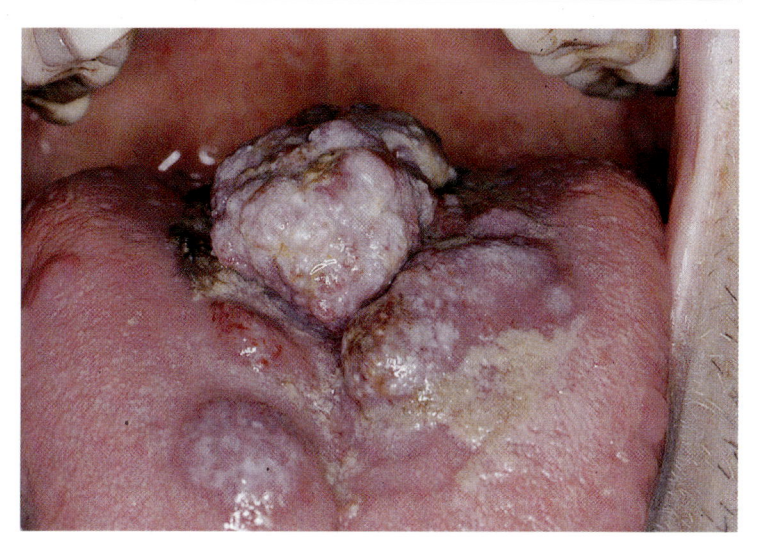

Abb. 13. Kaposi-Sarkom auf der Zunge (diese Lokalisation ist eher selten). Aufgrund der Größe des Prozesses ist eine Therapie indiziert

flache, fleckförmige Veränderungen erscheinen, sind sie im Spätstadium als deutlich vorgewölbte, blaurote, häufig ulzerierte, blutende Tumoren zu erkennen (Abb. 12 und 13). Orale KS, die nicht die typische braunrote Farbe aufwiesen, wurden beobachtet (Abb. 14). Die mittlere Überlebenszeit nach Auftreten eines oralen KS beträgt ca. 14 Monate (Ficarra et al. 1988).

Differentialdiagnostisch müssen Amalgamtätowierungen, Hämangiome, Hämatome und Naevi ausgeschlossen werden. Eine histologische Untersuchung zur endgültigen Abklärung ist meist notwendig.

Therapie (vgl. Tabelle 1)

Bei der Therapie des KS besteht grundsätzlich die Gefahr, das Immunsystem weiter zu belasten. Daher sollten asymptomatische begrenzte und langsam fortschreitende Veränderungen nur beobachtet werden. In den ersten Jahren der HIV-Epidemie wurden orale KS häufig durch Exzision behandelt. Bei Disseminierung des KS ist diese Form der

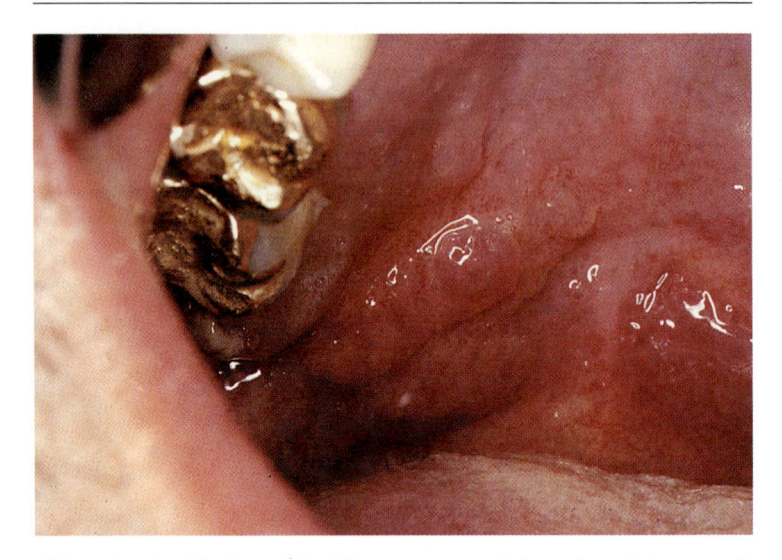

Abb. 14. Im Bereich des weichen Gaumens, v. a. auf der rechten Seite, unregelmäßig gestaltete tumoröse Veränderung mit unruhiger, lymphomartiger Oberfläche. Die Farbe ist nicht blaurot wie bei den typischen Aids-Kaposi-Sarkomen, sondern lediglich leicht gerötet. Histopathologisch fand sich auch hier ein Kaposi-Sarkom

Therapie jedoch ungeeignet, zudem Rezidive beobachtet wurden. Wird die Diagnose „orales KS" gestellt, so sollte vor Behandlungsbeginn in jedem Falle eine Disseminierung ausgeschlossen werden.

Tumoröse KS des Gaumens oder der Zunge können intraoral mit 8–15 Gy bestrahlt werden. Die oralen KS sprechen grundsätzlich auf Bestrahlung gut an, es bleiben aber häufig pigmentierte Bereiche zurück. Wie bei jeder Bestrahlung kommt es zur Strahlenmukositis und Xerostomie, ebenso wurden Perforationen des Gaumens beobachtet. Die Radiotherapie wird heute nur noch bei obstruktiven Symptomen in der Mundhöhle eingesetzt.

Einige intraläsionale Therapiemöglichkeiten (z. B. Interferon, Bleomycin, Vinblastin) führen zur Regression oraler KS. Bei disseminierten KS kommt lediglich eine systemische Therapie mit Interferon oder Zytostatika in Frage. Diese Form der Therapie gehört in die Hand des Onkologen.

Orale Non-Hodgkin-Lymphome

Orale Non-Hodgkin-Lymphome (NHL) werden seltener beobachtet. Eine Studie von Kaplan et al. (1989) zeigte, daß 4 von 84 Patienten mit Aids-assoziierten NHL orale oder periorale Symptome aufwiesen. Die häufige Assoziation oraler NHL mit Epstein-Barr Virus wurde mittels DNA-in-situ-Hybridisierung nachgewiesen.

Orale NHL sind charakterisiert durch Weichgewebsschwellungen (Abb. 15 und 16) oder Ulzerationen an der Gingiva des Alveolarfortsatzes (Langford et. al. 1991), sie können jedoch auch in der Kieferhöhle, der Glandula parotis oder dem Waldeyer-Rachenring auftreten (Kaplan et. al. 1989). In manchen Fällen ist auch der darunterliegende Knochen mit betroffen.

Therapie (vgl. Tabelle 1)

Orale Aids-assoziierte NHL können bestrahlt oder mit Zytostatika behandelt werden (Kaplan et al. 1987). Während lokalisierte orale NHL

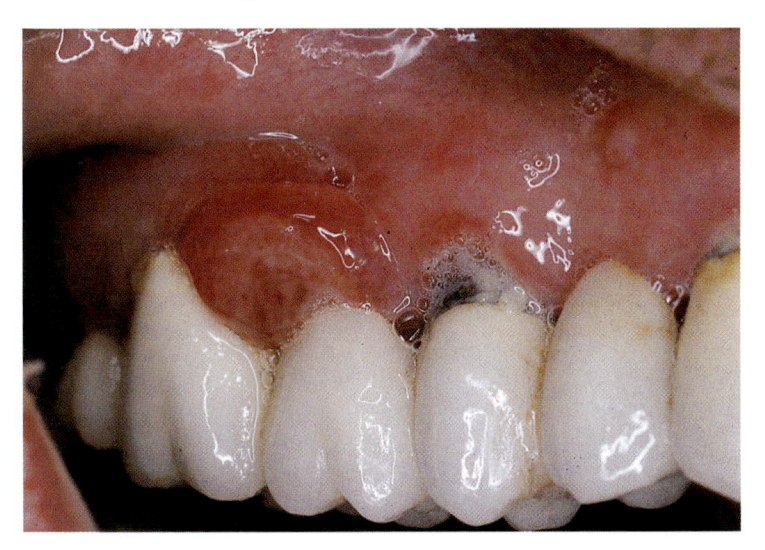

Abb. 15. Als ulzerierter Tumor imponierendes Non-Hodgkin-Lymphom im Oberkiefer-Seitenzahnbereich

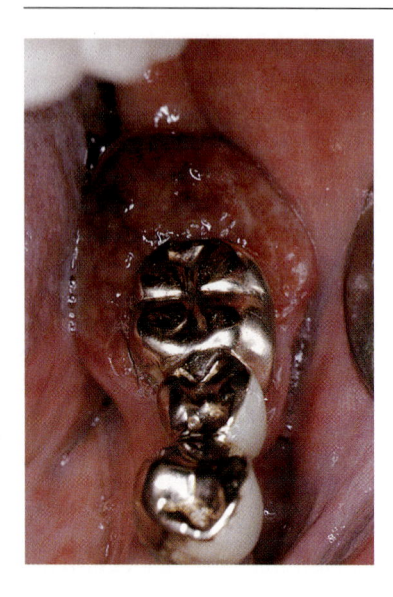

Abb. 16. Häufig sind Non-Hodgkin-Lymphome im Bereich des Retromolarpolsters zu finden. In diesem Fall handelt es sich um eine Erstmanifestation

bestrahlt werden, müssen multifokale Prozesse systemisch therapiert werden. Bei ausgeprägten oralen Lymphomen sollte ebenso wie bei den Kaposi-Sarkomen auf die Vermeidung von Sekundärinfektionen im Rahmen der Tumortherapie geachtet werden.

Gingivoparodontale Infektionen

Eine Reihe von gingivalen und parodontalen Entzündungserscheinungen mit bakterieller Ätiopathogenese kann im Laufe der HIV-Infektion auftreten. Es ist bislang nicht geklärt, ob es sich bei denen in der EU-Klassifikation aufgeführten Veränderungen wie der nekrotisierenden (ulzerierenden) Gingivitis, nekrotisierenden (ulzerierenden) Parodontitis und Noma um verschiedene Entitäten handelt oder um unterschiedliche Manifestationen einer progressiven Erkrankung.

HIV-assoziierte Parodontalerkrankungen haben einen weitaus schwerwiegenderen Krankheitsveralauf als bei gesunden Patienten und sind oft resistent gegenüber Standardtherapie, darüber hinaus tendieren sie zur Ausbreitung und können so Gewebsverlust, Knochenexposition und Sequestrierung zur Folge haben (Murray et al. 1988).

Die Ausprägung gingivoparodontaler Läsionen hängt auch von der Risikogruppe ab. So sind ausgeprägtere Veränderungen mehr bei i.v.-Drogenabhängigen zu beobachten als bei Homosexuellen, deren Mundhygiene meist besser ist.

Lineares Gingivaerythem. Das sog. lineare Gingivaerythem gehört gemäß der EU-Klassifikation zu den gingivoparodontalen Erkrankungen. Es handelt sich um ein scharf begegrenztes feuerrotes Band am Marginalrand der Gingiva, das nicht allein durch Plaque hervorgerufen wird (Abb. 17). Ist Plaque vorhanden, so steht der Ausprägungsgrad des Erythems in keinem Verhältnis zu den Verunreinigungen der Zähne.

Bei diesem Krankheitsbild findet man weder Ulzera noch Knochenabbau. Das lineare gingivale Erythem beruht allein auf klinischen Aspekten. Ein Merkmal dieser Veränderung ist jedoch, daß durch Mundhygienemaßnahmen wie Zahnstein- und Konkrementenfernung keine deutliche Besserung des Zustandes eintritt.

Mikrobiologisch ließ sich bislang keine definitive Aussage über einen bestimmten Erreger treffen. Ob Candidaspezies in das Geschehen involviert sind, ist noch nicht geklärt.

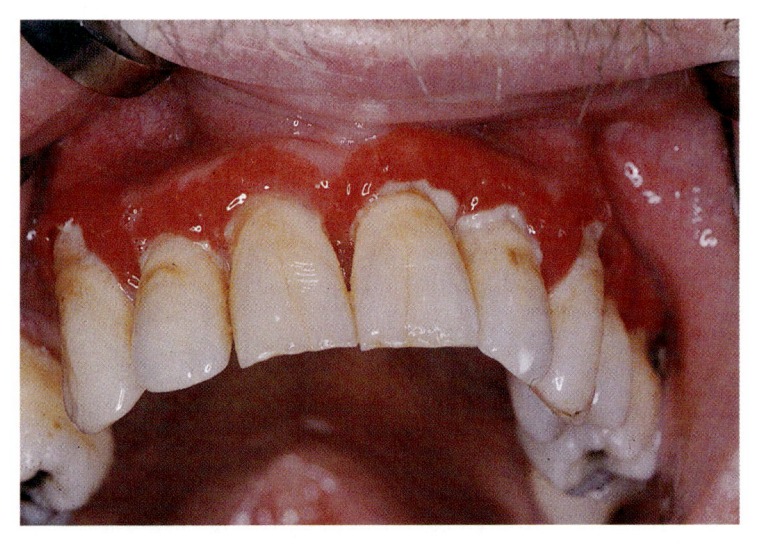

Abb. 17. Lineares Gingivaerythem. Das rote Band an dem Marginalsaum der Frontzähne kann auch bei besserer Mundhygiene auftreten

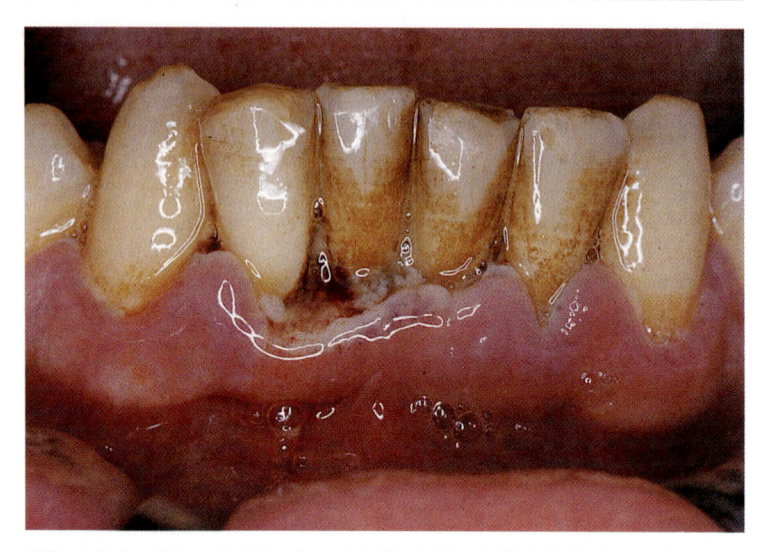

Abb. 18. Nekrotisierende (ulzerierende) Gingivitis mit fibrinbedeckter Nekrose der Interdentalpapillen

Nekrotisierende (ulzerierende) Gingivitis. Sie ist charakterisiert durch Ulzeration, Blutung, Schmerzen und den typischen Foetor ex ore (Halitosis). Diese Initialsymptome können schleichend einsetzen und in manchen Fällen selbstlimitierend, Rezidive sind jedoch häufig. Die Mundschleimhaut ist feuerrot und geschwollen, die marginale Gingiva und die Spitzen der Interdentalpapillen zeigen eine gelbgraue Nekrose mit erhöhter Blutungsneigung (Abb. 18). Die Gingiva der Frontzähne ist am häufigsten betroffen (Abb. 19).

Nekrotisierende Gingivitiden sind heutzutage in Industrieländern relativ selten, wobei dann hauptsächlich Patienten im 2. Lebensjahrzehnt betroffen sind.

Durch eine *Thrombozytopenie* können gingivitisähnliche Veränderungen, jedoch ohne die typische Nekrose der Interdentalpapillen, hervorgerufen werden.

Nekrotisierende (ulzerierende) Parodontitis. Die nekrotisierende Parodontitis kann sich aus einer nekrotisierenden Gingivitis entwickeln, andererseits ist bei manchen Patienten das Krankheitsbild

Orofaziale Manifestation der HIV-Infektion

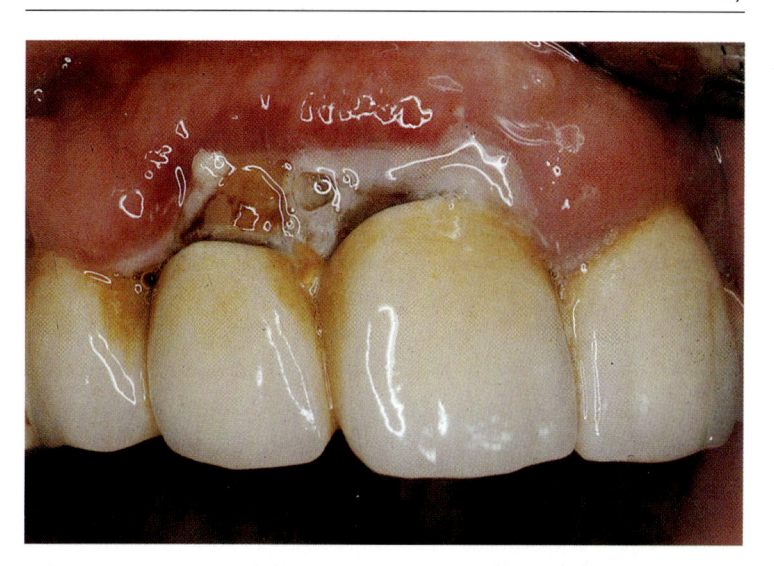

Abb. 19. Fortgeschrittene nekrotisierende Gingivitis im Oberkiefer-Frontzahnbereich. Der Übergang zur nekrotisierenden Parodontitis ist in manchen Fällen fließend

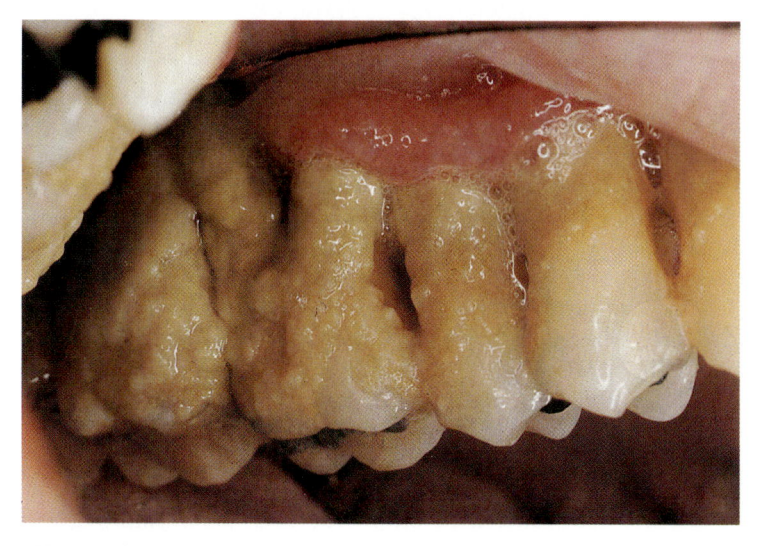

Abb. 20. Nekrotisierende Parodontitis mit ausgeprägter isolierter Destruktion des Zahnhalteapparates

schon bei der Erstuntersuchung voll ausgeprägt. Man findet einen schnell fortschreitenden Verlust des parodontalen Stützgewebes, eine Zerstörung des Knochens, starke dumpfe Schmerzen sowie Lockerung und Verlust der Zähne (Abb. 20). Im Gegensatz zur nekrotisierenden Gingivitis ist hier häufig der Zahnhalteapparat der Seitenzähne betroffen. Ähnlich wie bei der nekrotisierenden Gingivitis sind bei diesem Krankheitsbild die klassischen therapeutischen Maßnahmen oft nicht in der Lage, die Parodontolyse zu unterbrechen.

Therapie (vgl. Tabelle 1)

Die nekrotisierende Gingivitis und Parodontitis sollten durch sorgfältige zahnärztliche Prophylaxe behandelt werden, da eine penible Zahn- und Mundpflege der Entstehung von Läsionen entgegenwirkt. Kontrollen des gingivoparodontalen Zustandes sind in 6wöchigen Abständen anzuraten.

Es wird folgendes Behandlungsschema empfohlen: konventionelle Wundtoilette, Kürettage, Wurzelglättung und Mundhygieneinstruktionen in Verbindung mit 10 %iger Polyvidon-Iod-Spülung im Bereich der Läsionen sowie 2mal täglich Mundspülungen mit Chlorhexidindigluconat-Lösung (0,1–0,2 %).

Bis zur Stabilisierung des Zustandes sind engmaschige Kontrollen erforderlich, Rezidive sind dennoch möglich. Patienten, die unter Schmerzen und schwerwiegenden und akuten Läsionen (meist nekrotisierender Gingivitis) leiden, sollten zusätzlich mit Antibiotika gegen gramnegative Anaerobier (z. B. Metronidazol-Tbl., 200–300 mg, 4mal täglich eine Woche lang) behandelt werden. Große ulzerierte Bereiche müssen so lange durch Verbandplatten und (jodoformgetränkte) Tamponaden abgedeckt werden, bis eine Granulation bzw. Demarkation der Ulzeration und Nekrose aufgetreten ist.

Läsionen, die weniger häufig mit der HIV-Infektion assoziiert sind (Gruppe 2)

In Gruppe 2 finden sich virale Infektionen (ausgenommen EBV), die in Assoziation mit der HIV-Infektion stehen. Orale Manifestationen können durch Viren der Herpesgruppe (Herpes-simplex-Virus, Varicella-

Orofaziale Manifestation der HIV-Infektion

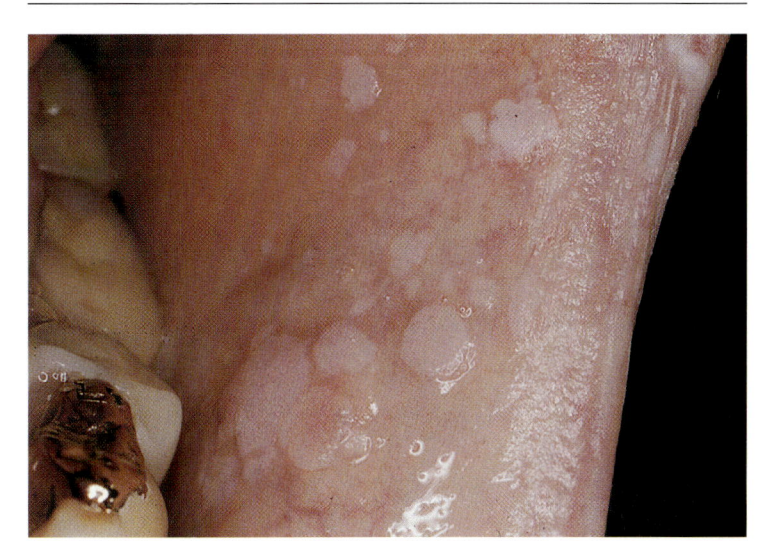

Abb. 21. Fokale epitheliale Hyperplasie (Morbus Heck) der Wangenschleimhaut, durch HPV Typ 13 und 32 verursacht

zoster-Virus, Zytomegalievirus) sowie durch humane Papillomaviren verursacht werden. So wird z. B. die Stomatitis herpetica bei ca. 5 % der HIV-Infizierten beobachtet. Veränderungen in Assoziation mit humanen Papillomaviren (z. B. Verruca vulgaris, Condyloma acuminatum und fokale epitheliale Hyperplasie, Abb. 21) konnten bei Patienten mit HIV-Infektion nachgewiesen werden. HPV-Infektionen kommen bei homosexuellen Männern sowohl an der Mundschleimhaut als auch im Anogenitalbereich und auf der Haut vor.

Zu Gruppe 2 zählen auch die sog. atypischen Ulzerationen. Das grundsätzliche Problem oraler Ulzerationen bei HIV ist diagnostischer Art. Ulzerationen können sowohl durch Pilze, Bakterien, Viren und Tumoren und iatrogen durch Medikamente (Foscarnet, DDC) hervorgerufen werden (Abb. 22). Läßt sich durch entsprechende Untersuchungen die Ursache der Ulzeration feststellen, dann muß eine Therapie gegen die auslösenden Keime erfolgen. Aphthenähnliche Ulzerationen, die häufig bei HIV-Patienten auftreten, sind hinsichtlich ihrer Ursache ungeklärt (Abb. 23).

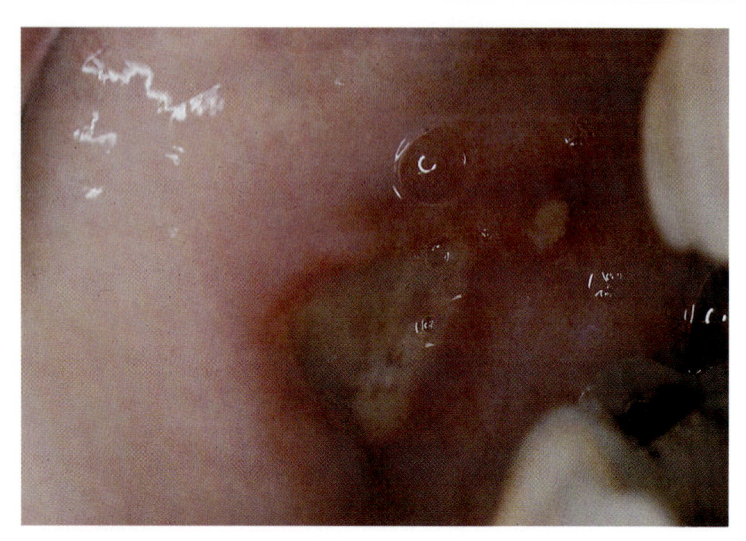

Abb. 22. Ein diagnostisches Problem bereiten orale Ulzerationen. In diesem Fall konnte aufgrund einer immunhistologischen Untersuchung des Biopsats eine Assoziation mit CMV festgestellt werden

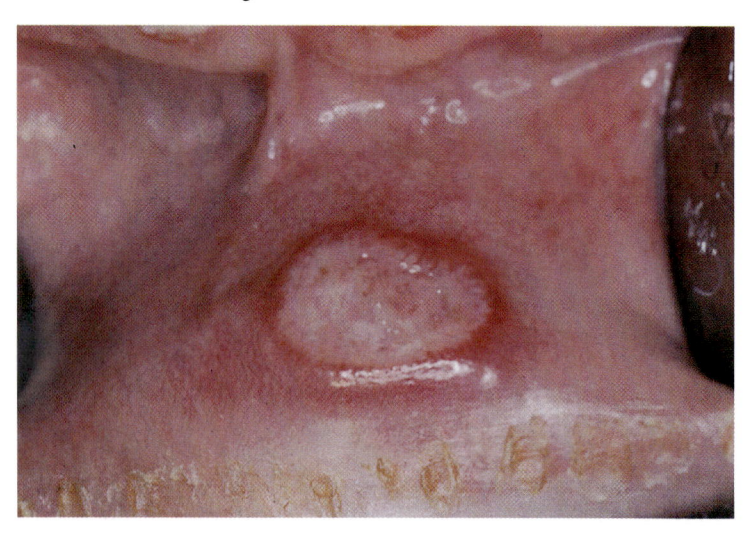

Abb. 23. Aphthenähnliche Ulzeration bei einem HIV-Patienten. Die Ursache für das Auftreten dieser atypischer Ulzerationen ist bislang nicht geklärt

Therapie der Herpes-simplex- und Varicella-zoster-Virusinfektion
(vgl. Tabelle 1)

Die Therapie der Wahl bei HIV-positiven Patienten stellt z. Z. Acyclovir (1–4 g/Tag) dar. Eine Prophylaxe der HSV-Infektion mit Acyclovir (200 mg oral, 5mal/Tag) wird empfohlen. Bei Resistenzen von HSV gegen Acyclovir kann Foscarnet eingesetzt werden. Resistenzen des VZV gegen Acyclovir sind beschrieben worden.

Therapie der Papillomavirusinfektion (vgl. Tabelle 1)

Orale papillomatöse Veränderungen (Verruca vulgaris, Condyloma acuminatum, fokale epitheliale Hyperplasie) werden durch chirurgische Exzision, Laser- oder Kryotherapie entfernt. Antiviral wirksame Substanzen erscheinen nicht indiziert.

Therapie der atypischen Ulzerationen (vgl. Tabelle 1)

Atypische Ulzerationen sprechen gewöhnlich auf die lokale Anwendung von Kortikosteroiden an (Reichart u. Schmidt-Westhausen 1994). Die systemische Gabe kann eine Regression dieser aphthenähnlichen Veränderungen bewirken. Darüber hinaus wurde Thalidomid (100 mg/Tag) für 5–10 Tage erfolgreich eingesetzt. Die teratogene und bei Langzeitanwendung neurotoxische Nebenwirkung muß beachtet werden.

Läsionen, die möglicherweise mit der HIV-Infektion assoziiert sind (Gruppe 3)

In dieser Gruppe finden sich weitere bakterielle und mykotische Infektionen unter Einbeziehung von Einzelbeobachtungen und eher seltenen Veränderungen, über die im Laufe der Zeit berichtet wurde.

Das Lyell-Syndrom (toxic epidermal necrolysis, Abb. 24), das Erythema exsudativum multiforme sowie lichenoide Reaktionen der Mundschleimhaut zählen ebenso zu dieser Gruppe. Diese Veränderungen können durch Medikamente (Sulfonamide, Acetylsalicylsäure,

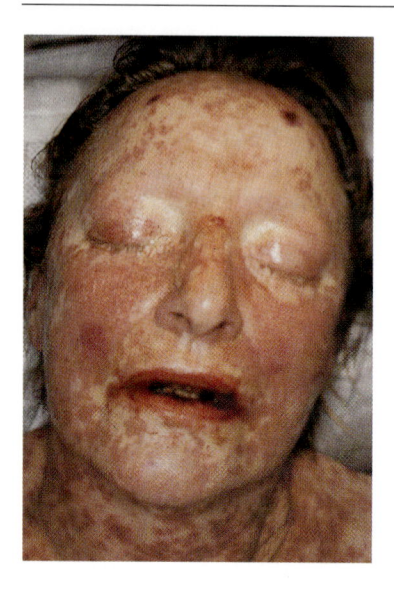

Abb. 24. In seltenen Fällen wird das Lyell-Syndrom beobachtet. Dabei kommt es zu einer Lysis der gesamten Haut und Schleimhaut, häufig mit tödlichem Ausgang. Bei diesen Patienten finden sich neben den Hauterscheinungen auch massive Krusten im Bereich der gesamten Mundhöhle und Lippen

Phenazone) hervorgerufen werden. Bei schweren Nebenwirkungen von Medikamenten müssen Alternativtherapien eingesetzt werden. Schwere Krankheitsbilder wie das Lyell-Syndrom können allerdings auch zum Tode führen.

Zahnärztliche Empfehlungen bei der Behandlung von HIV/Aids-Patienten

Chirurgische Maßnahmen

Wundheilungsstörungen nach Extraktionen und Osteotomien wurden zwar beobachtet (Reichart et al. 1987), jedoch zeigten Studien, daß selbst bei Aids-Patienten nicht vermehrt Wundheilungsstörungen im Sinne eines Dolor post extractionem auftreten, wenn Gerinnungsparameter sowie Thrombozytenzahl und -funktion nicht verändert sind (Porter et al. 1993; Schmidt-Westhausen et al. 1995). Somit erscheint eine antibiotische Prophylaxe nicht zwingend notwendig. Schwere Eingriffe und elektive Eingriffe (Korrektureingriffe) sollten mit Zurückhaltung durchgeführt werden. Implantologische Maßnahmen sind nicht indiziert.

Konservierende Maßnahmen

Konservierende und endodontische Maßnahmen können ohne Einschränkung vorgenommen werden.

Prothetische Maßnahmen

Eine prothetische Therapie bei HIV/Aids-Patienten kann ebenfalls ohne Einschränkung erfolgen. Sie ist oft im Zusammenhang mit einer vorangegangenen Parodontopathie notwendig.

Zusammenfassung

1. Die Mundhöhle – intensiver Diagnostik leicht zugängig – zeigt schon in frühen Stadien der HIV-Infektion orale Manifestationen, die auf eine zugrundeliegende Immundefizienz hinweisen.
2. Läsionen, die eng mit der HIV-Infektion assoziiert sind wie die orale Candidiasis, die gingivoparodontalen Infektionen, die orale Haarleukoplakie, das Kaposi-Sarkom sowie das orale Non-Hodgkin-Lymphom nehmen im Rahmen der Diagnostik eine vorrangige Stellung ein.
3. Multiple, gleichzeitig auftretende oder konsekutive Infektionen mit unterschiedlichen Mikroorganismen sind häufig.
4. Um definitive Diagnosen stellen zu können, sind in den meisten Fällen zusätzliche Untersuchungen (Histopathologie, Kultur) unumgänglich.
5. Dem Arzt oder Zahnarzt sind diverse therapeutische Maßnahmen an die Hand gegeben, wobei zur Therapie einiger oraler Läsionen eine Langzeitmedikation unumgänglich ist.
6. Die orale Candidiasis kann je nach Schweregrad lokal (Miconazol/Nystatin) oder systemisch (Fluconazol) behandelt werden.
7. Die nekrotisierende (ulzerierende) Gingivitis und Parodontitis bedürfen einer ständigen Kontrolle durch den Zahnarzt, wobei die klassischen therapeutischen Maßnahmen aus Scaling, Kürettage, Spülungen mit H_2O_2 (3 %) und Chlorhexidindigluconat (0,1–0,2 %) bestehen. In schweren Fällen kann zusätzlich ein Antibiotikum gegen gramnegative Anaerobier (z. B. Metronidazol) nötig sein.

8. Die orale Haarleukoplakie bedarf selten einer Therapie. Durch Gabe von Acyclovir kommt es zu einer Remission der Veränderung.
9. Isolierte kleinere intraorale Kaposi-Sarkome können entweder chirurgisch oder mittels Laser- oder Kryotherapie behandelt werden. Zusätzliche orale Infektionen müssen durch Wundtoilette und Spülungen mit Chlorhexidin verhindert werden.
10. Wie bei den Kaposi-Sarkomen sollte auch bei den oralen Non-Hodgkin-Lymphomen auf die Vermeidung von Sekundärinfektionen im Rahmen der Tumortherapie geachtet werden.
11. Ein diagnostisches Problem können orale Ulzerationen darstellen, deren Ursache viral, bakteriell, mykotisch, iatrogen oder durch Neoplasie hervorgerufen sein kann.

Literatur

Chandrasekar PH; Molinari JA (1985) Oral candidiasis: forerunner of acquired immunodeficiency syndrome (AIDS)? Oral Surg Oral Med Oral Pathol 60: 532–534

EC-Clearinghouse on Oral Problems Related to HIV Infection and WHO Collaborating Centre on Oral Manifestations of the Human Immunodeficiency Virus (1993) Classification and diagnostic criteria for oral lesions in HIV-infection. J Oral Pathol Med 22: 289–921

Ficarra G, Borson AM, Silverman S Jr et al. (1988) Kaposi's sarcoma of the oral cavity: a study of 134 patients with a review of the pathogenesis, epidemiology, clinical aspects and treatment. Oral Surg Oral Med Oral Pathol 66: 543–550

Greenspan D, Greenspan JS, Conant M, Petersen V, Silverman S Jr, de Souza Y (1984) Oral „hairy" leukoplakia in male homosexuals: evidence of association with both papillomavirus and a herpes virus. Lancet II: 831–834

Greenspan D, Greenspan JS, Pindborg JJ, Schiødt M (1992) Aids – Orale Manifestationen und Infektionsschutz. Deutscher Ärzte-Verlag, Köln

Kaplan LD, Wofsy CB, Volberding PA (1987) Treatment of patients with acquired immunodeficiency syndrome and associated manifestations. J Med Assoc 257: 1357

Kaplan LD; Abrams DI, Feigal E (1989) AIDS-associated non-Hodgkin's lymphoma in San Francisco. JAMA 261: 719–724

Langford A, Dienemann D, Schürmann D, Pohle HD, Pauli G, Stein H, Reichart P (1991) Oral manifestations of AIDS-associated non-Hodgkin's lymphomas. Int J Maxillofac Surg 20: 136–141

Murray P, Winkler J, Sadkowski L et al. (1988) Microbiology of HIV-associated gingivitis and periodontitis. In: Robertson PB, Greenspan JS (eds) Perspectives on oral manifestations of AIDS: diagnosis and management of HIV-associated infections. PSG, Littleton/MA, pp 105–118

Porter SR, Scully C, Luker J (1993) Complications of dental surgery in persons with HIV disease. Oral Surg Oral Med Oral Pathol 75: 165

Reichart P (1992) Oral ulcerations and iatrogenic disease in HIV infection. Oral Surg Oral Med Oral Pathol 73: 212

Reichart PA, Schmidt-Westhausen A (1994) Therapie oraler Manifestationen bei HIV-Infektion. Dtsch Zahnärztl Z 49: 502

Reichart PA, Gelderblom HR, Becker J, Kuntz A (1987) AIDS and the oral cavity. The HIV-infection: virology, etiology, origin, immunology, precautions and clinical observations in 110 patients. Int J Maxillofac Surg 16: 129

Ruhnke M, Eigler A, Tennagen I, Geiseler B, Engelmann E, Trautmann M (1994) Emergence of fluconazole resistant strains of *Candida albicans* in patients with recurrent ortopharyngeal candidiasis and human immunodeficiency virus infection. J Clin Microbiol 32: 2092

Schmidt-Westhausen A, Siebert O, Reichart PA (1995) Wundheilungsstörungen nach zahnärztlich-chirurgischen Eingriffen bei ARC- und Aids-Patienten. Dtsch Zahnärztl Z 50: 56–57

Die kindliche HIV-Infektion

K. Seel, C. Feiterna-Sperling, I. Grosch-Wörner

Epidemiologie

Neben der Übertragung der HIV-Infektion durch infektiöses Blut oder Blutprodukte oder sexuellen Kontakt stellt die vertikale HIV-Transmission den häufigsten Infektionsmodus der kindlichen HIV-Infektion dar. Bei der vertikalen Transmission handelt es sich meist um eine prä- bzw. perinatale Infektion, wesentlich seltener ist eine postpartale Übertragung durch das Stillen.

Weltweit sind nach Schätzungen der WHO bis Juni 1996 kumulativ 27,9 Mio. Menschen, davon 2,4 Mio. Kinder (8,6 %) unter 13 Jahren HIV-infiziert (WHO 1996). An Aids erkrankt sind bisher schätzungsweise 7,7 Mio. Menschen, darunter ca. 1,6 Mio. Kinder.

Aus Europa sind der WHO bis zu diesem Datum kumulativ 6508 pädiatrische Aids-Fälle gemeldet worden (WHO 1996). Die meisten registrierten Fälle in West- und Mitteleuropa stammen aus Spanien (750), Frankreich (619), Italien (567), Großbritannien (231) und Deutschland (110). Die größte Zahl der pädiatrischen Aids-Erkrankungen sind allerdings in Rumänien aufgetreten (3683). Während dort vorwiegend nosokomiale Infektionen eine Rolle spielen, steht in West- und Mitteleuropa die vertikale Transmission mit über 80 % ganz im Vordergrund.

Obwohl in Europa bei etwa 2 Dritteln aller HIV-infizierten Frauen in gebärfähigem Alter ein i.v.-Drogengebrauch vorliegt, hat in den letzten Jahren die Zahl der durch heterosexuellen Kontakt HIV-infizierten Frauen zugenommen, so daß die Zahl HIV-exponierter Neugeborener auch außerhalb von bekannten Risikogruppen eine steigende Tendenz aufweist (ECS 1996).

Vertikale Transmission

Häufigkeit und Zeitpunkt

Die Häufigkeit der vertikalen Transmission unterliegt in Abhängigkeit vom Land und vermutlich auch sozioökonomischen Bedingungen erheblichen Schwankungen. Für den westeuropäischen Bereich konnte in der European Collaborative Study 1994 eine Transmissionsrate von 16,2 % ermittelt werden (ECS 1994 a). Höhere Transmissionsraten finden sich in den USA (20-30 %) und in Afrika (bis zu 45 %) (Connor et al. 1994; Lallemant et al. 1994).

Der Zeitpunkt der vertikalen HIV-Transmission ist derzeit noch nicht ausreichend geklärt. Die Übertragung des Virus von der Mutter auf das Kind kann präpartal, peripartal oder postpartal erfolgen. Als am häufigsten (50-70 %) wird die peripartale HIV-Transmission angenommen, da nur bei etwa 20-50 % der Neugeborenen in den ersten Lebenstagen eine HI-Virämie nachgewiesen werden kann. Dies wird als indirekter Hinweis auf die intrauterine Infektion verstanden (Dunn et al. 1995; ECS 1994 c).

Risikofaktoren der Transmission

Die vertikale HIV-Transmission wird von einer Reihe mütterlicher, geburtsmedizinischer und kindlicher Risikofaktoren beeinflußt.

Ein erhöhtes maternofetales HIV-Transmissionsrisiko besteht bei einer primären HIV-Infektion während der Schwangerschaft, einer fortgeschrittenen HIV-Infektion der Mutter mit hoher p24-Antigenämie und niedriger CD 4-Zellzahl oder einer Koinfektion mit anderen sexuell übertragbaren Erregern. Diese mütterlichen Risikofaktoren sind häufig mit einer hohen Viruslast bei der Schwangeren assoziiert, und aktuelle Studien weisen daraufhin, daß eine hohe Viruslast (HIV-RNA) das perinatale Transmissionsrisiko entscheidend beeinflußt (Dickover et al. 1996; Sperling et al. 1996). Allerdings scheint auch eine geringe Viruslast eine Transmission nicht auszuschließen (Sperling et al. 1996).

Unter den geburtsmedizinischen Faktoren sind die vaginale Entbindung, das Auftreten vorzeitiger Wehentätigkeit, häufig in Verbindung mit einem Amnioninfektionssyndrom, und ein vorzeitiger

Blasensprung von mehr als 4 h mit einer erhöhten vertikalen Transmissionsrate verbunden (Landesman et al. 1996).

Bei vaginalen Zwillingsentbindungen ergibt sich ein deutlich höheres Infektionsrisiko für den vorangehenden ersten Zwilling (Goedert et al. 1991). Ein weiterer kindlicher Risikofaktor stellt die Frühgeburtlichkeit dar (ECS 1992), und eine weitere relevante Infektionsmöglichkeit ist durch das Stillen gegeben, das insbesondere in Afrika einen wesentlichen Übertragungsmodus in bis zu 20 % der Fälle darstellt (Bertolli et al. 1996).

Maßnahmen zur Senkung der vertikalen Transmission

Da mit großer Wahrscheinlichkeit ein Teil der Kinder während der Geburt durch Kontakt mit infektiösem Vaginalsekret oder durch Übertritt von HIV bzw. HIV-infizierten mütterlichen Lymphozyten über die Eihäute während der Wehentätigkeit infiziert wird, ist eine Konsequenz zur Vermeidung der HIV-Übertragung eine primäre Kaiserschnittentbindung am wehenfreien Uterus (Schäfer et al. 1994). Die Ergebnisse der europäischen Studie zeigten, daß sich bei Entbindungen durch Sectio eine deutliche Reduktion der HIV-Transmission erreichen läßt (ECS 1994 a).

Eine weiterer wesentlicher Fortschritt bei der Reduktion der vertikalen HIV-Transmission stellt die Therapie von Mutter und Kind mit Zidovudin (AZT) dar. Nach den Ergebnissen der ACTG-076-Studie läßt sich mit einer Zidovudintherapie in der Schwangerschaft, unter der Geburt und anschließender Therapie des Neugeborenen die vertikale HIV-Transmission um mehr als 60 % senken (Connor et al. 1994). Ein Prozedere entsprechend dem Protokoll der ACTG-076-Studie wird bei allen schwangeren HIV-infizierten Frauen und ihren Neugeborenen empfohlen (CDC 1994 a). Daten zur Langzeittoxizität von AZT bei den Kindern können noch nicht vorliegen, sind jedoch Gegenstand multizentrischer Studien.

Aufgrund der postpartal möglichen HIV-Infektion durch Muttermilch sollte auf das Stillen verzichtet werden.

Durch eine Kombination von primärer Sectio am wehenfreien Uterus, der Zidovudintherapie von Mutter und Kind sowie Verzicht auf das Stillen kann nach ersten Beobachtungen in Deutschland die vertikale Transmissionsrate vermutlich deutlich unter 5 % gesenkt werden (Schäfer et al., unveröffentlichte Ergebnisse 1996).

Weitere Transmissionswege

Neben der vertikalen Transmission spielen andere Infektionswege bei der kindlichen HIV-Infektion in Mittel- und Westeuropa nur eine untergeordnete Rolle. Ein Problem der vergangenen Jahre stellte die HIV-Infektion durch Plasmaderivate bei Hämophilen dar, eine Gefahr, die heute als gering anzusehen ist.

Horizontale HIV-Infektionen sind in Europa v. a. aus Rumänien bekannt. Dort sind nur etwa 5,8 % der gemeldeten Aids-erkrankten Kinder durch vertikale Transmission infiziert, während es sich bei über 38 % um nosokomiale und bei 22 % um transfusionsbedingte Infektionen handelt (WHO-EC 1996).

Fälle von HIV-Infektionen bei Kindern und Jugendlichen durch sexuellen Mißbrauch oder auch homo- und heterosexuelle Prostitution von Jugendlichen stellen nicht nur ein medizinisches Problem dar.

Diagnostik und Monitoring bei Neugeborenen und Säuglingen HIV-infizierter Mütter

Besonderheiten

Eine frühzeitige Sicherung des HIV-Infektionsstatus intrauterin HIV-exponierter Kinder ist dringend erforderlich für die Entscheidung zur Durchführung von Prophylaxemaßnahmen und zum Beginn einer antiretroviralen Therapie. Da bis zum 18. Lebensmonat diaplazentar übertragene mütterliche HIV-Antikörper bei Kindern HIV-infizierter Mütter nachweisbar sein können, lassen sich diese Antikörper nicht zur Diagnosestellung heranziehen. Zur Sicherung des kindlichen Infektionsstatus ist daher der direkte HIV-Genomnachweis in den Lymphozyten des peripheren Blutes mittels der Polymerasekettenreaktion (PCR) von entscheidender Bedeutung.

Die Spezifität dieser Methode liegt, vergleichbar mit der Virusanzucht, bei annähernd 100 %. Die Sensitivität der HIV-PCR liegt aufgrund der unterschiedlichen Infektionszeitpunkte in den ersten 2 Lebenstagen bei 38 %, steigt in den ersten 2 Lebenswochen rasch an und liegt mit 14 Lebenstagen bei 93 %, mit 28 Lebenstagen bei 96 % (Dunn et al. 1995).

Zu beachten ist jedoch, daß kommerzielle Tests bislang nicht alle Subtyp-HIV-1-Varianten erfassen. Angepaßte neue Assays werden in Kürze zur Verfügung stehen. Im Zweifelsfall sollte bei der Erstuntersuchung des HIV-exponierten Kindes eine Untersuchung auch des mütterlichen Blutes mit gleicher Methodik vorgenommen werden, um sicherzugehen, daß das Virusisolat im mütterlichen Blut mit den im Testkit verwendeten PCR-Primern nachgewiesen werden kann.

Bei einem perinatal HIV-exponierten Kind ist die HIV-Infektion mit Sicherheit ausgeschlossen, wenn im Alter von 18 Lebensmonaten auch keine HIV-Antikörper mehr nachweisbar sind.

Bei einem kleinen Anteil (knapp 3 %) von HIV-infizierten PCR-positiven Kindern scheint es im weiteren Verlauf bemerkenswerterweise zu einer Viruselimination zu kommen (Newell et al. 1996).

Nachsorge vertikal HIV-exponierter Säuglinge

Der Schwerpunkt in der Betreuung vertikal HIV-exponierter Säuglinge liegt in der frühzeitigen diagnostischen Klärung des kindlichen HIV-Infektionsstatus. Da unmittelbar postpartal, abhängig vom Infektionszeitpunkt, eine noch geringe Sensitivität der HIV-PCR besteht, sind dazu wiederholte Untersuchungen in kurzfristigen Abständen erforderlich. Sinnvoll sind im ersten Lebensjahr Kontrollen im Alter von 7 Tagen, 14 Tagen, 28 Tagen, 4 Monaten und 12 Monaten. Neben der virologischen Diagnostik ist gleichzeitig ein Monitoring klinischer und immunologischer Parameter, wie die Bestimmung der CD 4-Zellzahl und der quantitativen Immunglobuline im Serum, erforderlich.

Bei perinatal HIV-infizierten Kindern tritt eine mit hoher Morbidität und Mortalität verbundene Pneumocystis-carinii-Pneumonie (PcP) am häufigsten im Alter von 3–6 Monaten auf. Nach Empfehlungen der CDC (1995 a) erhalten alle HIV-exponierten Säuglinge, beginnend mit einem Alter von 4–6 Wochen, eine PcP-Prophylaxe bis zu der definitiven Klärung des Infektionsstatus (s. S. 146).

Zur Sicherung eines ausreichenden Impfschutzes sollte bei allen HIV-exponierten Kindern auf eine zeitgerechte Durchführung der Regelimpfungen unter Berücksichtigung der Kontraindikationen geachtet werden (s. S. 138/139).

Klassifikation der HIV-Infektion bei Kindern unter 13 Jahren

Tabelle 1. Die pädiatrische HIV-Klassifikation von 1994 (CDC 1994 b)

Immunologische Kategorie	Klinische Symptomatik			
	N	A	B	C
Immunsuppression	Keine	Leicht	Mittelschwer	Schwer
1 Keine	N 1	A 1	B 1	C 1
2 Mittelschwer	N 2	A 2	B 2	C 2
3 Schwer	N 3	A 3	B 3	C 3

Bei unklarem Infektionsstatus werden die Untergruppen durch den Buchstaben E erweitert. Beispiel: EN 2

Tabelle 1 zeigt die im September 1994 von den Centers for Disease Control (CDC 1994 b) veröffentlichte neue Einteilung der HIV-Infektion bei Kindern unter 13 Jahren. Diese ersetzt die bis dahin geltende Klassifikation von 1987. Mit der neuen Klassifikation wurde eine Angleichung an die der Erwachsenen versucht. Befunde bei HIV-infizierten Kindern werden sich gegenseitig ausschließenden Kriterien zugeordnet. Die Stadien werden anhand folgender Parameter definiert: Infektionsstatus, klinischer Status (nachfolgende Übersicht und Tabelle 2), immunologischer Status (Tabelle 2).

Eine einmal vorgenommene Klassifikation kann trotz einer möglichen Verbesserung einer der 3 Parameter nicht mehr verändert werden. Damit soll das Krankheitsstadium bestimmt und eine prognostische Aussage möglich werden. Die Diagnose einer kindlichen HIV-Infektion vor dem 18. Lebensmonat wird nach der neuen Klassifikation durch das mindestens zweimalig positive Ergebnis von einem oder mehrerer der 3 Virusdirektnachweisverfahren (HIV-Kultur, HIV-PCR, HIV-p24-Antigen) oder durch die Erkrankung mit bestimmten Aids-Indikatorkrankheiten gesichert. Nach dem 18. Lebensmonat reicht der mehrfach durchgeführte positive HIV-Antikörpertest ELISA (Western Blot oder Immunfluoreszenztest als Bestätigung) aus.

Ein Kind einer HIV-positiven Mutter, dessen Infektionsstatus noch nicht geklärt werden konnte, gilt als perinatal exponiert (Präfix E). Als Seroreverter gilt ein Kind, das von einer HIV-infizierten Mutter geboren wurde und bei dem nach dem 18. Lebensmonat keine Antikörper gegen HIV mehr nachweisbar sind, sofern kein anderer Laborbeweis

Klinische Stadien der HIV-Infektion bei Kindern unter 13 Jahren (CDC 1994 b)

Stadium N: Keine klinische Symptomatik.

Stadium A: Leichte klinische Symptomatik (Kinder mit 2 oder mehr der gelisteten Symptome, aber ohne Symptome/Erkrankungen der Stadien B und C). Lymphadenopathie, Hepatomegalie, Splenomegalie, Dermatitis, Parotitis, rezidivierende oder persistierende Infekte der oberen Luftwege, Sinusitis oder Otitis media.

Stadium B: Mittelschwere klinische Symptomatik (weder A noch C). Unter anderem Anämie (Hb unter 8 g/Tagl), Neutropenie (unter 1000/µl), Thrombozytopenie (unter 100000/µl) länger als 30 Tage, Episode einer bakteriellen Meningitis, Pneumonie oder Sepsis, oropharyngeale Candidiasis (länger als 2 Monate bei Kindern älter als 6 Lebensmonate), Kardiomyopathie, CMV-Infektion, rezidivierende oder chronische Diarrhöen, Hepatitis, rezidivierende HSV-Stomatitis, HSV-Bronchitis, -Pneumonie oder -Ösophagitis, Infektion mit Herpes-zoster-Virus (mindestens 2 Episoden oder mehr als ein betroffenes Dermatom), Leiomyosarkom, LIP (lymphozytäre interstitielle Pneumonie) oder lymphozytärer Lungenhyperplasiekomplex, Nephropathie, Nocardiose, Fieber länger als ein Monat, Toxoplasmose vor 1. Lebensmonat, disseminierte Varizelleninfektion.

Stadium C: Schwere klinische Symptomatik. Mehrere oder rezidivierende schwere bakterielle Infektionen (mindestens 2 kulturell bestätigte Infektionen innerhalb von 2 Jahren), Candidiasis von Ösophagus oder Lunge, disseminierte Kokzidioidomykose, extrapulmonale Kryptokokkose, Kryptosporidiose oder Isosporidiose mit Diarrhö (länger als 1 Monat), CMV-Infektion (an anderer Stelle als Leber, Milz oder Lymphknoten), Enzephalopathie, mukokutane HSV-Ulzeration (länger als 1 Monat), HSV-bedingte Bronchitis, Pneumonie oder Ösophagitis, disseminierte Histoplasmose, Kaposi-Sarkom, primäres Lymphom des Gehirns, Burkitt-Lymphom, disseminierte oder extrapulmonale Tuberkulose, disseminierte Mykobakteriose (M.-avium-Komplex, M. kansasii, nicht identifizierbare Mykobakterien), Pneumocystis-carinii-Pneumonie, progressive multifokale Leukenzephalopathie, rezidivierende nichttyphöse Salmonellose, Toxoplasmose des Gehirns, Wasting-Syndrom.

Tabelle 2. Immunologische Kriterien der pädiatrischen HIV-Klassifikation von 1994, basierend auf der CD 4-Lymphozytenzahl (CDC 1994 b)

Immunologische Kategorie	Alter des Kindes					
	12 Monate		1–5 Jahre		6–12 Jahre	
Immunsuppression	[µl]	[%]	[µl]	[%]	[µl]	[%]
1 Keine	≥ 1500	≥ 25	≥ 1000	≥ 25	≥ 500	≥ 2
2 Mittelschwer	750–1499	15–24	500–999	15–24	200–499	15–24
3 Schwer	< 750	< 15	< 500	< 15	< 200	< 15

für eine HIV-Infektion spricht oder das Kind bereits eine Aids-definierende Erkrankung gehabt hat.

Bezüglich des klinischen Status werden die Kinder in verschiedene Stadien (N, A, B, C) eingeteilt. N steht für fehlende klinische Zeichen. Exponierte Kinder sollen damit als eher infiziert (EA) bzw. nicht infiziert (EN) erkannt werden. Das klinische Stadium A umfaßt Kinder mit milden Symptomen. Im Stadium C befinden sich Kinder mit Aids-definierenden Erkrankungen mit Ausnahme der LIP, die wegen ihrer besseren Prognose dem Stadium B zugeordnet wird. Weitere HIV-assoziierte Symptome, die weder A noch C zugeordnet werden können, gehören zum Stadium B.

Die Einteilung des immunologischen Status berücksichtigt die altersabhängigen Normwerte der CD 4-Lymphozyten. Ab dem 6. Lebensjahr gelten die Normwerte von Erwachsenen.

Verlauf der HIV-Infektion

Nur prospektiv erhobene Daten lassen valide Aussagen zum natürlichen Verlauf der HIV-Infektion bei Kindern HIV-infizierter Mütter zu. Vergleichskollektiv in den entsprechenden Studien sind die Kinder HIV-infizierter Mütter, die während der Schwangerschaft und unter der Geburt nicht HIV-infiziert wurden.

1986 wurden die beiden relevanten HIV-Perinatalstudien etabliert, „The French Prospective Study" und „The European Collaborative Study" (ECS). Die mit mütterlichen Daten von Geburt an prospektiv erhobenen Befunde von 3500 Kindern liegen inzwischen zur gemeinsamen Auswertung vor („Morbity and mortality in European child-

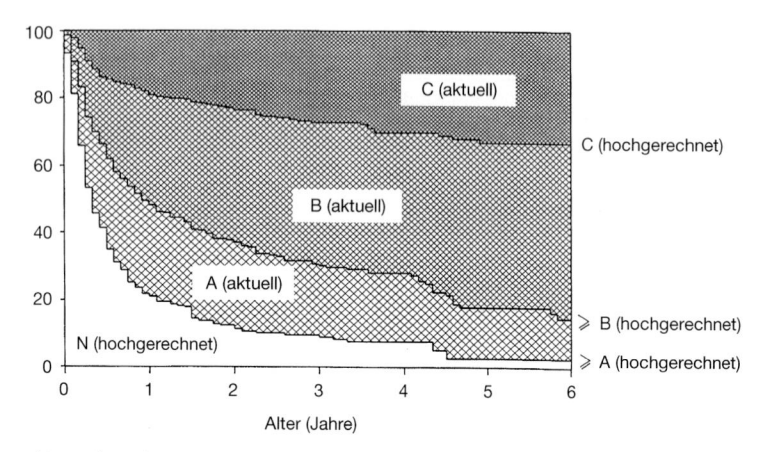

Abb. 1. Klinischer Verlauf der kindlichen HIV-Infektion nach prospektiv erhobenen Daten (ECS 1996, im Druck)

ren vertically infected by HIV-1", in press). Im Auswertungszeitraum über 6 Jahre ergeben sich bezüglich Morbidität, Mortalität und Entwicklung des Immundefektes bei 400 HIV-infizierten Kindern aus diesem Kollektiv folgende Ergebnisse (Abb. 1):

Die Aids-Prävalenz im 1. Lebensjahr ist 19 %, am Ende des 4. Lebensjahres ist mit 30 % Aids-Erkrankungen zu rechnen. Weiter ist zu diesem Zeitpunkt zu erwarten, daß 42 % der Kinder das Stadium B, 20 % der Kinder Stadium A erreichen und 8 % der Kinder klinisch und immunologisch unauffällig sind (Stadium N).

Am Ende des 6. Lebensjahres ist die geschätzte Aids-Prävalenz 33 %. Die Progression zu Aids ist damit nach dem 1. Lebensjahr mit 4,5 % pro Jahr relativ konstant und deutlich geringer als im 1. Lebensjahr.

Die Aids-definierenden Erkrankungen sind weiterhin opportunistische Infektionen, die Enzephalopathie und schwere rezidivierende bakterielle Infektionen, wie auch schon in früheren Auswertungen beschrieben (ECS 1994 b). Dort war die Pneumocystis carinii mit Abstand die dominierende Aids-definierende opportunistische Infektion (38,2 %), die v. a. den Säuglingen gefährlich wird, gefolgt von Erkrankungen durch eine CMV-Infektion (8,8 %), Kryptosporidiosen (11,8 %) und ösophagealer Candidiasis (8,8 %). Von den weiteren Aids-definierenden Erkrankungen war die Enzephalopathie mit 5,9 % (in Kombination 11,8 %) vertreten, die schweren rezidivierenden bakteriellen Infektionen mit 17,7 % und die lymphoide interstitielle Pneumonie mit 8,8 %.

Bezüglich der Mortalität ergibt sich folgendes Bild: 26 % der Kinder sterben vor dem 6. Lebensjahr. Die mittlere Überlebenszeit nach Aids beträgt 23 Monate. Extrem kurz war bislang die Überlebenszeit bei den Säuglingen mit Pneumocystis-carinii-Pneumonie. Durch moderne intensivmedizinische aggressive Behandlungsverfahren beträgt die mittlere Überlebenszeit inzwischen 27 Monate (Wong u. Chundu 1994). Für die Enzephalopathie werden mit 22 Monaten ebenfalls kurze Überlebenszeiten angegeben (Lobato et al. 1995).

Bezüglich immunologischer Parameter ist folgende Entwicklung zu erwarten: Die Progression zum mittelschweren Immundefekt (N 2) ist pro Jahr bei ca. 15 % der Kinder anzunehmen. Mit 6 Jahren haben 99 % der Kinder einen mittelschweren Immundefekt, 77 % der Kinder einen schweren. Und wie bei der klinischen Symptomatik ist bei der Manifestation des Immundefektes das 1. Lebensjahr mit dem höchsten Risiko belastet. Eine schwere Immunsuppression erleiden 18 % der Kinder im 1. Lebensjahr, danach sind es 10 % der Kinder pro Jahr.

Insgesamt ist der Verlauf der kindlichen HIV-Infektion dem bei erwachsenen HIV-Patienten ähnlich. Bei Geburt sind die Kinder weder klinisch noch bezüglich immunologischer Eckdaten gegenüber dem Kontrollkollektiv auffällig (ECS 1994 c). In den ersten Lebensmonaten entwickeln die Kinder dann milde und unspezifische klinische Symptome, die auch wieder verschwinden können, vergleichbar der akuten HIV-Krankheit. Diese sind u. a. Leber-und Milzvergrößerungen, Lymphknotenschwellungen, Entzündungen der Ohrspeicheldrüse, Hautveränderungen oder leichte bakterielle Infektionen (ECS 1994 b).

Der Hauptunterschied zwischen Kindern und Erwachsenen ist die hohe Aids-Prävalenz im 1. Lebensjahr. Die Ursachen dieser raschen Progression bei ca. 20 % der Kinder sind unklar, eine multifaktorielle Genese wird angenommen (Zeitpunkt der Transmission, Virustyp, Viruslast).

Durch verbesserte Diagnostik, frühe Klärung des Infektionsstatus und bessere therapeutische und prophylaktische Möglichkeiten sollte sich in Zukunft dieses Bild ändern lassen. Vor allem die frühzeitige Pneumocystisprophylaxe ab der 4. Lebenswoche entsprechend den revidierten CDC-Kriterien (CDC 1995 a) und eine frühzeitige antiretrovirale Therapie (abhängig von der Virusbelastung) sollten

Morbidität und Mortalität drastisch senken und dadurch auch die kindliche HIV-Infektion zu einer zwar chronischen, aber durchaus behandelbaren Erkrankung werden lassen.

Antiretrovirale Therapie

Studien zur antiretroviralen Therapie der kindlichen HIV-Infektion werden seit 1991 im Rahmen des europäischen Netzwerkes PENTA (Paediatric European Network for Treatment of Aids) durchgeführt.

PENTA 1 wurde 1991 etabliert und hatte als Studienziel die Frage, ob ein früher Einsatz der antiretroviral wirksamen Substanzen gegenüber einem späteren Einsatz im Verlauf der kindlichen HIV-Infektion von Vorteil wäre, ein Studienziel ähnlich dem der Concorde-Studie bei Erwachsenen. Studienmedikation war Zidovudin in einer Dosierung von 600 mg/m² in 3 Einzeldosen vs. Placebo. Nach Bekanntwerden der Ergebnisse der Delta-Studie im September 1995 (Hammer et al. 1995) wurde die Verblindung der Studie aufgehoben. Die Delta-Studie hatte eindeutig den Vorteil einer Kombinationstherapie gegenüber der Monotherapie gezeigt, eine Monotherapie war deshalb nicht mehr zu tolerieren. Die Studie läuft unverblindet unter Zugabe weiterer antiretroviral wirksamer Medikamente weiter. Mit Stand Oktober 1995 waren 197 Kinder in PENTA 1 im Follow-up.

PENTA 3 wurde mit den Verläufen von 89 Kindern Ende 1996 geschlossen. Studienziel war hier die Prüfung einer primären Kombinationstherapie bei nicht vorbehandelten HIV-infizierten Kindern mit Zalcitabin (0,03 mg/kg KG/Tag in 3 Einzeldosen) und Zidovudin in einer Dosierung von 600 mg/m²/Tag (mindestens 360 mg/m²/Tag) in 3 Einzeldosen gegenüber der Monotherapie mit Zidovudin.

PENTA 4 ist ebenfalls abgeschlossen, die Verläufe von 171 Kindern stehen zur Auswertung an. Studienziel war hier bei mit Zidovudin oder Didanosin oder einer Kombination von beiden vorbehandelten Kindern die Zugabe von Lamivudin/Lamivudinplacebo in einer Dosierung von 8 mg/kg in 2 Einzeldosen/Tag.

Es werden also Antworten zu erwarten sein zur Beeinflussung des natürlichen Verlaufes der kindlichen HIV-Infektion bei frühem vs. verspätetem Einsatz der antiretroviralen Therapie, wobei die Daten der Viruslast korreliert sein werden (PENTA 1).

Weiter werden die Studien ergeben, ob die Kombination von Zalcitabin und Zidovudin gegenüber der Monotherapie mit Zidovudin Vorteile bei nicht vorbehandelten Kindern erwarten läßt (PENTA 3), und es wird der Wert einer Zugabe von Lamivudin bei vorbehandelten Kindern zu erfahren sein (PENTA 4).

Entsprechend den seit 1996 vorliegenden Strategien zur antiretroviralen Behandlung der HIV-Infektion bei Erwachsenen (Consensus Statement 1996) werden auch im Rahmen von PENTA Studien zur Prüfung der Wirksamkeit des Einsatzes von Proteaseinhibitoren bei vorbehandelten und nicht vorbehandelten Kindern durchgeführt werden. So wird PENTA 5 die Zugabe von Nelfinavir zur Kombination von Zidovudin und Lamivudin oder 1592U89 und Lamivudin prüfen. 1592U89 ist ein neuerer Reverse-Transkriptase-Hemmer vom Nukleosidanalogon-Typ. Zielgruppe sind nicht vorbehandelte HIV-infizierte Kinder.

PENTA 6 hat als Zielgruppe vorbehandelte Kinder und wird als Art Salvagetherapie den Einsatz von Stavudin + Lamivudin (3TC) + Nelfinavir im Vergleich zu 1592U85 + Lamivudin (3TC) + Nelfinavir prüfen.

Eine Studie zum frühen Einsatz einer Dreifachtherapie bei HIV-infizierten Neugeborenen ist ebenfalls geplant.

Die antiretroviral wirksamen Medikamente kommen in den PENTA-Studien in folgenden Dosierungen zum Einsatz:

Zidovudin: 360 mg/m^2/Tag in 2 oder 3 Einzeldosen,
1592U89: 16 mg/kg/Tag in 2 Einzeldosen,
Lamivudin 8 mg/kg/Tag in 2 Einzeldosen,
Stavudin 2 mg/kg/Tag in 2 Einzeldosen,
Nelfinavir 60 mg/kg/Tag in 3 Einzeldosen.

Festzuhalten ist, daß in Deutschland nur Zidovudin und Didanosin zum Einsatz im pädiatrischen Bereich zugelassen sind.

Rationale für diese Studien sind die neueren Erkenntnisse der ständigen, auf hohem Niveau stattfindenden Replikation von HIV (Ho et al. 1995; Coffin 1995) und Studienergebnisse, die belegen, daß die Progression zu Aids und das Überleben direkt mit der Höhe der anfänglichen Viruslast korreliert sind (Mellors et al. 1996).

Ziel und Verpflichtung der Studien ist, ähnlich wie bei Erwachsenen, auch für Kinder eine optimale, den neuesten Erkenntnissen angepaßte antiretrovirale Therapie nach wissenschaftlichen Kenntnissen zu erarbeiten. Nur von der Erwachsenentherapie ohne Prüfung übernommene Therapiekonzepte können den spezifischen Erfordernissen im Verlauf der kindlichen HIV-Infektion nicht gerecht werden, können sogar schädlich sein.

Angesichts geringer Fallzahlen auf nationalen Ebenen können die Studien nur gelingen und die zwingend zu klärenden Fragen beantwortet werden, wenn durch multizentrische Zusammenarbeit genügend HIV-infizierte Kinder rekrutiert werden. Das PENTA-Netzwerk bietet ideale Voraussetzungen für klinische Therapiestudien, und alle betroffenen Kinder sollten zwecks schneller Erkenntnisgewinnung in PENTA-Studien eingebracht werden.

Impfungen

HIV-exponierte und HIV-infizierte Kinder sollten im wesentlichen nach den Impfempfehlungen der Ständigen Impfkommission (STIKO 1996) geimpft werden. Danach kann mit den Regelimpfungen (DPT, Hib, Hepatitis B und Polio) ab dem 3. Lebensmonat begonnen werden.

Die orale Polioimpfung ist für HIV-infizierte Personen generell kontraindiziert. Dies gilt auch für die im gleichen Haushalt lebenden Kontaktpersonen. Empfohlen wird hier eine Impfung mit einer inaktivierten Poliovakzine nach Salk, die 2- bis 3mal im Abstand von 8 Wochen subkutan verabreicht wird.

Während Totimpfstoffe bei allen HIV-Patienten eingesetzt werden können, muß bei den Lebendimpfstoffen differenziert werden. Die Masern-Mumps-Röteln-Impfung (MMR) kann bei allen asymptomatischen Patienten durchgeführt werden. Aufgrund der möglicherweise sehr schweren Verläufe der Masernerkrankung wird gegenwärtig empfohlen, auch symptomatische Patienten zu impfen. Ausgeschlossen werden nur Patienten mit einer schweren Immunsuppression (CDC 1996). Die BCG-Impfung ist generell kontraindiziert. Die Pneumokokkenimpfung wird zusätzlich zu den üblichen Impfungen für HIV-infizierte Kinder, die älter als 2 Jahre sind, empfohlen. Die Indikationsstellung zur Influenzaimpfung bei HIV-infizierten Patienten wird kontrovers diskutiert, eine allgemeine Empfehlung existiert nicht.

Von Erwachsenen liegen Berichte vor, die zeigen, daß die Viruslast 7–14 Tage nach Impfungen (Influenza, Pneumokokken, Tetanus, Masern) kurzfristig ansteigen kann (Ward et al. 1996; O'Brien et al.1995). Dies macht deutlich, daß es zu einer Stimulierung des Immunsystems mit vermehrter HIV-Replikation durch verschiedene Immunogene kommen kann.

Mit fortschreitendem Immundefekt wird der immunologische Erfolg einer Impfung geringer. Daher sollten HIV-infizierte und -exponierte Kinder möglichst frühzeitig und vollständig geimpft werden. Eine Impfantwort sollte durch wiederholte Bestimmungen der Impftiter kontrolliert werden, evtl. müssen die Patienten nachgeimpft werden (Belohradsky u. Nißl 1992). Bekommen Kinder zur Prophylaxe von bakteriellen und viralen Infektionen Immunglobuline, so muß bei anstehenden Impfungen auf einen ausreichenden Abstand zur letzten und zur nächsten Immunglobulingabe geachtet werden, damit es zu keinen Interaktionen zwischen Impfstoff und den verabreichten Antikörpern kommt.

Bei Kontakt von HIV-infizierten Kindern mit Varicella-zoster-Infizierten (Windpocken und Gürtelrose) und Masernpatienten sollten Schutzmaßnahmen (Postexpositionsprophylaxe) ergriffen werden:

Varicella-zoster-Virus: Varicella-zoster-Immunglobulin 1 ml/kg i.v. oder 0,2–0,5 ml/kg (maximal 5 ml) i.m innerhalb von 96 h post expositionem.

Masernvirus: humanes Immunglobulin 0,25–0,5 ml/kg i.m. oder 1–2 ml/kg i.v. innerhalb von 2–3 Tagen nach Kontakt. Bei Patienten, die regelmäßig 100–400 mg/kg i.v. Immunglobuline erhalten, ist eine zusätzliche Immunglobulingabe nicht notwendig, sofern die letzte Gabe nicht länger als 3 Wochen zurückliegt (CDC 1995 b).

Opportunistische Infektionen bei kindlicher HIV-Infektion

Bakterielle Infektionen

Häufige bakterielle Infektionen sind für die Polymorbidität HIV-infizierter Kinder verantwortlich. Akute und/oder rezidivierende Pneumonien, Bakteriämien und Sepsis (v. a. Streptococcus pneumoniae, Haemophilus influenzae Typ B, B-Streptokokken, Pseudomonas aeruginosa, Klebsiella pneumoniae, Salmonella-Species), Otitis media, purulente Rhinitis und Sinusitits (S. epidermidis et pneumoniae, P.

aeruginosa), Haut- und Wundinfektionen (S. aureus et epidermidis) sind zu erwarten.

Die antibiotische Therapie kann zunächst in üblicher Weise empirisch durchgeführt werden und sollte nach Keimisolierung und Resistenztestung dann ggf. umgestellt werden (Marchisio et al. 1996; Wahn et al. 1993).

Bei vielen Kindern wird eine primäre Chemoprophylaxe mit TMP/SMZ gegenüber Pneumocystis carinii durchgeführt. Wegen der breiten antibakteriellen Aktivität ist zu erwarten, daß die Inzidenz auch anderer bakterieller Infektionen gesenkt werden kann (Wahn et al. 1993). Eine Therapieempfehlung für TMP/SMZ besteht aber nur für die Pneumocystisprophylaxe (CDC 1995 a).

Bei der Salmonellenenteritis wird beim HIV-infizierten Kind eine antibiotische Therapie empfohlen, da das Risiko für Bakteriämie oder Sepsis bei diesen Patienten besonders hoch ist (Wahn et al. 1993). Wichtig ist die Expositionsprophylaxe. Als Primärprophylaxe kann die Impfung gegen Haemophilus influenzae Typ B angesehen werden.

Eine Sekundärprophylaxe von bakteriellen und viralen Infektionen ist die Dauertherapie mit Immunglobulinen. Als Dosis werden 400 mg/kg i. v. alle 4 Wochen empfohlen (Calvelli u. Rubinstein 1986). Eine große Anzahl von Studien und Fallbeschreibungen konnten bei der Behandlung mit intravenösen polyvalenten Immunglobulinen eine verminderte Inzidenz schwerer bakterieller Infektionen zeigen. In prospektiven Studien läßt sich dieser Effekt als CD 4-Zahl-abhängig (> 200/µl) darstellen (Mofenson 1991). Des weiteren konnte bei Kindern mit symptomatischer HIV-Infektion, die gleichzeitig Zidovudin, eine Trimethoprim/Sulfamethoxazol-Prophylaxe und intravenös polyvalente Immunglobuline erhielten, kein zusätzlicher Schutz gegenüber schweren bakteriellen Infektionen gesehen werden, jedoch bei Kindern, die Zidovudin und Immunglobuline ohne TMP/SMZ-Prophylaxe erhielten (Mofenson u. Spector 1994).

Atypische Mykobakteriose

Atypische Mykobakterien sind Saprophyten und finden sich ubiquitär in der Umwelt. Mycobacterium avium intracellulare z. B. in Bodenproben und Hausstaub, Mycobacterium kansasii z. B. in Wasserleitungen.

Die überwiegend durch Mycobacterium avium intracellulare (MAC- oder MAI-Infektion) hervorgerufene atypische Mykobakteriose ist bei Kindern eine zunehmend häufige und problematische opportunistische Infektion. Klinisch manifestiert sich die systemische MAI-Infektion mit Fieber, Gewichtsverlust (> 5 % Verlust vom Ausgangsgewicht), Anämie, Erhöhung der GPT (3mal höher als die obere Normgrenze), Leukopenie und Nachtschweiß (Havlir et al. 1996). Die gastrointestinale Manifestation führt zu chronischen Durchfällen, Malabsorption und einer Kolitis. Eine extrahepatische Manifestation kann zur Gallengangsobstruktion bei periportaler Lymphadenopathie führen (Lewis 1994). Ungeachtet dessen liegen jedoch nur wenige Berichte über Klinik und Therapie dieser Erkrankung bei pädiatrischen Patienten vor. Da die MAI-Infektion erst spät im Verlauf der HIV-Infektion auftritt, in dem bereits weitere klinische Auffälligkeiten bestehen, ist die Diagnosestellung erschwert und häufig verzögert.

Patienten mit CD 4-Zahlen < 100/µl zeigen die höchste Inzidenz (bis 40 %/Jahr), an einer disseminierten MAI-Infektion zu erkranken (Gleason-Morgan 1994; Lewis et al. 1992). Von den CDC (1997) wird für Kinder ≥6 Jahre mit einer CD 4-Zellzahl <50/µl, für Kinder zwischen 2 und 6 Jahren mit einer CD 4-Zellzahl <75/µl, für Kinder zwischen 1 und 2 Jahren mit einer CD 4-Zellzahl <500/µl und für Kinder <1. Lebensjahr mit einer CD 4-Zellzahl <750/µl folgende orale MAI-Prophylaxe empfohlen: Clarithromycin 7,5 mg/kg (max. 500 mg) in 2 ED oder Azithromycin 20 mg/kg (max. 1200 mg) 1 × pro Woche. Alternative Empfehlungen für Kinder ≥6 Jahre Rifabutin 300 mg p.o. in einer ED, für Kinder ≤6 Jahre 5 mg/kg in einer ED, sobald eine orale Suspension erhältlich ist oder Azithromycin 5 mg/kg (max. 250 mg) p.o. in einer ED.

Die Effektivität der Clarithromycinprophylaxe konnte in einer Doppelblindstudie bestätigt werden (Pierce et al. 1996). Als p.o.-Rezidivprophylaxe wird folgendes Procedere empfohlen: Clarithromycin in einer Dosis von 7,5 mg/kg (max. 500 mg) in 2 ED und mindestens eines der folgenden Medikamente: Ethambutol in einer Dosis von 15 mg/kg (max. 900 mg) in einer ED; Rifabutin in einer Dosis von 5 mg/kg (max. 300 mg) in einer ED.

Bei Erwachsenen wurde in einer Doppelblindstudie die prophylaktische Gabe von Rifabutin vs. Azithromycin vs. Kombination von Rifabutin und Azithromycin untersucht (Havlir et al. 1996) Es stellte sich heraus, daß die wöchentliche Gabe von Azithromycin (1200 mg) der Gabe von Rifabutin (300 mg/Tag) überlegen ist hinsichtlich der Risikoreduktion (60 % vs. 50 %) einer disseminierten MAI-Infektion und der Verminderung der Infektionen des Respirationstraktes (Pneumonie, Sinusitis). Eine Kombination beider Medikamente führt zu einer weiteren Risikoreduktion (72 %).

Die Therapie der systemischen MAI-Infektion muß eine Kombinationstherapie sein, wobei mindestens ein Makrolidantibiotikum (Clarithromycin oder Azithromycin) verabreicht werden sollte. Eine Studie bei Erwachsenen von Shafran et al. (1996) konnte den Vorteil der Dreifachtherapie mit Rifabutin (600 mg/Tag), Ethambutol (15 mg/kg/Tag) und Clarithromycin (1000 mg/Tag in 2 ED) gegenüber der bis dahin empfohlenen Vierfachtherapie mit Rifampin (600 mg/Tag), Ethambutol (15 mg/kg/Tag), Clofazimin (100 mg/Tag) und Ciprofloxacin (750 mg/Tag in 2 ED) zeigen. Die Blutkulturen wurden bei 69 % der Patienten mit der Dreifachtherapie und nur bei 29 % der Patienten mit Vierfachtherapie steril. Bei der Dreifachtherapie kam es häufiger (78 %) zu einem Verschwinden der Bakteriämie nach 4 Wochen Therapie als bei der Vierfachtherapie (40 %). Das Überleben im Median war in der Gruppe der Patienten mit Dreifachtherapie (8,6 Monate) gegenüber den Patienten mit der Vierfachtherapie (5,2 Monate) besser.

Virale Infektionen

Besondere Bedeutung kommt den Viren aus der Herpesgruppe zu wie Herpes simplex 1 und 2 (HSV), Varicella zoster (VZV), Zytomegalie (CMV) und Epstein-Barr (EBV). Nach der Primärinfektion persistieren die Erreger lebenslang, und in fortgeschrittenen Stadien der HIV-Infektion kann es neben Primärinfektionen zu Reaktivierungen mit sehr schweren Krankheitsverläufen kommen. Für HSV- und VZV-Infektionen ist Aciclovir das Mittel der Wahl. Disseminierte CMV-Infektionen (v. a. Retinitis, Kolitis, Ösophagitis) sind die häufigsten Aids-Manifestationen bei Kindern. Zur Therapie bzw. Rezidivprophylaxe werden Ganciclovir i.v. und Foscarnet i.v. eingesetzt (Wahn et al. 1993). Phase-I/II-Studien zur Anwendung von oralem Ganciclovir bei Kindern liegen vor.

Zu den typischen lymphoproliferativen Komplikationen einer EBV-Infektion im Kindesalter gehören die lymphozytäre interstitielle Pneumonie (LIP) und die chronisch rezidivierende Parotisschwellung. Die orale Haarleukoplakie ist im Kindesalter selten und nicht behandlungsbedürftig. Die LIP muß gegebenenfalls symptomatisch mit Sauerstoff und Bronchodilatatoren behandelt werden. Bei einem pO2 unter 65 mm Hg kann ein Therapieversuch mit Steroiden gemacht werden. Eine etablierte virustatische Therapie EBV-assoziierter Manifestationen gibt es nicht.

Pilzinfektionen

Die häufigste Manifestation von Pilzinfektionen im Kindesalter ist die Candidiasis. Meist ist die oropharyngeale Soorinfektion (Candida albicans) klinisch zu diagnostizieren. In Zweifelsfällen müssen Abstriche entnommen werden.

Die rezidivierende oder chronische therapieresistente oropharyngeale Candidiasis ist die früheste und häufigste Manifestation einer kindlichen HIV-Infektion und gilt für den Krankheitsverlauf als prognostisch ungünstig (ECS 1991). Die Soorösophagitis (klinisch manifest durch retrosternale Schluckbeschwerden) ist ein häufiger Befund, seltener treten Candidasepsis und viszerale Manifestationen auf.

Eine Anzucht der Sproßpilze mit Differenzierung und Resistenzprüfung vor und unter der Therapie ist bei rezidivierendem oropharyngealen Soor einzuleiten. Bei erniedrigten CD 4-Zellzahlen (< 200/µl) sind mykoserologische Untersuchungen (Candidaantigen, -antikörper) in die Diagnostik mit einzubeziehen.

Die Therapie des oropharyngealen Soor erfolgt lokal, bei Persistenz systemisch (Nystatin, Clotrimazol, Fluconazol oder Itraconazol). Bei ausgedehnter Candidiasis (z. B. Soorösophagitis mit Schluckbeschwerden und retrosternalen Schmerzen) oder Therapieresistenz ist Fluconazol p.o. das Mittel der ersten Wahl (Kinder ab 1. Lebensjahr 1–2 mg/kg/Tag als Einmalgabe). Es ist dem früher angewandten Ketokonazol überlegen (Hernandez-Sampelayo 1994). Die orale Fluconazolgabe bei Kindern (unter 16 Jahren) ist z. Z. jedoch auf Candidainfektionen mit Fehlen therapeutischer Alternativen beschränkt. Gleiches gilt für die Behandlung der Systemkandidosen mit Fluconazol in einer Dosierung von 3–6 mg/kg/Tag als Einmalgabe i.v.

Bei Nichtansprechen ist eine Therapie mit Amphotericin B (0,1–0,5 mg/kg/Tag i.v.) nötig. Die Wirksamkeit von Amphotericin B kann durch 5-Fluorocytosin in einer Dosis von 50–150 mg/kg/Tag i.v. oder p.o. in 2–4 Einzeldosen verstärkt werden. Die Therapie mit liposomalem Amphotericin B (verminderte Hepato-, Nephro- und Hämatotoxizität) in einer Dosis von 1–3 mg/kg/Tag als einmalige Kurzinfusion scheint bei Amphotericin-B-Unverträglichkeit ein erfolgversprechendes Therapiekonzept zu sein (Zoubek et al. 1992).

Sowohl eine Primär- als auch eine Sekundärprophylaxe werden aufgrund der sehr effektiven Behandlungsmöglichkeit, der geringen Mortalität und der Gefahr der Resistenzentwicklung nicht allgemein empfohlen. Bei schwerer Immunsuppression bzw. nach häufig rezidivierendem oropharyngealen Soor oder Soorösophagitis kann eine Rezidivprophylaxe in Erwägung gezogen werden. Diese sollte zunächst mit topischen Antimykotika erfolgen, gegebenenfalls muß eine systemische Prophylaxe z. B. mit Fluconazol (1–2 mg/kg/Tag p.o.) durchgeführt werden (CDC 1995 b).

Protozoeninfektionen

Pneumocystis-carinii-Pneumonie (PcP)

Die Taxonomie von Pneumocystis carinii ist noch nicht eindeutig geklärt. Es gibt Hinweise, daß es sich bei P. carinii um Pilze handelt, da die r-RNA und die mitochondrialen Gene größere Ähnlichkeiten mit denen von Pilzen haben als mit denen von Protozoen (Edman et al. 1988; Pixley et al. 1991). Die Zystenwand der P. carinii enthält jedoch nicht das für Pilze typische Ergosterol und auch nicht den für Pilze typischen Proteinlongationsfaktor (Jackson et al. 1991). Antimykotika sind nicht wirksam, während Medikamente mit Antiprotozoenaktivität wirksam sind. Morphologisch hat P. carinii mehr Ähnlichkeiten zu Protozoen.

Die PcP ist weiterhin die häufigste und bei 38,2 % der Kinder die erste Aids-definierende Infektion (ECS 1994 a). Trotz antimikrobieller Therapie ist die Mortalität hoch. Klinische Symptome der PcP sind hohes Fieber, trockener Husten, Tachy-/Dyspnoe, progrediente Belastungs- bis Ruhedyspnoe, auskultatorisch feinblasige Rasselgeräusche mit Bevorzugung der Lungenunterfelder; häufig liegt jedoch ein sehr diskreter Befund vor. Röntgenologisch kann eine interstitielle, retikuläre, später alveoläre Zeichnungsvermehrung gesehen werden. Laborchemisch weisen 95 % der Patienten LDH-Erhöhungen im Serum auf. Die frühe Diagnosestellung determiniert entscheidend die Überlebenswahrscheinlichkeit (Bye et al. 1990).

Therapie: Die Trimethoprim/Sulfamethoxazol-Kombination ist das Medikament der ersten Wahl. Die Behandlung erfolgt mit 20 mg TMP und 100 mg SMZ/kg/Tag i.v. in 3-4 Einzeldosen für 2-3 Wochen.

Nebenwirkungen (Knochenmarksuppression mit Neutro- und Thrombopenien, gastrointestinale Beschwerden, Stevens-Johnson-Syndrom bis zu schweren allergischen Reaktionen mit Schocksituation) sind häufig und führen zum Absetzen des Medikamentes bei bis zu 50 % der Patienten.

Bei schwerer pulmonaler Dysfunktion (paO_2 < 70 mm Hg) sind Steroide einzusetzen. Bei Kindern über 13 Jahren wird eine Prednisontherapie (National Institutes of Health 1990) mit 2mal 40 mg/Tag vom 1.-5. Behandlungstag, 40 mg/Tag vom 6.-10. Behandlungstag und 20 mg/Tag bis zum 21. Behandlungstag empfohlen. Alternativ kann Methylprednisolon i.v. gegeben werden (Sleasman et al. 1993; McLaughlin et al. 1995).

Bei Auftreten schwerer Nebenwirkungen oder Therapieversagen ist mit Pentamidin-Isothionat in einer Dosierung von 4 mg/kg/Tag als langsame intravenöse Infusion unter engmaschiger Monitor- und Laborchemieüberwachung (Hypotension, Herzrhythmusstörungen, renale Dysfunktion, Hypoglykämien, Hypokalzämien) für 2-3 Wochen zu behandeln. Nach 3-5 Tagen sollte eine Dosisreduktion unter Spiegelkontrollen auf 2 mg/kg/Tag erfolgen.

Für die orale Therapie mit Atovaquon, dessen Effektivität bei geringeren Nebenwirkungen der i.v.-Pentamidintherapie gleichgestellt zu sein scheint, liegen für die Anwendung bei Kindern nur begrenzte klinische Erfahrungen im Rahmen einer Dosisfindungsstudie vor (Pagano et al. 1993). Das Ansprechen auf eine Atovaquontherapie ist schlechter als auf die Therapie mit TMP/SMZ; Atovaquon hat aber eine geringere Toxizität als TMP/SMZ und Pentamidin (Spencer u. Goa 1995).

Die PcP-Prophylaxe (Tabelle 3) bei HIV-infizierten und -exponierten Kindern sollte nach den revidierten Richtlinien der Centers for Disease Control von 1995 durchgeführt werden (CDC 1995 a). Eine PcP ist am häufigsten zwischen dem 3. und 6. Lebensmonat. Daher sollte

Tabelle 3. Empfehlungen zum Beginn der PcP-Prophylaxe (CDC 1995 a)

Alter/HIV-Infektionsstatus	PcP-Prophylaxe	Kontrolle der CD 4-Lymphozyten
Geburt bis 4–6 Wochen/HIV-Exposition	Keine	1 Monat
4–6 Wochen bis 4 Monate/HIV-Exposition	Prophylaxe	3 Monate
4–12 Monate/HIV-infiziert oder noch unbestimmt	Prophylaxe	6,9 und 12 Monate
HIV-Infektion unwahrscheinlich	Keine	Keine
1–5 Jahre, HIV-Infektion	Prophylaxe, wenn CD 4-Zellzahl < 500/µl oder CD 4-Zellzahl < 15 %	Alle 3–4 Monate
6–12 Jahre, HIV-Infektion	Prophylaxe, wenn CD 4-Zellzahl < 200/µl oder CD 4-Zellzahl < 15 %	Alle 3–4 Monate

vor dem 2. Lebensmonat mit einer Prophylaxe begonnen werden, da zu diesem Zeitpunkt das Risiko, an einer PcP zu erkranken, stark ansteigt. Dies ist insbesondere bei Säuglingen mit früh positiver HIV-PCR bzw. niedrigen CD 4-Lymphozytenzahlen der Fall.

Eine Rezidivprophylaxe ist immer einzuleiten. Standardtherapie ist TMP/SMZ mit 150 mg TMP und 750 mg SMZ/m^2 KOF/Tag p.o. tgl. oder intermittierend 3mal wöchentlich in 2 Einzeldosen. Spiegelbestimmungen sind anzuraten. Insbesondere bei gleichzeitiger Zidovudintherapie muß das Auftreten hämatologischer Nebenwirkungen (Leukopenie, Thrombozytopenie, hämolytische Anämie) überwacht werden.

Eine Alternative bei älteren Kindern (> 5 Jahre) und TMP/SMZ-Therapieversagern ist Pentamidin als Aerosol, 300 mg 4wöchentlich (CDC 1995 a). Voraussetzung ist eine ausreichende Ventilation und Kooperation der Kinder, die zu einer alveolären Deposition führen sollte. Problematisch sind PcP-Rezidive (5–25 %), die Zahl der Therapieversager und die Nebenwirkungen des Medikamentes (schlechter Geschmack, Bronchospasmus, Husten, Pneumothorax), die zu einer deutlichen Complianceverminderung bei den Patienten führen. Extrapulmonale Pneumocystis-carinii-Infektionen werden mit dieser Therapie nicht erfaßt. Langzeiteffekte sind nicht ausreichend untersucht.

Eine weitere Möglichkeit ist Pentamidin intravenös, 4 mg/kg alle 2–4 Wochen. Als Alternative wird Dapsone in einer Dosis von 2 mg/kg oral als Einzeldosis, jedoch nicht über 100 mg/Tag, empfohlen (CDC 1995 a).

Toxoplasmose

Infektionen mit Toxoplasma gondii bei HIV-infizierten Kindern sind nur in Einzelfällen beschrieben. Der Infektionsweg ist in den meisten Fällen konnatal. Bei älteren Kindern und Erwachsenen ist die Toxoplasmose eine Reaktivierung einer chronischen Infektion, die auf bekannten Infektionswegen akquiriert wird (Kontakt mit ungekochtem Fleisch, Erde, ungewaschenem Obst und Gemüse, Katzen). Klinische Manifestationen sind Enzephalitis und disseminierte Infektionen von Herz, Leber und Lunge. Bei konnataler Infektion stehen Chorioretinitis, Hydrozephalus, intrakranielle Verkalkungen, Icterus prolongatus, Hepatosplenomegalie und Thrombozytopenie im Vordergrund. Bei HIV-exponierten und -infizierten Kindern muß die Toxoplasmenserologie regelmäßig durchgeführt werden, um eine latente Infektion frühzeitig erkennen zu können.

Die Standardtherapie ist die orale Kombination von Pyrimethamin und Sulfonamiden (Sulfadiazin) in Kombination mit Folinsäure (Mitchell 1994). Eine Chemoprophylaxe für pädiatrische Patienten wird von den CDC für Kinder über 12 Monaten empfohlen, die seropositiv sind (IgG gegen Toxoplasma gondii), deren CD 4-Zellzahl $< 100/\mu l$ ist und die noch keine gegen Toxoplasmen gerichtete Therapie erhalten. Die empfohlene Prophylaxe besteht aus der Gabe von TMP (150 mg/m² KOF/Tag) und SMZ (750 mg/m² KOF/Tag) in 2 Einzeldosen (CDC 1995 b).

Krypto- und Mikrosporidiosen

Die häufigste klinische Manifestation ist Durchfall. Bei einer cholestatischen Cholangiopathie muß differentialdiagnostisch die Infektion mit Kryptosporidien in Betracht gezogen werden.

Es sind bisher keine effektiven Therapien gegen Krypto- und Mikrosporidien bekannt. Vermeiden des Kontakts mit menschlichen und tierischen Fäzes, kein Trinken von Wasser aus Seen oder Flüssen sind die wichtigsten Maßnahme zur Expositionsprophylaxe (CDC 1995 b).

Enzephalopathie und andere Erkrankungen des ZNS

Häufig bestehen bei HIV-infizierten Kindern auch neurologische Störungen. Epstein et al. (1986) und Belman et al. (1988) beschrieben sie bei 60–90 % ihrer Patienten in retrospektiven Studien. In der Europäischen Gemeinschaftsstudie (ECS 1990) kam sie bei 31 % aller symptomatisch erkrankten Kinder vor.

In den Längsschnittuntersuchungen von Lobato et al. (1995) ergab sich eine Inzidenz der HIV-Enzephalopathie bei perinatal infizierten Kindern von 23 %. Bei der Diagnose der Enzephalopathie waren die Kinder im Median 19 Monate alt. Die mediane Überlebenszeit nach Diagnosestellung war 22 Monate. Assoziiert mit der Enzephalopathie ist ein häufiger Krankenhausaufenthalt als bei Kindern mit anderen Aids-definierenden Erkrankungen und eine niedrigere CD 4-Zellzahl (im Median 444 Zellen/µl) im 1. Lebensjahr (Lobato et al. 1995).

Die HIV-assoziierte Enzephalopathie ist die häufigste neurologische Störung. Sekundäre ZNS-Komplikationen wie zerebrovaskuläre Komplikationen, ZNS-Lymphome oder Metastasen von systemischen Lymphomen, opportunistische ZNS-Infektionen und die progressive multifokale Leukenzephalopathie (PML) müssen in die Differentialdiagnose der HIV-bedingten Enzephalopathie mit einbezogen werden, wenn Kinder neue neurologische Symptome (fokale Ausfälle, Anfälle, Kopfschmerzen oder plötzliche Veränderungen der Bewußtseinslage) aufweisen (Brouwers et al. 1994).

Eine Enzephalopathie manifestiert sich mit Bewegungsstörungen, einer bilateralen, symmetrischen Pyramidenbahnschädigung, einer Apathie und einem Stillstand oder Verlust von Meilensteinen der Entwicklung. Man kennt einen progressiven Verlauf, bei welchem es zum Verlust von erworbenen Fähigkeiten kommt, und ein eher stationäres Krankheitsbild, bei welchem keine neuen Fähigkeiten erworben werden (Fowler 1994).

Diskrete neurologische Störungen gehen der Enzephalopathie voraus. Selbst bei klinisch noch asymptomatischen Kindern zeigte sich eine verzögerte sprachliche, motorische und mentale Entwicklung. Es wird angenommen, daß schwerwiegende neurologische Verläufe eine Folge intrauteriner Infektionen sind oder Folgen einer erhöhten Vulnerabilität des wachsenden Gehirns bei Kleinkindern. Dafür spricht, daß es bei älteren Kindern und Jugendlichen bis zu einem späten Krankheitsstadium nur zu sehr subtilen entwicklungsneurologischen Veränderungen kommt (Fowler 1994).

Die pathologischen Befunde zeigen eine Hirnatrophie, bevorzugt der weißen Substanz. Es finden sich eine Gliose und eine Demyelinisierung, ein Verlust von Nervenzellen in den Basalganglien und in der Hirnrinde sowie perivaskuläre entzündliche Infiltrationen mit Verkalkungen.

Astrozyten spielen eine wesentliche Rolle in der Entwicklung der HIV-assoziierten Enzephalopathie bei Kindern (Blumberg et al. 1994; Tornatore et al. 1994). Die Infektion der Astrozyten mit HIV führt zur neuronalen Dysfunktion und die der Makrophagen führt zu einem entzündlichen Prozeß, der durch die Zell-zu-Zell-Kontakte mit den Astrozyten verstärkt wird.

EEG (Vigliano et al. 1994), Entwicklungs- und neurologische Untersuchungen müssen Bestandteil der allgemeinen klinischen Untersuchung sein (El-Sadr et al. 1994). Bildgebende Verfahren ergänzen die Diagnose. In der Computertomographie lassen sich schon vor Diagnose einer Enzephalopathie Auffälligkeiten wie Vergrößerung der Ventrikel, kortikale Atrophie, Verlust der weißen Substanz und intrazerebrale Verkalkungen feststellen (DeCarli et al. 1993).

Einige Studien zeigten eine Verbesserung der Enzephalopathie unter Zidovudintherapie (Brouwers et al. 1990; McKinney et al. 1991). Im Gegensatz dazu läßt eine Studie von Nozyce et al. (1994) über den Effekt von oraler Zidovudintherapie über 12 Monate bei vertikal infizierten Kindern keine Verbesserung der Enzephalopathie erkennen.

Literatur

Belman AL, Diamond G, Dickson D (1988) Pediatric acquired immune deficiency syndrome: neurologic syndromes. Am J Dis Child 142: 29–35

Belohradsky BH, Nißl L (1992) Impfungen bei sekundären Immundefekten – Indikationen, Impferfolge und Komplikationen. In: Ergebnisse der Inneren Medizin und Kinderheilkunde, Bd 60. Springer, Berlin Heidelberg New York Tokyo, S 241–331

Bertolli J, St. Louis ME, Simonds RJ et al. (1996) Estimating the timing of mother-to-child transmission of human immunodeficiency virus in a breast feeding population in Kinshasa, Zaire. J Infect Dis 174: 722–726

Blumberg BM, Gelbard HA, Epstein LG (1994) HIV-1 infection of the developing nervous system: central role of astrocytes in pathogenesis. Virus Res 32: 253–267

Brouwers P, Moss H, Wolters P, Eddy J, Balis F, Poplack DG, Pizzo PA (1990) Effect of continuous-infusion zidovudine therapy on neuropsychologic functioning in children with symptomatic human immunodeficiency virus infection. J Pediatr 117: 980–985

Brouwers P, Belman AL, Epstein L (1994) Central nervous system involvement: manifestations, evaluation, and pathogenesis. In: Pizzo PA, Wilfert CM (eds) Pediatric AIDS, 2nd edn. Williams & Wilkins, Baltimore, pp 433–455

Bulter KM, Husson RN, Lewis LL, Mueller BU, Benzon D, Pizzo PA (1992) CD 4 status and p24 antigenemia. Are they useful predictors of survival in HIV-infected children receiving antiretroviral therapy? Am J Dis Child 146: 932–936

Bye NR, Bernstein LJ, Glaser J, Kleid D (1990) Pneumocystis carinii pneumonia in young children with AIDS. Pediatr Pulmonol 9: 251–253

Calvelli TA, Rubinstein A (1986) Intravenous gamma-globulin in infant acquired immunodeficiency syndrome. Pediatr Infect Dis J 5: 207–210

CDC: Centers for Disease Control (1994 a) Zidovudine for the prevention of HIV transmission from mother to infant. MMWR 43: 285–287

CDC (1994 b) Revised classification system for human immunodeficiency virus infection in children less than 13 years of age. MMWR 43 (RR-12): 1–19

CDC (1995 a) Revised guidelines for prophylaxis against pneumocystis carinii pneumonia for children infected with or perinatally exposed to human immunodeficiency virus. MMWR 44 (RR-4): 1–11

CDC (1995 b) USPHS/IDSA Guidelines for the prevention of opportunistic infections in persons infected with human immunodeficiency virus: a summary. MMWR 44 (RR-8): 1–34

CDC (1996) Update: Vaccine side effects, adverse reactions, contraindications and precautions. MMWR 45 (RR-12): 1–35

CDC (1997) USPHS/IDSA Guidelines for the prevention of opportunistic infections in persons infected with human immunodeficiency virus. MMWR 46 (RR-12): 1–48

Coffin JM (1995) HIV population dynamics in vivo: implications for genetic variation, pathogenesis, and therapy. Science 267: 483–489

Connor EM, Sperling RS, Gelber R et al. (1994) Reduction of maternal-infant transmission of human immunodeficiency virus type 1 with zidovudine treatment. N Engl J Med 331: 1173–1180

Consensus Statement (1996) Antiretroviral therapy for HIV infection in 1996. Recommendation of an international panel. JAMA 276: 146–154

DeCarli C, Civitello LA, Brouwers P, Pizzo PA (1993) The prevalence of computed tomographic abnormalities of the cerebrum in 100 consecutive children symptomatic with the human immune deficiency virus. Ann Neurol 34: 198–205

Dickover RE, Garratty EM, Herman SA et al. (1996) Identification of levels of maternal HIV-1 RNA associated with risk of perinatal transmission. Effect of maternal zidovudine treatment on viral load. JAMA 275: 599–605

Dunn DT, Brandt CD, Krivine A et al. (1988) Ribosomal RNA sequence shows pneumocystis carinii to be a member of the fungi. Nature 334: 519

Dunn DT, Brandt CD, Krivine A et. al. (1995) The sensivity of HIV-1 DNA polymerase chain reaction in the neonatal period and the relative contributions of intra-uterine and intra-partum transmission. AIDS 9: F7–F11

ECS: European Collaborative Study (1990) Neurologic signs in young children with human immunodeficiency virus infection. Pediatr Infect Dis J 9: 402–406

ECS (1991) Children born to women with HIV-1 infection: natural history and risk of transmission. Lancet 337: 253–260

ECS (1992) Risk factors for mother-to-child transmission of HIV-1. Lancet 339: 1007–1012

ECS (1994 a) Caesarean section and risk of vertical transmission of HIV-1 infection. Lancet 343: 1464–1467

ECS (1994 b) Natural history of vertically acquired human immunodeficiency virus-1 infection. Pediatrics 94: 815–819

ECS (1994 c) Perinatal findings in children born to HIV-infected mothers. Br J Obstet Gyn 101: 136–141

ECS (1996) Characteristics of pregnant HIV-1 infected women in Europe. AIDS Care 8: 33–42

Edman JC, Kovacs JA, Masur H et al. (1988) Ribosomal RNA sequence shows pneumocystis carinii to be a member of the fungi. Nature 334: 519–522

El-Sadr W, Oleske JM, Agins BD (1994) Managing early HIV infection. Agency for health care policy and research. Clin Pract Guidel Ref Guide Clin 7: 1–37

Epstein LG, Sharer LR, Oleske JM (1986) Neurologic manifestations of human immunodeficiency virus infection in children. Pediatrics 78: 678–687

Farley J, Vink P (1996) Pediatric antiretroviral therapy: from research to practice. Ped AIDS HIV Infect 7: 9–13

Fowler mg (1994) Pediatric HIV infection: neurologic and neuropsychologic findings. Acta Paediatr 400: 59–62

Gleason-Morgan D, Church JA, Ross LA (1994) A comparative study of transfusion-acquired human immunodeficiency virus-infected children with and without disseminated Mycobacterium avium complex. Pediatr Infect Dis J 13: 484–488

Goedert JJ, Duliege AM, Amos CI, Felton S, Biggar RJ (1991) High risk of infection with human immunodeficiency virus type 1 for first born, vaginally delivered twins. Lancet 338: 1471–1475

Hammer S, Katzenstein D, Hughes M, Gundacker H, Hirsch M, Merigan T (1995) Nucleoside monotherapy (MT) vs. combination therapy (CT) in HIV infected adults: a randomized double-blind, placebo-controlled trial in persons with CD 4 cell counts 200–500/mm3. 35th Interscience Conference on Antimicrobial Agents and Chemotherapy, San Francisco, 17–20 Sept 1995, Abstract LB 1

Havlir DV, Dube MP, Sattler FR et al. (1996) Prophylaxis against disseminated mycobacterium avium complex with weekly azithromycin, daily rifabutin, or both. N Engl J Med 335: 392–398

Hernandez-Sampelayo T (1994) Fluconazole vs. ketoconazole in the treatment of oropharyngeal candidiasis in HIV-infected children. Multicentre Study Group. Eur J Clin Microbiol Infect Dis 13: 340–344

Ho DD, Neumann AU, Perelson AS, Chen W, Leonard JM, Markowitz M (1995) Rapid turnover of plasma virions and CD 4 lymphocytes in HIV-1 infection. Nature 373: 123–126

Jackson HC, Colthrust D, Hancock V, Miarriott MS, Tuite MF (1991) No detection of characteristic fungal protein elongation factor EF-3 in Pneumocystis carinii. J Infect Dis 163: 675–677

Lallemant M, Le Coeur S, Samba L, Cheynier D, M'Pele P, Nzingoula S, Esses M (1994) Mother-to-child transmission of HIV-1 in Congo, Central Africa. AIDS 8: 1451–1456

Landesman SH, Kalish LA, Burns DN et al. (1996) Obstetrical factors and the transmission of human immunodeficiency virus type 1 from mother to child. N Engl J Med 334: 1617–1623

Lewis LL (1994) Nontuberculous mycobacterial infections. In: Pizzo PA, Wilfert CM (eds) Pediatric AIDS, 2nd edn. Williams & Wilkins, Baltimore, pp 308–320

Lewis LL, Butler KM, Jusson RN, Mueller BU, Fowler CL, Steinberg SM, Pizzo PA (1992) Defining the population of human immunodeficiency virus-infected children at risk for Mycobacterium avium-intracellulare infection. J Pediatr 121: 677–683

Lobato MN, Caldwell MB, Ng P, Oxtoby MJ (1995) Encephalopathy in children with perinatally acquired human immunodeficiency virus infection. J Pediatr 126: 710–715

Luft BJ, Remington JS (1988) Toxoplasmic encephalitis. J Infect Dis 157: 1–6

Marchisio P, Principi N, Sorella S, Sala E, Tornaghi R (1996) Etiology of acute otitis media in human immunodeficiency virus-infected children. Pediatr Infect Dis J 15: 58–61

McKinney RE, Maha MA, Connor EM et al. (1991) A multicenter trial of oral zidovudine in children with advanced human immunodeficiency virus disease. N Engl J Med 324: 1018–1025

McLaughlin GE, Virdee SS, Schleien CL, Holzman BH, Scott GB (1995) Effect of corticosteroids on survival of children with acquired immunodeficiency syndrome and Pneumocystis carinii related respiratory failure. J Pediatr 126: 821–824

Mellors JW, Rinaldo CR Jr, Gupta P, White RM, Todd JA, Kingsley LA (1996) Prognosis in HIV-1 infection predicted by the quantity of virus in plasma. Science 272: 1167–1170

Mitchell CD (1994) Toxoplasmosis. In: Pizzo PA, Wilfert CM (eds) Pediatric Aids, 2nd edn. Williams & Wilkins, Baltimore, pp 419–431

Mofenson LM, Spector SA (1994) Passive immunization strategies for HIV-infected children. In: Pizzo PA, Wilfert CM (eds) Pediatric AIDS, 2nd edn. Williams & Wilkins, Baltimore, pp 841–858

Mofenson LM, National Institute of Child Health and Human Development Intravenous Immunoglobulin Study Group (1991) Intravenous immunoglobulin for the prevention of bacterial infections in children with symptomatic human immunodeficiency virus infection. N Engl J Med 325: 73–80

National Institutes of Health (1990) University of California Expert Panel for corticosteroids as adjunctive therapy for pneumocystis carinii. Consensus statement on the use of corticosteroids as adjunctive therapy for pneumocystis pneumonia in the acquired immunodeficiency syndrome. N Engl J Med 323: 1500–1504

Newell ML, Peckham CS (1995) The sensitivity of HIV-1 DNA polymerase chain reaction in the neonatal period and the relative contributions of intra-uterine and intra-partum transmission. AIDS 9: F 7–F 11

Newell ML, Dunn D, DeMaria A et al. (1996) Detection of virus in vertically exposed HIV-antibody negative children. Lancet 347: 213–214

Nozyce M, Hoberman M, Arpadi S et al. (1994) A 12-month study of the effects of oral zidovudine on neurodevelopmental functioning in a cohort of vertically HIV-infected inner-city children. AIDS 8: 635–639

O'Brien WA, Grovit-Ferbas K et al. (1995) Human immunodeficiency virus-type 1 replication can be increased in peripheral blood of seropositive patients after influenza vaccination. Blood 86: 1082–1089

Pagano G, Kennedy W, Weller S, McKinney R, Brown N, Hughes W (1993) The safety and pharmacokinetics of atovaquone in immunocompromised children. IXth International Conference on AIDS, Berlin, June 6–11, 1993, PO-B10-1455

Pierce M, Crampton S, Henry D et al. (1996) A randomized trial of clarithromycin as prophylaxis against disseminated mycobacterium avium complex infection in patients with advanced acquired immunodeficiency syndrome. N Engl J Med 335: 384–391

Pixley FJ, Wakefield AE, Banerji S, Hopkins JM (1991) Mitochondrial gene sequences show fungal homology for Pneumocystis carinii. Mol Microbiol 5: 1347–1351

Schäfer APA, Koch MA, Grosch-Wörner I, Friedmann W, Dudenhausen JW (1994) Wehen, Geburtsmodus und maternofetale Transmission von HIV. Geburtsh Frauenheilkd 54: 617–622

Shafran SD, Singer J, Zarowny DP et al. (1996) A comparison of two regimens for the treatment of mycobacterium avium complex bacteremia in AIDS: rifabutin, ethambutol, and clarithromycin vs. rifampin, ethambutol, clofazimine, and ciprofloxacin. N Engl J Med 335: 377–383

Sleasman JW, Hemenway C, Klein AS, Barrett DJ (1993) Corticosteroids improve survival of children with AIDS and pneumocystis carinii pneumonia. Am J Dis Child 147: 30–34

Spencer CM, Goa KL (1995) Atovaquone. A review of its pharmacological properties and therapeutic efficacy in opportunistic infections. Drugs 50/1: 176–196

Sperling RS, Shapiro DE, Coombs RW et al. (1996) Maternal viral load, zidovudine treatment, and the risk of transmission of human immunodeficiency virus type 1 from mother to infant. N Engl J Med 335: 1621–1629

STIKO (1996) Impfempfehlungen der Ständigen Impfkommission am Robert-Koch-Institut des Bundesgesundheitsamtes (STIKO); Stand: April 1996

Tornatore C, Chandra R, Berger JR, Major EO (1994) HIV-1 infection of subcortical astrocytes in the pediatric central nervous system. Neurology 44: 481–487

Vigliano P, Rigardetto R, Capizzi G et al. (1994) EEG diagnostic and predictive value on HIV infection in childhood. Neurophysiol Clin 24: 367–79

Volberding PA (1996) HIV quantification: clinical applications. Lancet 347: 71–72

Wahn V, Belohradsky BH, Enenkel-Stood S et al. (1993) Behandlung von Sekundärinfektionen bei symptomatischer HIV-Infektion im Kindesalter. Monatsschr Kinderheilkd 141: 178–200

Ward C, Salvato P, Thompson C (1996) HIV RNA changes in HIV positive patients following influenza vaccination. XI International Conference on AIDS, Vancouver July 7–12 (We.B.114)

WHO-EC Collaborating Centre on AIDS. (1996) HIV/Aids Surveillance in Europe. Report no. 50

Wong HR, Chundu KR (1994) Improved outcome for young children with Aids, Pneumocystis carinii pneumonia, and acute respiratory failure. Pediatr Pulmonol 18: 114–118

Zoubek A, Emminger W, Emminger-Schmidmeier W, Peters C, Pracher E, Grois N, Gadner H (1992) Conventional vs. liposomal Amphotericin B in immunossuppressed children. Pediatr Hematol Oncol l9: 187–190

HIV-Infektion in Geburtshilfe und Gynäkologie

A. Schäfer

Epidemiologie und Infektionsrisiko

Nach den Schätzungen der World Health Organisation waren Ende 1996 weltweit 22,6 Mio. Erwachsene und Kinder HIV-infiziert. Es wird von einem Anteil von 8,4 Mio. Aids-Fällen, davon 1,7 Mio. Kindern ausgegangen. Bis zum Jahr 2000 wird weltweit mit über 40 Mio. Infizierten gerechnet; darunter werden 10 Mio. Kinder sein, die durch die Mutter mit HIV infiziert wurden. Über 90 % dieser Betroffenen werden in den sog. Entwicklungsländern leben. Dies läßt in nächster Zukunft schwerwiegende gesundheitspolitische Probleme befürchten, denen in Entwicklungsländern mit ohnehin geringen Resourcen der Gesundheitsversorgung kaum adäquat begegnet werden kann.

In der Bundesrepublik Deutschland wird die Zahl der HIV-Infizierten auf 50000–60000 geschätzt. Es wird mit 2000–3000 Neuinfektionen pro Jahr gerechnet. Ein Anstieg der heterosexuellen Transmission konnte beobachtet werden, und der Anteil HIV-infizierter Frauen vergrößerte sich von 11,3 % auf 20,1 %. Eine Seroprävalenz von ca. 1/1000 ist zu erwarten.

Angesichts der dramatischen Entwicklung der HIV-Infektion in der Dritten Welt und in den Slums der Industriestaaten läßt sich die zukünftige Entwicklung nur schwer abschätzen. Iatrogene HIV-Übertragungen durch Blut oder Blutprodukte sind heute nur extrem selten möglich. Neben häufigen Neuinfektionen in den Betroffenengruppen i.v.-Drogenabhängiger, die auch nach anfänglich negativem Test in der Gravidität erwartet werden müssen, ist heute auch die sexuelle Transmission ein relevanter Fakter der HIV-Ausbreitung in der Bundesrepublik.

Dies zeigt auch die Entwicklung der Infektionsrisiken der Frauen einer in der Bundesrepublik 1989 bis 1993 durchgeführten Studie zum

> *Risiken der HIV-Transmission der Patientin (Angaben zu n = 652)*
>
> 1. Eigene intravenöse Drogenabhängigkeit (IVD)   52,7 %
> 2. Sexuelle Transmission (Risikopartner + HIV-Status) 18,5 %
> 3. Sexuelle Transmission (Risikopartner)   15,8 %
> 4. Transfusionsempfängerin   3,9 %
> 5. Unklarer Infektionsweg   9,2 %

Thema „Frauen und Aids" (Schäfer 1996). Über 90 % der HIV-infizierten Frauen waren in der Altersguppe der 20- bis 40jährigen. Bei 53 % der HIV-infizierten Frauen war ein aktueller oder anamnestischer intravenöser Drogengebrauch als Risiko der HIV-Infektion angegeben (s. Übersicht). Natürlich konnte in dieser Gruppe eine sexuelle Transmission von HIV nicht sicher ausgeschlossen werden, die bei 35 % der Frauen nach Ausschluß anderer Möglichkeiten die wahrscheinlichste Alternative bildete. Eine sexuelle Übertragung war auch für die Gruppe mit unklarem Risiko 9 % der wahrscheinliche Transmissionsweg.

Bei den Angaben zum Infektionsrisiko der Neuaufnahmen wurde eine zeitabhängige Änderung der Risikostruktur deutlich. 1987 fand sich bei den Aufnahmen ein Anteil von 75 % mit dem Risiko IVD und 15 % mit sexueller HIV-Übertragung. 1993 hatte der Anteil der auf sexuellem Wege infizierten Frauen bei pro Aufnahmejahr vergleichbarer Kollektivgröße kontinuierlich auf 61 % zugenommen. Abgenommen hatte mit 19 % der Anteil von Frauen mit dem Infektionsrisiko IVD. Interessant ist, daß der Anteil der unklaren Infektionsfälle nur geringfügig anstieg.

In der überwiegenden Mehrheit einer sexueller Transmission war, selbst wenn die unklaren Infektionsübertragungen hier mit einbezogen werden, ein bestehendes Infektionsrisiko durch den Partner den betroffenen Frauen bekannt, oder es konnte zumindest mit einem solchen Risiko gerechnet werden. Der wesentliche Übertragungsweg der HIV-Infektion ist für Frauen heute die sexuelle Transmission und nicht mehr ein Drogenkonsum.

Sexuelle HIV-Transmission

Die hetrosexuelle Transmission ist der Hauptfaktor der weltweiten epidemischen Verbreitung der HIV-Infektion. Schätzungen für das Risiko

einer HIV-Infektion nach einem sexuellen Kontakt mit einem HIV-Infizierten sind dabei mit großer Vorsicht zu beurteilen, denn es gibt Beobachtungen, nach denen schon nach einem Sexualverkehr eine HIV-Transmission stattfand. Andererseits fand auch in anderen Fällen nach Jahren des ungeschützten sexuellen Kontaktes keine Infektion statt. Eine erhöhte sexuelle Übertragbarkeit ist zu erwarten bei
- einer zervikalen Ektopie (Moss et al. 1991),
- genitomukosaler Begleitinfektion mit Schädigung der mukosalen Barriere, die immunozytäre Zielzellen direkt exponieren,
- traumatischem Geschlechtsverkehr,
- einer erhöhten Zahl von sexuellen Kontakten und analen Praktiken,
- einer fortgeschrittenen Symptomatik des HIV-infizierten Partners.

Das durch eine fortgeschrittene Symptomatik des HIV-infizierten Partners steigende Risiko paßt zu Befunden, nach denen die Häufigkeit von HIV-infizierten Zellen durch HIV-DNA-Nachweis mit der Krankheitsstadium und dem Ausmaß der $CD4^+$-Zelldepletion korreliert.

Risiken für eine epidemische Ausbreitung der HIV-Infektion in einer Population bilden damit eine hohe Zahl bereits symptomatischer HIV-Infizierter, eine erhöhte Promiskuität, häufiger ungeschützter heterosexueller Verkehr, eine fehlende Sexualhygiene und andere genitale Begleitinfektionen. Vor allem hier zeigt sich die Bedeutung sowohl von Verhaltensänderungen durch entsprechende Aufklärung als auch von präventivmedizinisch wirksamen Vorsorgeuntersuchungen, die in das frauenärztliche Aufgabengebiet fallen. Allerdings müssen tatsächlich die Personen mit einem erhöhten Risiko auch von diesen Maßnahmen effektiv erreicht werden.

Diese besondere Problematik stellt sich auch anhand der Ergebnisse der deutschen Studie dar. Nach den Angaben zur Häufigkeit von Besuchen beim Gynäkologen in den letzten 5 Jahren hatten über ein Viertel HIV-infizierter Frauen an keiner gynäkologischen Untersuchung bzw. Vorsorgeuntersuchung teilgenommen (Tabelle 1). Ein als Vergleich gewähltes Berliner Kontrollkollektiv (BKK) von altersgleichen Frauen unterschied sich hier signifikant.

Zur Verhütung einer Schwangerschaft verwendeten HIV-infizierte Frauen nur in 30,5 % der Fälle Kondome, und 45 % praktizierten überhaupt keine Kontrazeption (s. Tabelle 1). 19,7 % nahmen hormonelle Kontrazeptiva, und 4,8 % hatten ein Intrauterinpessar. Bei allen ange-

Tabelle 1. Kontrollen (A) und Kontrazeption (B) in den letzten 5 Jahren (BKK Berliner Kontrollkollektiv)

A. Kontrolle durch Gynäkologen

	HIV +	BKK
n	580	2015
Nein (%)	26,2	2,4
Ja (%)	73,8	97,6
B. Kontrazeption		
Keine (%)	45,0	15,6
Kondome (%)	30,5	22,6
IUP (%)	4,8	13,1
Pille (%)	19,7	61,5

gebenen Verhütungsmethoden unterschieden sich HIV-infizierte Frauen von den Angaben des Berliner Kontrollkollektivs, das einen Anteil von 61,5% Frauen mit hormoneller Kontrazeption aufwies, deutlich.

Diese Angaben zum Vorsorge- und Kontrazeptionsverhalten verweisen auf ein grundlegendes sozialmedizinisches Problem, denn für ein sinnvolles, präventivmedizinisches Handeln ist es notwendig, die Patientinnen mit den entsprechenden Informationen überhaupt zu erreichen. In der deutschen Studie wurde deutlich, daß gerade das Informationsniveau über Hygiene, Erkrankungen etc. ausgesprochen gering war. Der Austausch von Informationen fand hauptsächlich in Beziehungen mit Vertretern der eigenen sozialen Schicht statt. Attraktive Beziehungspartner kamen meist aus derselben Bildungsschicht und wiesen ein entsprechend hohes eigenes Infektionsrisiko auf, das allerdings meist gering geschätzt wurde, da der Beziehungsaspekt Priorität hatte.

Bedeutung des HIV-Tests in der Frauenheilkunde

Bei der frauenärztlichen Betreuung können neben auf eine HIV-Infektion hinweisenden allgemeinen klinischen Symptomen die in Tabelle 2 aufgeführten Angaben oder klinische Symptome ein Anlaß für einen HIV-Test sein. Für den Frauenarzt hat dabei neben einem HIV-Testangebot im Rahmen der normalen Schwangerenvorsorge Be-

Tabelle 2. Anlaß für einen HIV-Test in der Frauenheilkunde

Vorsorge Schwangerschaft	
Allgemeine Risiken	Intravenöse Drogenabhängigkeit – aktuell – anamnestisch Sexualpartner aus Risikogruppen – IVD – HIV-Endemiegebiet – Bisexualität Herkunft aus oder Aufenthalt in Endemiegebiet Bluttransfusionen vor 1985
Sexualanamnestische Risiken	Anamnese von sexuell übertragbaren Erkrankungen
Gynäkologische Risiken	Zervikale intraepitheliale Neoplasie Rezidivierende Genitalinfektionen

deutung, daß bei Patientinnen mit zervikaler Dysplasie, sexuell übertragbaren Erkrankungen und pelvinen inflammatorischen Erkrankungen eine erhöhte HIV-Prävalenz erwartet werden kann (Hoegsberg et al. 1990).

Der häufigste Anlaß, einen HIV-Test durchzuführen, bei dem erstmals die Diagnose einer HIV-Infektion gestellt wurde, war für die Teilnehmerinnen der deutschen Studie in 43,3 % der Fälle eine eigene oder den Partner betreffende Risikoanamnese (Tabelle 3). Diese bestand mehrheitlich (84 %) aus einer Drogenanamnese, gefolgt von einer bekannten Risikoanamnese des aktuellen oder ehemaligen Partners bzw. einem bekannten positiven HIV-Test bei diesem.

Eine Drogenanamnese bzw. aktueller Drogenkonsum fand sich auch bei einer Gruppe von Frauen mit der Angabe, daß vor der Diagnose ein

Tabelle 3. Gründe für den HIV-Test (n = 573)

	[%]
Schwangerschaftsvorsorge	28,2 %
Hinweisende klinische Symptomatik	6,9 %
Eigenes oder Partnerrisiko	43,3 %
Routineuntersuchung	7,7 %
Andere Gründe	13,8 %

Test mit negativem Ergebnis durchgeführt worden war (20,5 %). Dies ist bei der Betreuung von Schwangeren, die ein Infektionsrisiko für HIV aufweisen, wie z. B. eine Drogenanamnese oder einen HIV-positiven Partner, dringend zu beachten, denn in diesen Fällen besteht die die erhöhte Gefahr einer Serokonversion in der Schwangerschaft. Es ist sinnvoll, den HIV-Test selbst nach negativem Test im 1. Trimenon im weiteren Verlauf der Schwangerschaft zu wiederholen. In Berliner Kollektiv HIV-negativer Schwangerer mit Drogenanamnese und Drogengebrauch in der Schwangerschaft wurde in 12 % der Fälle eine Serokonversion nach der 20. Schwangerschaftswoche (SSW) beobachtet.

HIV-negative Patientinnen mit einer Risikoanamnese wie Drogenkonsum sollten deshalb im Rahmen der Beratung noch einmal besonders auf das bestehende Risiko einer HIV-Übertragung im Verlauf der Schwangerschaft hingewiesen werden. Die Stabilisierung der Lebenssituation und die weitere Vermittlung adäquater therapeutischer Hilfestellungen stellt unabhängig von dem Versuch der Prävention des zu erwartenden neonatalen Entzugssyndroms eine in dieser Hinsicht wichtige Maßnahme dar.

Bei Diagnosen im Zusammenhang mit Routineuntersuchungen (7,7 %) und anderen Gründen (13,8 %) kann davon ausgegangen werden, daß eine erhebliche Überschneidung mit Risiken vorgelegen hat, wie Routinetests in Haftanstalten etc. Eine auf eine HIV-Infektion oder Aids hinweisende klinische Symptomatik war bei den Teilnehmerinnen der Studie mit 6,9 % ein seltenerer Anlaß für einen HIV-Test. Die besondere Bedeutung des HIV-Tests in der Schwangerenvorsorge für eine Erstdiagnose unterstreicht, daß bei 28,2 % der Frauen die Diagnose der HIV-Infektion im Verlauf einer Schwangerschaft gestellt wurde. Dieser Umstand verweist nochmals auf die Bedeutung des allgemeinen Angebots eines HIV-Tests in der Schwangerschaftberatung, zumal präventive Maßnahmen zur Senkung einer Infektionübertragung auf den Fetus möglich sind.

Schwangerenvorsorge als Anlaß für den HIV-Test

Da epidemiologisch eine relative Zunahme der auf heterosexuellem Wege infizierten Patientinnen besteht, muß davon ausgegangen werden, das ein Infektionsrisiko einem Teil der Betroffenen nicht bewußt ist oder negiert wird. Nach den Ergebnissen einer anomymen

Untersuchung von Serumproben Neugeborener in Berlin waren 15 von 18 400 Proben HIV-positiv, von denen jedoch in dem entsprechenden Untersuchungszeitraum nur 6 Fälle den Geburtshelfern bekannt waren (Schwartländer et al. 1994). Es ist zu befürchten, daß den anderen betroffenen Schwangeren das Risiko der HIV-Infektion nicht bewußt war.

In einer Analyse der anamestischen Risiken von Schwangeren der Berliner Frauenklinik, bei denen im Rahmen der Schwangerschaftsvorsorge erstmals die Diagnose einer HIV-Infektion gestellt wurde, fand sich ein über die Jahre kontinuierlicher Anstieg des Anteils von von Frauen, die in ihrer Anamnese kein eindeutiges oder ihnen bewußtes Risikoverhalten angaben. Ab 1991 hatten ca. 2 Drittel der Schwangeren keine eindeutige Risikoanamnese, d. h., das positive Testergebnis kam für die Schwangere unerwartet.

Die Risikoanamnese beinhaltete dabei die typischen Risiken wie i.v.-Drogengebrauch, erhaltene Transfusions- oder Blutprodukte, Promiskuität oder ein bekanntes Risiko eines Sexualpartners. Diese Patientinnen wären daher auch bei einer gründlichen Anamnese nicht als Trägerinnen eines Infektionsrisikos für HIV im Vorfeld erkennbar gewesen. Es ist deshalb in jedem Fall ratsam, im Verlauf einer Schwangerschaftsberatung einen HIV-Test zu empfehlen und diese Empfehlung auch entsprechend in den Unterlagen zu dokumentieren, da die Reduktion des Testangebots auf Patientinnen mit einem anamnestischen Risiko für eine HIV-Infektion nur einen Teil der Betroffenen erfassen wird. Im Falle eines infizierten Kindes ohne bekannten HIV-Status der Mutter in der Schwangerschaft sind berechtigte Vorwürfe zu erwarten.

Natürlich ist die erstmalige HIV-Diagnose in der Gravidität eine extreme Konfliktsituation für die Schwangere, die zwischen dem Kinderwunsch und der Angst vor einer Infektion des Kindes und vor ihrem eigenen Schicksal zerrissen ist. Erfahrungsgemäß sind für eine umfassende Risikoaufklärung und eine die besondere Lebenssituation berücksichtigende Konfliktberatung mehrere Gesprächstermine notwendig, in derem Verlauf die Patientin darin Unterstützung finden soll, eine für ihr individuelles Schicksal tragfähige Entscheidung selbst fällen zu können. Neben der Unterstützung durch andere psychosoziale Institutionen und Hilfseinrichtungen empfiehlt sich die Einbeziehung des Sozialpartners sowie weiterer Familienangehöriger, da, selbst wenn das Kind nicht durch eine HIV-Infektion direkt betroffen ist, durch die Grunderkrankung der Mutter Einschränkungen in der späteren Versorgung des Kindes zu befürchten sind. Allerdings ist – selbst wenn anhand der Laborparameter von einer fortgeschrittenen HIV-Infektion bei einer Patientin ausgegangen werden kann, die auch mit einem erhöhten maternofetalen Transmissionsrisiko assoziert ist – eine Prognose der weiteren Entwicklung der HIV-Infektion meist wenig sinnvoll und hilfreich.

Gynäkologische Beschwerden HIV-infizierter Frauen

Von den im Rahmen der deutschen Studie betreuten Frauen suchten 42,8 % in einem Betreuungszeitraum von 7 Jahren die Klinik wegen akuter oder chronischer gynäkologischer Beschwerden auf. Aus dem Gesamtkollektiv hatten 88,5 % im Betreungszeitraum zumindest eine gynäkologisch relevante Diagnose, die im Zusammenhang mit aktuellen Beschwerden oder bei Kontrolluntersuchungen gestellt wurde (Tabelle 4). Nur 11,5 % der Frauen zeigten im Betreuungzeitraum überhaupt kein gynäkologisches Beschwerdebild. Bei insgesamt 66,4 % der Patientinnen wurde eine von ersten Diagnose kausal unabhängige zweite Diagnose einer weiteren gynäkologischen Erkrankung gestellt. In 23 % der Frauen mußte eine dritte Diagnose im weiteren Verlauf gestellt werden.

Tabelle 4. Gynäkologische Diagnosen bei HIV-infizierten Frauen

Erstdiagnosen und Folgediagnosen ohne Berücksichtigung von Rezidiven	1. Diagnose 100 %	2. Diagnose 66,4 %	3. Diagnose 23 %
Keine gynäkologische Diagnose	11,5	–	–
Zervikale Dysplasie	34,0	0,4	1,8
– vaginale oder vulväre Dysplasie	1,5	1,8	8,9
– Kondylome	8,1	7,9	9,8
Genitale Infektionen	27,5	35,1	1,8
Aszendierende Genitalinfektionen und Folgen (PID)	7,1	26,3	69,6
– Zyklusstörungen	3,9	14,7	7,1
– entzündliche oder tumoröse Veränderungen der Mamma	6,2	7,9	0,9
Patientenzahl	584	388	134

Das häufigste gynäkologische Beschwerdebild bei der ersten Diagnose war mit 34% eine zervikale Dysplasie, die in der altersgleichen Normalbevölkerung zu 1,5–2,5% zu erwarten gewesen wäre. Genitale Infektionen oder aszendierende Infektionen wurden als erste Diagnose in 27,5% und 7,1% der Fälle festgestellt. Interessant ist hier vor allem, daß die Diagnose einer zervikalen Dysplasie überwiegend als erste Diagnose am Anfang der Betreuung gestellt wurde. In einem anamnestisch nicht zu häufigen Arztbesuchen neigenden Kollektiv ist dies natürlich von großer Bedeutung, da eine Dysplasie oder ein frühes Stadium eines Zervixkarzinoms zu keinen subjektiven Beschwerden führen und nur durch eine entsprechende Kontrolle erkannt werden können.

Bei den Folgediagnosen stieg der Anteil von Genitalinfektionen und v. a. aszendierenden Infektionen und deren Folgen, die 2 Drittel der Patientinnen mit einer dritten Diagnose betrafen. Bezogen auf das Gesamtkollektiv litten damit ein Fünftel der Frauen im Projektverlauf an aszendierenden Genitalinfektionen und deren Folgen wie chronische Unterbauchschmerzen und postentzündliche Veränderungen des inneren Genitales.

HIV und zervikale Dysplasie

Eine z. T. hohe Promiskuität und die Auswirkungen der HIV-bedingten Immunsuppression können die hohe Prävalenz und Chronizität einer Infektion mit humanen Papillomaviren (HPV) unter HIV-infizierten Frauen erklären. Diese ist ein wichtiger Risikofaktor für die zu beobachtende erhöhte Inzidenz der zervikalen Dysplasie bei Frauen mit einer HIV-Infektion. Das generell häufigere Vorkommen eines Zervixkarzinoms und einer zervikalen intraepithelialen Neoplasie (CIN) unter immunsupprimierten Frauen zeigt die Rolle der Immunfunktion bei der Entstehung des Zervixkarzinoms. Eine Korrelation der Prävalenz mit dem Verlust der $CD4^+$-Zellen und v. a. mit funktionellen Verlusten der Lymphozyten konnte gezeigt werden (Schäfer et al. 1991).

Die chronisch persistierende HPV-Infektion ist bei HIV-infizierten Frauen als opportunistische Infektion einzustufen. Diese zeigen gegenüber der Normalbevölkerung ein etwa 10fach erhöhtes Risiko für eine zervikale Dysplasie/Neoplasie und ein invasives Zervixkarzinom.

Die histologischen Schweregrade sind verglichen mit Biopsaten von Dysplasiepatienten ohne HIV-Infektion wesentlich gravierender und erfordern häufiger ein operatives Vorgehen.

Dies macht von gynäkologischer Seite die regelmäßige Kontrolle der Patientinnen als präventivmedizinische Maßnahme erforderlich! Wichtig ist hier der Hinweis, daß auch eine sehr schnelle Entwicklung einer Neoplasie zu hohen histologischen Schweregraden beobachtet werden kann. Dies erfordert neben der zytologischen Kontrolle eine obligate kolposkopische Überwachung. Obwohl das Zervixkarzinom bereits in die Aids-Falldefinition bei Frauen übernommen wurde, ist sein Auftreten meist nicht mit anderen Aids-typischen opportunistischen Infektionen oder Tumoren assoziert wie z. B. das rektale und orale Plattenepithelkarzinom, sondern es kann vor der Aids-Symptomatik auftreten.

Urogenitalinfektionen und pelvine inflammatorische Erkrankungen bei HIV-infizierten Frauen

68 % der Patientinnen der deutschen Studie hatten mindestens einmal die Diagnose einer Urogenitalinfektion im Studienverlauf. Von den Frauen mit Urogenitalinfektionen hatten über der Hälfte diese Diagnose mehr als einmal. Die häufigste Diagnose der Gruppe mit Urogenitalinfektionen waren symptomatischer Fluor in 57,7 % und Vaginitis/Vaginose in 36,7 % der Fälle. Aber auch schwerwiegende Diagnosen wie Adnexitis (19,2 %) und Tuboovarialabszeß (8,1 %) wurden vermehrt gestellt. Insgesamt waren die Prävalenzen von Candida (84,3 %), fakultativ pathogenen Keimen wie Mycoplasma ssp. und Ureaplasma ssp. (bis 15 %), Anaerobiern (36,9 %), aber auch sexuell übertragbaren Erregern wie Trichomonaden (8,7 %) und Chlamydien (16,1 %) zur altersgleichen Normalbevölkerung deutlich erhöht. Im Verlauf der Untersuchungen klagten 29 % der Patientinnen über akute oder chronische Beschwerden im Sinne einer pelvinen inflammatorischen Erkrankung (PID).

Es besteht eine erheblich gesteigerte Morbidität HIV-infizierter Frauen durch genitale Infektionen, insbesondere aszendierenden Infektionen, sowie deren Spätfolgen. Auch hier ist der präventivmedizinische Ansatz ein wichtiger Beitrag zur Senkung der akuten und chronischen Folgen.

HIV-Infektion und Geburtshilfe

Risiken und Komplikationen im Schwangerschaftsverlauf

Bei den im Rahmen der deutschen Studie ausgetragenen Schwangerschaften HIV-positiver Frauen (347) wurden 38,5 % durch einen therapeutischen Abort beendet. Wenn man eine Abortprävalenz von 11 % aus der Patientenanamnese HIV-infizierter Frauen berücksichtigt, dann liegt kein Anhalt für ein erhöhtes Abortrisiko im Vergleich zur weiblichen Durchschnittsbevölkerung (17,5 %) vor. 58,2 % der Schwangerschaften endeten mit einer Entbindung bei einem Tragzeitmedian von 38. SSW (Min 34 – Max 43).

Grundsätzlich ist bei HIV-infizierten Schwangeren durch die häufig gleichzeitig bestehenden sozialmedizinischen Risiken eine erhöhte Morbidität in der Schwangerschaft zu erwarten. Die Frage, ob die in der Gravidität auftretende physiologische Immunsuppression auch Auswirkungen auf die HIV-assoziierte Klinik und den weiteren Verlauf der mütterlichen HIV-Infektion haben könnte, wird nicht einheitlich beurteilt. Obwohl die Gesamtleukozytenzahl in der Schwangerschaft physiologisch ansteigt, ist auch bei nicht HIV-infizierten Schwangeren ein Abfall der Gesamtlymphozytenzahl und damit auch ein Abfall der CD4-Zellen zu beobachten.

Die Schwankungen der CD4-Zellzahlen können bei HIV-infizierten Frauen in der Schwangerschaft erheblich sein, so daß die Ergebnisse von Einzeluntersuchungen vorsichtig beurteilt werden müssen. Generell konnte jedoch keine anhaltende Verschlechterung der immunologischen Parameter beobachtet werden, die in einen Zusammenhang mit der Schwangerschaft zu bringen war (Brettle et al. 1995). Postpartal ist der passagere Einfluß der schwangerschaftsinduzierten Immunsuppression, der durch eine Vielzahl von plazentaren Hormonen und trophoblastären Antigenen vermittelt wird, allgemein reversibel.

In Tabelle 5 werden die häufigsten Komplikationen von HIV-infizierten Schwangeren den Daten der Berliner Perinatalerhebung von 1993 gegenübergestellt. Auffällig war eine hohe Prävalenz der zervikalen intraepithelialen Neoplasie (CIN), einer symptomatischen genitalen Infektion mit Candida und ein gegenüber dem Jahreskollektiv erhöhtes Auftreten von vorzeitigen Wehen. Die Prävalenz einer symptomatischen genitalen Candidose oder einer Infektion mit humanen

Tabelle 5. Schwangerschaftskomplikationen bei HIV-infizierten Frauen der deutschen multizentrischen Studie (*kA* keine Angaben, *ns* nicht signifikant)

Komplikation	HIV-positive Schwangere (n = 196) [%]	Perinatalerhebung Berlin 1993 (n = 28256) [%]	Relatives Risiko (95 %)
Anämie (Hb < 10 mg)	4,6	1,9	2,5 (1,3–4,8)
Hautaffektionen	5,5	kA	
– Pruritus	4,5	–	
– ekzematöse	2,1	–	
Hautveränderungen	1,5	–	
– „itching folliculitis"	5,5	–	
Genitale Kandidose	29,1	kA	
Herpes genitalis	2,1	kA	
Hypertonus	0,5	2,1	ns
Präklampsie	1,0	2,0	ns
Harnwegerkrankungen	2,6	1,3	ns
– Zystitis (positive Kultur)	1,5	–	
– Pyelonephritis	1,5	–	
Pneumonie	1,0	kA	
Zervikale Dysplasie/Neoplasie	31,0	kA	
Vorzeitige Wehen	14,8	8,2	1,8 (1,3–2,6)
Vorzeitiger Blasensprung	7,6	22,7	0,4 (0,2–0,6)
Fetale Retardierung	10,2	8,1	ns
Klinische Amnionitis	2,2	1,7	ns
Drogengebrauch oder Abusus	27,6	7,9	3,6 (2,8–4,5)
Neonataler Entzug	18,8	–	

Papillomaviren und einer zervikalen Dysplasie ist bei HIV-infizierten Frauen generell mit und ohne Schwangerschaft erhöht.

Viele der Zervixdysplasien HIV-infizierter Frauen werden allerdings erstmals in der Schwangerschaft erkannt, weil die Patientinnen in diesem Zusammenhang überhaupt erstmals gründlich untersucht werden. Es wurde bereits darauf hingewiesen, daß die histologischen Schweregrade, verglichen mit Biopsaten von Dysplasiepatienten ohne HIV-Infektion, bei HIV-Infizierten wesentlich gravierender sind. Diese erfordern häufiger auch in der Gravidität ein operatives Vorgehen.

Ob die Gravidität einen zusätzlichen Faktor für eine akute Progredienz der CIN-Läsion bei HIV-inzierten Frauen darstellt, ist unsicher. Allerdings wurden Fälle einer schnellen Progression von leichten

CIN-Graden zu einem Zervixkarzinom in der Schwangerschaft beobachtet. Und auch bei nicht HIV-infizierten Frauen wird in der Gravidität eine leicht erhöhte Morbidität an Infektionen wie einer genitalen Candidose oder HPV-assoziierten Condylomata acuminata, die von zellvermittelten Immunabwehr kontrolliert werden, beobachtet. Ein Zusammenhang zu einer durch die HIV-Infektion bedingten immunologischen Disposition durch Korrelation der Prävalenz mit dem Verlust der $CD4^+$-Zellen mit funktionellen Verlusten der Lymphozyten konnte für die zervikale Dysplasie gezeigt werden. Für die klinische Manifestation von Candida ließ sich auch eine Beziehung zur $CD4^+$-Zelldepletion herstellen.

Eine weitere sehr wichtige Komplikation war ein mit 14,8 % erhöhtes Auftreten vorzeitiger vorzeitige Wehen bei HIV-infizierten Schwangeren. Dies hatte im deutschen Kollektiv jedoch nicht eine gegenüber der Norm erhöhte Frühgeburtsrate zur Folge, über die amerikanische Studien berichteten. Dieser Unterschied kann einmal durch abweichende soziale Faktoren in den Kollektiven (wie einem unterschiedlichen Anteil akut drogenabhängiger Schwangerer) begründet sein. Außerdem wurden die Patienten der deutschen Studie alle in darauf spezialisierten geburtshilflichen Zentren betreut. Die Erhöhung von Fällen vorzeitiger Wehen ist jedoch von großer Bedeutung, da vorzeitige Wehen einen Risikofaktor der maternofetalen Transmission bilden.

Die Entwicklung vorzeitiger Wehen stand jedoch in keinem Zusammenhang mit dem Ausmaß der $CD4^+$-Zelldepletion oder dem Stadium der HIV-Erkrankung. Dies gilt auch für die Häufigkeit eines vorzeitigen Blasensprungs und das insgesamt in dem deutschen Kollektiv seltene Amnioninfektionssyndrom. Entsprechend der Risikostruktur Patientinnen wurde ein mit 27,6 % erhöhter Anteil von Schwangeren mit einer Suchterkrankung betreut, die aufgrund der therapeutischen Intervention der Kliniken und Methadonentzugsprogrammen in der Gravidität nur zu 18,8 % zu einem Drogenentzug des Neugeborenen führte.

Erkrankungen der Harnwege oder hypertensive Erkrankungen in der Schwangerschaft wurden nicht vermehrt beobachtet. Berichte über eine Verstärkung einer HIV-assoziierten Klinik in der Schwangerschaft ließen sich durch die deutsche Studie nicht nachvollziehen. Erkrankungen in der Schwangerschaft, die sich einem „AIDS-related-complex" (ARC) oder einer Aids-Symptomatik des Stadium CDC IV zuordnen ließen, wurden bei nur 5% der deutschen Patientinnen verzeichnet, was in der Größenordnung der auch für nichtschwangere HIV-infizierte Frauen zu erwartenden jährlichen Inzidenz der Symptommanifestation liegt.

Risiken der maternofetalen HIV-Transmission

Über 10 Jahre nach dem ersten Bericht über Aids-Erkrankungen bei Kindern von HIV-infizierten Müttern ist der Zeitpunkt und Infektionsweg der HIV-Übertragung von der Mutter auf das Kind noch immer nicht ausreichend gesichert. Dies stellt ein für einen rationalen Präventionsansatz erhebliches Problem dar. Aus pädiatrischer Sicht spricht allerdings vieles für eine späte HIV-Transmission (Ehrnst et al. 1991), die unter der Geburt oder frühestens innerhalb von 2 Monaten vor der Entbindung stattfinden soll.

Bei den bisher bekannten Risikofaktoren oder Markern für eine maternofetale HIV-Übertragung haben sowohl virale oder mit der Immunreaktion der Mutter auf die HIV-Infektion verbundene Größen als auch geburtsmedizinische, mit der Wehentätigkeit assoziierte Ereignisse, Bedeutung (Tabelle 6). Die viralen oder HIV-assoziierten Parameter stehen mehrheitlich mit einer fortgeschritten oder rasch fortschreitenden HIV-Infektion der Mutter in Beziehung; die geburtsmedizinischen Risiken beziehen sich auf den Wehenprozeß und insbesondere dessen Pathologie. Eine Übertragung des Virus ereignet sich leichter, wenn klinisch eine fortgeschrittene HIV-Infektion der Mutter

Tabelle 6. Risikofaktoren für eine maternofetale HIV-Transmission

IV-assoziierte Risiken	Geburtsmedizinische Faktoren
Fortgeschrittene oder rasch fortschreitende HIV Infektion sowie schnelle postpartale Progression zu Aids:	Assoziation zu Wehen:
– erhöhte HIV-Virämie	– therapeutisch mit PGE 2 induzierter Abort
– erhöhte Zahl von HIV-RNA	– Frühgeburt, vorzeitige Wehen
– erhöhte p24-Antigenämie	– vaginale Entbindung
– verminderte CD4-Zellzahlen	– protrahierte vaginale Entbindung
– makrophagenassoziierte HIV-Varianten	– Zeit des Blasensprunges
	– Amnioninfektion
Niedrige neutralisierende Antikörper	– vorangehender (erster) Zwilling
	– Stillen

vorliegt (European Collaborative Study 1992), wenn steigende Konzentrationen von p24-Antigen im mütterlichen Serum gefunden werden, freies Virus gehäuft nachweisbar wird (Weiser et al. 1994), eine erhöhte Menge von HIV-RNA (Fang et al 1995) festgestellt werden kann und eine zunehmende CD4-Zelldepletion gefunden wird (European Collaborative Study 1992).

Als weitere Risiken für die Infektion des Fetus wurden die Entstehung bestimmter Virusvarianten und ein Einfluß des HIV-Zelltropismus auf maternale Monozyten/Makrophagen sowie die Empfänglichkeit fetaler Targetzellen berichtet. Niedrige Titer von Anti-p24 und neutralisierenden Antikörpern gegen das *V3 loop* sollen mit einem erhöhten Transmissionsrisiko korrelieren. Dies konnte in anderen Studien so nicht bestätigt werden. Aber auch eine periphere Virämie als ursächlicher Faktor der Virustransmission auf den Fetus wird widersprüchlich beurteilt, und ähnliche Kontroversen deuten sich bereits für die HIV-RNA-Kopienzahl als Prädiktor der maternofetalen Transmission an (Sperling et al. 1996). Dies schränkt sowohl die Möglichkeit einer kausalen Verknüpfung als auch die Beurteilung der Wertigkeit dieser HIV-assoziierten Parameter als Prädiktoren für das Risiko einer maternofetalen Transmission ein. Zusätzlich soll im Fehlen bestimmter MHC-II-Allele eine ethnisch begründete Disposition zuungunsten von Neugeborenen afrikanischer und hispanischer Abstammung für einen größeres fetales Risiko zu liegen (Winchester et al. 1995).

Mit den systemischen Veränderungen einer fortgeschrittenen HIV-Infektion ist eine Verbreitung des HI-Virus im mütterlichen Organismus mit einer erhöhten Prävalenz der endometrialen HIV-DNA verbunden. Endometrium und v. a. die Dezidua sind reich an Monozyten/Makrophagen, die als Hauptreservoir für eine Transmission auf Zielzellen angesehen werden. Dadurch kann eine lokale und v. a. funktionelle Schnittstelle zwischen HIV-bedingten und geburtsmedizinisch bedingten Risiken bestehen.

Frühgeburt und vorzeitige Wehen erhöhen das Risiko für eine HIV-Infektion des Fetus. Eine Infektion der Eihäute ist mit einem erhöhten Transmissionsrisiko verbunden und wird in den Entwicklungsländern bei häufigeren Amnioninfektionen für die höheren vertikalen Transmissionsraten verantwortlich gemacht. Sicher verursacht hier auch das Stillen einen Teil postnataler Infektionen. Die Bedeutung der Geburt als Risiko wird durch Abhängigkeit der HIV-Übertragung zur Dauer des Blasensprungs (Landesman et al. 1996) deutlich. Geburtsrelevante, lokale Faktoren bilden eine Erklärung für die Diskrepanz der maternofetalen Transmission bei Gemini, die ein deutlich höheres Risiko für den vorangehenden Zwilling zeigt (Goedert et al. 1991).

Wenn auch die initialen Schritte der Wehenentstehung nicht klar sind, so besteht doch Einigkeit, daß es bei Wehen in der maternofetalen Grenzschicht zu chorialen und dezidualen Zellaktivierungen kommt, die Entzündungs- oder auch Traumareaktionen gleichen. In der maternofetalen Grenzschicht, besonders aber in der Nähe der Zervix, kommt es zur Sekretion von parakrin wirkenden proinflammatorischen Zytokinen wie IL1 und IL6, die HIV-infizierte Makrophagen anziehen, aktivieren und zur HIV-Biosynthese stimulieren können. Eine orale oder gastrointestinale Aspiration von HIV-kontaminiertem Fruchtwasser, das auch bei Blasensprung meist hinter dem Köpfchen zurückgehalten wird, ist viel wahrscheinlicher als eine externe Kontamination bei der vaginale Passage. Zudem stellt eine Desinfektion des Geburtskanals keine effiziente Maßnahme der Prävention dar. Da aber auch ein transplazentarer Übergang, insbesondere bei Wehen, nicht ausgeschlossen werden kann, bleibt der Übertragungsweg nach wie vor unsicher.

Unter Berücksichtigung der bekannten geburtshilflichen Risiken sind daher *lokale Ereignisse in der maternofetalen Grenzschicht* zu diskutieren, die die peripartale maternofetale Transmission beeinflussen. Periphere Parameter wie die HIV-RNA-Menge stellen eher einen Marker für ein global erhöhtes Risiko dar. Hoffnungen auf eine zuverlässigere Risikoeinschätzung für eine maternofetale HIV-Transmission, v. a. aber deren Meßbarkeit unter antiretroviraler Therapie, bleiben fraglich.

Nachdem die anfänglich von vielen Geburtshelfern intuitiv als der infektionssichere Entbindungsmodus gewählte primäre Sectio in ihrem Benefit fraglich war, zeigten Metaanalysen eine Reduktion der maternofetalen Transmission durch Kaiserschnittentbindung. Die deutsche (Schäfer 1996) und die italienische Studie (Tovo et al. 1995) kommen zu dem Ergebnis: *Die rechtzeitige Kaiserschnittentbindung am wehenfreien Uterus muß als wirksame Infektionsprophylaxe angesehen werden.* Angestrebt wird dabei eine primäre Kaiserschnittentbindung vor dem Einsetzen von Wehen, wobei hier nicht die vaginale Passage, sondern die Entstehung von Wehen, die auch vor der Geburt als vorzeitige Wehen ein Risiko für den Fetus darstellen, vermieden werden sollen.

Allerdings ist auch dieses Vorgehen nicht unwidersprochen. Die europäische Studie von 1992 zeigte keinen Vorteil der „elective caesarian" zur vaginalen Entbindung; eine Neubewertung der europäischen Studie ergab jedoch eine Reduktion der maternofetalen Transmission durch Sectio (European Collaborative Study 1994). Die französiche Studie erbrachte keinen Benefit der „elective caesarian" oder „emergency caesarian", zeigte aber gleichzeitig eine Abhängigkeit zur Dauer des Blasensprunges vor Geburt (Mandelbrot et al. 1996). Trotz dieser Kontroversen besteht in der Bundesrepublik Einigkeit, bei HIV-infizierten Schwangeren eine Kaiserschnittentbindung spätestens Ende der 37. SSW. durchzuführen, da durch eine rechtzeitige, d. h. vor Wehenbeginn durchgeführte Schnittentbindung eine Senkung der Transmissionsrate von 13,6 auf 5% erwartet werden kann.

Zusätzlich ermöglichen die überzeugenden Daten der AZT-Studie dem Geburtshelfer eine weitere Alternative. Die Studie ACTG 076 konnte bei AZT-Behandlung der Mutter von der 14. bis 34. SSW an bis zur Geburt und des Neugeborenen bis 6 Wochen postpartal eine signifikante Reduktion der neonatalen Infektionen von 25,5 auf 8,3% zeigen. Allerdings ist nicht klar, ab wann eine Therapie sinnvoll ist: ob durch die gesamte Schwangerschaft oder nur in der letzten Phase, oder allein bei Wehen und während der Entbindung. Handlungsunsicherheiten bestehen auch für eine postpartale Behandlung des Neugeborenen. Eine 6wöchige AZT-Applikation ist angesichts der offenbar kurzen Überlebensfähigkeit von freiem Virus im Serum (Wei et al. 1995) sehr lang, und es gibt Hinweise, daß eine postpartale Therapie des Neugeborenen keine wesentlichen Vorteile bringt, wenn die Mutter in der Gravidität AZT erhalten hat.

Deshalb ist der Geburtshelfer – und auch die Pädiater haben ihre Bedenken angemeldet (Wahn 1995) – angesichts der relativ niedrigen europäischen Transmissionsraten von 13–14% mit dem exzessiven Einsatz von AZT und anderen antiretroviralen Medikamenten sehr vorsichtig. Bei einer langfristigen Therapie während der Schwangerschaft und postnatal können eventuelle Spätfolgen durch eine AZT-Gabe für das Kind noch nicht ausreichend sicher ausgeschlossen werden. Außerdem sind auch rasche Entwicklungen von AZT-Resistenzen möglich. Besonders kritisch muß von geburtshilflicher Seite ein allzu großzügiger Einsatz von antiretroviralen Kombinationstherapien gesehen werden, v. a. wenn diese die Gefahr der HIV-Übertragung durch die periphere „Viruslast" als Steuergröße zu senken suchen.

Da weder die Zeit des optimalen Therapiebeginns noch der ursächliche pharmakologische Ansatz für den Präventionseffekt von AZT bisher klar sind, ist auch die Erwartung einer Steigerung der Effizienz der Prävention mit zwei Nukleosidanaloga spekulativ. Selbst wenn eine Teratogenität bei Geburt weitgehend ausgeschlossen wurde, ist doch Vorsicht geboten, denn Nukleosidanaloga haben ein mutagenes Potential und können Spätmanifestationen wie Malignome zur Folge haben kann.

Zur fetalen Infektionsprophylaxe sind aus geburtsmedizinischer Sicht die AZT-Gabe in der Schwangerschaft und die primäre Sectio vertretbar. Beide Maßnahmen bewirken allerdings nur eine Reduktion der Transmissionsrate. Ob eine Kombination von AZT-Gabe und primärer Sectio das Transmissionsrisiko weiter senken kann, ist zwar zu vermuten, aber keineswegs bisher geklärt. Dieser Überlegung folgend kann eine Kombination von ACTG 076 und primärer Kaiserschnittentbindung vorgenommen werden (Tabelle 7).

Dabei erhält die HIV-infizierte Schwangere beginnend mit der 14.-34. SSW 5mal 100 mg AZT bis zur Entbindung, die als primäre Sectio

Tabelle 7. Fetale HIV-Prävention durch primäre Sectio und AZT-Prophylaxe

Prävention	ab 16.–33. SSW	34.–36. SSW	ab 37. SSW	Neugeborenes postnatum
Kombination von AZT und Sectio	AZT 5mal 100 mg	AZT 5mal 100 mg	AZT-Infusion 2 mg/kg/h und primäre Sectio vor der 38. SSW	AZT 4mal 2 mg/kg/ für 6 Wochen
Risikoorientiert – unauffällige Gravidität	Keine Maßnahme	AZT 5mal 100 mg	AZT-Infusion 2mg/kg/h) und primäre Sectio vor der 38. SSW	AZT 4mal 2 mg/kg für 10 Tage]
Risikoorientiert – HIV-Klinik der Mutter	AZT 5mal 100 mg	AZT 5mal 100 mg	AZT-Infusion (2 mg/kg/h) und primäre Sectio vor der 38. SSW	AZT 4mal 2 mg/kg für 10 Tage]
Risikoorientiert – vorzeitige Wehen	AZT 5mal 100 mg und Tokolyse	AZT Infusion (2 mg/kg/h) und primäre Section		10 Tage AZT-Gabe oral

vor Beginn der 38. SSW unter i.v.-Gabe von AZT (2 mg/kg/h Loadingdosis) vorgenommen wird. Da maternofetale HIV-Übertragungen in der frühen Gravidität offenbar eher selten sind, gibt die Berliner Arbeitsgruppe, um die Langzeitexposition des Fetus in utero gegen AZT zu verringern und andererseits doch einen Schutz gegen die maternofetale Transmission in der präpartalen Phase ab der 34. SSW zu erreichen, ab der 34. SSW AZT. Die Applikation von AZT in dieser Phase folgt der Überlegung, daß bei einer wehenassozierten HIV-Übertragung und dem bekannten Risiko durch vorzeitige Wehen die Rolle von unregelmäßigen Wehen bzw. Senkwehen nur unzureichend bekannt ist.

Wenn allerdings eine mütterliche Indikation vorliegt, wie z. B. eine HIV-assozierte Thrombozytopenie oder andere klinische Symptome der HIV-Infektion, wird die AZT-Prophylaxe unter therapeutischen Gesichtspunkten bereits vor der 34. SSW begonnen. Bei vorzeitigen Wehen wird neben der tokolytischen Behandlung sofort mit einer AZT-Applikation begonnen, die bis zur und unter der Entbindung durchgeführt wird. Bei vorzeitigen Wehen ab der 34. SSW erfolgt unverzüglich die Schnittentbindung.

Wegen des fraglichen Werts einer postpartalen Prophylaxe des Neugeborenen ist wurde in dem Berliner Schema die AZT-Gabe auf 10 Tage reduziert. In jedem Fall muß das Stillen ausgeschlossen werden. Wichtig für das weitere Schicksal des Kindes ist, daß das Neugeborene ausreichend pädiatrisch betreut wird, um die Risiken einer möglichen HIV-Infektion rechtzeitig zu erkennen, die eine prophylaktische Behandlung notwendig machen können.

Zusammenfassung

Bei einem insgesamt steigenden Anteil HIV-infizierter Frauen in Deutschland ist die HIV-Infektion ein relevantes Problem für die frauenärztliche Betreuung. Einerseits besteht eine deutlich erhöhte gynäkologische Morbidität für HIV-infizierte Frauen, und andererseits ist das Risiko einer maternofetalen Infektionsübertragung auf den Fetus bei einer Schwangerschaft zu beachten. 90 % der HIV-infizierten Frauen gehören zur reproduktionsfähigen Altersgruppe der 20- bis 40jährigen. Die HIV-Infektion beschränkt sich nicht mehr auf Patientinnen mit Risikoanamnese wie i.v.-Drogengebrauch, sondern

Neuinfektionen entstehen häufiger durch sexuelle Kontakte. Bei einem Viertel der Frauen wird die Diagnose der HIV-Infektion erstmals in einer Schwangerschaft durch den Geburtshelfer gestellt.

Die Morbidität durch akute und chronische genitale Infektionen und deren Spätfolgen bildet zusammen mit der zervikalen Dysplasie das größte gynäkologische Risiko für HIV-infizierte Frauen. In der deutschen Studie entwickelten 2 Drittel der Frauen mit HIV-Infektion Symptome von Urogenitalinfektionen. Diese waren nicht nur durch eine erhöhte Prävalenz von sexuell übertragbaren Erregern wie Trichomonaden und Chlamydien bedingt, sondern wurden v. a. durch fakultativ pathogene Keime verursacht, die im Zusammenhang mit einer bakteriellen Vaginose stehen. Ein Viertel der HIV-infizierten Frauen entwickelte akute oder chronische Beschwerden von aszendierenden Genitalinfektionen. Das Risiko für die Entwicklung einer zervikalen Dysplasie/Neoplasie ist gegenüber der altergleichen Normalbefölkerung 10fach erhöht.

Obwohl das Zervixkarzinom in die Aids-Falldefinition übernommen wurde, ist sein Auftreten selten mit anderen Aids-typischen opportunistischen Infektionen assoziiert, sondern es tritt vor der eigentlichen Symptomatik auf. HIV-infizierte Frauen können deshalb von regelmäßigen gynäkologischen Kontrolle als präventivmedizinischer Konsequenz profitieren.

Wichtige Komplikationen in der Schwangerschaft bilden vorzeitige Wehen und Drogenkonsum. Andere Komplikationen wie die Progression oder Expression von Aids in der Schwangerschaft sind selten (ca 5%) zu beobachten. Das Risiko einer maternofetalen HIV-Transmission kann durch eine primäre Sectio und durch Applikation von Azidothymidin in der Schwangerschaft deutlich gesenkt werden. Wichtig für das rechtzeitige Erkennen von zusätzlichen geburtsmedizinischen Risiken der maternofetalen HIV-Übertragung wie vorzeitige Wehen, Frühgeburt und Amnioninfektion ist die enge Betreuung der Schwangeren.

Literatur

Brettle RP, Raab GM, Rossa A et al. (1995) HIV infection in women: immunological markers and the influence fo pregnancy. AIDS 9: 1177–1184

Collaborative Study (1992) Risk factors for mother-to-child transmission of HIV-1. Lancet 339: 1007–1012

Ehrnst A, Lindgren S, Dictor M et al. (1991) HIV in pregnant women and their offspring: evidence for late transmission of HIV. Lancet 338: 203–207

European Collaborative Study (1994) Caesarean section and the risk of vertical transmission of HIV-1 infection. Lancet 343: 1464–1467

Fang G, Burger H, Grimson R et al (1995) Maternal plasma human immunodeficiency virus type 1 RNA level: A determinant and projected threshold for mother-to-child transmission. Proc Natl Acad Sci USA 92: 12100–12104

Ghosh SK, Taylor ME et al. (1995) Viral dynamics in human deficiency virus type 1 infection. Nature 373: 117–22

Goedert J, Duliege A-M, Amos C et al. (1991) High risk of HIV-1 infection for first-born twins. Lancet 338: 1471–1475

Hoegsberg B, Abulafia O, Sedlis A et al. (1990) Sexually transmitted diseases and human immunodeficiency virus infection among women with pelvic inflammatory disease. Am J Obstet Gynecol 163: 1135–1139

Landesman SH, Kalish LA, Bums DN et al. (1996) Obstetrical factors and the transmission of human immunodeficiency virus type 1 from the mother to child. N Engl J Med 334: 1717–1723

Mandelbrot L, Mayaux MJ, Bongain A et al. (1996) Obstetric factors and mother-to-child transmission of human immunodeficiency virus type 1: The French perinatal cohorts. Am J Obstet Gynecol 175: 661–667

Moss GB, Clemetson D, D'Costa L et al. (1991) Association of cervical ectopy with heterosexual transmission of immunodeficiency virus: Results of a study of couples in Nairobi, Kenia. J Infect Dis 164: 588–591

Schäfer A (1996) Die HIV-Infektion in Gynäkologie und Geburtshilfe. Gynäkologe 29: 129–137

Schäfer A, Friedmann W, Mielke M, Schwartländer B, Koch MA (1991) Increased frequency of cervical dysplasia/neoplasia in HIV infected women is related to the degree of immunosuppression. Am J Obstet Gynecol 164: 593–599

Schwartländer B, Schäfer APA, Koch MA, Mönch E, Willers H, Pauli G (1994) Unerkannte HIV-Infektionen zum Zeitpunkt der Entbindung. Perinatalmedizin 6: 29–30

Sperling RS, Shapiro DE, Coombs RW et al. (1996) Maternal viral load, Zidovudine treatment, and the risk of transmission of human immunodediciency virus type 1 from mother to infant. N Engl J Med 335: 1621–1629

Tovo PA, de-Martino M, Gabiano C et al. (1995) Mode of delivery and gestational age influence perinatal HIV-1 transmission. Italian Register for HIV Infection in Children. J Acquir Immune Defic Syndr Hum Retrovirol 11: 88–94

Wahn V (1995) Routinemäßige Gabe von Zidovidin an HIV-infizierte Schwangere. Dtsch Ärztebl 92: A 3397–3398

Weiser B, Nachmann S, Tropper P et al. (1994) Quantitation of human immunodeficiency virus type 1 during pregnancy: Relationship of viral titer to mother-to-child transmission and stability of viral load. Proc Natl Acad Sci USA 91: 8037–8041

Winchester R, Chen Y, Rose S, Selby J, Borkowsky W (1995) Major histocompatibility complex class II DR alleles DRB1*1501 and those encoding HLA-DR13 are preferentially associated with a diminution in maternally transmitted human immunodeficiency virus 1 infection in different ethnic groups: Determination by an automated sequence-based typing method. Proc Natl Acad Sci USA 92: 12374–12378

Aids/HIV-Infektion und Auge

P. Kaulen

Einleitung

Die HIV-Infektion bedingt zahlreiche okuläre Erkrankungen und Funktionsstörungen. So tritt das Mikroangiopathiesyndrom im Spätstadium der Erkrankung mit einer Häufigkeit von bis zu 70 % auf. Kommt es zu einer CMV-Retinitis, so kann es ohne rechtzeitige Therapie zur Erblindung kommen. Die psychosozialen Probleme, die aus einer Erblindung resultieren, sind vielfältig. Daher werden Krankheitsbilder und Therapieansätze im folgenden ausführlich dargestellt.

Die Veränderungen durch HIV am Auge lassen sich in Erkrankungen der vorderen Augenabschnitte, Funktionsstörungen der Netzhaut und des Sehnervs, das Mikroangiopathiesyndrom, opportunistische Infektionen, Neoplasmen und neuroophthalmologische Erkrankungen einteilen.

Vordere Augenabschnitte

Kaposi-Sarkom

Klinik
An der Konjunktiva und den Lidern treten livide, derbe, schmerzlose, im Niveau der Haut liegende Läsionen auf (Abb. 1). Sie können auch als knötchenförmige, papulöse Raumforderungen in Erscheinung treten, die eine mechanische Behinderung des Lid- und Tränenapparates zur Folge haben. Infolgedessen kann es zu einem Lidödem oder einer Chemose der Konjunktiva kommen.

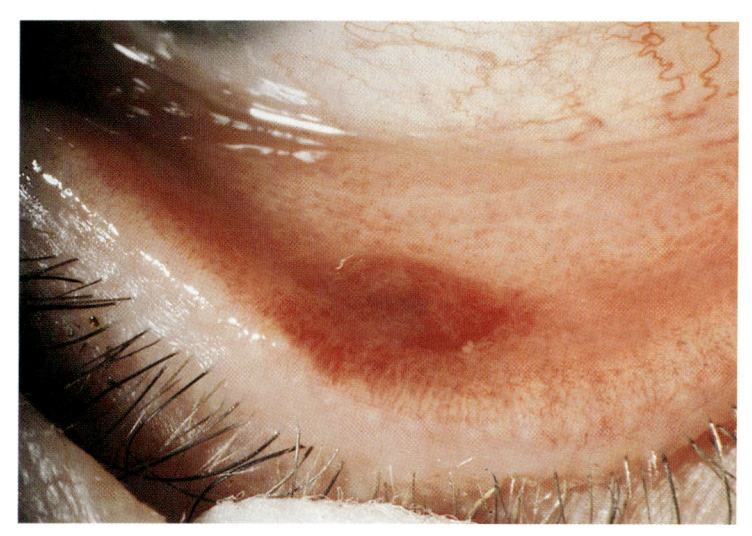

Abb. 1. Kaposi-Sarkom im Niveau der tarsalen Konjunktiva

Differentialdiagnose
Abzugrenzen ist ein Hyposphagma, das einem kleinen Kaposi-Herd mit Bindehautblutung ähneln kann. Auch Hämangiome oder Chalazien können mit dem Kaposi-Sarkom verwechselt werden. Besonders dunkel ausgeprägte flache Läsionen lassen gelegentlich an ein malignes Melanom denken. Da das Kaposi-Sarkom fast nie auf den Orbitabereich beschränkt ist, fällt eine Diagnose selten schwer, zumal die Läsionen meist leicht für Probeexzisionen zugänglich sind.

Therapie
Eine lokale Therapie sollte nur bei deutlicher Symptomatik oder kosmetischer Indikation durchgeführt werden. Die Herde können mit chirurgischer Exzision, Kryotherapie oder Strahlentherapie behandelt werden (Ghabrial et al. 1992).

Molluscum contagiosum

Das gelegentlich massive Auftreten von Molluscum contagiosum im Lidbereich kann zu einem kosmetischen Problem werden.

Klinik und Therapie

Die ca. 2–4-mm großen Dellwarzen zeichnen sich durch eine unpigmentierte, runde Raumforderung mit zentraler Delle, die keine Hämorrhagien aufweist, aus. Sie können im Bereich der Lidkante Beschwerden machen und lassen sich dort leicht mit dem CO_2- oder Argonlaser entfernen.

Konjunktivitis

Konjunktividen im Rahmen des Aids treten nicht häufiger als in der gesunden Bevölkerung auf und werden je nach Ursache antibiotisch oder antiinflammatorisch behandelt.

Zoster ophthalmicus

Besonders in Afrika stellt die Varicella-zoster-Infektion im Bereich des 1. Trigeminusastes eine häufige Primärmanifestation der HIV-Infektion dar. Dies ist in Europa und Nordamerika nicht der Fall; jedoch zeigt ein Herpes zoster eine Verschlechterung der immunologischen Situation an, wie sie bei Aids und seinen Vorstadien auftritt (Les Cole et al. 1984).

Klinik

Neben der Zosterdermatitis mit Schmerzen und Bläschen- und Krustenbildung im Bereich des Dermatoms des 1. Trigeminusastes kann auch der Ramus nasociliaris beteiligt sein, wobei es zu einer Ausbreitung bis zur Nasenspitze kommen kann. In diesem Fall ist eine Augenbeteiligung mit Keratitis, Iritis und Sekundärglaukom möglich. Die Hornhautsensibilität ist aufgehoben. Nach Abklingen der Erkrankung können Hyposensibilität der Hornhaut sowie neuralgische Beschwerden im betroffenen Hautbereich auftreten.

Therapie

Die Therapie der Wahl besteht in intravenöser Gabe von 30 mg/kg KG Acyclovir über einen Zeitraum von ca. 10 Tagen. Gegenüber der oralen Applikation von Acyclovir, die zu einer ebenso schnellen Rückbildung der Symptome führt, hat die intravenöse Gabe eine geringere Häufigkeit an später auftretenden Neuralgien. Kommt es zur Beteiligung der Augen, so ist bei einer Keratitis mit einer Gabe von Acyclovir-Augensalbe (5mal täglich) und Mydriatica zu therapieren. Nach der Akuttherapie ist eine sekundäre Prophylaxe mit Acyclovir in Erwägung zu ziehen.

Nach einem Zoster ophthalmicus bei niedriger Helferzellzahl liegt ein erhöhtes Risiko für eine akute Retinanekrose/Varicella-zoster-Retinitis vor. Darum sollte der Fundus in 6wöchigen Abständen augenärztlich kontrolliert werden.

Keratitis

Eine selten auftretende epitheliale Keratitis, die sich durch bäumchenartige Epithelläsionen begleitet von starken Schmerzen und Photophobie auszeichnet, kann durch Zytomegalieviren (CMV) verursacht werden. Sie kann nur schwer von der Keratitis dendritica, die durch Herpesviren verursacht wird, unterschieden werden. Therapieversuche mit lokaler Gabe von Foscarnet (1 %) sind versucht worden.

Uveitis anterior

Als dosisabhängige Nebenwirkung von Rifabutin in der Therapie atypischer Mykobakteriosen kann es zu einer Iridozyklitis kommen. Leitsymptome können Photophobie, Schmerz, Rötung und Sehverschlechterung sein.

Spaltlampenmikroskopisch kann in schweren Fällen ein Hypopyon und Fibrin in der Vorderkammer beobachtet werden. Nach Absetzen des Rifabutins und lokaler Steroidgabe klingt die Entzündung rasch ab (Schimka et al. 1996).

Funktionsstörungen

Zu den harmlosen Funktionsstörungen, die keiner Behandlung bedürfen, zählt eine herabgesetzte Farbdiskrimination und eine verringerte Kontrastempfindlichkeit. Das Elektroretinogramm, das Auskunft über die Funktion der Photorezeptoren gibt, ist häufig auch bei regelrechtem Fundusbefund verändert. Pathologisch veränderte Musterelektroretinogramme (gestörte Ganglienzellfunktion) und visuell evozierte kortikale Potentiale lassen sich beobachten. Ein direkter Zusammenhang mit pathologischen Fundusbefunden konnte jedoch nicht gefunden werden, so daß diese Befunde weder mit dem Stadium der HIV-Infektion, der Wahrscheinlichkeit des Auftretens einer CMV-Retinitis noch mit histopathologischen Veränderungen, wie der retinalen Mikroangiopathie, korreliert werden können.

Mikroangiopathiesyndrom

Mit abnehmender Helferzellzahl treten zunehmend typische konjunktivale und retinale Veränderungen auf, deren Häufigkeit je nach Stadium der HIV-Infektion mit 50–100 % angegeben wird. Diese Veränderungen lassen sich nicht mit einer erhöhten Wahrscheinlichkeit für das Auftreten einer CMV-Retinitis in Zusammenhang bringen, müssen wegen ihrer Gesamthäufigkeit aber als typischer Befundkomplex bei der HIV-Infektion angesehen werden. Hierbei nimmt die Inzidenz des Mikroangiopathiesyndroms mit sinkender CD4-Zellzahl zu.

Klinik
Limbusnah treten Punktblutungen, Mikroaneurysmen und erhebliche Kaliberschwankungen der konjunktivalen Gefäße auf. Außerdem ist ein „körniges" Strömungsverhalten der Erythrozyten (Sludge-Phänomen) in den Kapillaren und Venolen zu beobachten. Im Bereich der Netzhaut finden sich Cotton-wool-Herde, die nicht weiter als 4–5 Papillendurchmesser von der Papille entfernt sind (Abb. 2). Sie liegen als „weiche", kontrastarme Exsudate vor. Sie können nach einigen Wochen aber kontrastreicher und kleiner werden und schließlich ganz verschwinden.

Die Ausprägung dieser Befunde unterliegt also erheblichen Schwankungen. In der temporalen Peripherie finden sich oft punktförmige Blutungen, gelegentlich können diese Blutungen auch fleckförmig mit einer diskreten zentralen Aufhellung auftreten (Rothscher Fleck). Häufig finden sich am hinteren Pol des Auges zwischen den Gefäßbögen Mikroaneurysmen und feine intraretinale Blutungen.

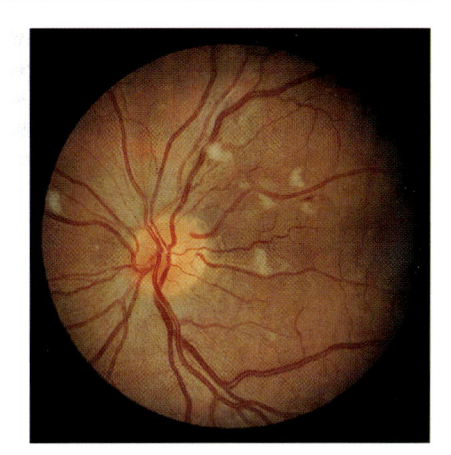

Abb. 2. Typische Erscheinungsform des Mikroangiopathiesyndroms mit Cotton-wool-Herden in Papillennähe, wie sie im Verlauf der HIV-Infektion häufig zu beobachten ist

Differentialdiagnose
Treten Cotton-wool-Herde auf, so kann eine differentialdiagnostische Abgrenzung zu einer beginnenden CMV-Retinitis schwierig sein (Fluoreszenzangiographie durchführen!). Dies gilt besonders für solche Fälle, bei denen in der Nähe der Cotton-wool-Herde intraretinale Blutungen vorliegen. Die Abgrenzungen zu einer beginnenden okulären Toxoplasmose kann durch das hierbei vorkommende Glaskörperinfiltrat über dem chorioretinitischen Herd erfolgen. Sollte die Differentialdiagnose schwierig sein, so kann bei Herden außerhalb der Gefäßbögen und bei unbeteiligter Papille zunächst abgewartet werden und der Fundus engmaschig ophthalmoskopisch kontrolliert werden (alle 2–3 Tage).

Die bei der HIV-Mikroangiopathie auftretenden Befunde können mit einem veränderten Sedimentationsverhalten der Erythrozyten, der Zunahme von Fibrinogen und der Plasmaviskosität in Zusammenhang gebracht werden. Interessanterweise lassen sich ähnliche Veränderungen der rheologischen Parameter auch bei der diabetischen Retinopathie, der Sichelzellanämie, dem systemischen Lupus erythematodes und der Leukämie beobachten. Dies sind Krankheitsbilder mit ähnlichen Frühbefunden, wie sie bei der retinalen oder konjunktivalen Mikroangiopathie im Rahmen der HIV-Infektion gefunden werden.

Darüber hinaus ist die Häufigkeit des Mikroangiopathiesyndroms bei Patienten mit zusätzlicher Hepatitis-C-Infektion signifikant höher als bei HCV-negativen Patienten (Thierfelder et al. 1996). Die genaue Ursache bleibt jedoch weiter unklar: Verschiedene Autoren machen u. a. die verstärkte Ablagerung zirkulierender Immunkomplexe, die Infektion der Gefäßendothelien mit dem HIV-Virus oder die Freisetzung von Monokinen und proteolytischen Enzymen für das Auftreten der Mikroperfusionsstörungen verantwortlich (Faber et al. 1992, Freeman et al. 1989). Das Mikroangiopathiesyndrom läßt sich therapeutisch nicht sicher beeinflussen.

Opportunistische Infektionen

Verschiedene Erreger führen bei der fortgeschrittenen HIV-Erkrankung zu Infektionen der Netzhaut und der Aderhaut. Der Prozentsatz der Patienten, die am Auge erkranken, liegt bei 30 %. Die häufigste, das Sehvermögen bedrohende Krankheit ist die Zytomegalievirusretinitis, die in ca. 20–25 % der Fälle auftritt. Die chorioretinalen Toxoplasmose tritt bei 1–2 % der Erkrankten auf.

Die progressive äußere Retinanekrose, die Herpes-simplex-Virusund die Varicella-zoster-Virus-Retinitis sind Erscheinungsformen der akuten Retinanekrose beim Immunsupprimierten und kommen selten vor (ca. 1 %). Sie werden durch Varicella-zoster- und/oder Herpes-simplex-Viren verursacht; ihre Inzidenz scheint mit zunehmender Überlebenszeit der Patienten zu wachsen.

Infektionen der Ader- und Netzhaut durch Bakterien (Mykobakterien, Treponema pallidum), Protozoen (Toxoplasma gondii, Pneumocystis carinii) oder Pilze (Spezies von Cryptococcus, Candida, Histoplasma, Fusarium) kommen mit einer im Prozentbereich liegenden Häufigkeit vor (Jabs et al. 1989), treten jedoch häufiger bei intravenös spritzenden Drogenabhängigen auf.

Zytomegalievirus-(CMV)-Retinitis

Die CMV-Retinitis tritt mit erhöhter Wahrscheinlichkeit bei Helferzellzahlen unter 100/µl auf. War früher eine CMV-Retinitis ein ausgesprochen seltenes Krankheitsbild, das nach Organtransplantationen und immunsuppressiver Therapie auftrat, so stellt die CMV-Retinitis im Rahmen der HIV-Infektion die weitaus häufigste opportunistische

Infektion am Auge dar und kann durch die zunehmende Überlebenszeit der Patienten gelegentlich als Erstmanifestation von Aids auftreten.

Die Prävalenz beträgt ca. 10 % im ersten Jahr nach Absinken der Helferzellzahl unter 100/µl und liegt im 2.–4. Jahr bei 20–25 %. Die Inzidenz beträgt ca. 5–10 % pro 6 Monate. Ca. 3 Jahre nach Abfall der Helferzellzahl unter 100/µl leiden etwa 35 % der Patienten, die noch leben, an einer CMV-Retinitis.

Klinik

Die Erkrankung beginnt häufig einseitig und wird gelegentlich im Rahmen einer augenärztlichen Kontrolluntersuchung entdeckt, ohne daß der Patient beim Vorliegen eines Frühstadiums eine Symptomatik bemerkt hätte. Ist die Retinitis weiter ausgedehnt, so werden insbesondere „fliegende Mücken" (Glaskörperinfiltrate), Schatten und Flecken (Skotome) und verschwommenes Sehen (Glaskörpertrübungen, Iritis) angegeben. Schmerzen oder eine konjunktivale Injektion treten nicht auf.

Spaltlampenmikroskopisch sind feinste Endothelbeschläge, eine Endotheliitis sowie eine geringe zelluläre Infiltration des Glaskörpers zu erkennen.

Glaskörpertrübungen sind sehr selten, können aber in Kombination mit einer begleitenden Iritis vorkommen, was differentialdiagnostische Probleme aufwerfen kann (Abgrenzung zur Toxoplasmose).

Abb. 3. CMV-Retinitis vom nichthämorrhagischen Typ mit unscharfen, granulierten Läsionen. Diese Form der CMV-Retinitis beginnt meist in der äußeren Peripherie der Netzhaut und weist nur vereinzelte Blutungen auf. Etwa 2 Drittel aller CMV-Retinitiden entsprechen diesem Erscheinungsbild

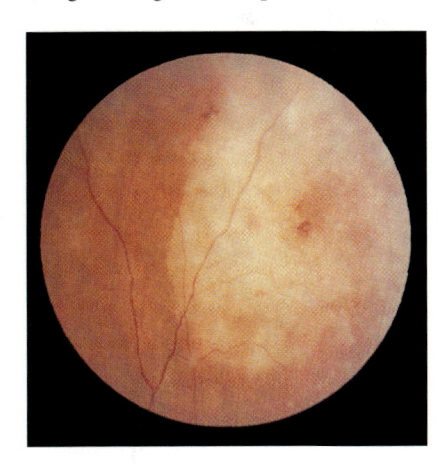

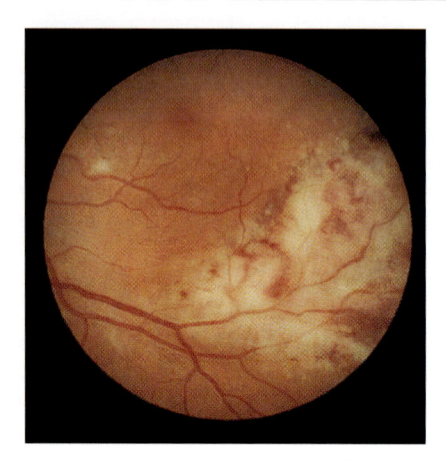

Abb. 4. Exsudative, hämorrhagische Form der CMV-Retinitis im Verlauf der große Gefäßbögen. Kennzeichnend sind die massiven Exsudationen und Blutungen, die bei etwa einem Drittel aller Retinitiden zu finden sind

Ophthalmoskopisch zeigt sich in 2 Drittel der Fälle eine meist peripher gelegene granuläre Läsion mit weichen, kontrastarmen Exsudaten in den Randzonen zur intakten Netzhaut (Abb. 3). Es werden keine Blutungen beobachtet, und die Läsionen sind häufig zwischen größeren Gefäßen lokalisiert; bisweilen ragen sie segmentförmig von peripher nach zentral über wenige Uhrzeiten der retinalen Zirkumferenz.

Im Gegensatz dazu zeigen nur etwa 1 Drittel der Fälle das meist als typisch dargestellte Bild der CMV-Retinitis mit massiven Exsudaten

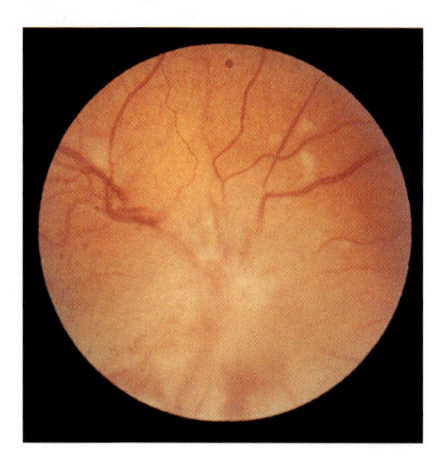

Abb. 5. CMV-Retinitis vom exsudativ-hämorrhagischen Typ, die Papille miteinbeziehend (CMV-Papillitis). Deutliche Glaskörperreaktion (Trübung)

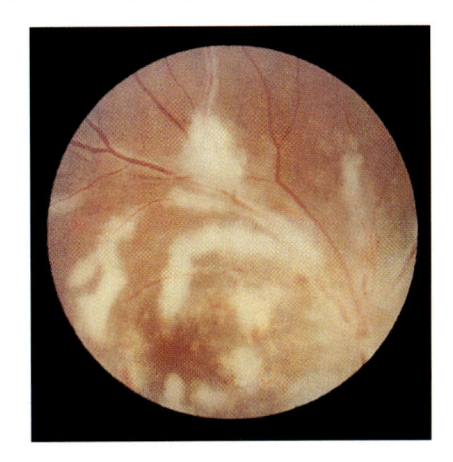

Abb. 6. Seltene Form der CMV-Retinitis mit Gefäßeinscheidungen und überwiegend nichthämorrhagischen, granulierten Exsudaten parallel zu den Gefäßbögen, die dem Bild „eingefrorener" Gefäße ähneln

und Blutungen (Abb. 4). Hierbei liegt die Läsion häufig parallel zu oder im Bereich der großen Gefäßarkaden und bezieht nicht selten die Papille mit ein (Abb. 5). Im Gesichtsfeld liegen vollständige Skotome im korrespondierenden Areal vor, die Fluoreszenzangiographie zeigt massive Farbstoffaustritte.

Eine seltene Erscheinungsform der CMV-Retinitis stellt die Kombination mit einer ausgeprägten Periphlebitis dar, die der ideopathischen „acute frosted retinal periphlebitis" ähnelt (Abb. 6). Die englische Bezeichnung rührt vom Aspekt der massiven Gefäßeinscheidungen her, die „eingefrorenen Gefäßen" ähneln, die vermutlich durch eine verstärkte Immunantwort auf das CMV-Antigen zustande kommt (Rabb et al. 1992).

Alle Erscheinungsformen der CMV-Retinitis führen ohne Therapie zur vollständigen Erblindung.

Therapie
Es stehen mehrere Medikamente zur Verfügung, die eine akute CMV-Retinitis ins Narbenstadium überführen können (Tabellen 1–3). Sie wirken virustatisch; d. h. nach ihrem Absetzen kommt es in 100 % der Fälle zum Rezidiv. Daher muß lebenslang eine adäquate Therapie durchgeführt werden (Teich et al. 1992). Die Medikamente können systemisch entweder intravenös (Ganciclovir, Foscarnet, Cidofovir), oral (Ganciclovir) oder lokal intravitreal (Ganciclovir, Foscarnet, Cidofovir, ISIS 2922) appliziert werden.

Tabelle 1. Therapie der akuten CMV-Retinitis bis zur Vernarbung

Ausprägung	Medikament	Intravenöse Dosis/Tag und kg KG	Intravitreale Dosis/Woche	Dauer (Wochen)	Nebenwirkungen
1. Nicht Virusbedrohend	Ganciclovir	2mal 5 mg	–	2–3	Leukopenie
	Foscarnet	2mal 90 mg		2–3	Nephrotoxisch
2. Visusbedrohend	Ganciclovir plus Foscarnet	2mal 5 mg plus 2mal 90 mg	– plus	2–3	Wie oben
3. Versagen von 2	Ganciclovir plus Foscarnet	2mal 5 mg plus 2mal 90 mg	ggf. plus 2mal 20 µg oder 2mal 1,2 mg oder Implantat	2–3	Wie oben; Endophthalmitis, Amotio retinae
4. Versagen von 3	Cidofovir	5 mg/kg KG 1mal/Woche		2–3	Nephrotoxisch
	Ganciclovir plus Foscarnet plus Cidofovir	2mal 5 mg plus 2mal 90 mg	20 µg intravitreal 1mal pro Woche		Wie oben

Substanzen

Ganciclovir: Seit 1987 ist Ganciclovir (DHPG, 9-[1,3-Dihydroxy-2-propoxymethyl]guanin, Cymeven) verfügbar, das intrazellulär die DNA-Polymerase der Zytomegalieviren und mit etwas geringerer Wirkung auch die Replikation vom Herpes-simplex-Virus (Typ 1 und 2), Varicella-zoster-Virus und Ebstein-Barr-Virus hemmt.

Die häufigsten Nebenwirkungen der Therapie mit Ganciclovir stellen die Neutropenie und Thrombozytopenie dar. Dies ist der Grund, warum zahlreiche Autoren eine Kombination mit dem antiretroviralen Zidovudin ablehnen, da es in Bezug auf die Neutropenie zu einer überadditiven Verstärkung der Neutropenie kommen kann. Allerdings

Tabelle 2. Erhaltungstherapie der CMV-Retinitis nach Vernarbung

	Medikament	Intravenöse Dosis/Tag/kg KG	Intravitreale Dosis/Woche	Dauer (Wochen)	Nebenwirkungen
1. Mögl. Monotherapien	Ganciclovir	5 mg oder Wochendosis auf 3–5 Infusionen pro Woche verteilt	–	Bis zum Rezidiv	Leukopenie
	Foscarnet	90–120 mg	Wie oben		Nephrotoxisch
	Cidofovir	5 mg/kg KG alle 2 Wochen	Wie oben		
2. Kombinationstherapie	Ganciclovir plus Foscarnet	5 mg plus 120 mg	–	Wie oben	Wie oben
3. Kombinationstherapie bei Nebenwirkungen	Ganciclovir im täglichen Wechsel mit Foscarnet	5 mg im täglichen Wechsel mit 120 mg	–	Wie oben	Wie oben
4. Oral	Ganciclovir	3mal 1g/d	–	Wie oben	Leukopenie
5. Implantat, ggf. mit oralem Ganciclovir	Ganciclovir		Diffusion von 0,5–0,3 µg/h	–Wie oben	Endophthalmitis, Amotio retinae
6. Intravitreal, ggf. mit oralem Ganciclovir	Ganciclovir		1mal 20 µg/Woche	–	Wie oben, Endophthalmitis
	Foscarnet		1mal 1,2 mg/Woche		

zeigen andere Arbeiten, daß im Falle drohender Neutropenie zusätzlich subkutane Gaben von Granulozyten-Macrophagenkolonie-stimulierenden Faktor (GM-CSF) oder Granulozytenkolonie-stimulierenden Faktor (G-CSF) eine wirksame Konzentrationserhöhung von voll funktionsfähigen Leukozyten zur Folge hat und so die Hauptnebenwirkung des Ganciclovirs zu antagonisieren ist.

Tabelle 3. Erhaltungstherapie einer CMV-Retinitis nach dem ersten Rezidiv

	Medikament	Intravenöse Dosis/Tag/kg KG	Intravitreale Dosis/Woche	Dauer (Wochen)	Nebenwirkungen
1. Medikamentenwechsel	von Foscarnet zu Ganciclovir	5 mg–10 mg	–	bis zum folgenden Rezidiv	Leukopenie
	von Ganciclovir zu Foscarnet	120 mg		Wie oben	Nephrotoxisch
2. Kombinationstherapie	Ganciclovir plus Foscarnet	5 mg plus 120 mg	–	Wie oben	Leukopenie, nephrotoxisch
3. ggf. zusätzliches Implantat	Ganciclovir		Diffusion 0,5–3 µg/h		Amotio, Endophthalmitis

Foscarnet: Foscarnet (Phosphonoformat, Foscavir) ist ein Pyrophosphatanalogon und hemmt die DNA-Polymerasen aller bekannten Herpesviren einschließlich CMV, des Hepatitis-B-Virus sowie die reverse Transkriptase des HIV. Neben seiner antiretroviralen Aktivität beeinflußt es nicht die Zahl der neutrophilen Granulozyten und kann so gemeinsam mit Zidovudin gegeben werden.

Da Foscarnet nicht metabolisiert wird und mit dem Urin ausgeschieden wird, ist bei jeder Therapie mit dieser Substanz auf die Nierenfunktion zu achten. Sie reichert sich im Knochengewebe an und passiert die Blut-Hirn-Schranke, wobei die Liquorkonzentration 20–70 % der Plasmakonzentration erreicht. Foscarnet ist zur Therapie der CMV-Encephalitis geeignet.

Cidofovir: Eine weitere Substanz, die eine spezifische kompetitive Hemmung der DNA-Polymerase des CMV bewirkt und sich in Studien bewährt hat, ist Cidofovir (3-Hydroxy-2-Phosphonylmethoxy-Propylcytosin, HPMC, Vistide). In vitro wird das Wachstum der CMV wesentlich stärker als durch Ganciclovir oder Foscarnet gehemmt. Das Medikament ist nephrotoxisch, engmaschige Kontrollen der Nierenwerte sind notwendig. Momentan werden klinische Studien zur systemischen und lokalen Gabe von Cidofovir durchgeführt.

ISIS 2922: Es handelt sich um ein Oligonukleotid, mit einer Länge von 21 Nukleotiden, das komplementär an einen Teil der mRNS des Zytomegalievirus bindet (sog. Antisense-Medikament). Durch diese Hybridisierung wird die Translation an den Ribosomen gestoppt und dadurch die Synthese von Proteinen, die für die Regulation der viralen Genexpression von Bedeutung sind, unterdrückt. Das Medikament muß intravitreal appliziert werden. Es wird momentan in klinischen Studien untersucht, eine Zulassung ist noch nicht erfolgt.

Monotherapie mit Ganciclovir

Initialtherapie
Nach Diagnosestellung sollte möglichst zügig die Initialtherapie mit einer Dosis von 2mal täglich 5 mg Ganciclovir/kg KG begonnen werden, wobei das Medikament in 250 ml physiologischer Kochsalzlösung innerhalb von 15–30 min gegeben wird. Unter wöchentlicher augenärztlicher Kontrolle wird die vollständige Vernarbung der Retinitis abgewartet, was nach spätestens 3 Wochen der Fall sein sollte.

Erhaltungstherapie
Nach vollständiger Vernarbung der Netzhaut kann die tägliche Dosis des Ganciclovirs auf 5–6 mg/kg KG reduziert werden. Kommt es innerhalb von 4 Wochen nach Dosisreduktion zu keinem Rezidiv, so kann unter Umständen die vollständige Wochendosis auf 5 bzw. 3 Tage verteilt werden (Beispiel: An 7 Tagen 5 mg/kg oder an 5 Tagen 7 mg/kg oder an 3 Tagen ca. 11 mg/kg).

Die mittlere Überlebenszeit unter Gancicloviertherapie beträgt ca. 9 Monate nach Diagnosestellung einer CMV-Retinitis (SOCA Research Group, 1992 und 1996).

Orale Therapie
Das einzige Medikament, das bislang auch in oraler Form als Erhaltungstherapie gegeben werden kann, ist Ganciclovir (Cytovene). Wegen der geringen Bioverfügbarkeit von 9 % sind relativ hohe Tagesdosen von 3 g (3mal 4 Tabletten à 250 mg) notwendig (Drew et al. 1996). Da die Zeit bis zum Auftreten des 1. Rezidivs unter oraler Therapie vermutlich kürzer als unter systemischer Therapie ist, sollte bislang die orale Gabe Patienten vorbehalten sein, die keinen intravenösen Zugang

haben oder nur sehr kleine, peripher gelegene Netzhautnarben aufweisen. In Frage kommt auch ein Einsatz bei vorübergehendem Absetzen der intravenösen Therapie (Reisen etc.).

Monotherapie mit Foscarnet

Initialtherapie
Wie unter Ganciclovir wird mit Foscarnet eine Initialtherapie bis zur vollständigen Vernarbung der Retinitis angestrebt. Je nach Autor schwanken die Therapieschemata, im Mittel liegt die Dosis der Initialtherapie bei 200 mg/kg KG und Tag, wobei die Gesamtmenge des Präparats auf 2–3 Infusionen pro Tag verteilt wird. Die Infusionszeiten sollten zwischen 1 und 2 Stunden liegen, im Anschluß an jede Infusion muß zur Reduktion der Nephrotoxizität des Medikaments physiologische Kochsalzlösung oder 5 %ige Dextroselösung infundiert werden.

Erhaltungstherapie
Nach vollständiger Vernarbung werden zur Erhaltungstherapie täglich 90–120 mg/kg mit einer einzigen Infusion gefolgt von 5 %iger Dextrose oder physiologischer Kochsalzlösung verabreicht.

Besonders während der Erhaltungstherapie sind die Nierenwerte engmaschig zu kontrollieren. Beim Anstieg des Kreatinins sollte unverzüglich die Therapie abgebrochen werden und auf Ganciclovir umgestellt werden. Zu weiteren, relativ häufig zu beobachtenden Nebenwirkungen des Foscarnets zählen starke Übelkeit, Proteinurie, Verschiebungen der Kalzium- und Magnesiumkonzentration und die Anämie. Zu den eher seltenen Komplikationen zählen das Auftreten von Genitalulzera, besonders bei zu geringer Hydratation, Leberfunktionsstörungen, Anfallsleiden, Phlebitis und nephrogener Diabetes insipidus.

Die mittlere Überlebenszeit nach Diagnosestellung unter Foscarnettherapie liegt bei 8,5 Monaten (SOCA Research Group 1996).

Monotherapie mit Cidofovir
Die klinischen Studien zur Wirksamkeit des Cidofovirs im Vergleich zu Foscarnet und Ganciclovir sind nicht abgeschlossen. Während der Initialtherapie über einen Zeitraum von 2 Wochen wird wöchentlich eine Infusion mit 5 mg/kg durchgeführt. Parallel dazu müssen 2 g Probenecid oral 3 h vor und 1 g jeweils 2 und 8 h nach der Infusion

gegeben werden. Vor der Infusion soll mit 1l NaCl-Lösung (0,9 %) hydriert werden. Während der Erhaltungstherapie wird dieses Schema nur alle 2 Wochen durchgeführt. Die Zeit bis zum ersten Rezidiv unter dieser Therapie liegt bei 115 Tagen. Wegen der noch geringen klinischen Erprobungszeit sollte Cidofovir nur beim Versagen anderer Therapieformen eingesetzt werden.

Kombinationstherapien
In vitro liegen Hinweise für eine additive oder synergistische Wirkung der Kombination von Foscarnet und Ganciclovir vor. Klinische Studien konnten zeigen, daß eine Kombinationstherapie von Ganciclovir und Foscarnet in der Initiatltherapie der unter Monotherapie resistenten CMV-Retinitis wirksam ist. Auch nach einem Rezidiv unter Monotherapie ist die Kombinationstherapie besonders wirksam.

Initialtherapie
Handelt es sich bei einer neu diagnostizierten CMV-Retinitis um eine den Visus akut bedrohenden Erkrankung (Makulabefall, Papillitis), so ist eine hochdosierte Kombinationstherapie zu empfehlen. Hierbei werden bis zur vollständigen Vernarbung täglich 10 mg/kg Ganciclovir plus 200 mg/kg Foscarnet gegeben. Es gibt Hinweise für eine zeitlich verlängerte rezidivfreie Erhaltungstherapie unter Kombination beider Präparate.

Erhaltungstherapie
Nach vollständiger Vernarbung der Netzhaut kann auf eine niedrig dosierte Kombinationstherapie übergegangen werden. Dabei werden täglich 5 mg/kg KG Ganciclovir plus 90 mg/kg Foscavir gegeben. Um die Zahl der täglichen Infusionen zu reduzieren, hat es sich auch klinisch bewährt, im täglichen Wechsel 10 mg/kg KG Ganciclovir und 120 mg/kg KG Foscarnet zu infundieren.

Rezidivtherapie
Mit längerer Therapiedauer ist mit zunehmender Wahrscheinlichkeit mit einem Rezidiv zu rechnen. Je nach Studie lag die mittlere Zeit bis zum Rezidiv unter Ganciclovirtherapie bei 60–80 Tagen, unter Foscarnettherapie bei 80 Tagen. Daher ist nach erfolgreicher Initialtherapie der Fundus unbedingt in regelmäßigen Abständen augenärztlich zu kontrollieren (alle 3–4 Wochen).

Dies ist besonders wichtig, da der Zeitraum zwischen wiederholten Rezidiven unter den bekannten Therapien im Krankheitsverlauf immer kürzer wird. Sollte es zum Rezidiv gekommen sein, so ist eine Umstellung auf das jeweils verbliebene Alternativpräparat zu empfehlen, da vorübergehende Erhöhungen des bisher verwendeten Medikaments deutlich geringere Erfolge in der Rezidivtherapie aufweisen, als beim Präparatewechsel.

Als besonders wirksam hat sich die Erhaltungstherapie nach dem ersten Rezidiv mit einer Kombination von Ganciclovir und Foscarnet erwiesen. Werden 5 mg/kg Ganciclovir mit 90 mg/kg Foscarnet pro Tag gegeben, so liegt die mittlere Zeit bis zum nächsten Rezidiv bei 4,3 Monaten, was wesentlich günstiger als mit der jeweiligen Monotherapie ist. Eine Zunahme der Nebenwirkungen wird nicht beobachtet (SOCA Research Group 1996).

Intravitreale Medikamentengabe

Injektionen

Ganciclovir: Sollte aus internistischen Gründen eine systemische Therapie mit Ganciclovir oder Foscarnet nicht möglich sein, muß initial 2mal wöchentlich, nach erfolgreicher Vernarbung einmal wöchentlich, eine intravitreale Injektion von 200 µg Ganciclovir in 0,05 ml physiologischer Kochsalzlösung vorgenommen werden. Die Injektion erfolgt unter sterilen Bedingungen am tropfanästhesierten Patienten, indem mit einer 27,5-G-Kanüle in 3,5 mm Limbusabstand durch die Pars plana des Ziliarkörpers in Richtung auf die Papille injiziert wird. Da unter dieser Therapie die retinitischen Läsionen besonders schnell abheilen, ist die intravitreale Injektion auch als Initialtherapie geeignet, wenn die Fovea oder die Papille von der Netzhautentzündung direkt bedroht sind und das Sehvermögen des Auges gefährdet ist.

Auch nach einer operativen Versorgung einer Amotio retinae, die mit einer Vitrektomie und Silikonauffüllung verbunden ist, können intravitreale Injektionen von Ganciclovir vorgenommen werden.

Foscarnet: Auch Foscarnet kann intravitreal appliziert werden. Hierbei werden als Initialtherapie 3mal wöchentlich 1,2–2,4 mg Foscarnet injiziert, während der Erhaltungstherapie nur einmal wöchentlich.

Cidofovir: Ebenso führt die intravitreale Gabe von Cidofovir zur Kontrolle der CMV-Retinitis. Dabei zeigen erste Studien, daß nur eine Injektion pro Monat (20 µg) als Initial- und Erhaltungstherapie nötig ist. Cidofovir sollte intravitreal vorläufig nur bei Patienten eingesetzt werden, bei denen eine Therapie mit Ganciclovir oder Foscarnet versagt hat, da bei intravitrealer Gabe schwerwiegende Nebenwirkungen wie eine okuläre Hypotension auftreten können. Cidofovir wirkt toxisch auf das nichtpigmentierte Ziliarkörperepithel (Kirsch et al. 1995). Das therapeutische Fenster ist klein: Injektionsmengen von 10 µg sind wirkungslos; 40 µg führen zu einer Zerstörung des Ziliarkörperepithels mit irreversibler okulärer Hypotension als Folge.

Implantat
Bisher steht nur ein Medikamentenspeicher, der im Bereich der Pars plana des Auges intravitreal implantiert werden kann, zur Verfügung. Er enthält Ganciclovir, das durch eine semipermeable Membran mit einer Geschwindigkeit von 0,5–3,0 µg/h diffundiert. In verschiedenen Studien (Initial- und Erhaltungstherapie) konnte gezeigt werden, daß es erst nach ca. 0,5–1 Jahr zu einem weiteren Rezidiv kommt. Danach kann ein neuer Medikamentenspeicher implantiert werden. Das Implantat hat seine Wirksamkeit nicht nur bei der Initial- und Erhaltungstherapie gezeigt, sondern ist auch in 75 % der Fälle wirksam, bei denen der Medikamentenspeicher nach einem Rezidiv unter Ganciclovir und/oder Foscarnettherapie implantiert wurde.

Postoperativ kann es jedoch zu einem vorübergehenden Absinken der Sehschärfe kommen. Außerdem erleiden innerhalb eines halben Jahres ca. 23 % der Patienten eine Amotio retinae, was jedoch gegenüber Patienten ohne Implantat nicht statistisch signifikant unterschiedlich ist. Weitere Komplikationen wie Glaskörpertrübung, Kataraktbildung, Glaskörperhämorrhagie, Iritis und infektiöse Endophthalmitis wurden beobachtet (Engstrom et al. 1995).

Bei der CMV-Retinitis handelt es sich um eine Erkrankung, die nicht nur auf das Auge beschränkt ist. Daher scheint es notwendig zu sein, zusätzlich zur lokalen Therapie eine systemische Therapie durchzuführen. Ohne diese tritt bei 30 % der Patienten eine extraokuläre CMV-Manifestation auf und bei 50 % der Patienten wird das unbehandelte Auge betroffen. Als systemische Zusatztherapie bietet sich die orale Gabe von Ganciclovir an.

Amotioprophylaxe

Etwa 15-25 % der Patienten mit vernarbter CMV-Retinitis erleiden eine Amotio retinae. Die Frage, ob mit einem prophylaktischen Riegel aus Laserkoagulationen im Bereich der intakten Netzhaut, die an die Narbe angrenzt, diese Inzidenz verringert werden kann, ist momentan Gegenstand verschiedener Studien. Soweit die Laserkoagulation keine für die Sehschärfe wichtigen Netzhautareale betrifft, sollte dies bis zum Vorliegen dieser Studienergebnisse mit einem mindestens 3fachen Riegel aus konfluierenden Argonlaserherden durchgeführt werden.

Akute Retinanekrose

Die akute Retinanekrose stellt ein seltenes Syndrom aus Iritis, retinaler Arteriitis und nekrotisierender Retinitis dar. Es tritt bei immunkompetenten, sonst gesunden Patienten auf und wird zunehmend im Rahmen der Aids-Erkrankung beobachtet. Beim Aids-Patienten fehlt häufig die Iritis. Die Entzündung ist zu Beginn auf die periphere Netzhaut, die in ihren äußeren Anteilen betroffen ist, beschränkt. Diese Erscheinungsform wird mit dem Namen „progressive äußere Retinanekrose" beschrieben. Die Ursache des Syndroms ist nicht vollständig geklärt; es wird jedoch angenommen, daß Varicella-zoster-Viren und/oder Herpes-simplex-Viren das auslösende Agens darstellen. Erhöhte intraokulare Antikörpertiter gegen beide Virusarten konnten nachgewiesen werden (Rummelt et al. 1992).

Klinik

Die Patienten bemerken „fliegende Mücken", eine Sehverschlechterung tritt nur langsam auf. Am Fundus stellen sich in typischer Weise besonders in der Peripherie gelegene flauschig-weiße, nicht hämorrhagische Exsudate dar (Abb. 7). Die Netzhautperipherie nimmt im Verlauf eine typische weißliche Farbe an, während die peripher gelegenen Herde rasch konfluieren und innerhalb weniger Tage die gesamte Zirkumferenz einnehmen. Die Retinitis schreitet weiter nach zentral fort und hinterläßt eine periphere Narbe mit unregelmäßiger Pigmentierung und Gefäßverschlüssen.

Die Retinitis verschont meist die Makula, aber in ca. 80 % der Fälle treten im Narbenbereich Foramina und Risse auf, die eine Netz-

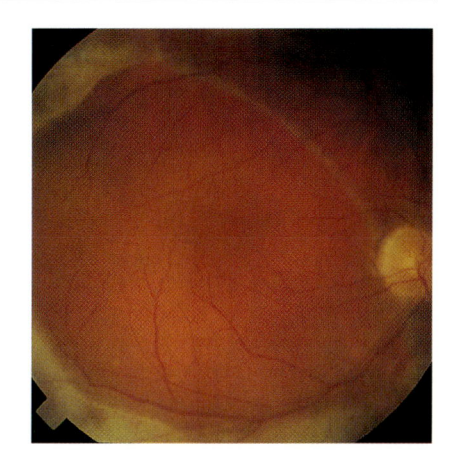

Abb. 7. Akute Retinanekrose mit peripheren Netzhautinfiltraten, die innerhalb weniger Tage konfluieren und sich später auf die Makula zu ausbreiten

hautablösung zur Folge haben. Zur Amotioprophylaxe sollte auch hier eine Laserkoagulation des Narbengrenzbereichs vorgenommen werden.

Differentialdiagnose
Ophthalmologische Befunde, die der akuten Retinanekrose entsprechen, können bei einer nichthämorrhagischen Verlaufsform einer CMV-Retinitis beobachtet werden. Die akute Retinanekrose ist jedoch selbstlimitierend und weist häufiger eine Mitreaktion des Glaskörpers auf, die bei der CMV-Retinitis fehlt.

Ophthalmoskopisch sieht man bei der CMV-Retinitis eher isolierte Areale der Netzhaut mit granulären Exsudaten; die akute Retinanekrose tritt mit zahlreichen homogeneren, konfluierenden Nekrosezonen auf.

Im Gegensatz zur Varicella-zoster-Retinitis beginnt die akute Retinanekrose in der Peripherie der Netzhaut und nicht im Makulabereich.

Eine serologische Untersuchung erleichtert wegen ihrer geringen Aussagekraft die Differentialdiagnose nicht. Sollte infolge der Erkrankung eine Amotio auftreten, so kann im Rahmen der Vitrektomie mit nachfolgender Silikonölauffüllung Glaskörpermaterial oder subretinale Flüssigkeit auf ihren Virusgehalt mit Hilfe der Polymerasekettenreaktion untersucht werden. In besonderen Fällen kann auch eine Punktion der Vorderkammer zu diagnostischen Zwecken durchgeführt werden.

Therapie
Als Mittel der Wahl bietet sich die kombinierte Gabe von Foscarnet und Acyclovir an, ein Guanosinanalogon, das eine spezifische virostatische Wirkung auf Herpes-simplex-Viren (Typ 1 + 2) und Varicella-zoster-Viren hat.

Initial werden Höchstdosen von 30 mg Acyclovir/kg KG/d sowie 200 mg Foscarnet/kg KG/d gegeben; nach vollständiger Vernarbung kann eine medikamentöse Rezidivprophylaxe mit 3 g Acyclovir/d durchgeführt werden. Wegen der hohen Wahrscheinlichkeit der Netzhautablösung infolge der Entzündung müssen engmaschige augenärztliche Kontrollen (mindestens alle 2 Wochen) durchgeführt werden; eine prophylaktische Laserkoagulation kann indiziert sein.

Im Falle des Therapieversagens kann mit intravitrealen Gaben von Ganciclovir (200 µg/Woche) plus oraler Gabe von Sorivudin (40 mg/d) gearbeitet werden. Sorivudin ist ein Analogon des Arabinofuranosyuracils und hemmt die DNS-Polymerase des Varicella-zoster-Virus (Pinnolis et al. 1996).

Varicella-zoster-Retinitis

Eine weitere im Rahmen von Aids auftretende Virusinfektion der hinteren Augenabschnitte stellt die Varicella-zoster-Retinitis dar, die sich durch eine schnell fortschreitende Retinitis im Bereich des hinteren Augenpols in der Nähe der Makula (Aspekt des kirschroten Flecks, Abb. 8) sowie einer parallel oder einer vorausgehend auftretenden Zosterdermatitis auszeichnet (Margolis et al. 1991). Im Verlauf der Erkrankung breitet sich die Retinitis von zentral nach temporal und dann in die gesamte Peripherie aus. Ob es sich dabei wirklich um ein eigenes Krankheitsbild oder eine andere Verlaufsform der progressiven äußeren Retinanekrose handelt, ist bislang unklar.

Therapie
Ohne sofortige Therapie wie bei der progressiven äußeren Retinanekrose führt die Entzündung zur vollständigen Vernarbung des Fundus mit dem Bild einer Optikusatrophie innerhalb weniger Tage.

Aids/HIV-Infektion und Auge

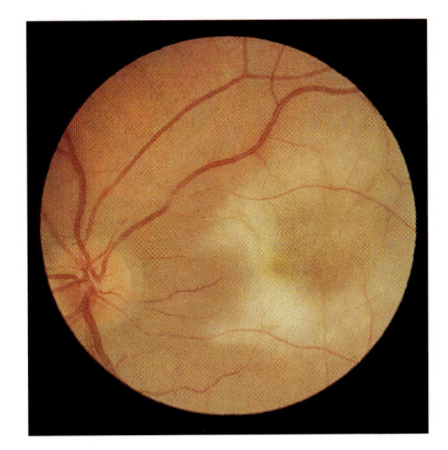

Abb. 8. Zentrale Retinitis im Bereich der Makula, wie sie bei der Varicella-zoster-Retinitis beobachtet wird. Da die Fovea kein Netzhautödem wie die umgebende Retina bildet, entsteht das Bild des „kirschroten Flecks"

Differentialdiagnose
Im Unterschied zur peripher beginnenden akuten Retinanekrose liegen bei der zentral beginnenden Varizella-zoster-Retinitis keine Iridozyklitis, Glaskörperbeteiligung und Gefäßeinscheidung vor. Die progressive äußere Retinanekrose beginnt in peripheren Netzhautanteilen.

Okuläre Toxoplasmose

Hierbei handelt es sich um eine durch das Protozoon Toxoplasma gondii ausgelöste Chorioretinitis, die ophthalmoskopisch im aktiven Zustand nicht immer leicht von einer CMV-Retinitis zu unterscheiden ist.

Klinik
Typisch für die Toxoplasmose sind weiche, teils granulierte, teils unscharfe, gelblich-graue Infiltrationen der Netz- und Aderhaut, die häufig von einer deutlichen Glaskörpertrübung über der Läsion oder im gesamten Glaskörper begleitet sind. Blutungen liegen nur selten vor. Die Chorioretinitis ist häufiger einseitig, kann aber auch auf beiden Augen beobachtet werden.
  Die Patienten klagen entweder über eine sich langsam verstärkende Sehverschlechterung (Glaskörpertrübung) oder, in Abhängigkeit von

der Lokalisation der Chorioretinitis, über einen plötzlichen Visusabfall (Makulabeteiligung). Es können, besonders bei Beteiligung der vorderen Augenabschnitte im Rahmen einer Uveitis anterior Schmerzen, gerötetes Auge und Photophobie auftreten.

Nach erfolgreicher Behandlung kommt es am Augenhintergrund der betroffenen Patienten zu ausgedehnter chorioretinaler Narbenbildung, die durch erhebliche Pigmentverklumpungen und gelegentlich auftretende Glaskörperstränge gekennzeichnet ist. Die Narben ähneln denen, die für die konnatale okuläre Toxoplasmose typisch sind.

Diagnostik
Die Diagnose erfolgt auch hier weitgehend vom klinischen Bild her, da die Serologie nur in seltenen Fällen eindeutige Befunde liefert. Dies gilt auch für die okuläre Toxoplasmose des immunkompetenten Patienten. So liegen selten erhöhte IgM- oder IgG-Werte vor, die bei einem hohen Infektionsgrad der Bevölkerung (bis zu 70 %) wenig differentialdiagnostische Hinweise liefern. Die lokale Antikörperproduktion kann im Kammerwasser nachgewiesen werden, stellt aber wie der direkte Erregernachweis eine invasive, aufwendige und nicht immer eindeutige Methode dar. Nur die Polymerasekettenreaktion scheint eindeutige Befunde zu liefern.

Differentialdiagnose
Die wichtigste Differentialdiagnose zur eher seltenen okulären Toxoplasmose, die bei ca. 1–3 % der Aids-Patienten zu beobachten ist, stellt die sehr viel häufigere CMV-Retinitis dar, die sich aber häufig durch fehlende Glaskörpertrübungen und eine auf die Retina begrenzte Entzündungsreaktion von der Toxoplasmose abgrenzt. Die CMV-Retinitis kann auch in Kombination mit einer okulären Toxoplasmose vorkommen, was beim Befall eines Auges differentialdiagnostische Probleme aufwerfen kann. Dies gilt in Ausnahmefällen auch für besonders ausgeprägte Cotton-wool-Herde, wie sie beim Mikroangiopathiesyndrom vorkommen können.

Therapie
Wie im Fall der zentralen Toxoplasmose wird häufig eine Kombinationstherapie mit Pyrimethamin (100–150 mg/d), Sulfadiazin (2 g/d) und Folinsäure (15 mg/d) durchgeführt, wobei anstelle des Sulfadiazins

auch Clindamycin (2,4 g/d) gegeben werden kann. Im Gegensatz zur Therapie der okulären Toxoplasmose des immunkompetenten Patienten wird bei Patienten mit fortgeschrittener Aids-Erkrankung auf eine systemische Kortisontherapie verzichtet. Die lokale Behandlung einer Uveitis anterior muß aber mit steroidhaltigen Augentropfen durchgeführt werden. Da es nach Absetzen der Therapie fast immer zu einem Wiederaufflammen der Toxoplasmose kommt, schließt sich der Akuttherapie eine lebenslange Prophylaxe z. B. mit Pyrimethamin (50 mg/d) oder Fansidar (50 mg Pyrimethamin + 1 g Sulfadoxin) an.

Im Falle eines Therapieversagens oder einer Medikamentenallergie wird alternativ mit Atovaquon (Hydroxy-Naphthoquion, initial: 4mal 750 mg/d, Erhaltung: 3mal 750 mg/d) therapiert.

Pneumocystis-carinii-Chorioiditis

Die Pneumocystis-carinii-Pneumonie (PCP) ist eine der häufigsten opportunistischen Infektionen bei Aids-Patienten und führt ohne Therapie zum Tod. Die Protozoen befallen besonders häufig die Lunge, sind aber auch in anderen Organen lokalisiert worden. Seit Einführung der antibiotischen Therapie der PCP und der Prophylaxe mit lokaler Gabe (Inhalation) von Pentamidin, werden mit zunehmender Häufigkeit (unter 1 % der an Aids Erkrankten) durch Pneumocystis carinii verursachte Aderhautinfiltrationen beobachtet (Shami et al. 1991).

Klinik
Die oft zahlreich vorhandenen gelblichen Läsionen in der Aderhaut haben meist die Größe eines Papillendurchmessers und treten in der überwiegenden Zahl der Fälle bilateral auf. Sie liegen meist innerhalb der temporalen Gefäßbögen, selten vor dem Äquator des Auges. Blutungen kommen nicht vor, der Sehnerv ist nicht beteiligt (Abb. 9).

Differentialdiagnose
Wegen der typischen Erscheinungsform der disseminierten Herde dürften bei entsprechender Anamnese keine wesentlichen differentialdiagnostischen Probleme entstehen.

Therapie
Die Therapie erfolgt durch systemische Pentamidingabe (4 mg/kg KG/d) oder durch die Kombination von Trimethoprim (10 mg/kg

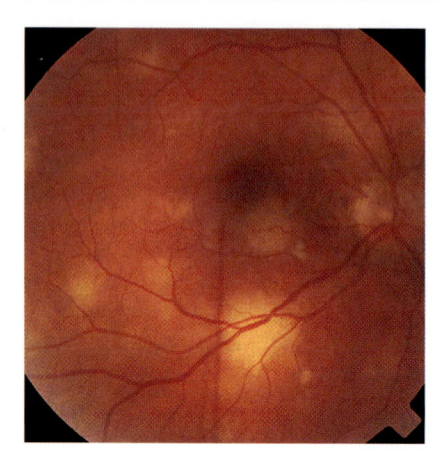

Abb. 9. Infiltrate der Aderhaut von ca. einem Papillendurchmesser Größe, wie sie durch Pneumocystis carinii verursacht werden

KG/d) und Sulfamethoxazol (100 mg/kg KG/d). Unter dieser Therapie heilen die Läsionen innerhalb weniger Tage ab.

Retinitis syphilitica

Da die Syphilis wie die HIV-Infektion überwiegend sexuell übertragen wird, kann relativ häufig eine Neu- oder Wiederholungsinfektion mit Treponema pallidum bei HIV-infizierten Patienten beobachtet werden. Insgesamt betrachtet sind okuläre Veränderungen durch Syphilis bei HIV-infizierten Patienten jedoch selten (Häufigkeit unklar, meist nur Fallbeispiele publiziert), sollen wegen der differentialdiagnostischen Probleme, die sie aufwerfen, aber erwähnt werden.

Klinik
Die erworbene Syphilis kann im Sekundär- und Tertiärstadium eine Vielzahl von okulären Symptomen hervorrufen, die andere Erkrankungen vortäuschen können. Eine akute Iridozyklitis stellt den häufigsten Befund dar, gefolgt von einer massiven Glaskörpertrübung und einer umschriebenen Chorioretinitis. Ein zystoides Makulaödem, Papillitis mit Gefäßeinscheidungen, Episkleritis oder Skleritis können gefunden werden. Nach erfolgreicher Therapie heilt die Chorioretinitis mit der Bildung einer in typischer Weise gesprenkelten Narbe („Pfeffer-Salz-Struktur") ab.

Aids/HIV-Infektion und Auge

Differentialdiagnose
Wegen der ausgeprägten Varianz des Krankheitsbildes können die auftretenden Chorioretinitiden bei Syphilis mit einer CMV-Retinitis verwechselt werden, daher ist bei allen unklaren Entzündungen im Augenbereich eine Luesserologie durchzuführen.

Therapie
Die Therapie besteht bei HIV-infizierten Patienten in fortgeschrittenen Krankheitsstadien, die höhere Medikamentendosen als Immunkompetente benötigen, in den ersten 2 Wochen aus 12–24 Mio. Einheiten Penicillin G/d i.v. Im Anschluß daran soll eine Rezidivprophylaxe über 3 Wochen mit wöchentlichen Gaben von 2,4 Mio. Einheiten Depotpenicillin durchgeführt werden. Im Falle von Allergien kann mit Amoxycillin, Doxycyclin oder Cephalosporinen therapiert werden.

Candida-Chorioretinitis

Die häufigste opportunistische okuläre Pilzinfektion erfolgt durch Candida albicans. Zwar kommen oberflächliche Mykosen bei Aids-Patienten im Verlauf der Erkrankung fast immer vor, tiefe Mykosen sind deutlich seltener und treten am Auge nur bei weniger als 1 % der Patienten auf. Hierbei scheinen Personen mit i.v.-Drogenabhängigkeit besonders betroffen zu sein. Vermutlich werden die Erreger direkt über verunreinigte Nadeln in die Blutbahn injiziert.

Auch Patienten unter Drogenersatztherapie mit Methadon gehören zu den Risikopatienten, da gelegentlich, ohne Wissen der betreuenden Ärzte, das Medikament nach oraler Gabe im Mund behalten wird, um dann intravenös gespritzt zu werden. Außerdem gelten Dauerkatheter und immunsuppressive Therapie als Risikofaktoren.

Klinik
Leitsymptom ist eine langsam auftretende Sehverschlechterung, die gelegentlich von Blitzen und dem Sehen von „fliegenden Mücken" begleitet wird. Dem kann eine Rötung des betroffenen Auges und eine diffuse Schmerzsymptomatik vorausgehen. Die vorderen Augenabschnitte sind gereizt, im Glaskörper finden sich initial nur wenige Zellen und kleine, über chorioretinalen Herden liegende wolkenartige Trübungen.

Die Chorioretinitis zeigt sich zuerst in Form kleiner rundlicher, gelber Herde im Bereich von Netz- und Aderhaut. Sie können im gesamten Fundusbereich bis hin zur äußersten Peripherie vorkommen. Im Verlauf der Krankheit bilden sich dann die typischen perlschnurartigen Glaskörperinfiltrationen, die sich zu einer ausgeprägten Trübung mit Glaskörperabszeß und Visusverfall entwickeln. Gelegentlich ist die Papille betroffen, auch hier zeigt sich zunächst eine enge geringe Randunschärfe mit präpapillär gelegener Glaskörperinfiltration, die innerhalb weniger Tage stark zunehmen kann.

Diagnostik
Der Antikörpernachweis im Blutplasma hat beim isolierten Befall des Auges keinen diagnostischen Wert, die Anlage von Blutkulturen kann für die Diagnostik vorteilhaft sein, ist aber häufig negativ. Die sicherste diagnostische Methode, die auch von therapeutischem Wert ist, stellt die Vitrektomie dar, bei der neben der Entfernung des Glaskörperabszesses genügend Material zur Erregeridentifikation vorliegt.

Therapie
Therapeutisch steht die Gabe von Amphotericin B (0,1-1 mg/kg KG und Tag) systemisch und beim Vorliegen eines Glaskörperabszesses auch intravitreal (10 μg/0,1 ml) im Vordergrund. Hierbei ist wegen der teilweise schwerwiegenden Nebenwirkungen des Medikaments (u. a. nephrotoxisch, hämatotoxisch) eine engmaschige internistische Betreuung notwendig.

Als alternative Therapie wird die orale Gabe von Fluconazol in hohen Dosen (40 mg/d) bei der Endophthalmitis eingesetzt. Da einige Candidaarten wie C. krusei, C. glabrata sowie Fusarium und einige Aspergillusarten Resistenzen gegen Fluconazol zeigen, kann in einem solchen Fall auch mit Itraconazol therapiert werden.

Neuroophtalmologische Symptome

Neurologische Dysfunktionen stellen eine häufig zu beobachtende Erscheinung im Rahmen der Aids-Erkrankung dar. Hierbei wird die Häufigkeit des Auftretens mit bis zu 40 % angegeben. Neurologische Symptome können direkt durch HIV oder durch opportunistische Infektionen wie der zentralen Toxoplasmose, Kryptokokkose, Syphilis,

CMV-Enzephalitis, der progressiven multifokalen Leukenzephalopathie sowie Neoplasmen (Lymphom mit Befall des ZNS) ausgelöst werden.

Neben den Veränderungen der Sehnerven im Rahmen von okulären Infektionen (Neuritis nervi optici, ischämische Optikopathie, Stauungspapillen) werden besonders häufig Gesichtsfeldausfälle durch Schädigung der zentralen Sehbahn beobachtet. Wird die Verbindung des Corpus geniculatum laterale zur okzipitalen Sehrinde unterbrochen, so zeigen sich unterschiedlich stark ausgeprägte Gesichtsfelddefekte im Sinne einer homonymen Hemianopsie. Hauptverantwortlich dürfte hierfür die zentrale Toxoplasmose sein, gefolgt von Lymphomen und der progressiven multifokalen Leukenzephalopathie.

Treten die zentralen Läsionen im Bereich der Hirnnervenkerne auf, so kann es zu typischen neurogenen Augenmuskelparesen kommen, wobei der N. oculomotorius am häufigsten befallen ist. Weiter zentral gelegene Läsionen können Blickparesen und verschiedene Formen eines pathologischen Nystagmus bedingen.

Untersuchungshäufigkeit

Je nach Autor lassen sich verschiedene zeitliche Untersuchungsschemata finden. Es ist zu empfehlen, HIV-infizierte Patienten mit Helferzellzahlen unter 500/µl 2mal jährlich und unter 200/µl 4mal jährlich augenärztlich untersuchen zu lassen. Sollte eine extraokuläre Infektion mit CMV bekannt sein, so ist möglichst alle 6 Wochen eine Untersuchung durchzuführen. Liegt die Diagnose einer akuten opportunistischen Infektion am Auge vor, so sollte initial wöchentlich untersucht werden, nach Vernarbung der befallenen Netz- oder Aderhaut mindestens alle 4 Wochen.

Hygiene

Die in der Augenheilkunde verwendeten Geräte, die direkten Kontakt zur Tränenflüssigkeit haben, können durch Wischdesinfektion mit Isopropylalkohol (mindestens 3,5 %ig) oder Einlegen in 0,9 %iger Glutaraldehydlösung (Pentasept 3 %ig), 1 %iger Natriumhypochloridlösung oder 1 %iger Chloraminlösung wirksam desinfiziert werden.

Harte und weiche Kontaktlinsen lassen sich mit einer 3 %igen Wasserstoffsuperoxidlösung desinfizieren (gängige Desinfektionslösungen für weiche Kontaktlinsen wie Oxylens, Oxysept 1) in die beide Linsentypen für mindestens 10 min eingelegt werden (Terva et al. 1987).

Die Regeln zur Desinfektion wie bei einer Hepatitis-B-Infektion sind einzuhalten, und der direkte Kontakt mit Körperflüssigkeit HIV-infizierter Patienten ist zu vermeiden.

Literatur

Drew WL et al. (1996) Oral ganciclovir as maintenance treatment for cytomegalovirus retinitis in patients with Aids. N Engl J Med 333: 615–620

Engstrom RE, Holland GN (1995) Local therapy for cytomegalovirus retinopathy. Am J Ophthalmol 120: 376–385

Faber DW, Wiley AA Lynn GB (1992) Role of HIV and CMV in the pathogenesis of retinitis and retinal vasculopathy in AIDS patients. Invest Ophthalmol Vis Sci 33/8: 2345–2353

Freeman WR, Amy Chen MS, Handerly DE et al. (1989) Prevalence and significance of acquired immunodeficiency syndrome-related microvasculopathy. Am J Ophthalmol 107: 229–235

Ghabrial R, Quivey JM, Dunn JP et al. (1992) Radiation therapy of acquired immunodeficiency syndrome-related Kaposis sarcoma of the eyelids and conjunctiva. Arch Ophthalmol 110: 1423–1426

Jabs DA, Green WR, Fox R et al. (1989) Ocular manifestations of acquired immunodeficiency syndrome. Ophthalmology 96: 1092

Kirsch CS et al. (1995) Phase I/II study of intravitreal cidofovir for the treatment of cytomegalovirus retinitis in patients with Aids. Am J Ophthalmol 119: 466–476

Les Cole E, Meisler DM, Calabrese LH et al. (1984) Herpes zoster ophthalmicus and acquired immune deficiency syndrome. Arch Ophthalmol 102: 1027–1029

Margolis TP, Lowder CY, Holland GN et al. (1991) Varicella-zoster virus retinitis in patients with the acquired immunodeficiency syndrome. Am J Ophthalmol 112: 119–131

Pinnolis MK, Foxworthy D, Kemp B (1995) Treatment of progressive outer retinal necrosis with sorivudine. Am J Ophthalmol 119: 516–517

Rabb MF, Jampol LM, Fish RH et al. (1992) Retinal periphlebitis in patients with acquired immunodeficiency syndrome with cytomegalovirus retinitis mimics acute frosted retinal periphlebitis. Arch Ophthalmol 110: 1257–1260

Rummelt V, Wenkel H, Rummelt C et al. (1992) Detection of varicella zoster virus DNA and viral antigen in the late stage of bilateral acute retinal necrosis syndrome. Arch Ophthalmol 110: 1132–1136

Schimkat M, Althaus C, Becher K et al. (1996) Rifabutin-associated anterior uveitis in patients infected with human immunodeficiency virus. Ger J Ophthalmol 5: 195–201

Shami MJ, Freeman W, Friedberg D et al. (1991) A multicenter study of pneumocystis choroidopathy. Am J Ophthalmology 112: 15–22

Studies of Ocular Complications of Aids Research Group (1992) Mortality in patients with the acquired immunodeficiency syndrome treated with either foscarnet or ganciclovir for cytomegalovirus retinitis. N Engl J Med 326: 213–220

Studies of Ocular Complications of Aids Research Group (1996) Combination foscarnet and ganciclovir therapy vs monotherapy for the treatment of relapsed cytomegalovirus retinitis in patients with AIDS. Arch Ophthalmol 114: 23–32

Teich Sam Cheung TW, Friedman AH et al. (1992) Systemic antiviral drugs used in ophthalmology. Surv Ophthalmol 37: 19–53

Tervo T, Laatikainen L, Tarkkanen A et al. (1987) Updating of methods for prevention of HIV transmission during ophthalmologic procedures. Acta ophthalmol 65: 13–18

Thierfelder S, Linnert D, Grehn F (1996) Increased prevalence of HIV-related retinal microangiopathy syndrom in patients with hepatitis C. Arch Ophthalmol 114: 899

Neurologische Manifestationen der HIV-1-Infektion/Aids

I.W. Husstedt, S. Evers, F. Stögbauer, G. Schuierer

Derzeit gibt es nach Angaben der WHO ca. 20 Mio. HIV-1-Infizierte, vermutlich wird bereits im Jahr 2000 die 40-Mio.-Grenze überschritten sein. Bei 70% aller HIV-1-Infizierten wird das Nervensystem in den Krankheitsprozeß einbezogen. Primäre oder sekundäre Neuromanifestationen werden von Neuropathologen sogar bei bis zu 90% aller Patienten gefunden. Es besteht eine klare Korrelation zwischen der Progredienz der HIV-1-Infektion und der Zunahme von Neuromanifestationen. Die rasante Zunahme der Überlebensspanne im Aids-Stadium dürfte dazu führen, daß in noch größerem Ausmaß Neuromanifestationen auftreten, die fachspezifischer Diagnostik und Therapie bedürfen (Baceliar et al. 1994).

Nach der gängigen „Trojanisches-Pferd-Hypothese" gelangt das HI-Virus durch infizierte Monozyten oder Makrophagen in das Zentralnervensystem. Alterationen der Zelloberfläche scheinen es Monozyten zu ermöglichen, mit Adhäsionsmolekülen der Endothelzellen in Kontakt zu treten, so daß HIV-1-infizierte Monozyten die Blut-Hirn-Schranke passieren. So erreicht das HI-Virus sehr früh das Zentralnervensystem, wo es in Makrophagen und der Mikroglia weiter proliferiert.

Abgesehen von dem kleinen Prozentsatz der HIV-1-Infizierten, die bereits wenige Wochen nach der Infektion rasch reversible Krankheitsbilder aufweisen, besteht bezüglich der am meisten HIV-1-assoziierten neurologischen Krankheitsbilder eine Latenz von 6–10 Jahren, bis der progrediente Immundefekt zu primären und sekundären Neuromanifestationen führt.

Bei den HIV-1-assoziierten Neuromanifestationen werden grundsätzlich primäre Neuromanifestationen von sekundären Neuromanifestationen unterschieden. Als primäre Neuromanifestation werden alle Erkrankungen des Nervensystems definiert, die primär Resultat der direkten HIV-1-Infektion des Nervensystems selbst sind, als sekundäre Neuromanifestationen alle Erkrankungen des Nervensystems, die infolge des HIV-1-induzierten progredienten Immunmangelsyndroms auftreten. Gelegentlich sind nach dieser Definition jedoch Überschneidungen zwischen primären und sekundären Neuromanifestationen möglich.

Die klinischen Kategorien der neuen CDC-Klassifikation (Kategorie B: periphere Neuropathie) und Aufnahme der HIV-1-Enzephalopathie als Aids-definierende Erkrankung in die klinische Kategorie C verdeutlichen die progrediente Relevanz von Neuromanifestationen (Centers for Disease Control 1992).

1 Primäre Neuromanifestationen

1.1 Akute Formen

1.1.1 Akute HIV-1-Meningoenzephalitis

Bei bis zu 8% der HIV-1-Infizierten tritt eine akute Meningoenzephalitis auf (Clark et al. 1991). Typisch ist der Beginn z. Z. der Serokonversion, eventuell etwas später (Carne et al. 1989; Griffin et al. 1990). Eine sorgfältige Anamnese in bezug auf kürzliche Infektionsmöglichkeiten ist richtungsweisend. Typische klinische Befunde einer akuten HIV-1-assoziierten Meningoenzephalitis sind
Fieber,
Kopfschmerzen,
Lichtscheu,
Somnolenz (ggf. bis zum Koma),
Parese des N. facialis (nur sehr selten Paresen anderer Hirnnerven).

Diagnostisch ergeben die Kernspin- und Computertomographie bei einer akuten HIV-1-Meningoenzephalitis häufig Normalbefunde, während ein Elektroenzephalogramm oft Allgemeinveränderungen nachweist (Abb. 1).

Im Liquor cerebrospinalis findet sich eine lymphozytäre Pleozytose, eine Proteinerhöhung und HIV-1-p24-Antigen (Carne et al. 1989).

Die klinische Symptomatik der akuten HIV-1-Meningoenzephalitis bildet sich spontan innerhalb einiger Wochen zurück, während leichte

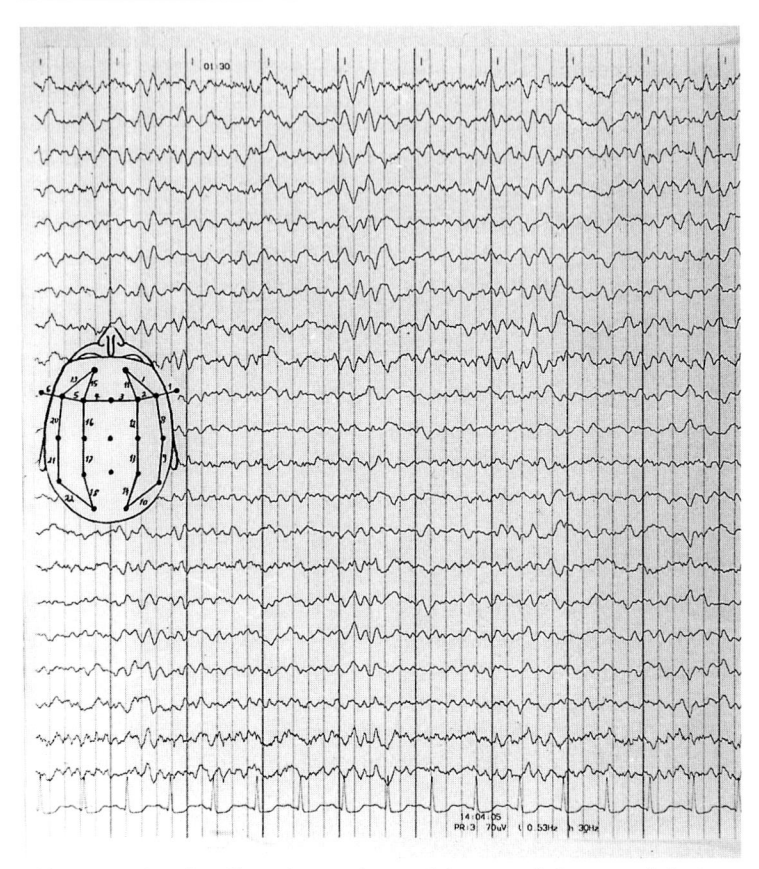

Abb. 1. Mittelgradig allgemeinverändertes Elektroenzephalogramm bei einem Patienten mit Meningoenzephalitis bei akuter HIV-1-Infektion

Liquorveränderungen auf Dauer persistieren (s. 5.3). Das Elektroenzephalogramm normalisiert sich nach einigen Wochen. Differentialdiagnostisch müssen Meningoenzephalitiden mit Hirnnervenläsionen durch andere Erreger (z. B. Borrelien, Treponema pallidum, Herpes) ausgeschlossen werden.

Oft ist eine symptomatische Therapie der Kopfschmerzen mit kleinen Analgetika (Acetylsalicylsäure, Paracetamol) in kontinuierlicher

Dosierung (z. B. 3mal 500 mg) notwendig. Eventuell auftretende epileptische Anfälle sind symptomatisch zu behandeln (s. 5.4). Eine Parese des N. facialis bildet sich unter regelmäßigen Übungen der mimischen Gesichtsmuskulatur (4- bis 5mal täglich, 10 min) – initial unter Anleitung von neurologisch erfahrenen Krankengymnasten – wesentlich besser zurück.

Die frühe antiretrovirale Kombinationstherapie wird z. T. kontrovers diskutiert. Eine Kombinationstherapie mit Zidovudin (2mal 250 mg/Tag), Lamivudin (2mal 150 mg/Tag) und Indinavir (3mal 800 mg/Tag) über 1 Jahr hat das Ziel, die Viruslast bereits im Frühstadium zu senken und die Resistenzentwicklung zu reduzieren. Aus neurologischer Sicht muß auf eine gute Liquorgängigkeit der gewählten Substanzen geachtet werden (Kinloch et al. 1996; Jolles et al. 1996; Ho 1995). In seltenen Fällen kann die akute HIV-1-Meningoenzephalitis auch von einer HIV-1-Myelitis begleitet sein (Denning et al. 1987). (Zur Differentialdiagnose s. 1.2.2.)

1.1.2 Akute HIV-1-Polyradikulitis

Bei bis zu 1% aller HIV-1-Infizierten tritt zum Zeitpunkt der Serokonversion oder aber in frühen Stadien der HIV-1-Infektion bei gutem Immunstatus eine HIV-1-assoziierte akute Polyradikulitis vom Typ des Guillain-Barré-Syndroms auf (Cornblath et al. 1987). Klinisch bilden sich innerhalb weniger Tage oder Wochen aufsteigende schlaffe Paraparesen der unteren Extremitäten aus, die sich eventuell auf die oberen Extremitäten bis zur schlaffen Tetraparese ausbreiten. Eine Abschwächung der Muskeleigenreflexe bis zum Reflexverlust, Parästhesien der unteren und oberen Extremitäten in strumpf- oder handschuhförmiger Anordnung sowie eine Inkontinenz vervollständigen das klinische Bild. Hirnnervenausfälle sind nicht ungewöhnlich.

Diagnostisch beweisend ist bei entsprechender Klinik der Verlust oder die Latenzverzögerung der F-Wellen nach Stimulation des N. peronaeus (Abb. 2). Neurographisch tritt oft ein Leitungsblock auf, Spontanaktivität in Form positiver Wellen oder Fibrillationspotentiale findet sich erst mit einer Latenz von bis zu 3 Wochen nach Beginn der Symptomatik (s. auch 1.2.3). Die Liquoranalyse zeigt in typischer Weise eine Erhöhung de Gesamtproteins bei normaler Zellzahl (s. auch 5.3). Die typische Konstellation aus Klinik, Ergebnissen der neurophysiolo-

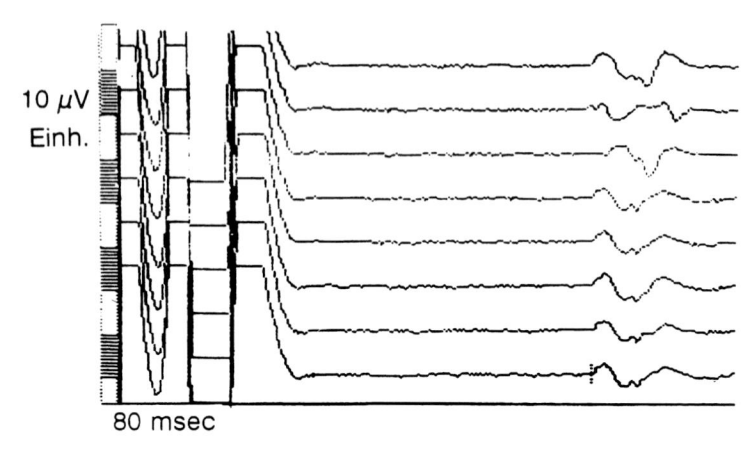

Abb. 2. Verzögerte F-Wellen (Latenz 64,2 msec; Norm > 56,4 msec) bei akuter Polyneuroradikulitis durch akute HIV-1-Infektion

gischen Untersuchungen und Liquorananalyse bestätigt die Diagnose.

Die akute HIV-1-Polyradikulitis ist meist mittelgradig progredient, jedoch können auch Verläufe mit einer kompletten Plegie und Verlust der Hirnnervenfunktion auftreten, so daß eine intensivmedizinische Behandlung mit Intubation indiziert ist.

Differentialdiagnostisch muß wie bei der akuten HIV-1-Myelitis eine zytomegalieinduzierte Myeloradikulitis ausgeschlossen werden.

Analog zur nicht HIV-1-assoziierten Polyneuroradikulitis vom Typ Guillain-Barré ist die hochdosierte Therapie mit 7S-Immunglobulinen in der Dosierung von 0,4 g/kg über 5 Tage (maximal 4 g/Tag) Therapie der Wahl. Die Plasmapherese oder auch Liquorpherese (3- bis 5mal) mit Abstand von je einem Tag stellen wegen der Infektionsgefahr und des hohen technischen Aufwands Therapiemöglichkeiten zweiter Wahl dar (Cornblath et al. 1987, 1991; Salim et al. 1989). Kortison (z. B. Prednison, 100 mg/Tag) ist meistens weniger effektiv (Cornblath et al. 1987, 1991; Salim et al. 1989). Die physikalische Therapie muß frühzeitig aufgenommen werden.

1.2 Chronische Formen

Im Gegensatz zu den seltenen akuten Formen primärer Neuromanifestationen treten chronische Formen in der Regel 6–7 Jahre nach erfolgter Infektion auf (Baceliar et al. 1994). In dieser aus klinisch-neurologischer Sicht oligo- oder asymptomatischen Zwischenphase von mehreren Jahren werden des öfteren Kopfschmerzen angegeben; neuropsychologische Untersuchungen können leichte kognitive Beeinträchtigungen eruieren (Harrison et al. 1995). Liquoruntersuchungen zeigen eine Progredienz der Viruslast in Korrelation zu Alterationen des Neurostatus (Schmid et al. 1994), und durch die PCR konnte das HIV-1-Provirus im Hirngewebe klinisch asymptomatischer HIV-1-positiver Patienten nachgewiesen werden (Sinclair et al. 1992).

Die chronischen Formen der primären Neuromanifestationen sind klinisch durch einen langsamen, schleichenden Beginn gekennzeichnet.

1.2.1 HIV-1-assoziierte Enzephalopathie

Das bei vielen HIV-Infizierten im Aids-Stadium bestehende hirnorganische Psychosyndrom wurde ursprünglich als subakute Enzephalitis bezeichnet (Snider et al. 1983). Die Begriffe „Aids-Demenz-Komplex", „HIV-Demenz", „HIV-Enzephalopathie" und die zuletzt geschaffenen Bezeichnungen „HIV-1-assoziierter Demenzkomplex" werden in der Praxis z. T. synonym benutzt (Harrison et al. 1995). 1990 etablierte die Weltgesundheitsorganisation in Kooperation mit der amerikanischen Akademie für Neurologie den Begriff „HIV-1-assoziierter Demenzkomplex" und „HIV-1-assoziierte, geringgradige, kognitive motorische Störung" (Janssen et al. 1991).

Je nach Selektion treten hirnorganische Veränderungen bei 7–66 % auf (Harrison et al. 1995), bei 10–20 % gibt eine Neuromanifestation der HIV-1-Infektion den Anstoß zur initialen HIV-1-Diagnostik (Price et al. 1997; Portegies 1994). Nach neuropathologischen Kriterien lassen sich bei bis zu 60 % der HIV-1-Infizierten Hinweise auf eine Enzephalopathie finden (Dunlop et al. 1992). In der multizentrischen Aids-Studie wird für die HIV-1-Enzephalopathie eine Inzidenz von 2 pro 100 Patientenjahre angegeben (Baceliar et al. 1994).

Nach eigenen klinischen Erfahrungen liegt bei ca. 35 % im Aids-Stadium zumindest eine leichte HIV-1-Enzephalopathie vor. Meistens tritt eine HIV-1-Enzephalopathie bei CD4-Zellen < 200/µl auf, gelegentlich kann jedoch eine HIV-1-Enzephalopathie auch bei höheren Zellzahlen auftreten.

Klinische Symptome der HIV-1-assoziierten Enzephalopathie sind
kognitive Störungen,
Vergeßlichkeit, Konzentrationverlust, Verlangsamung, Apathie, sozialer Rückzug,
Hyperreflexie,
Koordinationsstörungen,
Gangstörungen,
Kopfschmerzen,
psychomotorische Verlangsamung,
epileptische Anfälle,
Schwindel.

Weitere Frühzeichen stellen Libidoverlust, abnehmendes Interesse an Hobbys und sozialer Rückzug dar. Etliche Patienten beklagen ein Nachlassen der Handschrift, öfters fallen Dinge aus der Hand, gelegentlich treten in vermehrtem Maße Verkehrsunfälle z. B. beim Einparken auf. Selten werden paranoid-halluzinatorische Syndrome beobachtet (s. 5.1).

Eine Prognose bezüglich der Progredienz ist individuell kaum möglich, neben raschem Fortschreiten der HIV-1-Enzephalopathie sind auch blande Verläufe über mehrere Jahre nicht ungewöhnlich. Das Endstadium der HIV-1-assoziierten Enzephalopathie ist durch ständige Hilfs- und Pflegebedürftigkeit in allen Bereichen des täglichen Lebens gekennzeichnet. Der Patient ist bettlägerig, inkontinent, zusätzlich besteht oft eine distal-symmetrische HIV-1-Polyneuropathie und eine HIV-1-Myelopathie, weiter entwickeln sich sekundäre Neuromanifestationen (z. B. Toxoplasmose, progressive multifokale Leukenzephalopathie; s. Kap. 2).

Klinische Symptome des Spätstadiums der HIV-1-assoziierten Enzephalopathie sind
Reflexsteigerung,
pathologische Fremdreflexe,
Inkontinenz,
Myoklonien,
epileptische Anfälle,
motorische Störungen,

Bewußtseinsstörungen,
Orientierungsstörungen,
Aufmerksamkeits- und Gedächtnisstörungen,
Halluzinationen,
psychomotorische Verlangsamung.

Zur Diagnostik der HIV-1-Enzephalopathie sind neurophysiologische, neurochemische, neuroradiologische und testpsychologische Untersuchungen notwendig. Elektroenzephalographisch findet sich oft eine Verlangsamung des Grundrhymthmus mit Zeichen einer leichten Allgemeinveränderung. Treten intermittierende Herde im Elektroenzephalogramm auf, ist die Durchführung einer Computertomographie oder Kernspintomographie mit Kontrastmittel zum Ausschluß einer opportunistischen Infektion indiziert (s. 2.1). Intermittierende Dysrhythmien und Herdbefunde treten jedoch auch bei HIV-assoziierter Enzephalopathie auf. Tabelle 1 stellt die Ergebnisse elektroenzephalographischer Untersuchungen bei eigenen Patienten im Verlauf dar.

Optisch ereigniskorrelierte Potentiale können eine HIV-1-Enzephalopathie frühzeitig objektivieren und eignen sich insbesondere zur Verlaufsuntersuchung, da sie eine nichtinvasive Untersuchungsmethode darstellen, die von Patienten gut toleriert wird (Abb. 3) (Grotemeyer et al. 1991; Evers et al. 1996 a).

Neuroradiologische Untersuchungen wie die Computertomographie zeigen eine initial meist frontotemporal betonte Atrophie mit Erweiterung der inneren und äußeren Liquorräume (Abb. 4).

Die Kernspintomographie zeigt Atropien wesentlich sensitiver als die Computertomographie und kann die Progredienz einer

Tabelle 1. Ergebnisse elektroenzephalographischer Untersuchungen zum Zeitpunkt der Erstuntersuchung (U1) und im Verlauf (n=117); Nachuntersuchung (U2) nach 20,8 ± 14,0 Monaten (Mittelwert ± 1 SD). (Alle Werte der Untersuchungszeitpunkte U1 und U2 sind statistisch signifikant different, mindestens p < 0,005)

	U_1	U_2
Alter (Jahre)	35,9 ± 9,6	37,3 ± 8,7
Erkrankungsdauer (Monate)	36,1 ± 30,2	54,2 ± 31,7
Grundrhythmus (Hz)	10,7 ± 2,3	10,0 ± 2,4
Amplitude (mV)	60,9 ± 24,6	69,5 v 33,7
CD4-Zellen/µl	294,2 ± 209,5	188,7 ± 106,0

2,5 µV Einheit

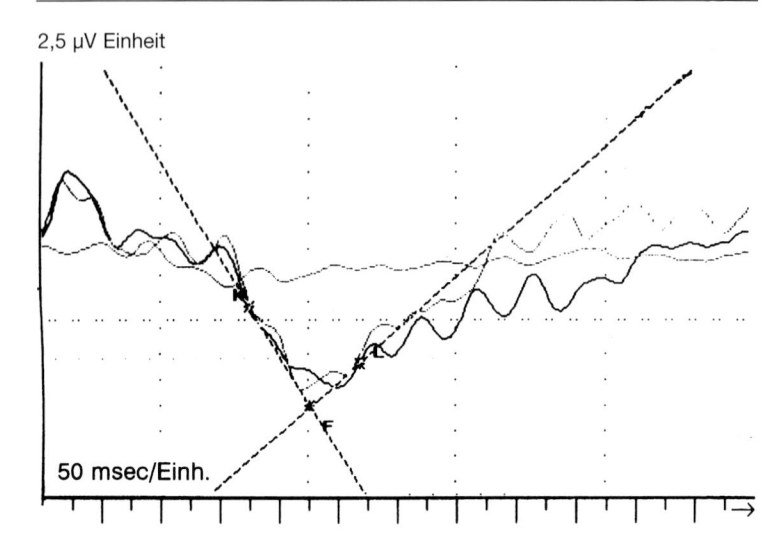

50 msec/Einh.

Abb. 3. Pathologisches ereigniskorreliertes Potential (P 300) bei HIV-1-assoziierter Enzephalopathie. Sowohl die Latenz als auch die Amplitude und die Potentialbreite ist vergrößert und damit Indikator einer pathologischen kortikalen Verarbeitungszeit

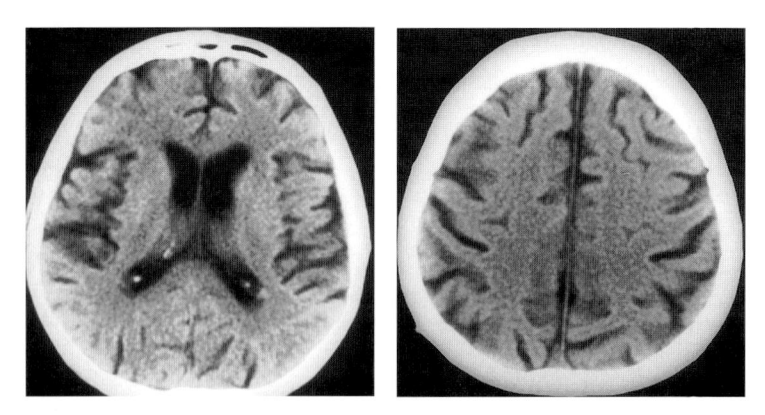

Abb. 4. Computertomographie eines Patienten mit schwerer HIV-1-assoziierter Enzephalopathie (38 Jahre, CDC 3C). Es zeigt sich eine ausgeprägte Erweiterung der inneren und äußeren Liquorräume

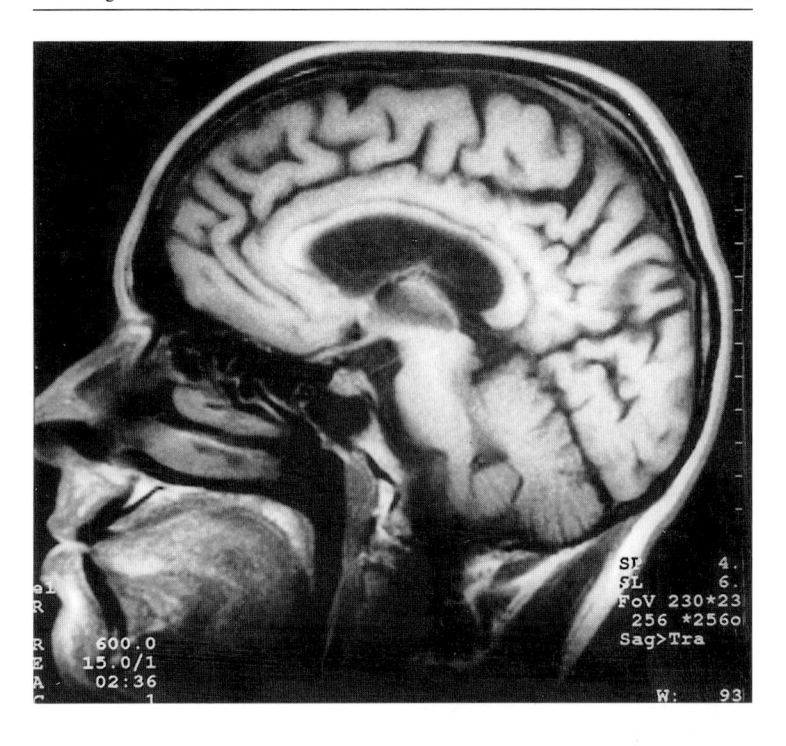

Abb. 5. Pathologisches Kernspintomogramm (T_1-gewichtete Aufnahmen) eines Patienten mit schwerer HIV-1-assoziierter Enzephalopathie. Es zeigt sich eine ausgeprägte Erweiterung der inneren und äußeren Liquorräume

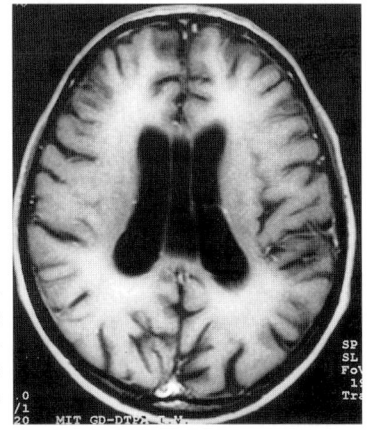

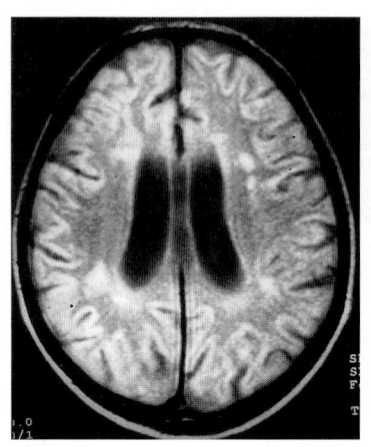

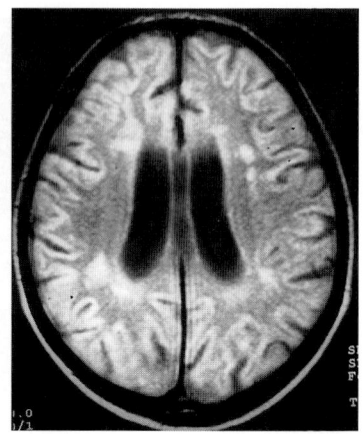

Abb. 6. Patient mit HIV-1-assoziierter Enzephalopathie. Auf diesen T_2-gewichteten Aufnahmen finden sich sog. „white matter changes" als Indikatoren einer proliferativen Infektion des Zerebrums mit dem HI-Virus. Diese Veränderungen sind in den Frühstadien der HIV-1-Infektion oft nicht erfassbar

Hirnatrophie als morphologisches Korrelat einer HIV-1-assoziierten Enzephalopathie besser nachweisen (Abb. 5). Zusätzlich ermöglicht die Kernspintomographie mittels T_2-gewichteter Aufnahmen die Darstellung von „white matter changes", die jedoch in den Frühstadien der HIV-1-Infektion oft nicht entdeckt werden können (Abb. 6). Zum Ausschluß opportunistischer Infektionen ist immer eine Untersuchung mit Kontrastmittel notwendig.

Neuropsychologischen Untersuchungen kommt ein hoher Stellenwert in der Diagnostik der HIV-1-Enzephalopathie (sowohl zur Primärdiagnostik als auch zur Verlaufsdokumentation) zu. Die Quantifizierung und Dokumentation der Progredienz und eines möglichen Therapieerfolges wird erleichtert.

Einfache, institutionsgebundene Untersuchungsverfahren wie das Wiederholen von Begriffen, das Rückwärtsbuchstabieren von Wörtern oder aber auch das Abzeichnen von geometrischen Figuren sollten nicht benutzt werden, da keine Wiederholung dieser Testverfahren in anderen HIV-Ambulanzen möglich ist. Weit verbreitet ist z. B. der Minimentalstatus, der in Frühstadien der HIV-1-Enzephalopathie oft noch normal ist.

In der Übersicht sind gängige testpsychologische Verfahren aufgelistet, wie sie auch in HIV-Zentren in den Vereinigten Staaten benutzt werden (Baceliar 1994; Harrison et al. 1995). Es handelt sich um etablierte neuropsychologische Verfahren, die besonders gut zur Verlaufsuntersuchung geeignet sind.

Neuropsychologische Verfahren zur Primär- und Verlaufsuntersuchung bei HIV-1-Enzephalopathie

1. Zahlen-Kurzzeitgedächtnis (HAWIE)
   - Subtest „Zahlennachsprechen"
   - Verbales Kurzzeitgedächtnis
   - Unmittelbare Merkspanne
2. Figurales Kurzzeitgedächtnis (Benton-Test)
   - Reproduktionsleistung
   - Fehlerzahl
3. Aufmerksamkeit/Konzentration
   - Selektive Aufmerksamkeit (d2-Test), Tempoleistung
   - Sorgfalt (d2-Test)
   - Kurzfristige Konzentration (HAWIE-Zahlen-Symbol-Test)
4. Informationsverarbeitungsgeschwindigkeit
   - Kognitive Leistungs- und Verarbeitungsgeschwindigkeit
5. Affektive Symptomatik (Becksches Depressionsinventar)
   - Affektive Symptomatik im Laufe der letzten 7 Tage (Selbsteinschätzung)

Die ausführlichen Empfehlungen des amerikanischen „National Institute of Mental Health" sind in der Praxis zu lang und verursachen einen zu hohen zeitlichen Untersuchungsaufwand, da neben testpsychologischen Untersuchungen oft eine Elektroenzephalographie, ereigniskorrelierte Potentiale, eine Neurographie und eine Computertomographie notwendig sind.

Differentialdiagnostisch müssen insbesondere opportunistische Infektionen, Lymphome und Schlaganfälle (s. Kap. 2, 3, 4) ausgeschlossen werden. Bei fokalneurologischen Ausfällen in der klinisch-neurologischen Untersuchung und bei Herdbefunden im Elektroenzephalogramm ist immer eine Computer- oder Kernspintomographie mit Kontrastmittel und eine Liquoruntersuchung zum Ausschluß opportunistischer Infektionen indiziert (s. 5.3).

In Frühstadien der HIV-1-Enzephalopathie kann u. U. das erhöhte β_2-Mikroglobulin im Liquor die Differentialdiagnose erleichtern (Goswami et al. 1991; McArthur et al. 1992). Des weiteren sind bei der Differentialdiagnose zu beachten:
opportunistische Infektionen (s. Kap. 2),
Lymphome (s. Kap. 3),
Sepsis,
Drogenmißbrauch,
depressive Syndrome (s. 5.1),
Schilddrüsenfunktionsstörungen,
B-12-Mangel,
Exsikkose,
Medikamentennebenwirkungen (Aciclovir, Amantadin, Baclofen, Dapson, Ganciclovir, Isoniazid, Ketokonazol, Kortikosteroide, Neuroleptika, Sulfonamide, Valproinsäure).

Kriterien für die Diagnose einer HIV-1-assoziierten Enzephalopathie (McArthur et al. 1992)

1. Erworbene Auffälligkeiten bei mindestens 2 der nachfolgenden kognitiven Fähigkeiten (bestehend seit mindestens 1 Monat):
   – Aufmerksamkeit/Konzentration
   – Informationsverarbeitungsgeschwindigkeit
   – Abstraktionsvermögen/logisches Schlußfolgern
   – Visuell-räumliches Differenzierungsvermögen
   – Gedächtnis/Lernen
   – Sprechen/Sprache
2. Kognitive Störungen mit resultierender Beeinträchtigung in der Berufsausübung und bei alltäglichen Verrichtungen (objektiv verifizierbar oder laut Bericht eines Schlüsselinformanten) bei mindestens einem der beiden folgenden Faktoren:
   – Klinisch nachgewiesene erworbene Auffälligkeit in der motorischen Funktion oder Leistungsfähigkeit
   – Motivationsverlust, Abnahme der emotionalen Steuerungsfähigkeit oder Veränderung des Sozialverhaltens.
3. Störungen anderer Ätiologie, z. B. eine aktive opportunistische Infektion oder ein Malignom (z. B. Lymphom) des Zentralnervensystems lassen sich anamnestisch wie auch durch körperliche und psychiatrische Untersuchung sowie durch entsprechende Laborbefunde und radiologische Abklärung ausschließen.

Die Diagnose einer HIV-1-assoziierten Enzephalopathie ist nur zu stellen, wenn die differentialdiagnostischen Erkrankungen ausgeschlossen sind. Die sehr scharfen Kriterien des amerikanischen „Center for Disease Control and Prevention" (s. Übersicht) werden gerade den leichteren Verläufen einer HIV-1-Enzephalopathie nicht immer gerecht (McArthur et al. 1992).

Die frühe Invasion des HI-1-Virus in das Zentralnervensystem konnte kasuistisch nachgewiesen werden, als HIV-1-kontaminiertes Blut versehentlich inokuliert wurde (Davis et al. 1992).

Im Zentralnervensystem proliferiert das HI-Virus in den Makrophagen und der Mikroglia, Neuronenverbände werden dagegen primär ausgespart. Ob eine direkte Korrelation zwischen der HI-Viruslast im Liquor und der Entwicklung der HIV-1-Enzephalopathie besteht, ist bis heute nicht eindeutig geklärt (Harrison et al. 1995). Die neurologischen und psychiatrischen Alterationen korrelieren jedoch sicher mit der Erniedrigung der CD4-Zellen und erhöhten p24-Antigen-Titern (Dal Pan et al. 1992), und nur gelegentlich wird bei Patienten mit schwerer HIV-1-Enzephalopathie eine relativ geringe zerebrale Viruslast gefunden (Gabuzda et al. 1986).

Durch kontinuierliche Mutation des HI-Virus entstehen spezifische Subtypen. Die einzelnen Schritte der neuronalen Dysfunktion sind nicht sicher geklärt. Das Glykoprotein gp 120 ist in vitro für Neuronenverbände zytotoxisch und stimuliert auch die Freisetzung von Neurotoxinen und induziert eine intrazelluläre Erhöhung der Kalziumkonzentration. Auch das Regulationsprotein tat besitzt in vitro neurotoxische Eigenschaften.

Aktivierte Makrophagen und Mikrogliazellen stimulieren die Produktion von Zytokinen wie Interleukin-1 und -6 und des Tumornekrosefaktors TNF-α, der vermutlich demyelinisierende Effekte besitzt (Schielke 1993). Interleukin-6 reguliert wahrscheinlich die HIV-Expression (Duh et al. 1989). Quinolinsäure, ein Stoffwechselprodukt des Tryptophans aus stimulierten Makrophagen, fördert den neuronalen Kalziumeinstrom und induziert einen Funktionsverlust.

Die HIV-1-Enzephalitis, die HIV-1-Leukenzephalopathie und die diffuse Poliodystrophie stellen Substrate der chronischen zerebralen, HIV-1-induzierten Entzündung dar, deren klinisches Resultat die HIV-1-Enzephalopathie ist.

Die einzelnen pathogenetischen Abläufe, die zur HIV-1-assoziierten Enzephalopathie führen und der Stellenwert der einzelnen Faktoren werden bis heute kontrovers diskutiert (Harrison et al. 1995; Duh et al. 1989; Gabuzda et al. 1986). Viele der angeführten Mechanismen sind jedoch nicht individuell HIV-1-spezifisch, sondern stellen auch pathogenetische Abläufe anderer degenerativer neurologischer Erkrankungen dar (Harrison et al. 1995; Duh et al. 1989; Gabuzda et al. 1986).

Die Therapie der HIV-1-assoziierten Enzephalopathie setzt die klare, sichere Diagnose und den Ausschluß sekundärer Neuromanifestationen voraus.

Ob initiale Stadien der HIV-1-Enzephalopathie bereits behandelt werden sollen, ist bislang nicht eindeutig geklärt. In Analogie zur akuten HIV-1-Meningoenzephalitis (s. 1.1.1) ist u. E. eine frühe Therapie indiziert (Clark et al. 1991; Kinloch et al. 1996; Jolles et al. 1996; Ho 1995). Die HIV-1-Enzephalopathie stellt ganz allgemein unabhängig von internistischen Indikationen eine eigenständige, neurologische Indikation zur antiretroviralen Therapie dar. Welche Bedeutung ggf. zusätzlich einer Bestimmung der Viruslast im Liquor zukommt, ist gegenwärtig offen.

Zidovudin stellt die Basissubstanz in der Therapie der HIV-1-Enzephalopathie dar, weil es gut liquorgängig ist und Liquorspiegel von ca. 60% des Plasmaspiegels erreicht werden (Burger et al. 1993). Die Liquorgängigkeit von Didanosin, Zalcitabin, Lamivudin und Stavudin ist im Vergleich zu Zidovudin deutlich geringer. Zu empfehlen sind 4mal 250 mg Zidovudin unter Berücksichtigung der bekannten Nebenwirkungen (s. Beitrag Goebel, S. 20) in Kombination mit Zalcitabin (3mal 75 mg) oder Didanosin (2mal 200 mg) und Lamivudin (2mal 150 mg). Wegen der guten Liquorgängigkeit kann bei Komplikationen Stavudin auch Zidovudin ersetzen (Dunkle et al. 1992).

Die eindrucksvollste Besserung einer HIV-1-Enzephalopathie ist unter Zidovudin in einer Kombinationstherapie bei antiretroviral naiven Patienten zu erzielen. Der Therapieerfolg und das Ausmaß der Therapie variieren individuell in großem Ausmaß. Additive experimentelle Therapieformen mit Pentoxiphyllin, Thalidomid, Acetylsalicylsäure und Dexamethason besitzen keine praktische Bedeutung. Nimodipin, ein Kalziumantagonist, vermindert vermutlich die Neurotoxizität des Glykoproteins gp 120 – wie auch Memantin (Lipton 1992).

1.2.2 HIV-1-assoziierte Myelopathien

Prozentuale Angaben über Alterationen des Myelons bei HIV-1-Infektion sind widersprüchlich, noch größer ist die Diskrepanz zwischen den klinischen Hinweisen im Vergleich zu neuropathologischen Befunden. Während klinisch nur bei 7 % Hinweise auf eine Myelopathie gefunden werden (McArthur 1987), ergeben histologische Untersuchungen Alterationen von bis zu 50 % (Petito 1993; Petito et al. 1985). Die häufigste klinisch relevante HIV-1-Myelopathie ist die nach der histopathologischen Beschreibung benannte vakuoläre Myelopathie.

Klinisch tritt die vakuoläre Myelopathie bevorzugt im Aids-Stadium auf, oft in Kombination mit anderen primären Neuromanifestationen, obwohl auch isolierte frühe Verläufe in der Literatur beschrieben werden. Da die vakuoläre Myelopathie zu einer Läsion des Zentralnervensystems führt, ist eine Überschneidung mit den klinischen Symptomen der HIV-1-Enzephalopathie möglich.

Wie bei allen primären Neuromanifestationen beginnt die klinische Symptomatik langsam und schleichend. Ein sensibles Niveau ist untypisch und spricht für eine intraspinale Raumforderung oder aber eine Myelitis. Kennzeichnend sind gesteigerte Muskeleigenreflexe der unteren Extremitäten und pathologische Fremdreflexe (wie z. B. Babinski, Oppenheim, Gordon). Langsam entwickelt sich eine spastische Paraparese der unteren Extremitäten mit Ataxie, Inkontinenz und spastischem Gangbild. Nach langsam progredientem, chronischem Verlauf über Monate bis Jahre können Patienten auf den Rollstuhl angewiesen sein.

Neurophysiologisch können magnetisch und sensorisch evozierte Potentiale, u. U. auch mit Dermatomableitung, die Läsion des Myelons durch eine Leitungsverzögerung objektivieren. Diese Verfahren ermöglichen jedoch keine differentialdiagnostische Zuordnung (Abb. 7).

Bei Ausbildung eines sensiblen Niveaus mit rascher Progredienz innerhalb weniger Stunden bis Tage müssen Liquoruntersuchungen, eine Kernspintomographie und ggf. eine Myelographie zur weiteren differentialdiagnostischen Abklärung durchgeführt werden. Lymphome, spinale Abszesse, eine tuberkulöse Meningitis, Myelitiden durch Toxoplasmose, Herpes zoster, Herpes simplex, Zytomegalie und in seltenen Fällen eine Neurosyphilis sind differentialdiagnostisch zu

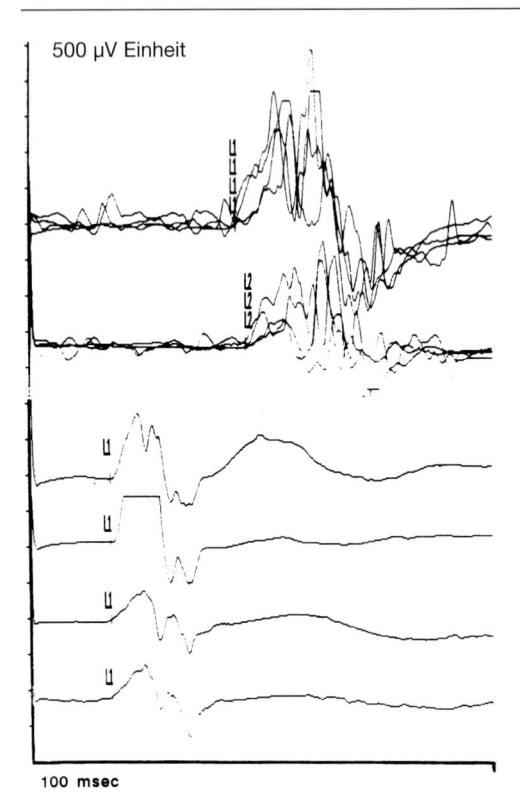

Abb. 7. Pathologische magnetisch evozierte Potentiale bei HIV-1-assoziierter Myelopathie. Im oberen Teil des Bildes Potentiale nach kortikaler magnetischer Stimulation bei Ableitung vom M. tibialis anterior, im unteren Teil des Bildes Potentiale nach Stimulation über LWK 1. Die zentrale Leitungszeit ist verlängert

berücksichtigen. Vitaminmangelzustände (B_1, B_6, B_{12}, Folsäure) induzieren ebenfalls eine Myelopathie, oft in Verbindung mit einer distalsymmetrischen Polyneuropathie.

Pathogenetisch liegt der vakuolären Myelopathie eine HIV-1-induzierte Schädigung des Myelins absteigender motorischer Bahnsysteme im thorakalen Myelon zugrunde. Intravakuoläre Makrophagen und eine reaktive Astrozytose gehören zum histopathologischen Bild (Harrison et al. 1995).

Auch bei fehlender internistischer Indikation stellt die vakuoläre Myelopathie eine Indikation zur antiretroviralen Therapie in Analogie zur HIV-1-Enzephalopathie dar (s. 1.2.1). Eine Modulation der Spastik kann durch Baclofen (initial 2mal 5 mg/Tag, Steigerung 2mal 5 mg/Woche auf max. 4mal 20 mg) erfolgen, alternativ z. B. mit Tizanidin (3mal 2 mg/Tag, Steigerung 4–8 mg/Woche bis max. 24 mg/Tag) oder Memantin (initial 1mal 10 mg/Tag, Steigerung um 10 mg/Tag pro Woche bis auf maximal 3mal 10 mg/Tag).

1.2.3 HIV-1-assoziierte Polyneuropathien

Obwohl die Inzidenz von HIV-1-assoziierten Polyneuropathien in den Frühstadien der HIV-1-Infektion relativ gering ist (s. 1.1.2), lassen sich bei bis zu 10 % der HIV-Infizierten klinisch-neurophysiologisch Funktionsstörungen des peripheren Nervensystems nachweisen (Chavanet et al. 1988).

Bis heute liegt keine allgemein gültige Klassifikation der HIV-1-assoziierten Polyneuropathien vor; es werden jedoch folgende Formen unterschieden (Chavanet et al. 1988; Harrison et al. 1995; Husstedt et al. 1993, 1994, 1995; So et al. 1988):
Mononeuropathie und Mononeuritis vom Multiplextyp,
akute und chronische Polyneuroradikulitis vom Typ Guillain-Barré,
Polyneuroradikulitis durch Erreger,
distal-symmetrische Polyneuropathie.

Die distal-symmetrische Polyneuropathie dominiert in den späteren Stadien der HIV-1-Infektion, während die anderen Formen sich in den frühen und mittleren Stadien manifestieren. Bestimmte klinische Symptome treten bei allen Polyneuropathien auf:
1. Sensibilitätsstörungen (initial meistens distal-symmetrisch beginnend, socken- oder handschuhförmig begrenzt, distal aufgehobene oder abgeschwächste Vibrationsempfindung, Par-, Hyp-, Dysästhesien);
2. motorische Ausfälle (seltener, oft später auftretend, symmetrisch an den unteren Extremitäten beginnend, v. a. Dorsalextensoren der Füße und Zehen betroffen);
3. fehlende oder abgeschwächte Muskeleigenreflexe (obligat, initial fehlende Achillessehnenreflexe, später fehlende Patellarsehnenreflexe und Reflexausfall der oberen Extremitäten. Trophische Störungen und reduzierte Schweißsekretionen, glatte, trockene Haut, u. U. trophische Ulzera);
4. Ataxie (spinale Ataxie bei schweren Sensibilitätsstörungen).

Die HIV-1-assoziierte, distal-symmetrische sensomotorische Polyneuropathie stellt die häufigste HIV-1-Polyneuropathie überhaupt dar. Die Angaben zur Prävalenz betragen in der Literatur zwischen 35 und 88% (Husstedt et al. 1993, 1994; So et al. 1988). Inzidenz und Prävalenz dieser Polyneuropathie korreliert mit dem fortschreitenden Immundefekt (Baceliar et al. 1994; Husstedt et al. 1993, 1994; So et al. 1988).

Initial ist die distal-symmetrische Polyneuropathie durch Schmerzen und Parästhesien der unteren Extremitäten mit nächtlicher Akzentuierung gekennzeichnet. Reflexabschwächung, Verlust des Vibrations- und Schmerzempfindens sind weitere wesentliche Kennzeichen. Die klinische Symptomatik breitet sich von distal nach proximal aufsteigend aus. Der Verlauf ist über viele Monate bis Jahre langsam progredient und unterscheidet sich prinzipiell nicht von distal-symmetrischen Polyneuropathien anderer Ätiologie, wie z. B. bei Diabetes mellitus. Ausgeprägte Paresen und Plegien finden sich nur selten, umschriebene Muskelatrophien bevorzugt der kleinen Hand- und Fußmuskulatur sind häufig. Die Verminderung der Nervenleit-

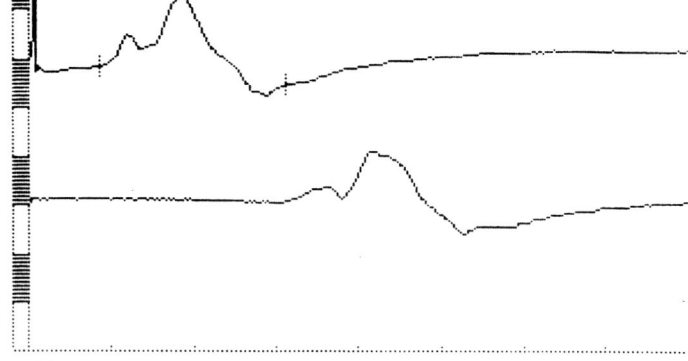

1 mV/Einheit

32 msec

Abb. 8. Bestimmung einer motorischen Nervenleitgeschwindigkeit des N. peroneus bei einem Patienten mit mittelgradiger distal-symmetrischer HIV-1-assoziierter Polyneuropathie. Das Muskelaktionspotential nach distaler (*obere Zeile*) und proximaler Stimulation unterhalb des Fibulaköpfchens (*untere Zeile*) ist amplitudenreduziert und dispergiert. Die Nervenleitgeschwindigkeit ist mit 36,2 m/sec pathologisch (Norm > 41,2 m/sec) und objektiviert die Schädigung von Axonen und Myelin

ns
5 µV
Einh.

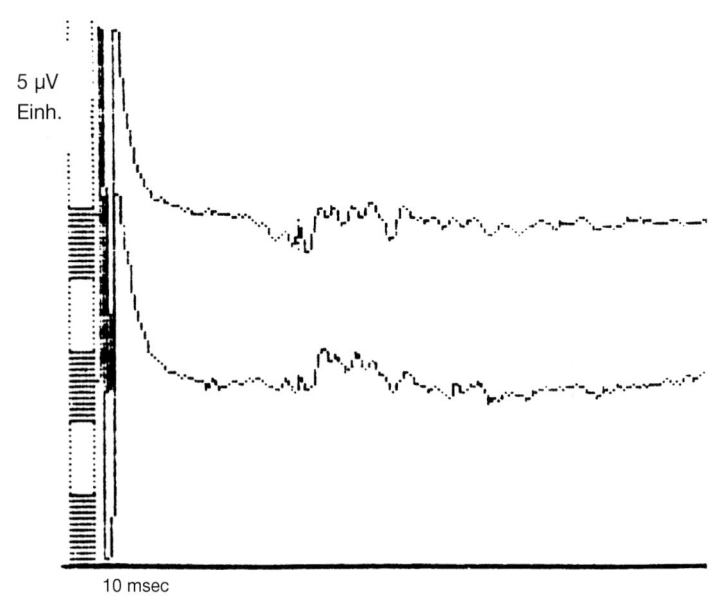

10 msec

Abb. 9. Sensible Neurographie des N. suralis bei Stimulation hinter dem Malleolus externus und Ableitung mit Nadelelektroden an der Wade. Das Nervenaktionspotential ist latenzverzögert, amplitudenreduziert und dispergiert. Es bestätigt die Diagnose einer distal-symmetrischen Polyneuropathie mit axonaler Schädigung und Beteiligung des Myelins

geschwindigkeit und Dispergierung weist auf eine Schädigung des Myelins hin, die erniedrigte Amplitude ist ein Zeichen axonaler Schädigung (Abb. 8 und 9) (Husstedt et al. 1994, 1996; So et al. 1988).

Elektromyographische Untersuchungen sind nur selten indiziert; chronisch-neurogener Umbau, ein gelichtetes Interferenzmuster oder aber Spontanaktivität deuten auf eine axonale Schädigung hin (Abb. 10).

Somatosensorisch und magnetisch evozierte Potentiale zeigen die distale Schädigung aufsteigender sensorischer und absteigender motorischer Bahnen an, hierbei handelt es sich um eine zentrale und periphere distale Axonopathie (Abb. 11).

Autonome Oberflächenpotentiale stellen einen Indikator pathologischer Funktion des vegetativen Nervensystems dar (Abb. 12) und geben Hinweise auf eine autonome Polyneuropathie. Aus klinischer Sicht ist es wesentlich, bei gastrointestinalen Beschwerden, Sphinsterstö-

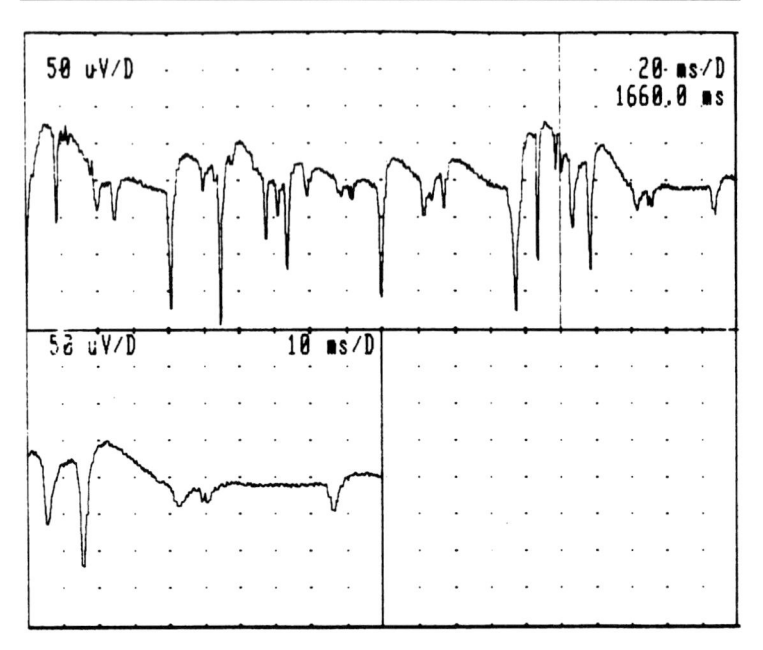

Abb. 10. Pathologische Spontanaktivität in Form von positiven Wellen als Nachweis einer axonalen Schädigung

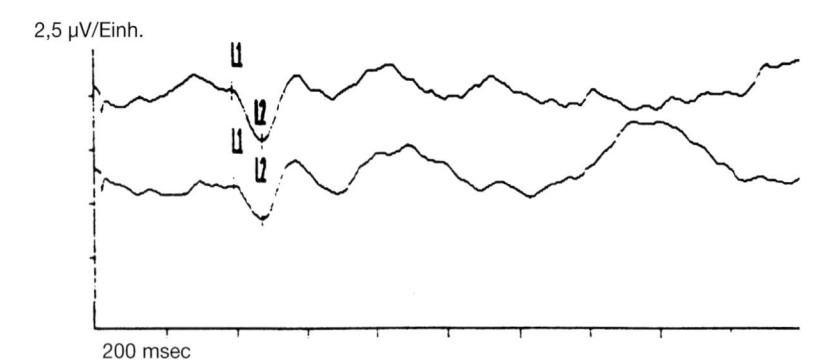

Abb. 11. Pathologische sensorisch evozierte Potentiale nach Stimulation des N. tibialis. Das Potential ist latenzverzögert und amplitudenreduziert. Die Ergebnisse bestätigen eine Schädigung aufsteigender sensorischer Bahnen bei HIV-1-assoziierter distal-symmetrischer Polyneuropathie

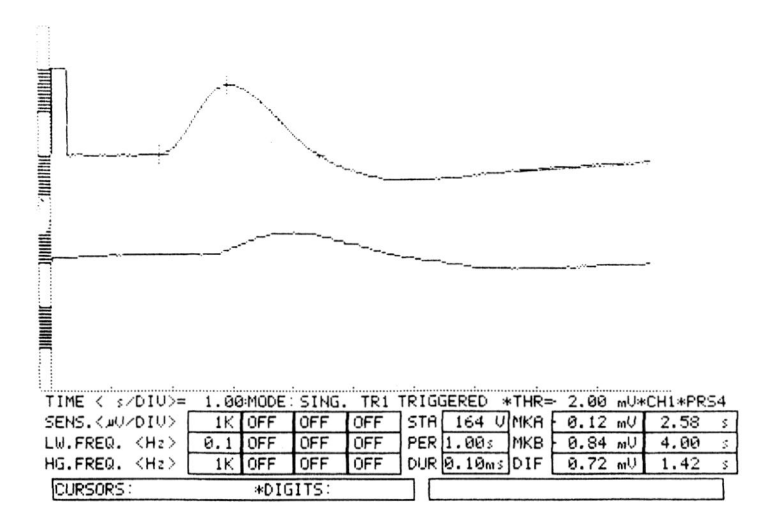

Abb. 12. Periphere autonome Oberflächenpotentiale bei Patienten mit HIV-Infektion. Normales peripheres autonomes Oberflächenpotential bei einem Patienten im Stadium CDC 1A (*oben*), latenzverzögertes und amplitudenreduziertes peripheres autonomes Oberflächenpotential bei einem Patienten im Aids-Stadium mit schwerer distal-symmetrischer HIV-1-assoziierter Polyneuropathie (*unten*). Die Ableitung erfolgte von der Hand

rungen, Hauttrockenheit, Kreislaufdysregulation, Schmerzen und Erektionsstörungen eine autonome Polyneuropathie mit in die differentialdiagnostischen Überlegungen einzubeziehen. Da eine autonome Polyneuropathie bei HIV-1-Infizierten nicht isoliert auftritt, sondern meistens als Bestandteil einer distal-symmetrischen HIV-1-Polyneuropathie, ist es nicht sinnvoll, eine autonome Polyneuropathie als eigene Unterform abzugrenzen.

Die Pathogenese der distal-symmetrischen HIV-1-Polyneuropathie ist bis heute in weiten Teilbereichen ungeklärt und wird kontrovers diskutiert. Neben direkten Effekten des HI-Virus im peripheren Nervensystem kommt sicherlich auch einer Malnutrition Bedeutung zu. Hyperresponsiven Makrophagen und der Produktion neurotoxischer Zytokine (Tumor-Nekrose-Faktor α, Interleukin-1) sowie der verminderten Produktion von Wachstumsfaktoren wird ein hoher pathogenetischer Stellenwert eingeräumt (Harrison et al. 1995; Husstedt et al. 1994; So et al. 1988).

Therapeutisch ist eine antiretrovirale Therapie bislang nicht etabliert, auch tritt die distal-symmetrische HIV-1-Polyneuropathie nur sehr selten isoliert als einziges Symptom einer primären Neuromanifestation auf. Die meisten Patienten stehen bereits unter antiretroviraler Therapie, ansonsten kann nach dem Therapieschema wie bei der HIV-1-Enzephalopathie vorgegangen werden (s. 1.2.1). Einfache physikalische Maßnahmen und symptomatische Therapiemöglichkeiten, die zu einer wesentlichen Linderung führen und damit die Lebensqualität verbessern, sind im folgenden aufgelistet:

Vermeidung enger Socken und Schuhe
Vermeidung langen Stehens
Wechselduschen
Baden in Eiswasser

Neben diesen einfachen physikalischen Maßnahmen ist oft eine medikamentöse symptomatische Therapie in Form eines Stufenschemas notwendig:

Konventionelle Analgetika:
- Acetylsalicylsäure, 3mal 500 mg/Tag;
- Paracetamol, 3mal 500 mg/Tag.

Bei Therapieresistenz Umstellung auf Antiepileptika:
- Carbamazepin, 3mal 100 mg/Tag initial, Steigerung pro Woche um 200 mg bis auf 800–1200 mg/Tag;
- alternativ Therapie mit Lamotrigin, intial 25 mg zur Nacht, Steigerung um 25 mg/Tag pro Woche auf 100 mg/Tag;
- alternativ Mexiletin, initial 100 mg/Tag, langsame Steigerung auf 400 mg/Tag;
- alternativ Baclofen, initial 3mal 5 mg/Tag, Steigerung alle 4 Tage um 5–10 mg auf 60 mg/Tag, maximal 80 mg/Tag.

Bei Therapieversagen:
- Kombination mit Thymoleptika, z. B. Amitriptylin, 3mal 25 mg;
- Tradozon, initial 50 mg/Tag zur Nacht, langsame Aufdosierung über 2–4 Wochen auf 200 mg/Tag;
- Capsaicin (0,075 %), 4mal täglich Creme auftragen (Zostrix, internationale Apotheke).

Grundsätzlich sollte die Erstmedikation ca. 30 min vor dem Schlafengehen eingenommen werden, da einerseits die unangenehmen Symptome einer Polyneuropathie nachts verstärkt in den Vordergrund treten und andererseits Nebenwirkungen wie z. B. Müdigkeit „durchschlafen" werden. Mit dem Patienten muß besprochen werden, daß bis zum Wirkungseintritt dieser Medikation oft einige Zeit vergeht und erst die Höchstdosierung ausprobiert werden muß, bevor eine Umstellung auf eine andere Substanz sinnvoll ist.

Als Ultima ratio kann nach einem Morphintest auch eine Therapie mit Methadon aufgenommen werden.

Oft besteht die Notwendigkeit, HIV-Infizierte mit neurotoxischen Medikamenten zu behandeln, wodurch eine bereits vorhandene distalsymmetrische Polyneuropathie akut exazerbieren kann. Klinische Hinweise hierauf bestehen in dem engen zeitlichen Zusammenhang mit einer Therapieumstellung auf potentiell neurotoxische Substanzen wie Dideoxycytidin, Dideoxyinosin, Stavudin, Metronidazol, Isoniazid, Dapson, Vincristin.

Umgehendes Absetzen dieser Substanzen ist dringend indiziert, wenn es von der klinischen Gesamtsituation her vertretbar erscheint. Patienten mit bereits vorhandener Polyneuropathie müssen daher über das Risiko einer Symptomverstärkung aufgeklärt werden. Als pathogenetischer Faktor liegt wahrscheinlich eine mitochondriale Schädigung (Zalcitabin, Didanosin, Stavudin) vor.

In weit fortgeschrittenen Stadien der HIV-1-Infektion bestehen oft Vitaminmangelzustände. Nach eigenen Untersuchungen wiesen 20 % der Patienten in fortgeschrittenen Stadien der HIV-1-Infektion eine Vitamin-B_{12}/B_6-Hypovitaminose oder einen Folsäuremangel auf. Bei entsprechender Substitution ist oft eine rasche Reduktion polyneuropathischer Beschwerden zu erreichen.

Auf die akute HIV-1-assoziierte Polyneuroradikulitis vom Typ Guillain-Barré wurde bereits unter 1.1.2 eingegangen. Im Gegensatz zu den ausgeprägten sensiblen Störungen bei der distal-symmetrischen HIV-1-assoziierten Polyneuropathie stehen bei der akut- und chronisch-entzündlichen HIV-1-Polyneuropathie vom Typ Guillain-Barré motorische Störungen im Vordergrund.

Die chronisch-entzündliche HIV-1-Polyneuroradikulitis vom Typ Guillain-Barré tritt meistens bei noch normalen oder aber beim Abfall der CD4-Zellen auf. Klinisch steht eine distal, selten proximal betonte symmetrische motorische Parese im Vordergrund. Im Gegensatz zu den distal-symmetrischen HIV-1-assoziierten Polyneuropathien finden sich oft nur blande sensible Symptome, meistens in Form einer distal betonten Pallhypästhesie. Die Progression der motorischen Ausfälle erfolgt in der Regel langsam, der klinische Verlauf ist jedoch sehr variabel. Ätiopathogenetisch wird bei dieser Polyneuropathieform eine autoimmuninduzierte Demyelinisierung schwerpunktmäßig der Nervenwurzeln angenommen.

Neurophysiologisch finden sich initial verzögerte oder nicht mehr auslösbare F-Wellen (s. Abb. 2), im Verlauf zeigen sich sodann distal lokalisierte Verminderungen der Nervenleitgeschwindigkeiten (N. peroneus, N. suralis).

Liquoruntersuchungen ergeben ein transsudatives Liquorsyndrom mit mäßiger bis ausgeprägter Erhöhung des Gesamtproteins. Eine leichte lymphozytäre Pleozytose wird gelegentlich angetroffen, im Gegensatz zu HIV-1-negativen Patienten (s. 5.3). Diese leichte Pleozytose stellt eine entzündliche Reaktion auf die früh erfolgte Penetration des HI1-Virus selbst in das Zentralnervensystem dar (s. 1.1, 5.3).

Die Therapie der chronischen HIV-1-Polyneuroradikulitis vom Typ Guillain-Barré orientiert sich an der Therapie bei nicht HIV-1-Infizierten. Die Plasmaseparation mit Serien von 3–5 Austauschbehandlungen zu je 2–4 l Plasmaersatz im Abstand von 1–2 Tagen ist sehr belastend für die Patienten und auch wegen der notwendigen hygienischen Maßnahmen sehr aufwendig. Eine therapeutische Alternative stellt in Analogie zur Polyneuroradikulitis vom Typ Guillain-Barré bei nicht HIV-Infizierten die intravenöse Gabe von Immunglobulinen dar (0,4 g/kg über 5 Tage) (Faed et al. 1989), die wir bevorzugen, obwohl gelegentlich die Effektivität geringer als bei der Plasmapherese ist (Irani et al. 1993). Kortikosteroide (Prednison 100 mg/Tag über 2–3 Wochen) können ebenfalls effektiv sein. Oft verbleibt trotz intensiver Therapie jedoch ein Residualsyndrom, oder aber der Prozeß ist schleichend progredient. Krankengymnastik auf neurophysiologischer Grundlage, Ergotherapie und ggf. Elektrostimulation sind bei allen Patienten notwendig.

Die Mononeuritis multiplex gehört wie die akut- und chronisch-entzündliche HIV-1-Polyneuroradikulitis zu den seltenen Polyneuropathieformen bei HIV-1-Infizierten. Gewöhnlich tritt die Mononeuritis multiplex bei weit fortgeschrittener HIV-1-Infektion auf. Die klinische Symptomatik ist durch motorische und sensible Ausfälle im Versorgungsgebiet einzelner peripherer Nerven inklusive der Hirnnerven gekennzeichnet. Klinisch finden sich Kombinationen aus Läsionen verschiedener Nerven, z. B. des N. peronaeus und medianus, oder etwa eine beidseitige Läsion des N. facialis und des N. glossopharyngeus. Neben langsamen, selbstlimitierenden Verläufen über Monate können auch rasche Verläufe unter Einschluß von Nervenwurzeln thorakal und lumbal auftreten. Klinisch-neurophysiologische Untersuchungen ergeben pathologische Nervenleitgeschwindigkeiten (s. Abb. 8 und 9) und elektromyographisch Spontanaktivität als Hinweis auf die axonale Schädigung (s. Abb. 10).

Pathogenetisch wird eine Vaskulitis angenommen. Die therapeutischen Prinzipien gleichen denen bei der chronischen HIV-1-Polyneuroradikulitis vom Typ Guillain-Barré, wobei diese Prinzipien bei der Mononeuritis multiplex weniger etabliert sind.

Differentialdiagnostisch müssen Infiltrationen peripherer Nerven, Nervenwurzeln und der Hirnnerven durch Lymphome, bakterielle und virale Entzündungen (z. B. Tuberkulose, Zytomegalie, Borrelien) berücksichtigt werden (s. 2.1). Die Ergebnisse von Liquoruntersuchungen und Kernspintomographien sind differentialdiagnostisch richtungsweisend (s. 5.3).

Durch Erreger bedingte HIV-1-Polyneuroradikulitiden treten relativ selten auf. Prinzipiell kann jeder Erreger bei HIV-1-Infizierten eine Polyneuroradikulitis induzieren, in der Praxis kommt der Polyneuroradikulitis durch eine Zytomegalievirusinfektion die größte Bedeutung zu. Die Durchseuchung mit Zytomegalie beträgt in Deutschland nahezu 100%, Erkrankungen treten meist erst bei CD4-Zellen < 50/µl auf. Die Polyneuroradikulitis durch eine Zytomegalieinfektion ist relativ selten, die Diagnostik muß rasch erfolgen, da die Prognose schlecht ist und die Zytomegalievirusinfektion zu den wenigen behandelbaren viralen opportunistischen Infektionen bei HIV-1-Infizierten überhaupt gehört.

Klinisch entwickeln sich rasch Paresen und Reflexverlust, sensible Störungen, Harn- und Stuhlinkontinenz bis hin zur schlaffen Paraplegie der unteren Extremitäten (Behar et al. 1987; Cohen et al. 1993; Husstedt et al. 1995).

Wesentliche diagnostische Maßnahmen bilden klinisch-neurophysiologische Untersuchungen und Liquoranalysen. Während elektromyographisch Spontanaktiviät als Zeichen der axonalen Läsion des peripheren Nervensystems meist erst nach 3 Wochen auftritt (s. Abb. 10), kann die pathologische Latenz der F-Welle bereits in den ersten Tagen die Polyneuroradikulitis objektivieren (s. 1.1.2 und Abb. 2).

Liquoranalysen ergeben eine vorwiegend lymphozytäre Pleozytose mit Erhöhung des Gesamtproteins, des Albumins und der Immunglobuline. Neben den konventionellen Nachweismethoden aus dem Liquor ermöglicht die Polymerasekettenreaktion (PCR) eine rasche und frühzeitige Zuordnung (s. auch 5.3). Eine Kernspintomographie zur Differentialdiagnose gegenüber raumfordernden Prozessen, wie z. B. Lymphomen und Myelitiden, ist notwendig. Bei Läsionen des Myelons kann initial generell eine schlaffe Paraparese über 1-2 Wochen persistieren, so daß fälschlich eine Polyneuroradikulitis angenommen wird und wertvolle Zeit bis zur Therapie verstreicht. Tabelle 2 zeigt neurochemische und neurophysiologische Verlaufsuntersuchungen bei einem HIV-1-Infizierten mit Polyneuroradikulitis durch Zytomegalie.

Die Therapie einer zytomegaliebedingten Polyneuroradikulitis erfolgt mit Ganciclovir (2mal 5 mg/kg i. v., über 3 Wochen), bei Therapieversagen oder Unverträglichkeit unter Ganciclovir wird auf Foscarnet (3mal 60 mg/kg i.v.) gewechselt. Nach jeder Akutbehandlung ist eine Suppressionstherapie mit Ganciclovir (1mal 6 mg/kg i.v./Tag, 5 Tage pro Woche) oder Foscarnet (1mal 90 mg/kg i.v./Tag) notwendig, um Rezidiven vorzubeugen. Ganciclovir ist neuerdings auch oral zur Prophylaxe erhältlich (Kapseln, 3 g/Tag). Die physikalische Therapie und sowie die Schmerztherapie wurden bereits besprochen (s. 1.2.3)

Tabelle 2. Neurophysiologische und neurochemische Befunde einer Langzeitbeobachtung bei zytomegaliebedingter Polyneuroradikulitis. Alle Werte außer der initialen Leitgeschwindigkeit des N. peronaeus sind pathologisch

Wochen nach Beginn der Symptomatik	0	6	26	52
Liquorzellen/mm3				
- Lymphozyten	2560/3	702/3	167/3	28/3
- Granulozyten)	156/3	14/3	5/3	7/3
Gesamteiweiß (mg/l)	2800	1716	1810	1020
N. peronaeus				
- F-Welle (ms)	59,2	–	81,5	62,3
- Leitgeschwindigkeit (m/s)	42,3	38,2	37,4	38,2

1.2.4 HIV-1-assoziierte Myopathien

HIV-1-assoziierte Myopathien treten in unterschiedlichen Formen auf. Die beiden wichtigsten sind die zidovudininduzierte Myopathie und die HIV-1-Polymyositis. Die vielfältigen Neuromanifestationen der HIV-1-Infektion führen oft dazu, daß initial eine Myopathie übersehen oder als Polyneuropathie interpretiert wird. Eine Erhöhung der Kreatinkinase tritt auch ohne Myopathie bei HIV-1-infizierten Patienten auf. Auch intramuskuläre Injektionen, Muskeltraumata oder intensive körperliche Arbeit können eine Erhöhung der Kreatinkinase induzieren. Elektromyographische Untersuchungen und Muskelprobeexzisionen sind prinzipiell erst nach der Kreatinkinasebestimmung vorzunehmen.

Angaben zur Inzidenz und Prävalenz der HIV-1-assoziierten Polymyositis stehen aus.

Klinisch ist die HIV-1-Polymyositis durch unter Belastung zunehmende Muskelschmerzen gekennzeichnet. Oft ist die proximale Muskulatur der Oberschenkel bevorzugt betroffen, leicht- bis mittelgradige Paresen sind nicht ungewöhnlich. In typischer Weise ist die Kreatinkinase auf das 6- bis 10fache der Norm erhöht. Eine sichere Korrelation zwischen den Symptomen und der Zunahme der Kreatinkinase scheint nicht vorzuliegen (Simpson u. Wolfe 1991).

Elektromyographisch finden sich bei vielen Patienten Hinweise auf eine Myopathie in Form von Fibrillationspotentialen, positiven Wellen, verkürzten und niedrigamplitudigen Potentialen motorischer Einheiten, vermehrten polyphasischen Potentialen sowie einem frühen, dichten Interferenzmuster (Abb. 13).

Ätiopathogenetisch liegt vermutlich ein Autoimmunprozeß vor. Histopathologisch finden sich degenerativ veränderte Myofibrillen, Nemalinstrukturen und sogenannte „ragged red-type fibers" (Simpson u. Wolfe 1991).

Eine einheitliche, generell akzeptierte Therapie existiert bislang nicht. Die Intervalltherapie mit Kortikoiden, z. B. Prednison (50 mg/Tag über 4–6 Wochen), führt bei vielen Patienten rasch zu Beschwerdefreiheit, parallel kann ein Abfall der Kreatinkinase beobachtet werden. Die Medikation wird sodann langsam reduziert und ausgeschlichen.

Abbildung 14 stellt einen entsprechenden histologischen Befund einer Patientin mit Polymyositis und zidovudininduzierter Myopathie dar.

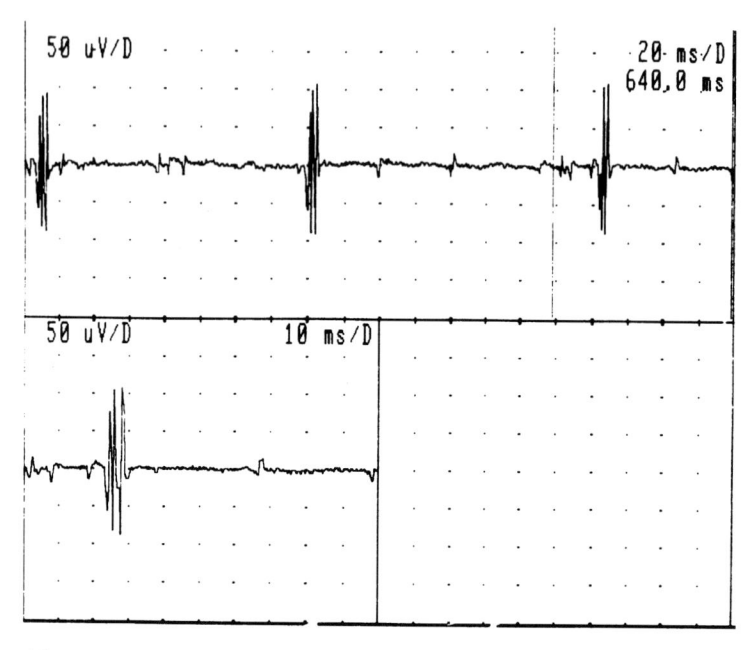

Abb. 13. Myopathisch veränderte Potentiale bei HIV-1-assoziierter Polymyositis. Ableitung aus dem M. tibialis anterior

Andere therapeutische Alternativen stellen Immunglobuline (0,4 g/kg/Tag) über 5 Tage sowie in Extremsituationen eine Plasmapherese dar (Viard et al. 1992).

Differentialdiagnostische Probleme bereitet oft eine medikamentös-toxisch induzierte Myopathie. Insbesondere durch Zidovudin sind entsprechende Effekte bekannt (Bessen et al. 1988; Gertner et al. 1989). Wie bei anderen toxischen Myopathien – z. B. der Alkoholmyopathie – und Neuropathien scheint eine direkte Dosis-Wirkungs-Beziehung zu bestehen, wobei die Prävalenz und Inzidenz bei der früher favorisierten Therapie mit 1000–1500 mg Zidovudin/Tag höher zu sein schien (Bessen et al. 1988; Gertner et al. 1989).

Die klinische Symptomatik der toxischen Myopathie unterscheidet sich nicht prinzipiell von der HIV-1-Polymyositis, jedoch ist die Kreatinkinase-Erhöhung geringer ausgeprägt. Auch die elektromyo-

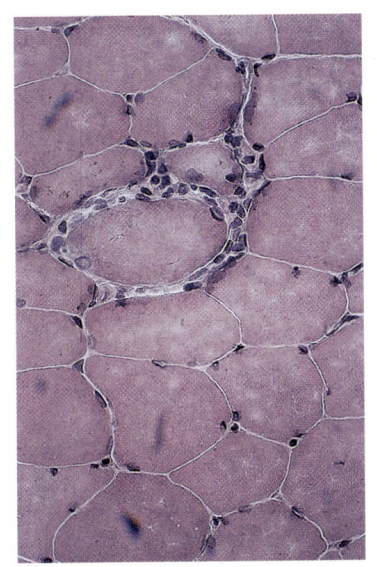

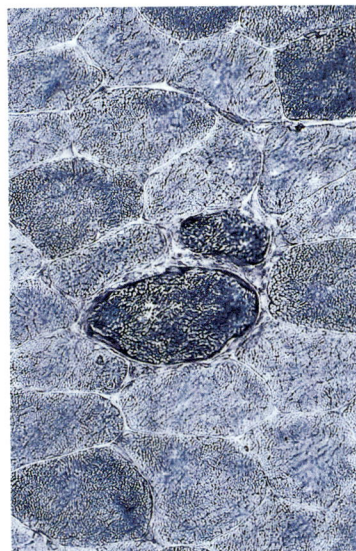

Abb. 14. HIV-1-Myositis (*links*) mit interstitiellen Infiltraten um 2 Muskelfasern, die subsarkolemmale Ablagerungen enthalten (HE, Vergr. 100 : 1). HIV-1-Myositis (*rechts*) mit zidovudininduzierter Myopathie (NADH, Vergr. 100 : 1). Zwei Muskelfasern mit subsarkolemmal vermehrter Enzymaktivität, die sog. „AZT fibers" entsprechen (Prof. Dr. S. Zierz, Martin-Luther-Universität Halle-Wittenberg)

graphische Untersuchung ermöglicht keine Differentialdiagnose gegenüber der HIV-1-Polymyositis.

Histopathologische Untersuchungen ergaben, daß die Anzahl der „ragged red-type fibers" in einer Korrelation zur Schwere der klinischen Befunde stehen soll (Simpson et al. 1993 a, b). Auch eine Verbesserung histopathologischer Befunde nach Absetzung von Zidovudin wird berichtet (Simpson et al. 1993 a, b). Eine absolut zuverlässige Differenzierung zwischen der HIV-1-asoziierten Polymyositis und einer zidovudininduzierten Myopathie ist jedoch auch bei Durchführung aller genannten Untersuchungen nicht immer möglich.

Die Therapie besteht im Absetzen von Zidovudin, wenn von der Gesamtkonstellation vertretbar, wonach in typischer Weise die Myalgien nachlassen und sich die Kreatinkinaseerhöhung reduziert.

Zu den seltenen HIV-1-Myopathien zählt die Pyelomyositis, wobei die Abszesse kernspintomographisch nachgewiesen werden können. Auch eine Myositis durch die Toxoplasmose gehört zu den Raritäten. Während des „Wastingsyndroms" können als Resultat der endokrinen und metabolischen Alterationen Myopathien auftreten. Vitaminmangelzustände, Pilzinfektionen, Parasitosen induzieren nur selten eine Myopathie.

2 Sekundäre Neuromanifestationen bei HIV-1-Infektion

Als sekundäre Neuromanifestationen werden die Erkrankungen des Nervensystems bezeichnet, die sich als Folge des HIV-1-induzierten Immunmangelsyndroms manifestieren. Circa 50% aller HIV-1-Infizierten sind von sekundären Neuromanifestationen betroffen, bei 10% ist eine sekundäre Neuromanifestation die Indikatorerkrankung für das Aids-Stadium (Levy et al. 1989).

Untergruppen sekundärer Neuromanifestationen bilden opportunistische Infektionen, Tumoren und in zunehmendem Maße auch Schlaganfälle.

2.1 HIV-1-assoziierte opportunistische Infektionen

Opportunistische Infektionen entwickeln sich, weil die zelluläre Immunität abnimmt und die spezifische humorale Immunantwort auf neue Antigene vermindert ist, da funktionell alterierte Antikörper gebildet werden. Im Vergleich zu Nicht-HIV-1-Infizierten werden oft uncharakteristische und wenig typische Verlaufsformen opportunistischer Infektionen beobachtet, die nicht selten ausgeprägte differentialdiagnostische Schwierigkeiten bereiten. Neurochemische, liquordiagnostische, serologische und neuroradiologische Untersuchungsergebnisse können wenig aussagefähig sein, so daß eine exakte, rasche Diagnosestellung viel Erfahrung und Intuition erfordern kann.

2.1.1 *Zerebrale Toxoplasmose*

Die zerebrale Toxoplasmose stellt die häufigste opportunistische Infektion dar und ist mit Abstand am besten zu behandeln. Der

Durchseuchungsgrad mit Toxoplasmose beträgt in Frankreich 90%, in Großbritannien und den USA weniger als 50% (Holliman 1990). Die Wahrscheinlichkeit, eine zerebrale Toxoplasmose zu entwickeln, soll für antikörperpositive Patienten bei 28% liegen (Grant et al. 1990). Klinisch ist die zerebrale Toxoplasmose durch einen plötzlichen Beginn mit allgemeinen Krankheitszeichen wie Fieber, Kopfschmerzen, Inkontinenz und psychische Alterationen gekennzeichnet, die sich innerhalb weniger Tage entwickeln. Klinisch-neurologisch finden sich fokalneurologische Zeichen wie z. B. eine Hemiparese mit Aphasie.

Im folgenden sind die typischen Symptome und klinischen Befunde einer zerebralen Toxoplasmose aufgelistet:
Fieber,
Kopfschmerzen,
Meningismus,
Übelkeit, Erbrechen,
sensomotorische Hemiparese,
Hirnnervenausfälle,
Aphasie,
Sehstörungen,
epileptische Anfälle,
Inkontinenz,
Konzentrationsstörungen,
Merkfähigkeitsstörungen,
psychoorganische Verlangsamung,
paranoid-halluzinatorische Syndrome,
Somnolenz,
Koma.

Häufig tritt die zerebrale Toxoplasmose erst bei weniger als 100 CD4-Zellen/µl auf, die allermeisten Patienten weisen im Serum IgG-Antikörper auf. Die Diagnostik der Toxoplasmose erfolgt schwerpunktmäßig durch neuroradiologische Verfahren. Hiermit ist bei vielen Patienten bereits eine weitgehend sichere Zuordnung möglich. In typischer Weise finden sich 2–3 Läsionen in den Stammganglien und/oder im Kortex, die von einem Ödem umgeben sind und oft raumfordernden Charakter haben.

Toxoplasmoseabszesse zeigen sich typischerweise als ein ringförmiges Kontrastmittelenhancement in der Computer- und Kernspintomographie, aber auch ein homogenes oder aber ein fehlendes Enhancement kommt vor. Die Magnetresonanztomographie mit Kontrastmittel ist sensitiver und weist oft Läsionen nach, die in der Computertomographie mit Kontrastmittel nicht entdeckt werden.

Abbildungen 15 und 16 stellen typische neuroradiologische Befunde einer zerebralen Toxoplasmose in der Kernspin- und Computertomographie dar. Elektroenzephalographisch lassen sich Herdbefunde nachweisen, die jedoch keine spezifische Zuordnung zulassen und bei strukturellen zerebralen Läsionen jeglicher Genese gefunden werden (Abb. 16).

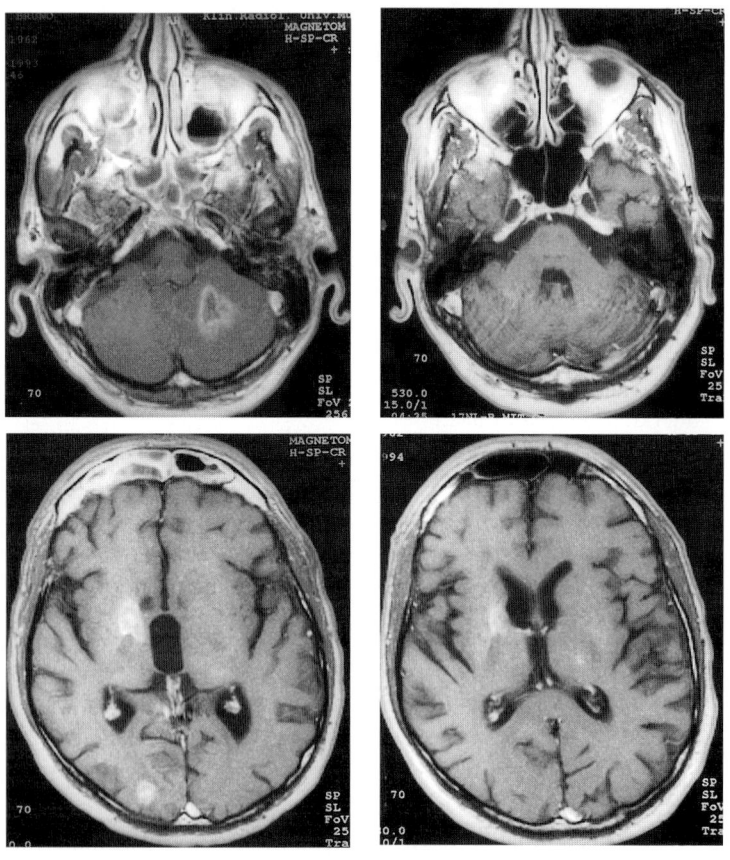

Abb. 15. Zerebrale Toxoplasmose im Kernspintomogramm (T_1-gewichtete Aufnahmen nach Gd-DTPA)

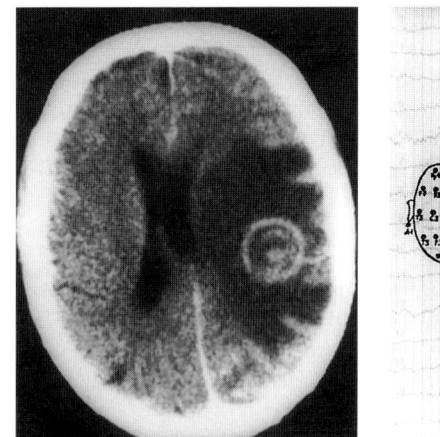

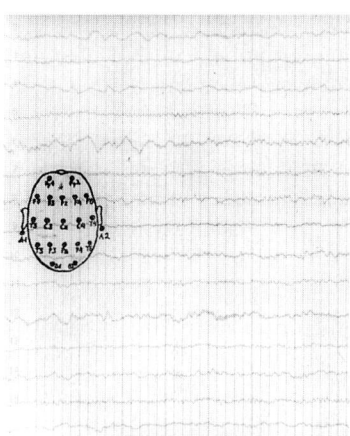

Abb. 16. Zerebrale Toxoplasmose im Computertomogramm (mit Kontrastmittel i.v.); periventrikuläre, kontrastmittelaufnehmende ringförmige Struktur. Die Mittellinie ist bereits verlagert und führt zu einer Kompression des Seitenventrikels (*links*). Korrespondierender Herdbefund in der Elektroenzephalographie (*rechts*)

Lumbalpunktionen zur Liquoruntersuchung sind bei Hirndruck wegen der Gefahr einer Herniation absolut kontraindiziert (zu den typischen Liquorbefunden s. 5.3). Serologische Untersuchungen können die Verdachtsdiagnose mit erhärten.

Der sofortige Beginn einer Kombinationstherapie mit Pyrimethamin, Sulfadiazin und Folinsäure ist bereits bei Verdacht auf eine zerebrale Toxoplasmose indiziert. Die Dosierungsangaben sind in der Literatur nicht absolut einheitlich. Diese Kombination ist akzeptiert:

Pyrimethamin: initial am 1. Tag 200 mg, sodann 100 mg/Tag
Sulfadiazin: 4mal 1,0–1,5 g/Tag oral
Folinsäure: 10 mg/Tag

Bei Sulfadiazinunverträglichkeit wird Clindamycin (4mal 600 mg/Tag) appliziert und die Therapie mit Pyrimethamin und Folinsäure fortgesetzt. Bei 80% der Patienten ist innerhalb von 1–4 Wochen ein Therapieeffekt mit Reduktion der zerebralen Läsionen und der klinischen Symptome zu erzielen (Navia et al. 1986; Mc Arthur 1987).

Nebenwirkungen unter der Therapie bestehen u.a. in einer Knochenmarksuppression und allergischen Reaktionen, so daß Sulfadiazin reduziert bzw. durch Clindamycin ersetzt werden muß.

Auch Fieber, Exantheme, Kopfschmerzen, Stomatitis, Leukopenie, Induktion einer Hepatitis und in seltenen Fällen ein Stevens-Johnson-Syndrom können auftreten. Die myelotoxischen Nebenwirkungen werden durch die Folinsäure abgeschwächt, Zidovudin ist für die Dauer der Akuttherapie abzusetzen. Zur Therapie epileptischer Anfälle s. 5.4.

Wegen der zusätzlichen Immunsuppression und der Maskierung therapeutischer Effekte besteht primär keine Indikation zur Kortikosteroidtherapie. Bei Patienten mit großen Läsionen und Anzeichen von Hirndruck, Mittellinienverlagerung und Herniation ist eine Therapie mit Dexamethason (z. B. 4–10 mg 4mal/Tag) indiziert, wobei zusätzlich ein positiver Effekt auf die begleitende Vaskulitis bestehen soll. Auch Mannit (3mal 125 ml/Tag) führt zu einer raschen Hirndrucksenkung.

Weitere therapeutische Alternativen bei zerebraler Toxoplasmose sind

Azitromycin: 1mal 1,5 g/Tag
Atovaquone: 3mal 1000 mg/Tag
Claritromycin: 2mal 1 g/Tag
Dapson: 2mal 100 mg/Tag
Spiramycin: 6 Mio. I.E./Tag

Im allgemeinen ist in 4–6 Wochen mit einer Ausheilung der Toxoplasmose zu rechnen, eine blande neurologische Residualsymptomatik kann persistieren. Die fehlende Rückbildung der Toxoplasmose beruht oft auf schlechten oralen Therapiemöglichkeiten und auf Resorptionsstörungen, die gelegentlich durch eine autonome Polyneuropathie verursacht sein können (Husstedt et al. 1996), so daß eine intravenöse Medikamentenapplikation durchzuführen ist.

Die stereotaktische Biopsie ist für Fälle mit uncharakteristischen neuroradiologischen Läsionen und klinisch atypische Fälle reserviert. Eine Kooperation mit einer auf dem Gebiet der neuropathologischen Veränderungen bei HIV-1-Infizierten erfahrenen Institution ist anzuraten. Ein Thallium-201-SPECT kann gerade bei großen Läsionen ein Lymphom ausschließen, gleiches gilt auch für das FDG-PET (Ruiz et al. 1994; Hoffman et al. 1993).

Ohne Sekundärprophylaxe nach der Akuttherapie treten bei ca. 50% der Patienten Rezidive innerhalb von 5-8 Wochen auf. Die Rezidivprophylaxe muß lebenslang sorgfältig durchgeführt werden. Gängig ist Pyrimethamin (50 mg/Tag) und Sulfadiazin (1000 mg/Tag) in Kombination mit Folinsäure (3mal 15 mg wöchentlich) oder ggf. Clindamycin (1200 mg/Tag) bei Sulfadiazinallergie. Eine gute Alternative stellt Atovaquone (1000 mg/Tag) auch in der Sekundärprophylaxe dar (Husstedt et al. 1997). Für die Rezidivprophylaxe gibt es in der Literatur kein eindeutiges therapeutisches Vorgehen. Die sorgfältige, regelmäßige Einnahme der Prophylaxe muß mit dem Patienten besprochen werden. Die meisten Rezidive sind auf eine Unterbrechung der Sekundärprophylaxe zurückzuführen. Die Rezidivrate scheint unter einer Kombinationstherapie von Pyrimethamin und Clindamycin größer zu sein als in der Kombination von Pyrimethin und Sulfadiazin (Navia et al. 1986; McArthur 1987).

Eine Primärprophylaxe der zerebralen Toxoplasmose ist bei CD4-Zellen < 150/µl sinnvoll, auch wenn die optimale Medikation gegenwärtig noch kontrovers diskutiert wird. Cotrimoxazol (2mal 1,92 g/Woche) oder Dapson (50 mg/Tag) und Pyrimethamin (50 mg/Tag) reduzieren die Inzidenz der zerebralen Toxoplasmose (Navia et al. 1986; McArthur 1987; Harrison et al. 1995).

2.1.2 Herpes-simplex-Meningoenzephalitis

Herpes-simplex-Infektionen stellen eine der häufigsten Virusinfektionen des Menschen dar. Bei 80-90% der Bevölkerung im Erwachsenenalter sind Antikörper nachweisbar. Das klinische Bild der HSV-Enzephalitis ist durch Kopfschmerzen, Fieber, Meningismus, Veränderung der Bewußtseinslage bis zum Koma, Merkfähigkeits- und Konzentrationsstörungen gekennzeichnet. Sensomotorische Hemiparesen, Dysarthrien, Gesichtsfelddefekte, Ataxie und epileptische Anfälle vervollständigen das klinische Bild.

Ein Elektroenzephalogramm kann ggf. initial an den temporalen Prädilektionsstellen der HSV-Enzephalitis Herdbefunde nachweisen, bevor neuroradiologisch strukturelle Läsionen gefunden werden (Abb. 17). Zu den typischen Liquorbefunden s. 5.3.

Kernspin- oder Computertomographie weisen Nekrosen mit Ödem typisch im Temporallappen nach (Abb. 18). Der exakte Nachweis der

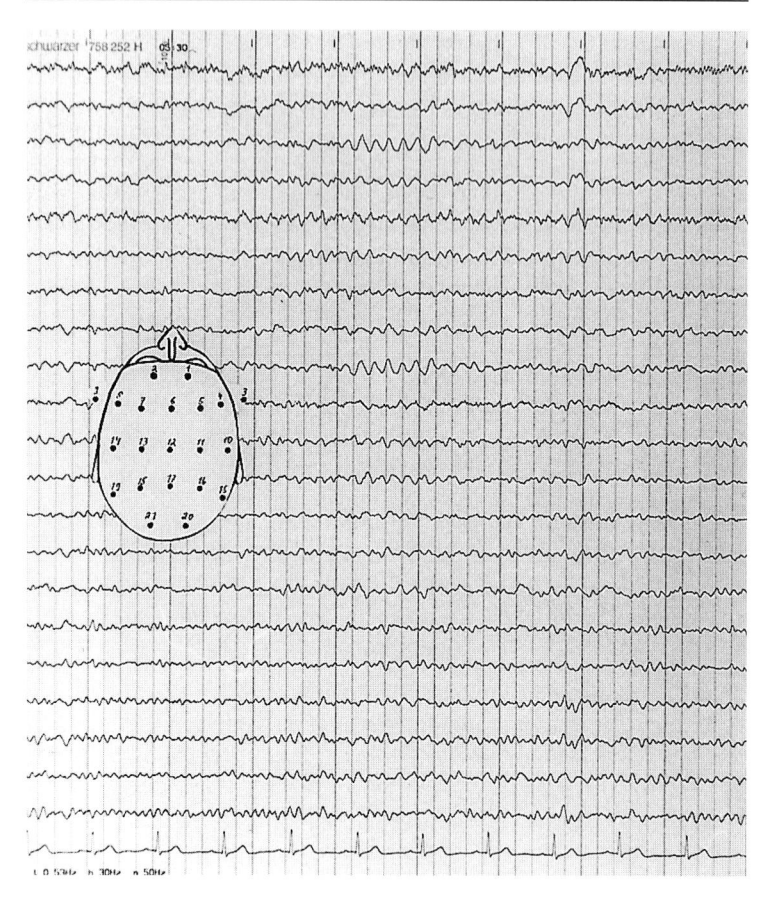

Abb. 17. Temporaler Herdbefund im Elektroenzephalogramm bei Herpes-simplex-Enzephalitis. Korrespondierendes NMR siehe Abb. 18

HSV-Enzephalitis ist jedoch oft schwierig und manchmal erst durch eine Biopsie möglich (Soong et al. 1991).

Die Therapie erfolgt mit Aciclovir (3mal 10 mg/kg/Tag) i.v. über 14 Tage. Bei bestehender Allergie ist Vidarabin (15 mg/kg, 1mal/Tag) eine Alternative oder auch Famciclovir und Foscarnet. Zur Therapie nicht seltener epileptischer Anfälle s. 5.4.

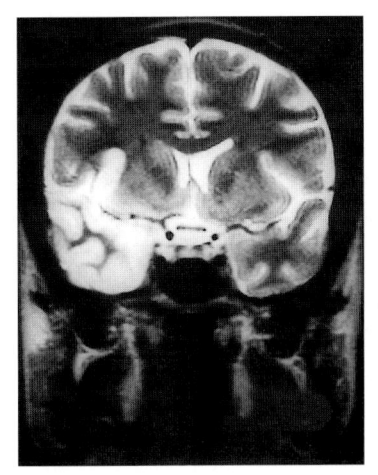

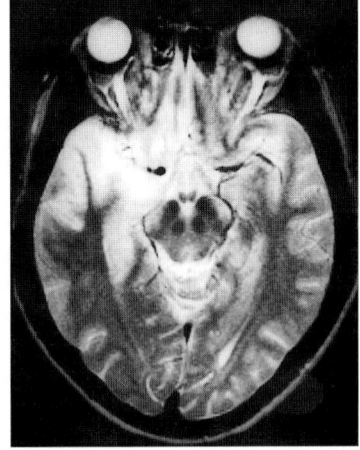

Abb. 18. Kernspintomographie bei Herpes-simplex-Virus-Enzephalitis. Ausgeprägte enzephalitische Läsionen im rechten Temporallappen und parietalen Operculum (T_2-gewichtete Aufnahmen)

2.1.3 Zerebrale Zytomegalie

Serologische Untersuchungen zeigen, daß ca. 60 % der Bevölkerung in den Industriestaaten eine Zytomegalievirusinfektion inapparent durchgemacht haben. Die latent persistierende Zytomegalieinfektion (CMV) wird meistens bei CD4-Zellen < 50/µl und progressivem Immundefekt reaktiviert. Neben der Enzephalitis können sich eine Retinitis, Gastroenteritis, eine Hepatitis und eine Polyneuroradikulitis manifestieren (s. 1.2.3). Bei bis zu 40 % aller HIV-1-Infizierten kann neuropathologisch eine CMV-Enzephalitis nachgewiesen werden (Harrison et al. 1995). Welcher Anteil jedoch der CMV-Infektion an der Mortalität HIV-1-Infizierter zukommt, ist bis heute nicht eindeutig geklärt, er dürfte jedoch hoch liegen (Holland et al. 1994).

Die klinische Symptomatik der CMV-Enzephalitis unterscheidet sich prinzipiell nicht von Enzephalitiden anderer Genese. Der rasche Verlauf ist durch Somnolenz, Verlangsamung, Kopfschmerzen, Meningismus, epileptische Anfälle und Fieber gekennzeichnet. Neurologisch zeigen sich oft Hirnnervenausfälle, z. B. eine periphere Fazialisparese, Nystagmus und eine Hemiparese. Klinisch-neurophysiologische Untersuchungen können keinen spezifischen Beitrag zur Diagnostik leisten. Elektroenzephalographisch zeigen sich leichte bis schwere Allgemeinveränderungen wie bei anderen, bereits beschriebenen Neuromanifestationen.

Neuroradiologisch können mit der Computer- oder Kernspintomographie periventrikuläre Herde, subependymale (im Sinne einer Ventrikulitis) und kortikale kontrastmittelaufnehmende Läsionen und eine Größenzunahme der Ventrikel nachgewiesen werden (Abb. 19). (Zur Liquordiagnostik bei zerebraler Zytomegalie s. 5.3.)

Um eine definitive Diagnose zu stellen, ist oft eine stereotaktische Biopsie notwendig, deren Akzeptanz jedoch gering ist. Abbildung 20 stellt typische Eulenaugenzellen bei CMV-Enzephalitis dar, die neuropathologisch die Diagnose beweisen.

Meistens wird die Diagnose durch den klinischen Verdacht und die Ausschlußdiagnostik anderer opportunistischer Infektionen gesichert. Die Prognose der CMV-Enzephalitis ist sehr schlecht, die meisten Patienten sterben trotz Therapie innerhalb weniger Wochen (Fisher et al. 1995; Cohen 1996; Lüttmann et al. 1997).

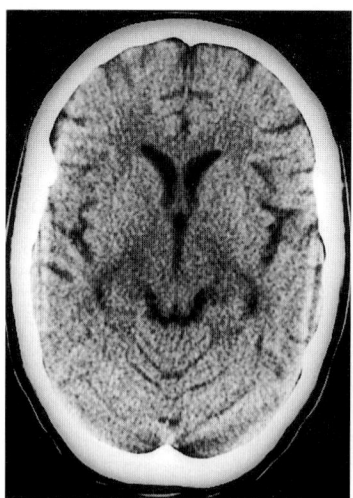

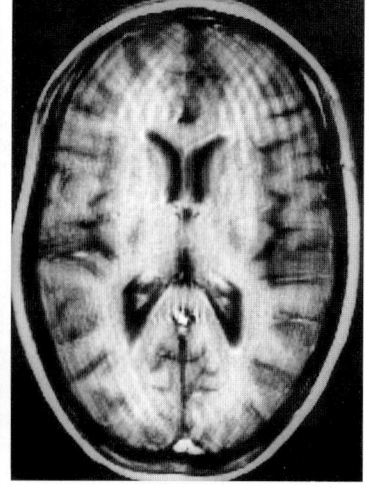

Abb. 19. Computer- und Kernspintomographie (T_1-gewichtet) bei gesicherter Zytomegaliemeningoenzephalitis. Es zeigen sich periventrikuläre, subependymale kontrastmittelaufnehmende Läsionen. Die Ventrikel erscheinen nicht erweitert

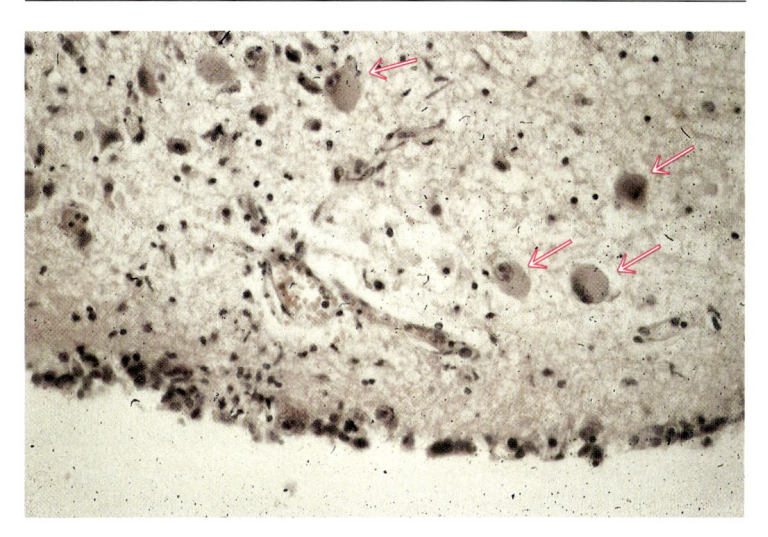

Abb. 20. Periependymal gelegene Eulenaugenzellen (←) bei Zytomegaliemeningoenzephalitis. (Prof. Dr. F. Gullotta, Institut für Neuropathologie der WWU Münster)

Differentialdiagnostisch müssen metabolische Funktionsstörungen ausgeschlossen werden, weiter das gesamte Spektrum opportunistischer Infektionen. Die Abgrenzung gegenüber einer HIV-1-Enzephalopathie ist meist aus der Anamnese und im Verlauf möglich, da die HIV-1-assoziierte Enzephalopathie schleichend einsetzt und die CMV-Enzephalitis abrupt beginnt. Die Therapie muß bei begründetem Verdacht umgehend starten. Bewährt hat sich eine intravenöse Kombinationstherapie aus Foscarnet (90 mg/kg, 2mal/Tag) und Ganciclovir (5 mg/kg, 2mal/Tag). Ganciclovir ist gut liquorgängig, und es werden 40% des Blutspiegels erreicht (Fisher et al. 1995; Cohen 1996). Je nach klinischem Verlauf muß diese Kombinationstherapie 2–3, eventuell bis zu 6 Wochen fortgesetzt werden (Fisher et al. 1995).

Oft entwickelt sich jedoch eine Resistenz gegen beide Medikamente. Eine additive Therapie mit CMV-Hyperimmunglobulinen (150 mg/kg) jeden 2. Tag kann sinnvoll sein, ist in ihrer Effektivität jedoch nicht sicher belegt. Im Gegensatz zur CMV-Retinitis ist die postakute Sekundärprophylaxe ebenfalls nicht eindeutig etabliert. Sie ist jedoch ohne Frage indiziert, falls der Patient überhaupt überlebt. Zur Suppressionsbehandlung wird sowohl Ganciclovir (5 mg/kg/Tag) als auch Foscarnet (90–120 mg/kg/Tag 5–7× wöchentlich) eingesetzt (Fisher et al. 1995; Cohen 1996). Zur oralen Prophylaxe mit Ganciclovir muß auf die Erfahrung bei der CMV-Retinitis (3 g/Tag) zurückgegriffen werden.

Da Ganciclovir myelotoxisch ist, kann eine synergistische knochenmarkstoxische Wirkung bei Kombination mit Cotrimoxazol, Pyrimethamin und Zidovudin auftreten. Bei Foscarnet ist die Nierentoxizität oft problematisch, und eine Kombination mit anderen nephrotoxischen Medikamenten muß vermieden werden.

Auf die klinische Symptomatik der CMV-Polyradikulitis wurde bereits unter 1.1.2 eingegangen. Die Progredienz einer initialen CMV-Polyradikulitis oder einer CMV-Retinitis zu einer Polyneuroradikulomyeolomeningoenzephalitis innerhalb weniger Tage trotz adäquater Kombinationstherapie konnte des öfteren beobachtet werden (Lüttmann et al. 1997).

2.1.4 Progressive multifokale Leukenzephalopathie

Die progressive multifokale Leukenzephalopathie stellt eine Erkrankung des Myelins im Zentralnervensystem dar und resultiert aus einer Infektion der Oligodendrozyten mit einem Papovavirus, dem JC-Virus. Der entsprechende Virusnachweis gelang bei einem Patienten mit den Initialen J.C., daher die Zuordnung „JC-Virus" (Harrison et al. 1995). Die Ausbreitung des JC-Virus in das Zentralnervensystem findet vermutlich durch infizierte Lymphozyten statt. Etwa 80–90% der Bevölkerung haben eine inapparente JC-Infektion absolviert.

Die progressive multifokale Leukenzephalopathie wurde ursprünglich bei immunsupprimierten Patienten mit Leukämien, Morbus Hodgkin, nach einer Chemotherapie und bei Autoimmunerkrankungen beobachtet. Etwa 4–5% aller HIV-1-infizierten Patienten sollen eine progressive multifokale Leukenzephalopathie entwickeln (Harrison et al. 1995; Berger u. Mucke 1988).

In Ausnahmefällen treten auch Verläufe von bis zu 2,5 Jahren auf (Berger u. Mucke 1988). Wir selbst betreuten einen Patienten über 2,5 Jahre kontinuierlich, bei dem die Diagnose durch stereotaktische Biopsie und JC-Virus-Nachweis im Liquor gesichert wurde (Abb. 21). Typisch sind jedoch raschere Verläufe, die meistens innerhalb eines Jahres ad exitum führen (Abb. 22).

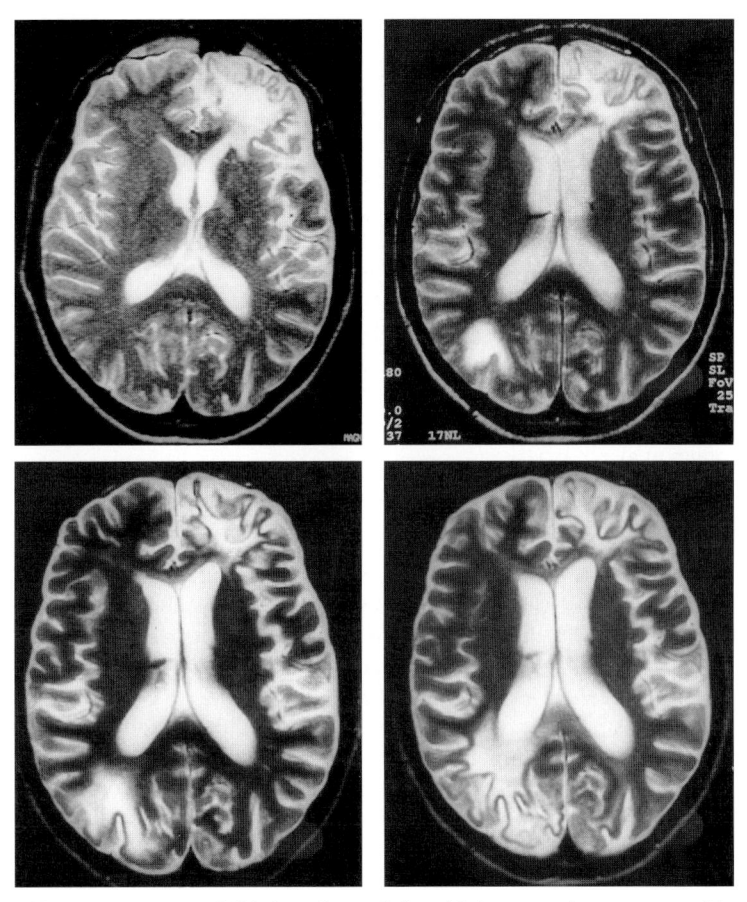

Abb. 21. Progressive multifokale Leukenzephalopathie im Kernspintomogramm (T_2-gewichtet) im Verlauf. Zwischen den einzelnen Aufnahmen liegen ca. 6 Monate. Nach einem initial linksfrontalen Herd finden sich okzipitale Herde rechts, ein Herd im Stammganglienbereich links sowie nach ca. 2 Jahren okzipitale Herde beidseits

Charakteristische neurologische Befunde stellen Kopfschmerzen, hirnorganische Veränderungen mit Merkfähigkeits- und Konzentrationsstörungen, psychomotorische Verlangsamung, Gesichtsfelddefekte, Dysarthrien, Gangstörungen und Hemiparesen dar. Erhöhter Hirndruck oder aber epileptische Anfälle sind eher selten.

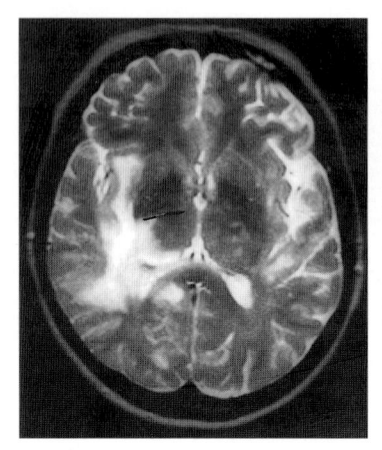

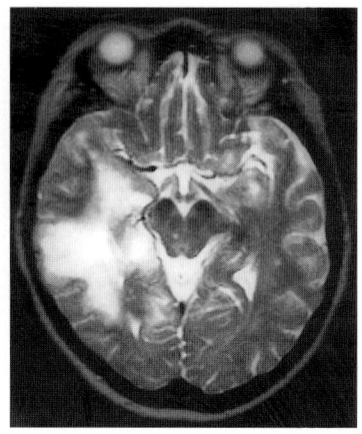

Abb. 22. Progressive multifokale Leukenzephalopathie bei einer Patientin im Aids-Stadium mit raschem Verlauf innerhalb von 2 Monaten bis zum Exitus

Elektroenzephalographische Untersuchungen ergeben oft Herdbefunde, die bezüglich der Ätiopathogenese keine weitere Differentialdiagnose ermöglichen. Bei Läsionen im Tractus opticus können gelegentlich visuell evozierte Potentiale im Verlauf zur Objektivierung einer Progredienz eingesetzt werden.

Diagnostisch zeigt die Computertomographie hypodense, nicht kontrastmittelaufnehmende Marklagerläsionen, wobei in typischer Weise die Hirnrinde ausgespart ist (s. Abb. 21 und 22). Es können sich einzelne oder multiple Läsionen zeigen, oft ist auch das Kleinhirn und der Hirnstamm betroffen. Bevorzugt werden die parietookzipitalen Hirnareale.

Die Kernspintomographie ist zum Nachweis der progressiven multifokalen Leukenzephalopathie der Computertomographie weit überlegen. Typisch sind in der T1-Wichtung homogene, hypointense Herde, die den Kortex auszusparen scheinen und in der T2-Wichtung in gleicher Ausdehnung als hyperintense Herde erscheinen. Raumfordernden Charakter besitzt die progressive multifokale Leukenzephalopathie selten. Ein Kontrastmittelenhancement ist rar (Whiteman et al. 1993).

Zu den Liquorveränderungen und dem Nachweis des JC-Virus im Liquor s. 5.3. Serologische Untersuchungen sind für die Diagnosestellung fast bedeutungslos, da aufgrund der hohen Durchseuchung entsprechende Titer bei der Mehrzahl der Bevölkerung vorhanden sind.

Falls mit allen Methoden kein definitiver Nachweis möglich ist, muß eine stereotaktische Biopsie diskutiert werden, insbesondere, um differentialdiagnostisch ein Lymphom oder eine Toxoplasmose auszuschließen. Meistens sind die klinischen, neuroradiologischen und neurochemischen Befunde so charakteristisch, daß auf eine stereotaktische Biopsie verzichtet werden kann.

Die Prognose der progressiven multifokalen Leukenzephalopathie ist sehr schlecht. In einem Kollektiv von 13 Patienten starben innerhalb der ersten 3 Monate 85%, während nur 15% 6 Monate überlebten (Karahalios et al. 1992). Gelegentlich werden jedoch auch Spontanremissionen beobachtet.

Eine effektive Therapie der progressiven multifokalen Leukenzephalopathie existiert bis heute nicht. Therapieversuche an kleinen Kollektiven mit α-Interferon, Didanosin und Arabinosid hatten wenig Erfolg. Gelegentliche Verbesserungen wurden unter einer intravenösen Therapie mit Cytosinarabinosid (2 mg/kg über 4 Wochen, 5 Tage pro Woche) beobachtet (Harrison et al. 1995; Karahalios et al. 1992), bislang fehlen aber große randomisierte Studien.

Größere Studien mit Enzyminhibitoren wie Topotecan und Campothecin stehen noch aus. Bei einer nicht HIV-infizierten, immunsupprimierten Patientin konnte unter Camptothecin eine Reduktion der progressiven multifokalen Leukenzephalopathie beobachtet werden (Vollmer-Haase et al. 1997). Die Optimierung der antiretroviralen Therapie zur Verbesserung der Immunitätslage gegenüber dem JC-Virus ist neben der möglichen Aufnahme von Patienten mit progressiver multifokaler Leukenzephalopathie in entsprechende Studien essentiell (Harrison et al. 1995; Karahalios et al. 1992; Whiteman et al. 1993).

2.1.5 Neurosyphilis bei HIV-1-Infektion

In diesem Kapitel sollen nur die Probleme der Syphilisinfektion des Nervensystemes besprochen werden.

Die Prävalenz der Syphilis bei HIV-1-Infizierten soll bis zu 53% betragen (Brandon et al. 1993; Katz u. Berger 1989), und ca. 1,5% aller

HIV-1-Infizierten mit Aids weisen womöglich eine Neurosyphilis auf (Hicks et al. 1987).

Der Verlauf einer Syphilis bei HIV-1-Infizierten unterscheidet sich von dem bei nicht HIV-Infizierten (Musher 1991), und falsch-negative serologische Befunde sind möglich (Dowell et al. 1992).

Die Stadien der Syphilis werden in das Primärstadium (Primäraffekt), Sekundärstadium (Generalisierung) und Tertiärstadium (Gummen) unterteilt. Die Neurosyphilis tritt meistens im Sekundär- und Tertiärstadium auf und wird prinzipiell in eine symptomatische und eine asymptomatische Form unterteilt.

Bei der asymptomatischen Neurosyphilis finden sich im Liquor Veränderungen ohne klinische Auffälligkeiten. Die Liquorveränderung durch die HIV-1-Infektion des Zentralnervensystems kann sich mit den Liquorveränderungen durch eine Neurosyphilis überschneiden (s. 1.2.1 und 5.3).

Eine asymptomatische Neurosyphilis ist durch folgende Befundkonstellationen (Harrison et al. 1995) gekennzeichnet:
keine subjektiven Symptome oder neurologischen Auffälligkeiten,
positive Serologie,
VDRL-Test im Liquor positiv,
Zellzahlerhöhung,
Proteinerhöhung.

Jedoch kann eine Neurosyphilis trotz negativer Liquorergebnisse und fehlendem Nachweis im VDRL- oder FTA-ABS-Test vorliegen (Dowell et al. 1992; Hicks et al. 1987; Hook 1989; Musher 1991).

Eine syphilitische Meningitis tritt überwiegend im ersten Jahr nach der Syphilisinfektion auf. Klinisch findet man Fieber, Kopfschmerzen, Meningismus und Hinnervenausfälle. Der N. facialis und der N. statoacusticus (periphere Fazialisparese, Hörverlust) sind bevorzugt betroffen.

Eine syphilitische Meningomyelitis tritt sehr selten auf und entwickelt sich früh nach der primären Syphilisinfektion. Klinisch finden sich initial zunächst eine schlaffe Paraparese mit Inkontinenz und Sensibilitätsstörungen. Differentialdiagnostisch sind alle Möglichkeiten opportunistischer Infektionen und spinaler Raumforderungen durch Tumoren, wie z. B. Lymphome, zu berücksichtigen.

Eine meningovaskuläre Syphilis tritt als Endarteriitis syphilitica in typischer Weise 2–10 Jahre nach der Infektion auf. Vaskulitische Entzündungen führen zu Stenose und Obliteration von Hirngefäßen.

Klinisch finden sich Hemiparesen, Monoparesen, Hirnstammsyndrome und bei begleitender basaler Meningitis Pupillenstörungen. Eine Optikusneuritis oder Optikusatrophie und Paresen des N. oculomotorius, abducens und trochlearis sind nicht selten. Auch Schlaganfälle werden bei Neurosyphilis in zunehmendem Maße beobachtet.

Entzündlich veränderte Meningen und strukturelle Läsionen der Neuraxis sind kernspintomographisch darstellbar.

Falsch-negative und -positive Resultate der gängigen serologischen Verfahren erschweren die Diagnostik. Durch polyklonale Aktivierung und Antikörperproduktion können z. B. erhöhte VDRL-Titer auftreten (Dowell et al. 1992; Hicks et al. 1987; Musher 1991).

Auch die zellulären und immunologischen Veränderungen des Liquor cerebrospinalis durch eine Neurosyphilis sind oft nicht von den HIV-1-induzierten Alterationen zu unterscheiden (Brandon et al. 1993; Dowell et al. 1992; Katz und Berger 1989) (s. 5.3). Bis zu 65% aller HIV-1-seropositiven Patienten weisen bereits eine lymphozytäre Pleozytose, Eiweißerhöhung oder aber eine IgG-Erhöhung auf. Ein positiver VDRL-Test im Liquor weist jedoch mit großer Wahrscheinlichkeit auf eine Neurosyphilis hin (s. auch 5.3).

Aus diesen Gründen muß die Indikation zu einer medikamentösen Therapie sehr weit gestellt werden. Ob die gleichen Therapieerfolge wie bei Patienten ohne HIV-Infektion erzielt werden, wird kontrovers diskutiert. Als gängige Therapie wird z. B. Procain-Penicillin (2 mal 4 Mio. Einheiten täglich für 14 Tage) in Kombination mit Probenecid (500 mg/Tag) empfohlen. Alternativ kann Penicillin G (3 mal 10 Mio. Einheiten täglich für 14 Tage) angewandt werden. Weitere therapeutische Alternativen stellen Doxycyclin (2mal 100 mg i.v. über 30 Tage), Oxytetracyclin (4mal 500 mg per os über 30 Tage) und letztlich auch Erythromycin (4mal 500 mg per os über 30 Tage) dar.

Der Therapieerfolg zeigt sich u. a. durch eine Reduktion der Pleozytose und des Gesamtproteins im Liquor, auch die serologischen Titer sind innerhalb weniger Monate rückläufig. Der VDRL-Test im Liquor kann jedoch über längere Zeiträume positiv bleiben. Eine Liquorkontrolle ist mindestens nach 3 Monaten sowie halbjährlich bis zur Liquornormalisierung indiziert. Bei Persistenz der Liquorveränderung und erneutem Anstieg von Antikörpertitern muß die Therapie wieder aufgenommen werden.

2.1.6 Tuberkulöse Meningoenzephalitis

Während allgemeine Infektionen mit typischen und atypischen Mykobakterien bei Patienten im Aids-Stadium häufig anzutreffen sind, wird das zentrale Nervensystem seltener befallen. Der Verlauf ist aber wesentlich schwerer als bei Patienten ohne HIV-1-Infektion. Die Reaktivierung einer latenten Infektion scheint gegenüber neuen zu überwiegen. Die meisten tuberkulösen Meningoenzephalitiden treten bei CD4-Zellen < 200/µl auf. Die Prävalenz der Koinfektion Tuberkulose/HIV soll 8 % betragen (Dube et al. 1992). Die tuberkulöse Meningitis resultiert aus subependymalen Herden, typisch ist die Ausbreitung in den basalen Meningen.

Klinisch-neurologisch treten neben den bekannten internistischen Symptomen initial Krankheitsgefühl, Kopfschmerzen, Fieber, Müdigkeit auf. Die klinisch-neurologische Symptomatik scheint sich nicht wesentlich von Patienten mit tuberkulöser Meningitis ohne HIV-1-Infektion zu unterscheiden. Meningismus und Nackensteifigkeit sollen bei HIV-1-infizierten Patienten jedoch weniger auftreten als bei Patienten mit tuberkulöser Meningitis ohne HIV-1-Infektion (Berenguer et al. 1992; Dube et al. 1992). Typische neurologische Befunde und Komplikationen bei tuberkulöser Meningitis sind
- Kopfschmerzen, Meningismus,
- Somnolenz, Koma,
- Stauungspapille, Sehstörungen, Parese N. oculomotorius, N. trochlearis, N. abducens, N. facialis,
- Hemiparesen, epileptische Anfälle, Hydrocephalus occlusus,
- zerebrale Vaskulitis,
- Tuberkulome,
- tuberkulöse Abszesse,
- Ausbreitung in die spinalen Meningen.

Klinisch-neurophysiologische Untersuchungen können Funktionsstörungen ohne ätiologische Zuordnungsmöglichkeit nachweisen. Abbildung 23 zeigt ein schwer allgemeinverändertes Elektroenzephalogramm bei tuberkulöser Meningoenzephalitis. Richtungsweisend sind Liquoruntersuchungen, und führend ist das „bunte Zellbild" mit Liquorzuckererniedrigung (s. 5.3).

Ein meningeales Enhancement in der Computertomographie als Ausdruck einer Meningitis zeigt sich bei ca. 20 % der Patienten (Dube

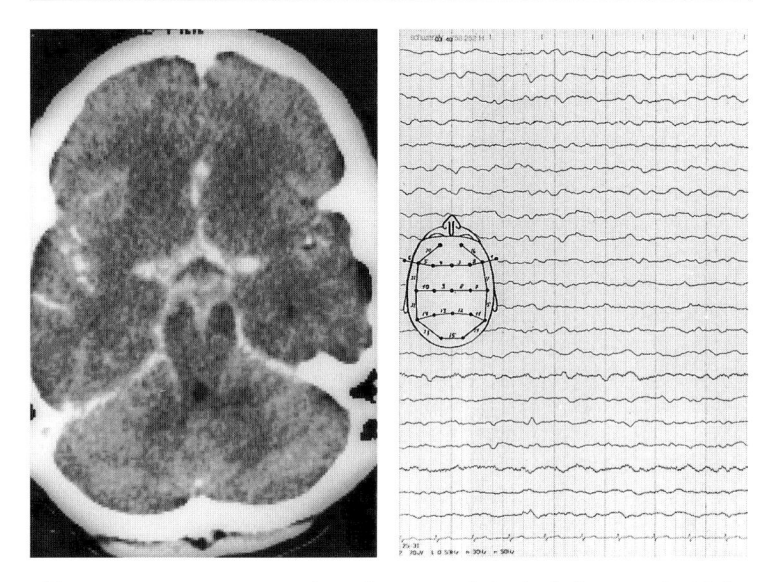

Neurologische Manifestationen der HIV-1-Infektion/Aids 253

Abb. 23. Ausgeprägtes meningeales Enhancement bei tuberkulöser Meningitis im Computertomogramm nach Kontrastmittelgabe. *Rechts* das korrespondierende mittelgradig allgemeinveränderte Elektroenzephalogramm

et al. 1992; Berenguer et al. 1992), während sich fokale Läsionen bei bis zu 60% finden lassen (Dube et al. 1992). Allerdings sind viele dieser Untersuchungen nur an kleinen Patientenkollektiven durchgeführt worden. Ein ringförmiges Enhancement im Sinne von Tuberkulomen konnte bei einem kleinen Patientenkollektiv in 50% der Fälle beobachtet werden (Berenguer et al. 1992). Kernspintomographisch lassen sich die Läsionen einer Tuberkulose meist sensibler nachweisen, gelegentlich auch spinale Abszesse.

Die Therapie ist bei Erregernachweis und auch bereits bei Verdacht auf eine tuberkulöse Meningitis umgehend aufzunehmen:
Ethambutol: 25 mg/kg/Tag (max. Tagesdosis 2 g)
Isoniazid: 5–10 mg/kg/Tag (max. Tagesdosis 0,3 g)
Pyrazinamid: 20–30 mg/kg/Tag (max. Tagesdosis 2,5 g)
Rifampicin: 10 mg/kg/Tag (max. Tagesdosis 0,5 g)
Streptomycin: 15 mg/kg/Tag (max. Tagesdosis 1,0 g)

Optimal ist eine Kombinationstherapie aus 4 Substanzen, da in zunehmendem Maße Resistenzen auftreten. Ausweichpräparate sind Prothionamid (20 mg/kg/Tag, max. Tagesdosis 0,6 g) und Rifabutin (5 mg/kg/Tag, max. Tagesdosis 0,45 g).

Kortikosteroide haben einen günstigen Effekt auf die Rückbildung des Hirnödems. Bei Patienten mit schweren neurologischen Läsionen und Bewußtseinsstörungen kann eine zusätzliche Therapie mit Prednison (1 mg/kg/Tag per os) oder Dexamethason (3mal 8 mg/Tag) mit Dosisreduktion über 4–6 Wochen erfolgreich sein.

Die Letalität ist bei der tuberkulösen Meningoenzephalitis insgesamt sehr hoch. Zur Prophylaxe von Polyneuropathien durch Isoniazid wird Pyridoxin (100 mg/Tag per os) empfohlen. Eine Vierfachtherapie sollte über mindestens 2, besser 3 Monate, eine Dreifachtherapie 6 Monate durchgeführt werden. Diese adäquate Behandlung erfordert eine hohe Compliance und wird oft zu kurz durchgeführt. Bei inäquater Therapie, insuffizienter Medikation und fehlender Compliance besteht die große Gefahr, daß sich multiresistente Stämme entwickeln. Ob die Therapie mit Isoniazid bei HIV-Infizierten lebenslänglich durchgeführt werden muß, ist bis heute nicht eindeutig geklärt. Es wird empfohlen, Zidovudin weiter zu geben. Zwischen Ketoconazol und Rifampicin bestehen Interaktionen in der Resorption, so daß diese beiden Substanzen nicht in Kombination gegeben werden sollten.

Eine wesentliche neurologische Komplikation der tuberkulösen Meningitis stellt insbesondere der Hydrocephalus occlusus dar, der mit einer externen Liquorableitung therapiert wird (Abb. 24). Klinische Indikatoren hierfür stellen eine plötzliche Verschlechterung der Bewußtseinslage und andere Hirndruckzeichen dar, auch bei Verdacht ist notfallmäßig eine Computertomographie indiziert.

2.1.7 Kryptokokkenmeningoenzephalitis

Bei bis zu 10 % aller Patienten mit Aids soll sich eine Kryptokokkenmeningoenzephalitis entwickeln, die Mortalität ist trotz Behandlung hoch (Chuck and Sande 1989).

Cryptococcus neoformans kommt im Boden und in Vogelexkrementen vor. Die Inhalation von erregerhaltigem Staub induziert eine Pneumonie, über eine hämatogene Streuung kommt es zur Beteiligung

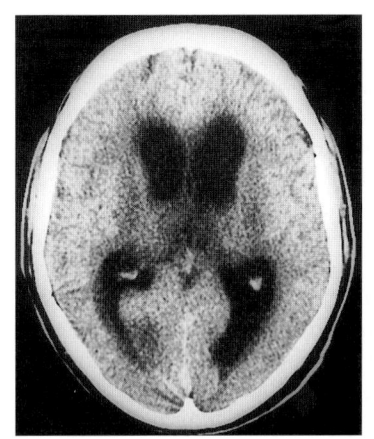

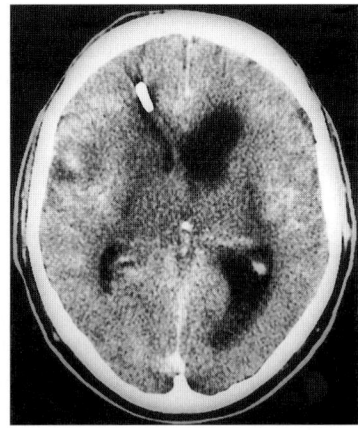

Abb. 24. Hydrocephalus occlusus bei tuberkulöser Meningitis (*links*). Nach Anlage eines Liquorshunts (*rechte Bildhälfte*) tritt nur eine Drainage des rechten Seitenventrikels ein, während der linke Seitenventrikel nach wie vor erweitert ist, so daß hier ebenfalls eine Ventrikeldrainage angelegt werden muß

des Nervensystems. Bei 45% soll eine Kryptokokkose die erste Aidsdefinierende Erkrankung darstellen. Eine Meningoenzephalitis durch Kryptokokken entsteht gewöhnlich erst bei CD4-Zellen < 200/µl (Harrison et al. 1995).

Die klinische Symptomatik ist durch eine subakute Meningitis mit Fieber, Kopfschmerzen, Übelkeit, Erbrechen, Änderung der Bewußtseinslage, inhaltlichen Denkstörungen, epileptischen Anfällen, Atemnot, Lichtscheu und Durchfällen gekennzeichnet. Ein eindeutiger, klassischer Meningismus findet sich nur bei einem Teil der Patienten. Eine Hirndruckerhöhung mit Stauungspapille kommt bei bis zu 20% vor, während fokalneurologische Ausfälle im Gegensatz z. B. zur Toxoplasmose seltener auftreten (Chuck u. Sande 1989).

Aufgrund der gerade initial oft nur langsam progredienten klinischen Symptomatik mit Kopfschmerz und Fieber wird eine Kryptokokkenmeningoenzephalitis sicherlich oft differentialdiagnostisch zu wenig berücksichtigt. Fulminante Verläufe mit Seh- und Hörstörungen als Hinweis auf eine durch Kryptokokken bedingte Polyneuritis cranialis sind selten. Bei diesen fulminanten Formen besteht eine sehr hohe Letalität von bis zu 50% (Harrison et al. 1995).

Neurophysiologische Untersuchungen wie ein Elektroenzephalogramm sowie visuell und akustisch evozierte Potentiale können lediglich zur Verlaufsbeobachtung eingesetzt werden.

Wesentliche diagnostische Maßnahmen stellen die Bestimmung des Kryptokokkenantigens im Serum und im Liquor sowie in der konventionellen Liquoranalyse (s. 5.3) und der der direkte Kryptokokkennachweis im Tuschepräparat dar (Armstrong et al. 1985; Chuck und Sande 1989). Der bei vielen Patienten auftretende erhöhte Liquordruck kann durch die Druckbestimmung mit konventionellen Einmalsteigrohren ausgeschlossen werden. Bei bis zu 2 Dritteln aller Patienten mit Kryptokokkenenzephalitis besteht eine Liquorzirkulationsstörung (Chuck u. Sande 1989), so daß kontinuierliche Lumbalpunktion mit Entnahme größerer Liquormengen (z. B. 30 ml) notwendig ist oder aber ein Shunt angelegt werden muß. Typische Kryptokokken stellt Abb. 25 dar.

Neuroradiologische Untersuchungen dienen zur Ausschlußdiagnostik anderer opportunistischer Infektionen. Ein meningeales Enhancement oder Erweiterungen der Virchow-Robin-Räume im T2-gewichteten Kernspintomogramm gelten als relativ typisch für eine Kryptokokkenmeningoenzephalitis. Selten können Kryptokokkome in den Basalganglien nachgewiesen werden. Bei entsprechender klinischer Symptomatik und dem Nachweis von Kryptokokkenantigenen ist ein sofortiger Therapiebeginn indiziert:

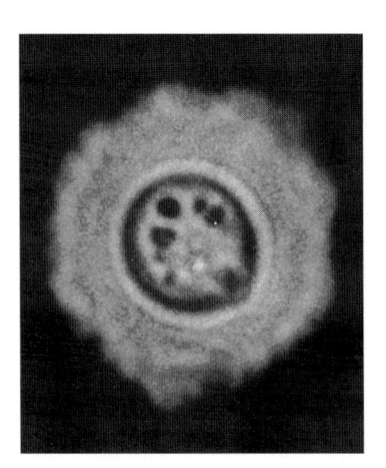

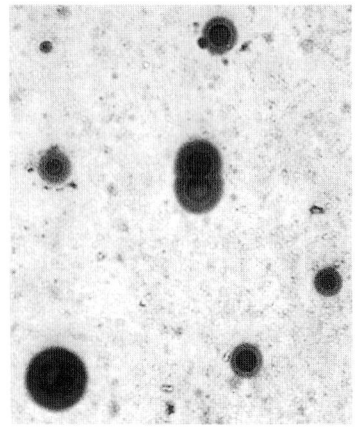

Abb. 25. Kryptokokkennachweis im Tusche- (*links*) und Sayk-Präparat (*rechts*)

Amphotericin B: 0,5–0,7 mg/kg/Tag i.v., mindestens 6 Wochen
Fluconazol: 2mal 200 mg/Tag i.v., in Kombination mit Flucytosin, 150 mg/kg/Tag, 4mal über den Tag verteilt

Die Medikation wird über 2–6 Wochen fortgesetzt, bis die klinische Symptomatik eindeutig rückläufig ist und im Liquor keine Kryptokokken mehr nachgewiesen werden können. Eine Sekundärprophylaxe mit Fluconazol (200–400 mg per os täglich) oder aber mit Itraconazol (200 mg/Tag lebenslang) bei Allergien ist indiziert, wobei Itraconazol wegen der schlechten Liquorgängigkeit problematisch ist.

2.1.8 Seltene opportunistische Infektionen

Opportunistische Infektionen durch Borrelien oder Clostridien werden nur sehr selten beobachtet. Atypische Mykobakterien wie Mycobacterium avium konnten bei bis zu 50 % in Autopsien nachgewiesen werden (Armstrong et al. 1985). Das Mycobacterium avium intercellulare führt in seltenen Fällen zu einer Meningoenzephalitis, meist erst bei CD4-Zellen < 100/µl (Zakowski et al. 1982).

Eine Meningoenzephalitis durch Nokardien ist extrem selten. Die klinischen Symptome unterscheiden sich nicht prinzipiell von einer zerebralen Toxoplasmose, beide führen zu ringförmigen kontrastmittelaufnehmenden Läsionen in der Kernspintomographie oder Computertomographie. Wegen der guten Liquorgängigkeit sind Cephalosporine Mittel der Wahl zur Behandlung von Nokardien.

Listerien kommen öfter in Rohmilchprodukten vor, die von HIV-1-Infizierten gemieden werden sollten. Eine Meningoenzephalitis durch Listerien wird nur sehr selten beobachtet.

3 Non-Hodgkin-Lymphome

Non-Hodgkin-Lymphome treten bei bis zu 15 % aller HIV-Infizierten im Aids-Stadium meistens bei CD4-Zellen < 50/ml auf (Dina 1991; Formenti et al. 1989; Harrison et al. 1995). Systemische Lymphome, z. B. pulmonal, abdominell oder mediastinal, sind weit häufiger als primäre zerebrale Lymphome. 40 % der systemischen Lymphome metastasieren in das zentrale Nervensystem (Formenti et al. 1989; Berger et al. 1993).

Die Komplexität der Lymphomdiagnostik und -therapie sowie das Überwiegen der systemischen Lymphome (ca. 80%) machen die Behandlung durch einen hämatologisch-onkologisch oder aber in der Chemotherapie sehr erfahrenen Arzt notwendig. In diesem Kapitel sollen nur wenige zusätzliche Bemerkungen aus neurologischer Sicht erfolgen, ansonsten wird auf den internistischen Beitrag des Buches verwiesen. (s. Beitrag Goebel u. Schubert S. 34)

3.1 Primäre Lymphome des Zentralnervensystems

Die klinisch-neurologische Symptomatik unterscheidet sich prinzipiell nicht von anderen strukturellen Läsionen, wie z. B. der zerebralen Toxoplasmose, die eine der wichtigsten Differentialdiagnosen darstellt. Neurophysiologische Untersuchungen ermöglichen keine differentialdiagnostische Zuordnung. Die Liquordiagnostik ist oft unergiebig (Dina 1991; Enting et al. 1994) (s. 5.3).

In der Computer- oder Kernspintomographie stellen sich eine oder mehrere kontrastmittelaufnehmende Läsionen dar, die auch ringförmig strukturiert sein können. Oft besitzen die Läsionen raumfordernden Charakter mit Verdrängung der Ventrikel und Verlagerung der Mittellinie, das umgebende Ödem ist nur gering ausgeprägt (Abb. 26). Insbesondere in der Kernspintomographie ist die relativ typische subependymale Ausbreitung (Duh et al. 1989) optimal darstellbar und kann dabei zur Unterscheidung von Toxoplasmoseherden beitragen (Harrison et al. 1995). Typische Anreicherungen im Thallium-201-SPECT und die Positronenemissionstomographie können die Diagnose mit erhärten (Ruiz et al. 1994; Hoffman et al. 1993; Dina 1991). Die Abbildungen 26 und 27 stellen typische Lymphome im Computer- und Kernspintomogramm dar.)

Häufig ist die Differentialdiagnose zur zerebralen Toxoplasmose nur durch das therapeutische Ansprechen auf eine probatorische Toxoplasmosetherapie möglich. Bei fehlendem Therapieerfolg ist eine stereotaktische Biopsie Methode der Wahl.

Neben der Toxoplasmose müssen differentialdiagnostisch die progressive multifokale Leukenzephalopathie, Abszesse und Einblutungen berücksichtigt werden. Kortikosteriode sollten während

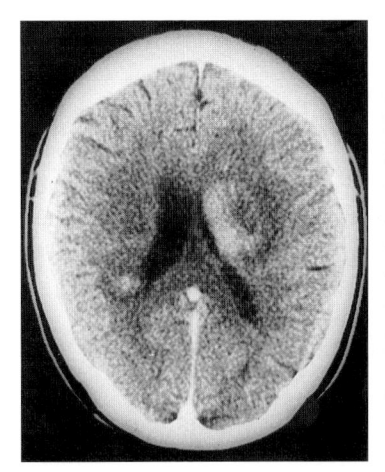

Abb. 26. Primäres Lymphom des Zentralnervensystems in der Computertomographie. Kontrastmittelaufnehmende Läsion mit raumforderndem Charakter und Verdrängung der Ventrikel sowie Verlagerung der Mittellinie

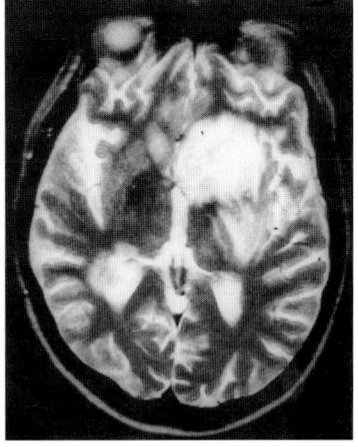

Abb. 27. Korrespondierende Kernspintomographie zu Abb. 26 (T_2-gewichtetes Bild). Die relativ typische subependymale Ausbreitung der primären Lymphome kommt gut zur Darstellung und ermöglicht die Differentialdiagnose zur zerebralen Toxoplasmose

einer probatorischen Toxoplasmosetherapie vermieden werden (s. 2.1.1).

Die gegenwärtige Standardtherapie besteht in der Radiatio des Zentralnervensystems mit einer Maximaldosis von 40 Gy, die über 3 Wochen fraktioniert wird. Dexametason wird in einer Dosierung von z. B. 3–4mal 8 mg/Tag appliziert. Bei nachgewiesener Meningeosis wird unter kontinuierlicher Liquorkontrolle 15 mg Methotrexat 2mal pro Woche intrathekal instilliert. Nach Sanierung des Liquors ist eine Erhaltungstherapie mit 15 mg Methothrexat monatlich notwendig. Unter dieser Therapie kann die mittlere Überlebenszeit von 1–2 Monaten auf 6–8 Monate angehoben werden.

3.2 Systemische periphere Lymphome

Systemische periphere Lymphome führen bei bis zu 33% aller Betroffenen durch Infiltration der Meningen (Enting et al. 1994) zu einer Meningeosis lymphomatosa. Klinisch ist die Metastasierung in die Meningen durch multiple beidseitige Hirnnervenausfälle, Meningismus und Kopfschmerzen gekennzeichnet. Im Liquor können Lymphomzellen nachgewiesen werden (s. 5.3), gelegentlich ist in der Kernspintomographie oder Computertomographie ein meningeales Enhancement nachweisbar.

Bei plötzlicher Verschlechterung der Bewußtseinslage muß ein Hydrocephalus occlusus mittels Computertomographie ausgeschlossen werden. In Analogie zur Infiltration von Hirnnerven können auch Nervenwurzeln befallen werden. Differentialdiagnostisch muß an epidurale Abszesse, Tuberkulome und Myelitiden gedacht werden. Eine Lumbalpunktion, Myelographie und Kernspintomographie sind bei dieser Fragestellung notwendig.

Wegen der eingeschränkten Knochenmarkreserven ist oft, im Gegensatz zu nicht HIV-infizierten Patienten mit systemischen Lymphomen, nur eine reduzierte Chemotherapie möglich.

Die mittlere Überlebenszeit beträgt meistens nur 4–7 Monate. Weitere Einzelheiten der Therapie sind dem Beitrag Goebel und Schubert, S. 34, zu entnehmen.

4 Schlaganfälle und transiente ischämische Attacken

Die Daten zur Inzidenz von Schlaganfällen und transienten ischämischen Attacken bei Patienten mit HIV-1-Infektion oder Aids differieren erheblich; in der Literatur finden sich Angaben von 0,7 bis zu 12% (McArthur 1987; Engstrom et al. 1989). Überwiegend handelt es sich um ischämische Infarkte kleineren Ausmaßes, die manchmal klinisch fast asymptomatisch verlaufen und oft nur von blanden neurologischen Alterationen begleitet sind, die gerade bei Patienten mit schwerer HIV-Enzephalopathie klinisch schlecht objektivierbar sein können (Mizusawa et al. 1988; Zunker et al. 1996).

Klinisch werden häufig brachiofazial betonte Hemiparesen, eine Amaurosis fugax oder Aphasien beobachtet. Elektroenzephalographisch kann ein persistierender oder intermittierender Herd auftreten.

Eine Dopplersonographie extrakraniell und transkraniell zum Nachweis einer Gefäßstenose oder aber eines Verschlusses ist bei jedem Patienten notwendig.

Neuroradiologisch unterscheidet die kraniale Computertomographie bereits in der Akutphase zwischen Hämorrhagien und ischämischen Hirninfarkten. Hypodense Areale lassen sich oft innerhalb der ersten Stunden nicht nachweisen, auf frühe Infarktzeichen, (verstrichene Sulci, hyperdense Gefäße, fokale Dichteminderung) muß geachtet werden. Eine Kernspintomographie ist notfallmäßig nicht notwendig, sie ist jedoch wesentlich empfindlicher zum Nachweis kleinerer ischämischer Läsionen und sollte insbesondere bei Verdacht auf einen Hirnstamminfarkt eingesetzt werden. Eine Gefäßdarstellung ist nichtinvasiv und ohne Risiko für Patienten oder Untersucher mittels Kernspinangiographie möglich.

Untersuchungen an einem eigenen Patientenkollektiv von 500 Patienten ergaben eine Inzidenz von Schlaganfällen und transienten ischämischen Attacken von 2,0%. Im Gegensatz zu nicht HIV-1-infizierten älteren Patienten besitzen Schlaganfälle bei HIV-Infizierten oft eine gute Remission (Mizusawa et al. 1988; Zunker et al. 1996).

Die Ätiopathogenese von Schlaganfällen und transienten ischämischen Attacken bei Patienten mit HIV-Infektion ist heterogen und weitgehend ungeklärt. Kardioembolien durch pathologisch veränderte Herzklappen, Vorhofthromben, ein offenes Foramen ovale oder Rhythmusstörungen müssen ausgeschlossen werden. Auch septische Embolien bei Endokarditis sind zu berücksichtigen (Zunker et al. 1996). Eine Vaskulitis durch Candida albicans, Kryptokokken, das Zytomegalievirus, Treponema pallidum und Herpes zoster kann Ursache eines Schlaganfalls sein, auch eine HIV-1-induzierte Vaskulitis wird diskutiert (Zunker et al. 1996; Scaravilli et al. 1989). Abbildung 28 zeigt einen septisch-embolischen Hirninfarkt bei einem Patienten im Aids-Stadium.

Differentialdiagnostisch sind bei transienten ischämischen Attacken fokale epileptische Anfälle, bei Schlaganfällen opportunistische Infektionen und Lymphome auszuschließen. Drogenmißbrauch mit Kokain und Amphetamin kann eine Vaskulitis mit konsekutiven Schlaganfällen verursachen. Metabolische Alterationen mit Veränderung des Kalium-, Natrium- und Glukosestoffwechsels induzieren oft intermittierende fokalneurologische Defizite.

Die Therapie orientiert sich an Patienten mit Schlaganfall oder transienten ischämischen Attacken ohne HIV-1-Infektion. Eine Anti-

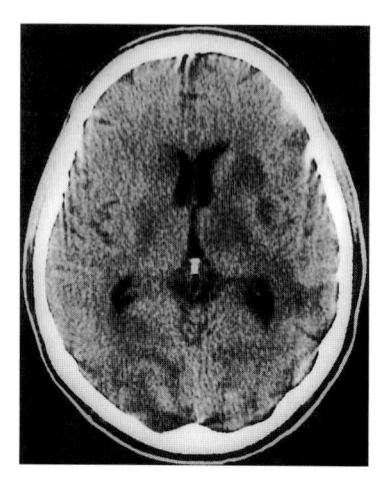

Abb. 28. Ischämischer Hirninfarkt bei einem Patienten im Aids-Stadium. Hypodense Läsionen rechts okzipital sowie links im Bereich der Stammganglien

koagulation ist wegen der Thrombozytopenie und der Möglichkeit epileptischer Anfälle nur für Patienten mit hochgradigen Stenosierungen und eindeutigen, anders nicht behandelbaren kardialen Emboliequellen reserviert. Therapeutisch bevorzugen wir niedrige Dosen von Acetylsalicylsäure (3mal 100 mg/Tag). Neuere Studien zeigten, daß Acetylsalicylsäure auch in diesen Dosierungen wirksam ist (Dutch TIA Trial Study Group 1991).

5 Spezielle neurologische Probleme

5.1 Reaktive Störungen und Psychosen

Bei bis zu 80% aller HIV-Infizierten kann zumindest eine psychiatrische Diagnose gestellt werden (Atkinson et al. 1988; Wolcott et al. 1994). Oft treten nach einem positiven HIV-Test psychische Alterationen mit Grübeln, übermäßiger Beobachtung körperlicher Symptome und Einschlafstörungen ein. Depressives Denken und Fühlen, Trauerreaktionen und Schuldgefühle werden oft beobachtet. Depressionen nach Mitteilung der HIV-Infektion fanden sich bei 49% der Betroffenen, bei 5% traten kurzfristige suizidale Ideen auf, und 2% unternahmen einen Suizidversuch (Naber et al. 1989). Die Inzidenz suizidaler Krisen ist bei HIV-Infizierten offensichtlich höher als bei Krebspatienten (Wolcott et al. 1994).

Oft kann ambulante Psychotherapie, z. B. in Form stützender Gesprächstherapie, die Vermittlung in Selbsthilfegruppen sowie die Unterstützung durch die Aids-Hilfe erfolgreich sein. Eine intermittierende Therapie mit Benzodiazepinen ist für schwere Fälle reserviert (Naber 1994). Nach eigener Erfahrung reagieren viele Patienten auch positiv auf Amitriptylin (z. B. 3mal 50 mg/Tag), oder aber auf Trazodon (150-200 mg/Tag). Da oft Schlafstörungen vorhanden sind, ist es sinnvoll, die abendliche Dosis ca. 30 min vor dem Schlafengehen zu geben.

Bei Patienten in fortgeschrittenen Stadien der HIV-Infektion stellt die depressive Symptomatik oft einen Teilaspekt der HIV-1-assoziierten Enzephalopathie dar (s. 1.2.1) (Wolcott et al. 1994).

Produktive psychotische Syndrome und Verhaltensauffälligkeiten werden überwiegend im Aids-Stadium beobachtet (Wolcott et al. 1994; Naber 1994). Die Inzidenz psychotisch-produktiver Syndrome liegt nach der Literatur zwischen 0,7 und 9% (Naber et al. 1989; Perry u. Jacobsen 1986). Klinisch finden sich dann beschleunigte oder ideenflüchtige Gedankengänge, Wahnvorstellungen und Sinnestäuschungen. Nach eigenen Erfahrungen konnten bislang lediglich 3 Patienten mit psychotisch produktiven Syndromen unter ca. 1500 Patienten beobachtet werden. Eine afrikanische Patientin mit einer HIV-assoziierten Enzephalopathie und einer Kryptokokkenmeningoenzephalitis berichtete über tanzende Affen und Krokodile in ihrem Krankenzimmer und über Behexungen durch einen Medizinmann.

Die medikamentöse Therapie mit Haloperidol (z. B. 2- bis 3mal 10 mg/Tag) und Levopromazin (z. B. 3mal 25 mg/Tag) kann manchmal die stationäre Einweisung auf eine geschlossene Station verhindern, die bei fehlender Einsicht und Steuerungsfähigkeit unvermeidbar wird.

5.2 Kopfschmerz bei HIV-Infizierten

Inzidenz, Prävalenz und Ätiologie des Symptoms „Kopfschmerzen" während der HIV-1-Infektion sind bisher erst in wenigen Querschnittsstudien (Goldstein 1990; Lipton et al. 1991; Singer et al. 1993) und in einer Längsschnittstudie (Singer et al. 1996) untersucht worden. Kopfschmerzen treten als mögliche direkte Neuromanifestation der

HIV-Infektion, als sekundäre Neuromanifestation von Aids-definierenden Erkrankungen und als Nebenwirkung der spezifischen HIV-Therapie auf. Außerdem können sich bereits vorher bestandene Kopfschmerzen während der HIV-Infektion verändern.

Die klinische Erfahrung und mehrere Studien zeigen, daß HIV-Infizierte oft über bitemporale drückende Kopfschmerzen ohne vegetative Begleitsymptome berichten (Singer et al. 1993), die semiologisch nach den Kriterien der International Headache Society für einen Spannungskopfschmerz (Gruppe IX nach der IHS-Klassifikation) sprechen. Als Hauptursache wird eine direkte HIV-1-assoziierte Meningitis bzw. Meningoenzephalitis diskutiert (Holloway u. Kieburtz 1995). Die Angaben zur Prävalenz HIV-1-assoziierter Kopfschmerzen schwanken von 11% bei asymptomatischen Patienten (Singer et al. 1993) bis zu über 30% (Holloway u. Kieburtz 1995) und 64% (Singer et al. 1996) für alle HIV-1-Infizierten.

Die Behandlung der HIV-1-assoziierten Kopfschmerzen orientiert sich an der Therapie des Spannungskopfschmerzes. Akute Schmerzen sollten mit Analgetika, z. B. Acetylsalicylsäure (Paracetamol 500–1000 mg) bzw. Antipyretika behandelt werden. Neben physikalischen Maßnahmen (feuchte Wärme, Massage) haben sich Antidepressiva in einer mittleren Dosierung (z. B. Amitryptilin 50–75 mg/Tag über 2–3 Monate) bewährt.

Wesentlich einfacher zu diagnostizieren sind symptomatische Kopfschmerzen, die durch Aids-definierende, d. h. in erster Linie infektiöse Erkrankungen verursacht werden. Die Prävalenz dieser Kopfschmerzen beträgt ca. 3% für alle HIV-1-Infizierten (Singer et al. 1996).

Opportunistische Infektionen verursachen über verschiedene Pathomechanismen Kopfschmerzen. Treten mit den Kopfschmerzen epileptische Anfälle oder fokalneurologische Ausfälle auf, dann ist primär an sekundäre Neuromanifestationen zu denken.

Gesichtsschmerzen treten gehäuft während der HIV-1-Infektion auf. Eine postherpetische Neuralgie scheint sich häufiger bei HIV-1-Infizierten als bei Gesunden zu entwickeln, die primäre analgetische Therapie besteht aus Carbamazepin (3mal 200–400 mg/Tag). Weitere Ursachen für umschriebene Gesichtsschmerzen sind jedoch Sinusitiden, die während der HIV-Infektion durch das gesamte Erregerspektrum verursacht werden können und oft zu hartnäckigen Rezidiven neigen. Hier muß nach Resistogramm eine antibiotische Behandlung erfolgen.

Kopfschmerzen als Nebenwirkung der spezifischen antiretroviralen Therapie treten des öfteren auf und werden leicht übersehen. In kontrollierten Studien liegt die Angabe von Kopfschmerzen als Nebenwirkung von Zidovudin zwischen 16% und 50% (Goldstein 1990; Lipton et al. 1991; Singer et al. 1993). Diese Kopfschmerzen haben einen dumpf-drückenden Charakter und sind unspezifisch. Gelegentlich können die Kopfschmerzen durch Zidovudin so stark sein, daß eine Umstellung z. B. auf Didanosin oder Zalcitabin bzw. Lamivudin notwendig ist; meistens sistieren die zidovudininduzierten Kopfschmerzen auch nach mehreren Wochen.

Medikamente zur Beeinflussung HIV-1-assoziierter oder Aids-definierender Infektionen können ebenfalls unspezifische Kopfschmerzen als Nebenwirkung verursachen. Des öfteren entwickeln sich Kopfschmerzen unter der Therapie mit Trimethoprim, Fluconazol, Ethambutol, Amphotericin und Methotrexat.

Über Veränderungen primärer Kopfschmerzen im Verlauf der HIV-Infektion liegen kaum Untersuchungen vor. Es ist davon auszugehen, daß primäre Kopfschmerzen unter HIV-Infizierten genauso häufig sind wie in der Normalbevölkerung. Gezielt untersucht worden sind die Veränderungen der Migräne im Verlauf der HIV-Infektion (Evers et al. 1996 b). Es konnte eine signifikante Abnahme von Migräneattacken pro Monat während der HIV-1-Infektion nachgewiesen werden. Die Reduktion war unter Zidovudin ausgeprägter.

Die Behandlung primärer Kopfschmerzen erfolgt auch bei HIV-Infizierten nach den Therapieempfehlungen der Deutschen Migräne- und Kopfschmerzgesellschaft. Bei Störungen des Gerinnungssystems, die bei HIV-Infizierten v. a. als Thrombozytopenie auftreten können, ist der Einsatz von Acetylsalicylsäure kontraindiziert. Paracetamol und Indomethacin können den Zidovudinspiegel senken und sollten daher mit Zurückhaltung eingesetzt werden (Holloway u. Kieburtz 1995). Gute Erfahrungen konnten mit niedrig dosierten Thymoleptika wie bei Spannungskopfschmerzen gemacht werden (z. B. Amitriptylin 3mal 25 mg).

5.3 Liquoruntersuchung

Die Probengewinnung und Probenbehandlung muß sehr sorgfältig durchgeführt werden. Zur einwandfreien Liquoranalytik ist eine reproduzierbare Probenbehandlung unabdingbar. Diese beinhaltet neben der Vollständigkeit des zu untersuchenden Materials (immer Liquor und Serum) Angaben über den Zeitraum zwischen Abnahme und Analyse des Liquors. Im einzelnen sind die im folgenden genannten Punkte wesentlich:

Abnahme von 5–10 ml Liquor in 2 Liquorröhrchen;
Abnahme von 5 ml Vollblut zur Serumgewinnung;
maximales Intervall zwischen Punktion und Analyse 1 h;
Angabe der Punktionsart: lumbal (subokzipital/Ventrikelshunt);
Hinweise auf artefizielle Blutung;
Verdachtsdiagnose;
Spezifikation der gewünschten Analysen.

In der Liquorzytologie wird neben der quantitiven Analyse der Zellzahl mit Färbetechniken eine Zelldifferenzierung (Granulozyten, Lymphozyten, neoplastische Zellen etc.) durchgeführt. Typische Konstellationen können bereits wichtige indirekte Hinweise auf die zugrundeliegende Erkrankung liefern.

In der Liquorproteinanalytik wird neben der Beschreibung des Funktionszustandes der Blut-Hirn-Schranke die ZNS-eigene intrathekale Synthese von Immunglobulinen untersucht. Hierzu werden die Quotienten der Konzentrationen von Albumin sowie der zu untersuchenden Immunglobuline in Liquor und Serum in Beziehung gesetzt. Dies geschieht anhand des Reiber-Schemas, das eine exakte Interpretation der Daten ermöglicht und in den neurochemischen Laboratorien in der Routine eingesetzt wird (Reiber 1980).

Sollte mittels dieser Methoden eine intrathekale Immunglobulinsynthese nicht nachgewiesen werden können, so kann versucht werden, sog. oligoklonale Banden im Liquor nachzuweisen. Diese werden nach elektrophoretischer Trennung der Liquorproteine bestimmt und stellen, falls sie nicht auch im Serum gefunden werden, einen besonders empfindlichen Parameter einer lokalen IgG-Produktion im Zentralnervensystem dar. Der Nachweis oligoklonaler Banden im Liquor kann so ein wichtiger Hinweis in der Diagnostik der der HIV-1-assoziierten Enzephalopathie auch bei sonst unauffälligem Liquorbefund sein.

Die klassischen immunologischen Methoden des indirekten Erregernachweises sind im Falle opportunistischer Infektionen bei HIV-Infektion nur in eingeschränktem Maße aussagefähig und klinisch verwendbar, da die Grundkrankheit zur Immuninkompetenz führt. Die Diagnose der HIV-Infektion selbst kann jedoch mittels Antikörperbestimmung und PCR mit hoher Sicherheit gestellt werden. Zur Bestimmung der intrathekal synthetisierten spezifischen Antikörperfraktion wird der Antikörperindex errechnet. Dieser erlaubt die Diagnose einer spezifischen Infektion des Zentralnervensystems.

Der direkte Erregernachweis durch Identifikation des spezifischen Erregers mit mikrobiologisch-kulturellen Methoden tritt im Falle der HIV-Infektion zunehmend in den Hintergrund. Immer größeren Raum nimmt dagegen der spezifische Nachweis des Erregergenoms (DNA oder RNA) durch die Polymerasekettenreaktion (PCR) ein. Diese Methode erlaubt den Nachweis minimaler DNA/RNA-Mengen in höchster Spezifität unter der Voraussetzung, daß während der Probengewinnung und -aufarbeitung Kontaminationen ausgeschlossen werden, die selbstverständlich mit der gleichen enormen Sensitivität der Methode zu falsch-positiven Ergebnissen führen können. Die PCR wird weiter rasch die indirekten, immunologischen Methoden in der Diagnostik akut entzündlicher Erkrankungen ablösen. So ist die PCR auch in der Diagnostik der HIV-Infektion den immunologischen Methoden überlegen, da sie auch zu Beginn der Infektion und während des mittleren Verlaufes eine hohe Sensitivität besitzt. PCR-Methoden sind z. Z. sicher evaluiert für die im folgenden aufgelisteten Erreger:

HIV-1,
HIV-2,
Zytomegalievirus,
Herpes-simplex-Virus,
JC-Virus (PML),
Varicella-zoster-Virus,
Myobacterium tuberculosis,
atypische Myobakterien,
Treponema pallidum,
Toxoplasma gondii,
Candida albicans,
Cryptococcus neoformans.

Grundsätzlich gilt jedoch auch für die PCR, daß ein negatives Ergebnis eine Infektion nicht ausschließt. Wegen der bekannten Stichprobenproblematik ist es unverzichtbar, mehrere Proben zu untersuchen und soweit möglich alle zur Verfügung stehenden Methoden des Erregernachweises miteinander zu kombinieren, um so die größtmögliche diagnostische Sicherheit zu erlangen.

Der Liquordiagnostik spezieller Krankheitsbilder kommt angesichts der Vielzahl von primären und opportunistischen, meist entzündlichen Neuromanifestationen der HIV-Infektion ein entscheidender Wert zu. In vielen Fällen gelingt es jedoch nur durch Einordnung des Liquorbefundes in die Gesamtheit der Untersuchungen, eine Diagnose zu stellen, da oftmals richtungsweisende Liquorbefunde wegen des Immunmangelsyndroms fehlen. Die PCR-Diagnostik stellt in diesem Zusammenhang eine echte und entscheidende Weiterentwicklung dar, da sie extrem spezifische und auch sensitive Befunde zu liefern vermag. Die Zahl der zur Verfügung stehenden PCR-Reaktionen wächst zunehmend, wobei jedoch nicht in jedem Fall eine genaue Evaluation der Tests vorliegt. Dennoch sollten angesichts der angemerkten differentialdiagnostischen Probleme die Möglichkeiten der PCR-Diagnostik voll ausgeschöpft werden.

Die akute HIV-1-Meningoenzephalitis tritt typischerweise zur Zeit der Serokonversion auf, kann sich aber auch in späteren Stadien der Erkrankung manifestieren. Liquoranalytisch zeigt sich eine mäßige lymphozytäre Pleozytose. Daneben ist regelhaft eine Funktionsstörung der Blut-Hirn-Schranke nachzuweisen. Die spezifische Infektion wird mittels PCR-Reaktion nachgewiesen, wobei diese qualitativ und quantitativ durchgeführt werden kann. Im Gegensatz zur nicht HIV-1-assoziierten Polyneuroradikulitis findet sich hier nur in einer geringeren Zahl der Fälle das typische Liquorsyndrom der zytoalbuminären Dissoziation mit hohen Proteinkonzentrationen bei kaum erhöhter Zellzahl. In den meisten Fällen zeigt sich nur eine geringe Störung der Schrankenfunktion, wobei eine mäßige lymphozytäre Pleozytose besteht. Der Liquorbefund allein ist also nur in wenigen Fällen als richtungsweisend für die Diagnose anzusehen.

Bei der HIV-1-assoziierten Enzephalopathie sind Liquorbefunde weder einheitlich noch richtungsweisend. In etwa 5–10% der Fälle kann eine milde lymphozytäre Pleozytose (bis etwa 50 Zellen/µl) gefunden werden, neben einer mäßigen Erhöhung des Gesamteiweißes sowie der Immunglobuline. Regelhaft zeigen sich oligoklonale Banden im Liquor, und die PCR weist das HI-Virus nach.

Zur Differentialdiagnose zwischen der Toxoplasmose und einem zerebralen Lymphom erlaubt der Routineliquorbefund keine sichere Differenzierung. Auch gelingt in den wenigsten Fällen die Diagnosesicherung durch den Nachweis spezifischer Antikörper. Ein PCR-Nachweis von Toxoplasma gondii ist evaluiert worden (Østrgaard et al. 1993).

Bei dem Erreger der progressiven multifokalen Leukenzephalopathie (PML) handelt es sich um das JC-Virus. Die Liquorbefunde bei PML sind unspezifisch und zeigen eine geringe lymphozytäre Pleozytose, leichte Schrankenstörung und gelegentlich eine intrathekale IgG-Synthese. Eine Kultur des Erregers ist nicht möglich. Eine PCR ist evaluiert worden und steht zur Verfügung. Die Sensitivität wird mit über 80% angegeben (Weber et al. 1994). Wiederholte Untersuchungen können notwendig sein, um ein positives Resultat zu erhalten. In Fällen, bei denen der Nachweis des JC-Virus mittels PCR nicht gelingt, ist in Abhängigkeit von der Gesamtkonstellation eine Biopsie indiziert.

Bei der Zytomegalieinfektion kann das Virus nur in den seltensten Fällen aus dem Liquor angezüchtet werden. Im Falle der CMV-Enzephalitis wird eine leichtgradige lymphozytäre Pleozytose sowie eine Schrankenstörung und Immunglobulinvermehrung im Liquor gefunden. Der indirekte Nachweis des Virus durch den Verlauf von Antikörpertitern gelingt in der Regel. Die PCR-Reaktion weist eine Sensitivität von 30–100% auf.

Wie das CMV ist auch das Herpes-simplex-Virus (HSV) nur in den seltensten Fällen durch direkte Anzucht nachzuweisen. Im Falle der HSV-Enzephalitis ähnelt der Liquorbefund dem der CMV-Infektion, das Gesamteiweiß und die Immunglobuline sind erhöht, und es besteht eine lymphozytäre Pleozytose. Sensitive HSV-Antikörpertests stehen zur Verfügung, auch eine PCR-Reaktion ist evaluiert.

Richtungsweisend für die tuberkulöse Meningitis ist eine gemischte Pleozytose aus Lymphozyten und Granulozyten bis zu mehreren hundert Zellen/µl, eine starke Eiweißvermehrung bis zu 3–4 g/l sowie ein extremer Abfall des Liquorzuckers bis unter die Nachweisgrenze. Dieser typische Liquorbefund rechtfertigt bei entsprechender Klinik allein die spezifische Therapie. Der direkte Erregernachweis gelingt selten durch die kulturelle Anzüchtung, häufiger durch wiederholt durchgeführte PCR (Miörner et al. 1995). Im Falle einer Infektion mit atypischen Mykobakterien (M. avium) findet sich kaum ein richtungsweisender Liquorbefund. PCR-Tests werden evaluiert, eine Kultur des

Erregers gelingt nicht immer, so daß eine bioptische Klärung notwendig werden kann.

Der Liquorbefund der Neuromanifestation der Syphilis im Stadium 2 ähnelt dem der primären HIV-Meningoenzephalitis (lymphozytäre Pleozytose, Erhöhung von Gesamteiweiß und Immunglobulinen, positive oligoklonale Banden). Ein Erregernachweis durch direkte Anzucht gelingt in der Minderheit der Fälle. Erst der positive VDRL-Test erlaubt die Diagnose der Syphilis. Dieser gelingt jedoch nur in 30–70 % der Fälle. Ob die kürzlich evaluierte PCR-Reaktion diese diagnostische Lücke schließt, kann mit letzter Sicherheit zum heutigen Zeitpunkt nicht beantwortet werden.

Bei der Kryptokokkose findet sich zu 50 % eine monozytäre Pleozytose mit leichter Eiweißvermehrung, erniedrigtem Zucker und intrathekaler IgG-Synthese. Mittels wiederholter Untersuchungen im Tuschepräparat gelingt es häufig, den Erreger aufgrund seiner Kapselformation in der direkten Lichtmikroskopie zu identifizieren. Darüber hinaus eignen sich Antikörpersuchtests und der Nachweis von Kryptokokkenantigen zur Primärdiagnostik und zur Verlaufsbeurteilung.

Diagnostische Schwierigkeiten bereitet die Abgrenzung des zerebralen Lymphoms zur zerebralen Toxoplasmose, da beide Erkrankungen in den bildgebenden Verfahren nicht immer sicher zu differenzieren sind. Im Liquorbefund zeigt sich jeweils eine leichte lymphozytäre Pleozytose mit Eiweißerhöhung, in der Regel auch eine intrathekale IgG-Produktion. Zur weiteren Differenzierung kann die Liquorzytologie beitragen, wenn pathologische Zellen nachgewiesen werden können, was jedoch nicht regelhaft der Fall ist. Eine neuere Methode, die jedoch noch an größeren Fallzahlen evaluiert werden muß, stellt der Nachweis von DNA des Epstein-Barr-Virus im Liquor von Patienten mit ZNS-Lymphomen dar. Erste Ergebnisse belegen eine hohe Spezifität der Untersuchung hinsichtlich der Unterscheidung von der zerebralen Toxoplasmose (De Luca et al. 1995).

5.4 Epileptische Anfälle

Epileptische Anfälle traten in einem großen Kollektiv von 630 Patienten bei 70 Patienten erstmalig auf, rezidivierend bei 38 Patienten, und ein Status epilepticus manifestierte sich bei 10 Patienten (Wong et al. 1990). Die Semiologie generalisierter epileptischer Anfälle unterscheidet sich nicht von Patienten ohne HIV-Infektion (Holtzman et al. 1989). Generalisierte epileptische Anfälle von Typ Grand mal sind oft durch einen Initialschrei, Miktion und Defäkation gekennzeichnet. Die Augenlider werden zusammengepreßt, der Rumpf wird gestreckt und die Arme werden vor der Brust verschränkt. Nach kurzer Dauer der tonischen Phase werden die Arme oft heftig auf die Unterlage geschlagen, die Beine bleiben gestreckt, der Kopf wird in das Kissen gepreßt. Die anschließende Phase der Reorientierung dauert bis zu einer halben Stunde, für den Anfall besteht eine Amnesie. Fokalneurologische Ausfälle können den Anfall längere Zeit überdauern.

Fokale epileptische Anfälle gehen primär nicht mit einem Bewußtseinsverlust einher. Einfache fokale Anfälle sind durch motorische, sensible und sensorische Phänomene gekennzeichnet, die auf eine Körperregion beschränkt bleiben. Bei fokalen motorischen Anfällen ist oft primär die Hand betroffen, der Anfall breitet sich allmählich über benachbarte Körperregionen aus. Fokale Anfälle mit komplexer Symptomatologie weisen auf Läsionen des limbischen Systems und des Schläfenlappens hin. Diese Patienten berichten hierbei über Schwindelgefühle, Geschmacksempfindungen, Wahrnehmung unangenehmer Gerüche, Speichelfluß, Hungergefühl oder Harndrang. Motorische Phänomene bestehen in den bereits beschriebenen motorischen Bewegungsabläufen, aber auch Kaubewegungen, Schlecken, Schmatzen, Würgen und Schlucken können auftreten. Psychische Alterationen mit unwirklichen, traumhaften Zuständen, Zwangsdenken, ja sogar Halluzinationen kommen vor. Komplex-fokale Anfälle dauern nur wenige Minuten, dann ist der Patient wieder reorientiert.

Jeder auftretende epileptische Anfall bei HIV-1-Infizierten ist dringend verdächtig auf opportunistische Infektionen, Neoplasma oder aber auch Schlaganfälle. Das gesamte differentialdiagnostische Spektrum der bereits dargestellten sekundären Neuromanifestationen ist zu berücksichtigen.

Fokale epileptische Anfälle weisen eher auf eine strukturelle Läsion hin als generalisierte (Wong et al. 1990; Holtzman 1989). 46% der epileptischen Anfälle wurden als Resultat einer HIV-1-Enzephalopathie gewertet (Wong et al. 1990). Differentialdiagnostisch muß Alkoholabusus, eine Induktion der Anfälle durch Glukokortikoide, Indometacin, Metronidazol, Penicillin i.v., Pentazocin, Pethidin, trizyklische Antidepressiva und Neuroleptika mit einer Erniedrigung der

Krampfschwelle berücksichtigt werden. Bei vielen Patienten besteht jedoch ein Synergismus verschiedener Auslösefaktoren.

Zur Akuttherapie werden 10–20 mg Diazepam i.v. appliziert. Gut geeignet ist Diazepam auch als Rektiole in einer Dosierung von 10–20 mg. Anstelle von Diazepam kann Phenytoin (25 mg/min) bis zum Sistieren des Anfalls i.v. gegeben werden, maximal 500 mg.

Bei generalisierten Anfällen ist Valproat (1200 mg/Tag), ansonsten Carbamazepin (600 mg/Tag) Therapie der Wahl. Die Phase bis zum Eintritt eines suffizienten Plasmaspiegels kann mit Clobazam (z. B. 3mal 10 mg/Tag) überbrückt werden. Die Bestimmung von Antikonvulsivaspiegeln ist hilfreich, Ziel ist jedoch die Anfallsfreiheit und nicht das Einhalten eines bestimmten „Normbereichs". Gerade Patienten mit HIV-Infektion sind nach unserer Erfahrung oft bereits mit niedriger Antiepileptikadosierung anfallsfrei.

Literatur

Armstrong D, Gold JWM, Dryjanski J et al. (1985) Treatment of infections in patients with the acquired immunodeficiency syndrome. Ann Intern Med 103: 738–743

Atkinson, JH, Grant I, Kennedy CJ et al. (1988) Prevalence of psychiatric disorders among men infected with Human Immunodeficiency Virus – a controlled study. Arch Gen Psychiat 45: 859–864

Baceliar H, Muñoz A, Miller EN et al. (1994)Temporal trends in the incidence of HIV-1-related neurologic diseases: Multicenter AIDS cohort study, 1985–1992. Neurology 44: 1892–1900

Behar R, Wiley C, McCutchan JA (1987) Cytomegalovirus polyradiculoneuropathy in Acquired Immuno-Deficiency-Syndrome. Neurology 37: 55–61

Bell JE, Busuttil JW, Ironside JW et al. (1993) Human immunodeficiency virus and the brain: Investigation of virus load and neuropathogenic changes in pre-AIDS subjects. J Infect Dis 168: 818–824

Berenguer J, Moreno S, Laguna F et al. (1992) Tuberculous meningitis in patients with the human immunodeficiency virus. N Engl J Med 326: 668–672

Berger JR, Flaster M, Schatz N et al. (1993) Cranial neuropathy heralding otherwise occult AIDS-related large cell lymphoma. J Clin Neuro-Ophthalmol 13: 113

Berger JR, Mucke L (1988) Prolonged survival and partial recovery in AIDS-associated progressive multifocal leukencephalopathy. Neurology 38: 1060–1065

Bessen LJ, Greene JB, Louie E et al. (1988) Severe polymyositis-like syndrome associated with zidovudine-therapy of AIDS and ARC. N Engl J Med 318: 708

Brandon WR, Boulos LM, Morse A (1993) Determining the prevalence of neurosyphilis in a cohort co-infected with HIV. Int J St AIDS 4: 99–101

Burger DM, Kraayeveld CL, Meenhorst PL et al. (1993) Penetration of zidovudine into the cerebrospinal fluid (CSF) of patients with HIV. AIDS 7: 1581–1587

Carne CA, Stibe C, Bronkhurst A et al. (1989) Subclinical neurological and neuropsychological effect of infection with HIV. Genitourin Med 65: 151–156

Centers for Disease Control (1992) 1993 revised classification system for HIV infection and expanded surveillance case definition for AIDS among adolescents and adults. MMWR 41 (RR-17): 1–19

Chavanet PY, Giroud M, Lancon JP et al. (1988) Altered peripheral nerve conduction in HIV-patients. Canter Detect Prev 12: 249–255

Chuck SL, Sande MA (1989) Infections with crytococcus neoformans in acquired immunodeficiency syndrome. N Engl J Med 321: 794-799

Clark SJ, Saag MS, Decker WD et al. (1991) High titers of cytopathic virus in plasma of patients with symptomatic primary HIV-1-infection. N Engl J Med 324:954

Cohen BA (1996) Prognosis and response to therapy of cytomegalovirus encephalitis and meningomyelitis in AIDS. Neurology 46: 444-449

Cohen BA, McArthur JC, Grohmann S et al. (1993) Neurologic prognosis of cytomegalovirus polyradiculomyelopathy in AIDS. Neurology 43: 493–499

Cornblath DR, McArthur J, Kennedy PGE et al. (1987) Inflammatory demyelinating peripheral neuropathies associated with HTLV-II infection. Ann Neurol 21: 32–40

Cornblath DR, Chaudhry V, Griftin JW (1991) Treatment of chronic inflammatory demyelinating polyneuropathy with intravenous immunoglobulin. Ann Neurol 30: 104–106

Dal Pan GJ, McArthur JC, Aylward E et al. (1992) Patterns of cerebral atrophy in HIV-1-infected individuals: results of a quantitative MRI analysis. Neurology 42: 2125–2130

Davis LE, Hjelle BL, Miller VE et al. (1992) Early viral brain invasion in iatrogenic human immunodeficiency virus infection. Neurology 42: 1736–1739

De Luca A, Antinori A, Cingolani A et al. (1995) Evaluation of cerebrospinal fluid EBV-DNA and IL-10 as markers for in vivo diagnosis of AIDS-related primary central nervous system lymphoma. Br J Haematol 90: 844–849

Denning WP, Anderson J, Rudge P, Smith H (1987) Acute myelopathy associated with primary infection with human immunodeficiency virus. BMJ 294: 143–144

Dina TS (1991) Primary central nervous system lymphoma versus toxoplasmosis in AIDS. Radiology 179: 823–828

Dowell ME, Ross PG, Musher DM et al. (1992) Response of latent syphilis or neurosyphilis to ceftriaxone therapy in persons infected with human immunodeficiency virus infection. Am J Med 93: 520–524

Dube MP, Holtom PD, Larsen RA (1992) Tuberculous meningitis in patients with and without human immunodeficiency virus infection. Am J Med 93: 520–524

Duh EJ, Maury WJ, Folks TM et al. (1989) Tumor necrosis factor α activates human immunodeficiency virus type 1 through induction of nuclear factor binding to the NF-kB sites in the long terminal repeat. Proc Nat Acad Sci USA 86: 5974–5978

Dunkle L, Anderson R, McLaren C (1992) Stavudine (d4T) a promising antiretroviral agent. VIII International Conference on AIDS/III STD World Congress (abstr.)

Dunlop O, Bjørklund R, Abelnoor M, Myrvang B (1992) Five different tests of reaction time evaluated in HIV seropositive men. Acta Neurol Scand 88: 344-348

Dutch TIA Trial Study Group (1991) A comparison of two doses of aspirin (30 mg vs 283 mg a day) in patients after a transient ischemic attack or minor ischemic stroke. N Engl J Med 325: 1261-1266

Engstrom JW, Lowenstein DH, Bredesen DE (1989) Cerebral infarctions and transient neurological deficits associated with acquired immunodeficiency syndrome. Am J Med 86: 528-532

Enting RH, Esselink RA, Portegies P et al. (1994) Lymphomatous meningitis in AIDS-related systemic non-Hodgkin's lymphoma: a report of eight cases. J Neurol Neurosurg Psychiatry 57: 150-153

Evers S, Husstedt IW, Lüttmann S et al. (1996a) Event-related potentials in HIV infection: evidence for impact of antiretroviral treatment. Arch Neurol 53: 715-716

Evers S, Lüttmann S, Bauer B et al. (1996b) Changes of migraine features during HIV infection. J Neurovirology 2: 36

Faed JM, Day B, Pollock M et al. (1989) High dose intravenous human immunoglobulin in chronic inflammatory demyelinating polyneuropathy. Neurology 39: 422-425

Fisher M, Tomlinson DR, Coker RJ et al. (1995) Management of cytomegalovirus infection. Int J St AIDS 6: 313-319

Formenti SC, Gill PS, Lean E et al. (1989) Primary central nervous system lymphoma in AIDS: results of radiation therapy. Cancer 63: 1101

Gabuzda DH, Ho DD, de la Monte SM et al. (1986) Immunohistochemical identification of HTLV-II antigen in brains of patients with AIDS. Ann Neurol 20: 289-295

Gade W, Ledman DW, Wethington R et al. (1992) Serological responses to various cocccidionides antigen preparations in a new enzyme immunoassay. J Clin Microbiol 39: 1907-1912

Gertner E, Thurn JR, Williams DN et al. (1989) Zidovudine-associated myopathy. Am J Med 86: 814-818

Goldstein J (1990) Headache and Acquired Immunodeficiency Syndrome. Neurol Clin 8: 947-960

Goswami KK, Miller RF, Harrison MJ et al. (1991) Expression of HIV-1 in the cerebrospinal fluid detected by the polymerase chain reaction and its correlation with central nervous system disease. AIDS 5: 797-803

Grant IH, Gold JMW, Rosenblum M et al. (1990) Toxoplasma gondii serology in HIV-infected patients: the development of central nervous system toxoplasmosis in AIDS. AIDS 4: 519-521

Gray F, Geny C, Dournon E et al. (1991) Neuropathological ecidence that zidovudine reduces incidence of HIV infection of the brain. Lancet 337: 852-853

Griffin DE, McArthur JC, Cornblath DR (1990) Soluble interleukin-2 receptor and soluble CD8 in serum and cerebrospinal fluid during human immunodeficiency virus-associated neurologic disease. J Neuroimmunol 28: 97-109

Grotemeyer KH, Husstedt IW, Bründermann H (1991) Event-related potentials in HIV-infected outpatients. AIDS Res Hum Retrovir 7: 629-635

Harrison MJG, Justin C, McArthur JC (1995) AIDS and Neurology. Churchill Livingstone, Edinburgh

Hicks CB, Benson PM, Lupton G et al. (1987) Seronegative secondary syphilis in a patient infected with the human immunodeficiency virus (HIV) with Kaposi sarcoma: a diagnostic dilemma. Ann Intern Med 107: 492-495

Ho DD (1995) Time to hit HIV early and hard. N Engl J Med 333: 450-451

Hoffman, JM, Waskin HA, Schifter T et al. (1993) FDG-PET in differentiating lymphoma from nonmalignant central nervous system lesions in patients with AIDS. J Nucl Med 34: 567-575

Holland NR, Power C, Mathews MD et al. (1994) Cytomegalovirus encephalitis in acquired immunodeficiency syndrome (AIDS). Neurology 44: 507-514

Holliman RE (1990) Serological study of the prevalence of toxoplasmosis in asymptomatic patients infected with human immunodeficiency virus. Epidemiol Infect 105: 415-418

Holloway RG, Kieburtz KD (1995) Headache and the human immunodeficiency virus type 1 infection. Headache 35: 245-255

Holtzman DM, Kaku DA, So YT (1989) New-onset seizures associated with human immunodeficiency virus infection: causation and clinical features in 100 cases. Am J Med 87: 173-177

Hook EW (1989) Syphilis and HIV infection. J Infect Dis 160: 530-534

Husstedt IW, Grotemeyer KH, Busch H et al. (1993) Progression of distal-symmetric polyneuropathy in HIV infection: a prospective study. AIDS 7: 1069-1073

Husstedt IW, Grotemeyer KH, Busch J et al. (1994) Early detection of distal symmetrical polyneuropathy during HIV infection by paired stimulation of sural nerve. Electroenc Clin Neurophys 93: 169-174

Husstedt IW, Lügering N, Heese C et al. (1995) Polyneuroradikulitis bei HIV-Infektion – Verlauf, differentialdiagnostische und therapeutische Aspekte. MMW 137: 487-490

Husstedt IW, Yilmaz M, Reichelt D et al. (1996) Die autonome Polyneuropathie HIV-Infizierter – ein Vergleich zu Patienten mit Diabetes mellitus und Probanden. In: Jäger (ed) AIDS-Management der Erkrankung: Szenarien zur Verbesserung von Diagnose und Behandlung. Ecomed, Landsberg/Lech

Husstedt IW, Plettenberg A, Reichelt D et al. (1997) Kasuistiken – Einsatz von Atovaquon in der Behandlung und Prophylaxe der cerebralen und okulären Toxoplasmose bei HIV-infizierten Patienten. DMW (zur Publ. eingereicht)

Irani DN, Cornblath DR, Chaudhry V et al. (1993) Relapse in Guillain-Barré syndrome after treatment with human immune globulin. Neurology 43: 872-875

Janssen RS, Cornblath DR, Epstein LG et al. (1991) Nomenclature and research case definitions for neurological manifestations of human immunodeficiency disorder. Ann Neurol 41: 778-785

Jolles S, Kinloch de Loës S, Johnson M A (1996) Primary HIV-1 infection: a new medical emergency? Recognition of this initial illness may permit early diagnosis and treatment. BMJ 312: 1243-1244

Karahalios D, Breit R, Dal Canto MC et al. (1992) Progressive multifocal leukencephalopathy in patients with HIV infection: lack of impact of early diagnosis by stereotactic brain biopsy. J Acquired Immunodeficiency Syndromes 5: 1030–1038

Katz DA, Berger JR (1989) Neurosyphilis in acquired immunodeficiency syndrome. Arch Neurol 46: 895–898

Kinloch de Loës S, Hirschel BJ, Hoen B et al. (1996) A controlled trial of Zidovudine in primary human immunodeficiency virus infection. N Engl J Med 333: 408–413

Levy RM, Bredesen DE, Rosenblum ML et al. (1989) Central nervous system disorders in AIDS. Immunol Ser 44: 371–401

Lipton SA (1992) Memantine prevents HIV-coat protein-induced neuronal injury in vitro. Neurology 42: 1403–1405

Lipton RB, Feraru ER, Weiss G et al. (1991) Headache in HIV1-related disorders. Headache 31: 518–522

Lüttmann S, Husstedt IW, Lügering N et al. (1997) Cytomegalovirus Encephalomyelomeningoradiculitis in Acquired Immunodeficiency Syndrome (AIDS). Journal of Infection (im Druck)

McArthur JC (1987) Neurologic manifestations of AIDS. Medicine 66: 407–437

McArthur JC, Nance-Sproson TE, Griffin DE et al. (1992) The diagnostic utility of elevation in cerebrospinal fluid β_2 microglobulin in HIV-1 dementia. Neurology 42: 1707–1712

McArthur JC, Hoover DR, Baceliar H et al. (1993), Dementia in AIDS patients: incidence and risk factors. Neurology 43: 2245–2252

Miörner H, Sjöbring U, Nayak P (1995) Tubercle and Lung Disease 76: 381–386

Mizusawa H, Hirano A, Llena JF et al. (1988) Cerebrovascular lesions in acquired immune deficiency syndrome (AIDS). Acta Neuropathol 76: 451–457

Musher DM (1991) Syphilis, neurosyphilis, penicillin, and AIDS. J Infect Dis 63: 1201–1206

Naber D (1994) Neuropsychiatrische Störungen bei AIDS. MMW 136: 238–240

Naber D, Perro C, Schick U et al. (1989) Psychiatrische Symptome und neuropsychologische Auffälligkeiten bei HIV-Infizierten. Nervenarzt 60: 80–85

Navia BA, Petito CK, Gold JW et al. (1986) Cerebral toxoplasmosis complicating the acquired immune deficiency syndrome: clinical and neuropathological findings in 27 patients. Ann Neurol 19: 224–238

Østergaard L, Nielsen AK, Black FT (1993) DNA Amplification on cerebrospinal fluid for diagnosis of cerebral toxoplasmosis among HIV-positive patients with signs or symptoms of neurological disease. Scand J Infect Dis 25: 227-237

Perry SW, Jacobsen P (1986) Neuropsychiatric manifestation of AIDS spectrum disorders. Hosp Comm Psychiatr 37: 135–142

Petito CK (1993) Myelopathies. In: Scaravilli F (ed) The neuropathology of HIV infection. Springer, London, pp 187–199

Petito CK, Navia BA, Cho ES et al. (1985) Vacuolar myelopathy pathologically resembling subacute combined degeneration in patients with acquired immune deficiency syndrome. N Engl J Med 312: 874–879

Portegies P (1994) AIDS dementia complex: A review. J Acq Immune Def Synd 7 (Suppl 2): 38–49.

Price RW, Brew BJ (1997) Central and peripheral nervous system complications. In: DeVita VT, Hellman S, Rosenberg SA (eds) AIDS: Biology, diagnosis, treatment and prevention, 4th edn. 331–354

Reiber H (1980) The discrimination between different blood-CSF barrier dysfunctions and inflammtory reactions of the CNS by a recent evaluation graph for the protein profile of cerebrospinal fluid. J Neurol 224: 89–99

Ruiz A, Ganz WI, Donovan Post, JM et al. (1994) Use of thallium-201 brain SPECT to differentiate cerebral lymphoma from toxoplasma encephalitis in AIDS patients. AJNR 15: 1885–1894

Salim YS, Faber V, Skinhoj P et al. (1989) Plasmaferesebehandling af perifer HIV-neuropati. Ugeskr Laeger 151: 1754–1756

Scaravilli F, Daniel SE, Harcourt-Webster N et al. (1989) Chronic basal meningitis and vasculitis in acquired immunodeficiency syndrome: a possible role for human immunodeficiency virus. Arch Pathol Lab Med 113: 192–195

Schielke E (1993) Die HIV-Enzephalopathie – Klinik, Neuropathologie und Pathogenese. Nervenarzt 64: 83–90

Schmid P, Conrad A, Syndulko K et al. (1994) Quantifying HIV-1 proviral DNA using the polymerase chain reaction on cerebrospinal fluid and blood of seropositive individuals with and without neurologic abnormalities. J Acq Immune Def Synd 7: 777–778

Simpson DM, Wolfe DE (1991) Neuromuscular complications of HIV infection and its treatment. AIDS 5: 917–926

Simpson DM, Citak KA, Godfrey E et al. (1993a) Myopathies associated with human immunodeficiency virus and zidovudine: can their effects be distinguished? Neurology 43: 971–976

Simpson D, Goldbold J, Hassett S et al. (1993b) HIV associated myopathy and the effects of zidovudine and prednisone: preliminary results of placebo-controlled trials. Clin Neuropathol 12 (Suppl 1): 20–23

Sinclair E, Gray F, Scaravilli F (1992) PCR detection of HIV proviral DNA in the brain of an asymptomatic HIV-positive patient. J Neurol 239: 469–471

Singer EJ, Zorilla C, Fahy-Chandon B et al. (1993) Painful syndroms reported by ambulatory HIV-infected men in a longitudinal study. Pain 54: 15–19

Singer EJ, Kim J, Fahy-Chandon B et al. (1996) Headache in ambulatory HIV-1-infected men enrolled in a longitudinal study. Neurology 47: 487–494

Snider WD, Simpson DM, Nielsen S et al. (1983) Neurological complications of acquired immune deficiency syndrome: analysis of 50 patients. Ann Neurol 14: 403–418

So T, Holtzman DM, Abrams DI et al. (1988) Peripheral neuropathy associated with acquired immunodeficiency syndrome. Arch Neurol 45: 945–948

Soong S-J, WatsonNE, Caddell GR et al. (1991) Use of brain biopsy for diagnostic evaluation of patients with suspected herpes simplex encephalitis: a statistical model and its clinical implications. J Infect Dis 163: 17–22

UK-TIA-Study Group (1991) The United Kingdom transient ischaemic attack (UK-TIA) aspirin trial: final results. J Neurol Neurosurg Psychiat 54: 1044–1054

Viard J-P, Vittecoq D, Lacroix C et al. (1992) Response of HIV-1-associated polymyositis to intravenous immunoglobulin (letter). Am J Med 92: 580–581

Vollmer-Haase J, Young P, Ringelstein EB (1997) Efficacy of camptothecin in progressive multifocal leucencephalopathy. Lancet 349: 1366
Weber T, Turner RT, Frye S et al. (1994) Specific diagnosis of progressive multifocal leukoencephalopathy by polymerase chain reaction. J Infect Dis 169:1138-1141
Whiteman MLH, Post MJ, Berger JR et al. (1993) Progressive multifocal leukencephalopathy in 47 HIV-seropositive patients: neuroimaging with clinical and pathological correlation. Radiology 187: 233–240
Wolcott Deane L, Dilley JW, Mitsuyasu RT (1994) Aids und Psychiatrie. In: Freedman AM, Kaplan HI, Sadock BJ et al. (eds) Psychiatrie in Klinik und Praxis, Bd 7: Aids und Psychiatrie. Thieme, Stuttgart, S 227–258.
Wong MC, Suite NDA, Labar DR (1990) Seizures in human immunodeficiency virus infection. Arch Neurol 47: 640–642
Zakowski P, Fliegel S, Berlin GW et al. (1982) Disseminated mycobacterium avium-intracellulare infection in homosexual men dying of acquired immunodeficiency. JAMA 248: 2980–2982
Zunker P, Nabavi DG, Allardt A et al. (1996) HIV-associated stroke: report on two unusual cases. Stroke 27: 1694-1695

Dermatologische Manifestation von HIV-Infektion und Aids

H. Rasokat

Veränderungen der Haut bzw. der sichtbaren Schleimhäute finden sich bei praktisch allen HIV-Patienten und begleiten vom Exanthem der akuten HIV-Krankheit bei Serokonversion bis zum ausgedehnt lebensbedrohlichen Kaposi-Sarkom der Endphase den gesamten Weg der Erkrankung. Sie tragen somit erheblich zur Morbidität bei [45].

Neben Sekundärinfektionen und Tumoren mit opportunistischem Verhalten stehen Störungen grundlegender Funktionen und Reaktionsweisen des Hautorgans. Hierher gehören Voralterungsphänomene, Xerosis und ichthyosiforme Veränderungen sowie eine Reihe papulofollikulärer Exantheme. In diesem Sinne sind auch charakteristische Besonderheiten an sich unabhängiger Dermatosen wie etwa der Psoriasis vulgaris zu verstehen. Schließlich ist mit Erkrankungen zu rechnen, die wegen eines ähnlichen Übertragungsweges einerseits in ungewöhnlicher Häufung koinzident auftreten und andererseits unter dem Einfluß der HIV-Krankheit in ungewöhnlicher Gestalt erscheinen können.

Nicht selten stellen charakteristische Hautveränderungen die erste faßbare Manifestation der Infektion dar [36]. Ihre Kenntnis ermöglicht eine klinische Frühdiagnose, die inzwischen auch unter therapeutischem Aspekt zunehmend an Bedeutung gewinnt. Es handelt sich dabei überwiegend um Erkrankungen mit opportunistischem Verhalten, wie aus den im folgenden aufgelisteten Besonderheiten hervorgeht:

vorzeitiges Auftreten (gemessen am Lebensalter),
Persistenz,
gesteigerte Rezidivrate,
Dissemination,
lokal destruktives Verhalten,
erschwerte Therapierbarkeit.

Die Beobachtung verschiedener Markererkrankungen liefert klinische Informationen über den Kompensationsgrad des Immundefekts (s. Übersicht).

Kutane Markererkrankungen

– Frühe Marker der HIV-Infektion
 HIV-Exanthem
 Xerosis
 Seborrhoisches Ekzem
 Zoster

– Zeichen der beginnenden Immundekompensation
 Mundsoor
 Orale Haarleukoplakie
 Papulofollikuläre Exantheme

– Zeichen der vollständigen Immundekompensation
 Disseminierte Mollusca contagiosa
 Herpesulzera

Schwierigkeiten bei der Diagnostik HIV-assoziierter Hautveränderungen entstehen nicht zuletzt deshalb, weil einerseits gängige Erkrankungen ungewöhnliche Morphen entwickeln und andererseits ungewöhnliche Erkrankungen harmlosere Entitäten in Art einer Mimikry nachahmen (Abb. 1 und 2). Fehldiagnosen sind nur durch methodisches Vorgehen zu vermeiden; histologische Untersuchungen und differenzierte Erregernachweistechniken sind unabdingbar.

Die folgende Darstellung folgt soweit als möglich einem problemorientierten Ordnungsprinzip. Eine systematische Zusammenstellung der wichtigsten Veränderungen bietet Tabelle 1.

Makulopapulöse Exantheme

Weitaus häufigste Ursache solcher Exantheme sind kutane – meist juckende – Arzneimittelreaktionen (Abb. 3). Die wichtigste Differentialdiagnose ist die – meist nicht juckende – Syphilis. Daneben muß an Virusexantheme oder bakterielle Erkrankungen – z. B. Coxsackie oder Scharlach – gedacht werden. Bei unklarem HIV-Status ist mit der Möglichkeit einer akuten HIV-Krankheit zu rechnen.

Dermatologische Manifestation von HIV-Infektion und Aids

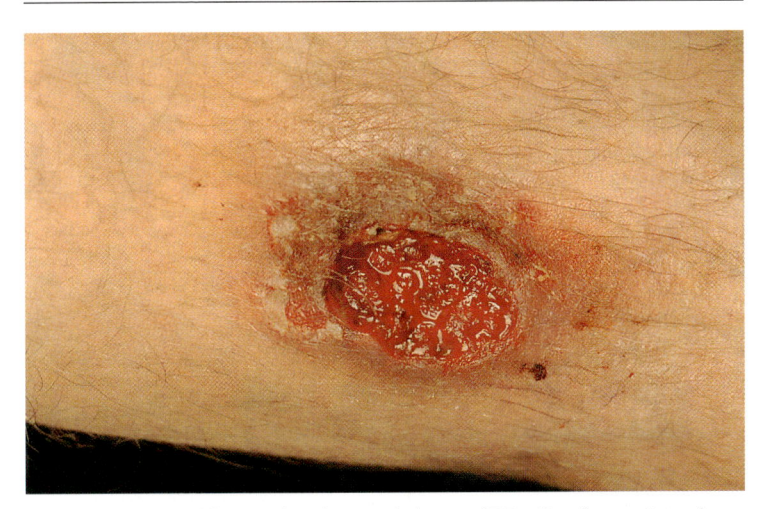

Abb. 1. Vegetierende Pyodermie, staphylogen (DD: Karzinom, Lymphom, Herpesulkus, CMV, Mykobakteriose, Pyoderma gangraenosum)

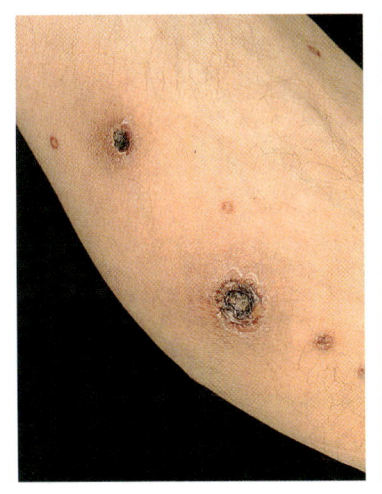

Abb. 2. Syphilis maligna (DD: Pseudomonas, Herpes, Mykobakteriose, Staphylodermie)

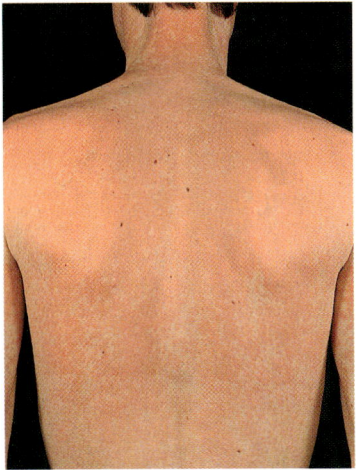

Abb. 3. Arzneimittelexanthem

Tabelle 1. Haut- und Schleimhautveränderungen bei HIV-Infektion und Aids

Erreger/ Erkrankung	Manifestation	Kommentar
Viruserkrankungen		
Herpes simplex	Gingivostomatitis	• Als Primärinfektion bei HIV oft besonders heftig
		• CD4 <100: als enorale Rekurrenz oft heftig wie Primärinfekt
		• Aciclovir 5mal 800 mg oral meist ausreichend
	Ulkus perianal	• Wenn CD4 < 200 in > 90 % HSV
		• Bei längerer Therapiedauer Gefahr der Aciclovirresistenz
Varicella zoster	Varizellen	• Bei HIV-Patienten systemische Aciclovirtherapie indiziert
	Zoster, lokalisiert	• Wenn CD4 > 200: Versuch mit Aciclovir 5mal 800 mg oral
		• Wenn CD4 < 200: Aciclovir 3mal 10 mg/kg/tgl. anstreben
		• Bei HIV-Patienten oft beachtliche Akutschmerzen
	Zoster, generalisiert	• Stationäre Aufnahme; Aciclovir 3mal 10 mg/kg/tgl.
Epstein-Barr-Virus	Orale Haarleukoplakie	• Sicheres Zeichen der einsetzenden Immundekompensation
		• In der Regel keine Therapie erforderlich (sonst z. B. Aciclovir)
Zytomegalievirus	Hautulzera	• Wenn CD4 < 100 selten Ursache Pyodermagangraenosum-artiger Ulzera
		• Diagnose: „Eulenaugenzellen" oder in situ PCR + Histologie
	Schleimhautulzera	• Wenn CD4 < 100 seltene Ursache hochschmerzhafter aphtoider Ulzera im Mund-, Pharynx-, Hypopharynxbereich
	Papeln	• Wenn CD4 < 100 sehr selten als zentral gedellte, molluskumartige hautfarbene Papeln
Humane Papillomviren	Condylomata acuminata	• Genital, urethral, enoral, perianal, intraanal
		• Therapie: Podophyllotoxin, Kauter/Laser
		• Extrem rezidivfreudig, evtl. adiuvant Interferon-α;wirksame antiretrovirale Therapie hilfreich?
	Verrucae vulgares	• Multiples Auftreten bei HIV gelegentliches Problem
		• Therapie der Wahl: „Abpflastern", Kryotherapie

Dermatologische Manifestation von HIV-Infektion und Aids 283

Tabelle 1. (Fortsetzung)

Erreger/ Erkrankung	Manifestation	Kommentar
	Schleimhautwarzen, Morbus Heck	• Oft HPV-Typen 7 und 13 • Therapieversuch mit Interferon-α-Haftsalbe (Rp)
	Bowenoide Papulose	• Anogenital rötliche oder pigmentierte Papeln • Kauterisierung oder Laser, ev. Interferon-α adjuvant
	Zervikale intraepitheliale Neoplasie	• Wegen extremer Häufung und rascher Progredienz gynäkologische Kontrolluntersuchungen alle 3 Monate
Molluskumvirus	Dellwarzen	• CD4 > 200: sexuell übertragbar, mit Kryotherapie beherrschbar • CD4 <200: wegen möglicher Differentialdiagnosen (z. B. Kryptokokkose) Biopsie!
	Molluskenbeete	• CD4 <100: schwer beherrschbar, Biopsie: Demodexfollikulitis?
	Riesenmollusken	• CD4 <100: Exzision (DD: Neoplasie)
Pilzerkrankungen		
Candidaspezies	Mundsoor	• Bei Persistenz sicheres Zeichen der beginnenden Immundekompensation • Auch bei HIV andere Ursachen (Diabetes, Antibiotika, Prothesen) ausschließen! • Lokaltherapie mit Nystatin oder Amphotericin B oft möglich • Zur Systemtherapie Fluconazol Mittel der Wahl (auch zur Dauersuppression)
	Vaginalsoor	• Dauersuppression mit Fluconazol möglich
	Paronychie/Intertrigo	• Lokaltherapie + Systemtherapie = schnellere Abheilung • Systhemtherapie ohne Lokaltherapie schlechter als Lokaltherapie allein!
Candida krusei	Soor	• Fluconazolresistenz!, Therapie mit Itraconazol • Häufiger nach längerer Fluconazolsuppressionstherapie?
Pityrosporum ovale	Seborrhoisches Ekzem	• Zur Therapie Ketokonazolcreme, initial evtl. kurzfristig (2 Tage!) mildes Lokalkortikosteroid • In schweren Fällen zusätzlich Fluconazol oral
	Pityrosporumfollikulitis	• Ketokonazolcreme + Fluconazol oral • Evtl. auch Ketokonazolshampoo (!) lokal

Tabelle 1. (Fortsetzung)

Erreger/Erkrankung	Manifestation	Kommentar
	Tinea versicolor	• An 3 aufeinanderfolgenden Tagen Ketokonazolshampoo (!) unverdünnt für 20 min, dann abduschen • Evtl. zusätzlich Fluconazolstoßtherapie oral
Cryptococcus neoformans	Papeln	• CD4 <50; extrem selten • Einzelne relativ große, hautfarbene, molluskumartig eingedellte Papeln; auch Pusteln und Herpes-simplex-artige Herde • Biopsie, Tuschepräparat
Parakokzidioidomykose	Papeln	• Rötliche bis hautfarbene Papeln • Histologisch Granulome mit Sporen
Kokzidioidomykose	Abszesse, Granulome, Ulzera	• Histologisch Epitheloidzellgranulome, PAS-Färbung
Histoplasma gondii		
Dermatophyten	Onychomykose	• Meist Trichophyton rubrum • Charakteristisch besonders die kreidigweißliche, oberflächlich proximale (!) Form • ggf. Itraconazoltherapie
	Tinea corporis	• CD4 > 50: Lokaltherapie mit z. B. Imidazol • CD4 <50: bei ausgedehntem Befall zusätzlich Systemtherapie

Bakterielle Erkrankungen

	Impetigo	• Meist S. aureus • DD: impetigenisierte Skabies
	Abszesse	• Neutropenie? => G-CSF • Nasenabstrich => Sanierung (Mupuricin) • (atypische) Mykobakteriose ausschließen
	Zellulitis	• ggf. Neutropenie korrigieren
	Ekthymata	• Streptokokken, Syphilis, Herpes simplex
Bartonella henselae	Bartonella quintana	Bazilläre Angiomatose • Systemerkrankung (Knochen, Leber u. a.), die sich auch an der Haut manifestiert • Erregernachweis histologisch • Erythromycin 2 g/tgl. für 3 Wochen oder Ciprofloxacin 1,5 g/die für 3 Wochen • Häufig rezidivierend, bei Peliosis hepatis stationäre Therapie!

Infestationen

Sarcoptes scabiei	Skabies	• Oft als chronisches Ekzem; Prurigoform der Neurodermitis oder papulöse Dermatitis bei HIV verkannt

Tabelle 1. (Fortsetzung)

Erreger/ Erkrankung	Manifestation	Kommentar
		• Bei überschießender Immunreaktion als „Scabies inversa" • Bei Enzephalopathie „Scabies norvegica sive crustosa" • Bei klinischer Lindanresistenz Permethrin lokal + Ivermectin oral
Demodex	Follikulitis	• Follikulär gebundene Papeln; mit oder ohne Pusteln; Juckreiz • Histologie! • Lindan extern; evtl. Ivermectin oral
Tumoren		
	Kaposi-Sarkom	• Sexuell übertragbarer Erreger: HHV-8 • Rückbildungen mit antiretroviraler Therapie • Lokaltherapie: Kryotherapie, Dermopanbestrahlung • Bei Dissemination/Komplikation liposomale Anthrazykline hochwirksam

Die wichtigsten Auslöser [11] kutaner Arzneimittelreaktionen sind Trimethoprim-Sulfamethoxazol, Sulfadiazin, Dapson, Aminopenicilline und Gyrasehemmer [1], Antikonvulsiva und neuerdings nichtnukleosidale Reverse-Transkriptase-Hemmer. Dazu kommen Präparate aus dem Selbstmedikationsbereich wie Hypericin, Vitaminpräparate und Homöopathika.

Die Exantheme entwickeln sich meist in der zweiten Behandlungswoche, oft im Leistenbereich und über der Brust beginnend und sich von dort bis zu den proximalen Extremitäten zentripetal ausbreitend. Pruritus ist die Regel; Fieber und Eosinophilie kommen vor, sind aber kaum zum Schweregrad der Hautveränderungen korreliert.

Offenbar ist ein Großteil dieser meist heftig juckenden Exantheme nicht über klassische Allergiemechanismen vermittelt. Das gilt zumindest in den meisten Fällen der Reaktionen auf Cotrimoxazol, Ampicillin und nichtnukleosidale Reverse-Transkriptase-Inhibitoren (NNRTI) vom Typ des Nevirapins. Leider existiert kein praxisrelevanter Test, mit dessen Hilfe zwischen Allergie und Pseudoallergie unterschieden werden kann oder gar vorhergesagt werden könnte, ob im gegebenen Fall die Entwicklung einer toxischen epidermalen Nekrolyse (TEN) droht. Für wissenschaftliche Fragestellungen sind allerdings Lymphozytentransformationstests verfügbar [17].

In vielen Fällen kann bei vitaler Indikation riskiert werden, die Behandlung fortzusetzen – ggf. unter 1–1,5 mg/kg KG Prednisolon [4]. Zumindest in der Akuttherapie der Pneumozystose mit Cotrimoxazol bilden sich Exantheme nach einigen Tagen des „Durchtherapierens" spontan zurück. Gleichwohl sind schwere TEN-Reaktionen beobachtet worden [32]; besonders beim Wiederansetzen der Medikation (Rechallenge) ist große Vorsicht geboten. Wir raten deshalb in Situationen, die weniger dramatisch sind als die akute Pneumozystose, soweit möglich zum Präparatewechsel. Unter besonderen Umständen, die ein spezielles Präparat unverzichtbar erscheinen lassen – Pneumozystoseprophylaxe, Penicillintherapie bei Syphilis, Einsatz antiretroviraler Medikamente – kann eine Hyposensibilisierung versucht werden.

Manche Patienten reagieren in Serie auf zahlreiche, allergologisch nicht verwandte Medikamente; dabei kann sich in Einzelfällen ein Crescendo der Reaktion bis hin zum Auftreten einer toxischen epidermalen Nekrolyse entwickeln.

Akute HIV-Krankheit

Wie bereits erwähnt, müssen Exantheme bei unsicherem HIV-Status an das mögliche Vorliegen einer akuten HIV-Krankheit denken lassen. 2–4 Wochen nach einer frisch erworbenen HIV-Infektion tritt das Krankheitsbild bei gut 90 % der Betroffenen auf. Es wird als mononukleoseartig beschrieben mit Allgemeinsymptomen (Fieber, Pharyngitis, Krankheitsgefühl, Myalgien, Kopfschmerzen), Lymphadenopathie (nuchal, okzipital, axillär) und Haut- bzw. Schleimhautveränderungen. Ein morbilliformes oder mehr papulöses, bisweilen petechiales oder multiformeartiges Exanthem, das Palmae und Plantae einbeziehen kann, entwickelt sich offenbar in der Mehrzahl der Fälle, bleibt jedoch wie die akute HIV-Krankheit überhaupt oft unbemerkt. Ein Enanthem besteht in 30 % der Fälle, gelegentlich wurden Aphthen bzw. Erosionen beobachtet.

Wiederholt wurde die HIV-Infektion erst diagnostiziert, nachdem wegen der vermeintlich bakteriellen Tonsillitis Ampicillin gegeben wurde und in echter Parallele zur infektiösen Mononukleose ein Exanthem auftrat.

Syphilis

Es hat sich bei HIV-Patienten mit vermeintlichem Arzneimittelexanthem bewährt, eine Syphilis auszuschließen. Dabei ist zu beachten, daß die Serologie irregulär sein kann [23]. Der histologische Nachweis eines plasmazellreichen Infiltrats kann zur Diagnosestellung beitragen.

Papulofollikuläre Exantheme

Den hier zusammengefaßten Exanthemen ist der oft extreme Juckreiz gemeinsam:
 papulöse Form der atopischen Dermatitis,
 papulöse Dermatitis,
 Prurigo simplex,
 Prurigo nodularis,
 eosinophile (pustulöse) Follikulitis (Abb. 4),
 Pityrosporumfollikulitis,
 Demodexfollikulitis,
 juckende Staphylokokkenfollikulitis.

Viele Autoren glauben, daß das kutane Immunsystem der Betroffenen im Sinne eines unterstellten Th1-Th2-Shifts in seiner Reaktionsbereitschaft auf Proteinantigene teils nicht identifizierbarer Erreger unkontrolliert überschießend reagiere [33]. Histologisch ist den Veränderungen ein teils lymphozytäres, teils eosinophiles Infiltrat gemeinsam [7].

Der erste Schritt bei der Betreuung dieser Patienten ist es, nach S. aureus (Bakteriologie), Demodex und Pityrosporum ovale (mikroskopisches Direktpräparat, Kultur) zu suchen. Im positiven Fall kann eine adäquate externe Therapie – Erythromycinspiritus, Lindan oder Permethrin, Ketoconazol – versucht werden, die ggf. systemisch unter-

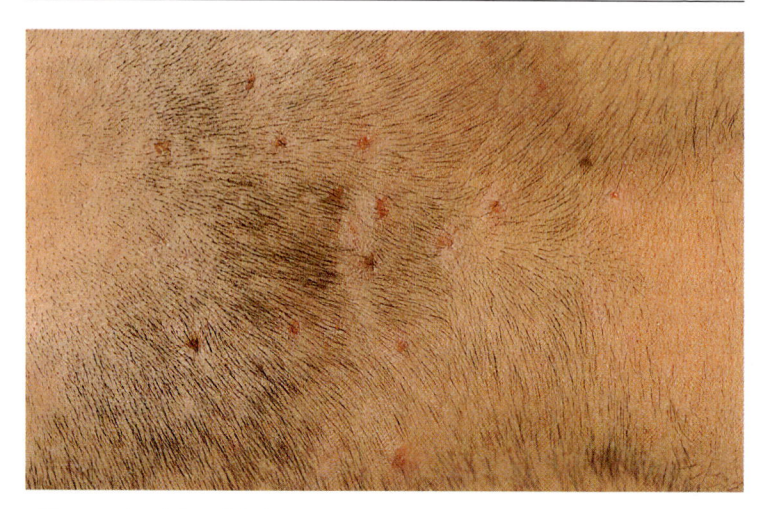

Abb. 4. Eosinophile Follikulitis

stützt wird: Oralantibiotikum, Ivermectin, Fluconazol. Im negativen Fall bleiben Erkrankungen, für die eine spezifische Therapie nicht verfügbar ist. Antihistaminika sind bedauerlicherweise fast immer wirkungslos. Vor weiteren Behandlungsversuchen sollte unbedingt eine Biopsie gewonnen werden. Bei manchen Patienten erweist sich eine Lichttherapie als wirksam.

Skabies

Eine wichtige und doch immer wieder übersehene Ursache chronisch juckender Hautveränderungen ist die Skabies. Zur Übertragung gehört ein einigermaßen enger Körperkontakt: die Milben sind sexuell, aber auch bei pflegerischem oder bei intensivem Sozialkontakt übertragbar. Die Erfahrung lehrt, daß bei fortgeschrittener HIV-Krankheit die Infektionsquelle oft nicht feststellbar ist.

Klinisch zeigt sich auch bei HIV-Patienten das typische Bild mit bevorzugtem Befall der Prädilektionsorte. Komplizierende Staphylodermien sind extrem häufig. Bei Patienten mit dekompensiertem Immundefekt können Extremvarianten mit Blasenbildung, schwerer

Ekzemreaktion, papulöse Formen und die Scabies crustosa sive norvegica auftreten. Der Juckreiz kann abhängig vom Ausmaß der Immunreaktion bzw. vom neurologischen Status des Betroffenen unerträglich heftig oder ganz minimal sein. Eine Variante mit überschießender Immunreaktion und meist besonders heftigem Juckreiz ist die sog. gereizte Skabies, die unter Mißachtung der klassischen Prädilektionsorte Kopf und Nacken nicht selten mit befällt. Es finden sich disseminiert Papeln, urtikarielle Herde und Ekzemformen.

Bei kompensiertem Immundefekt spricht die Erkrankung auf eine Standardtherapie mit Lindan in der Regel gut an. Bei fortgeschrittener Grunderkrankung jedoch wurden Fälle sog. Lindanresistenz beschrieben; die amerikanischen Kollegen verwenden zur externen Therapie gerne 5%ige Permethrinpräparate, wobei mehrfache Wiederholungen notwendig werden können [6]. Bei der Behandlung der Scabies crustosa kommt es darauf an, die Hyperkeratosen und Krusten vor der Lindan- bzw. Permethrinanwendung keratolytisch zu behandeln. Ivermectin (12 mg einmalig) wirkt bei der Scabies crustosa wie auch bei häufigen Rezidiven hervorragend [12]. Allerdings ist die Substanz für diese Indikation bislang nicht zugelassen. Patienten mit Scabies crustosa sollten besser nicht in geschlossenen Pflegeeinrichtungen betreut werden: nicht zuletzt über die erregerreichen Schuppen und Krusten droht der Ausbruch regelrechter Skabiesepidemien.

Mollusca contagiosa

Eine weitere Differentialdiagnose chronisch juckender, im Gesichts-Halsbereich lokalisierter kleinpapulöser Exantheme sind beetartig ausgesäte Mollusca contagiosa. Bei ausgeprägter Immunsuppression ist ein ausgedehnter Befall durch fazial oder genital lokalisierte Mollusca sehr häufig. Eine vollständige Heilung ist praktisch nicht erreichbar. Anders als bei immunkompetenten Personen – Erwachsenen wie Kindern – besteht keinerlei Tendenz zur Spontanheilung einzelner Herde.

Die effektivste Maßnahme zur Beseitigung einzelner Dellwarzen ist die Vereisung mit flüssigem Stickstoff [3]. Eine Alternative stellt die Anwendung von Cantharidin dar, das für 2–6 h auf die betroffenen Areal aufgetragen und dann sorgfältig weggewaschen wird. Der Einsatz Vitamin-A-Säure-haltiger Externa [6] hat sich bei uns nicht bewährt. Die vorsichtige Anwendung von Kohlensäureschnee ist mitunter hilfreich.

Wichtig ist es, eine Infektion per continuitatem, die leicht beim Rasiervorgang erfolgen kann, zu vermeiden. Dabei soll die Verwendung eines Elektrorasierers mit rotierenden Köpfen hilfreich sein.

Unbedingt zu beachten (Biopsie!) ist, daß Herpes simplex, Kryptokokken und andere Erreger molluskumartige Veränderungen hervorrufen können [24].

Ekzeme und ekzematöse Veränderungen

HIV-Patienten bemerken oft bereits sehr früh im Verlauf der Erkrankung, daß sich ihre Hautbeschaffenheit grundlegend ändert. Beinahe durchweg wird eine Neigung zu trockener Haut bemerkt [13]. Diese unterschiedlich ausgeprägte Xerosis kann besonders in der kalten Jahreszeit zu erheblichem Pruritus führen. Hier ist die Anwendung harnstoffhaltiger Externa oft hilfreich. In beheizten Räumen können Luftbefeuchter den Prozeß mildern.

Vor diesem Hintergrund zeigt sich bei HIV-Infizierten eine Neigung zu asteatotischen Ekzemen. Viele dieser Patienten baden exzessiv, weil damit eine vorübergehende Juckreizstillung erreicht werden kann. Prädilektionsorte sind Oberarme, Waden und Hüften. Die Prädilektionsorte der Skabies – Achselhöhlen, Leisten und Füße – sind praktisch immer verschont.

Veränderungen im Sinne eines nummulären Ekzems liegt in der Regel eine atopische Dermatitis oder eine Xerosis zugrunde. Die heftig juckenden Plaques bevorzugen zunächst Schienbeine und Unterarme, können sich aber bald ausbreiten. Sekundärinfektionen mit S. aureus sind häufig. Zur Behandlung hat sich uns die topische Anwendung von Vioformsteroidpasten bewährt.

Bei HIV-Patienten können Übergangsformen zwischen seborrhoischem Ekzem und nummulärer Dermatitis beobachtet werden, wobei nummuläre Ekzemherde in den Prädilektionsorten des seborrhoischen Ekzems (über dem Brustbein, in der hinteren Schweißrinne, auf dem behaarten Kopf) angetroffen werden. Auffallend ist ein heftiger Juckreiz, dessen Intensität das vom seborrhoischen Ekzem her gewohnte Maß überschreitet.

Erythematosquamöse Exantheme

Häufigste Erkrankung dieser Gruppe ist das seborrhoische Ekzem. Psoriasis und Morbus Reiter treten zwar nicht häufiger als bei Immunkompetenten auf, nehmen aber gelegentlich einen schweren therapierefraktären Verlauf. Verschiedene Untersucher sehen Übergänge zwischen diesen Erkrankungen und sprechen geradezu von einem Kontinuum der papulosquamösen Erkrankungen bei HIV.

Seborrhoisches Ekzem

Prädilektionsorte sind behaarter Kopf, Augenbrauen, Oberlippe und übrige Bartregion sowie die Nasolabialfalten und die Ohrmuscheln. Es findet sich eine feine, etwas fettige Schuppung. Mitbefall von Achselhöhlen und Leisten ist häufig, wobei hier die Schuppung zugunsten eines intertriginösen Aspekts zurücksteht. Desgleichen können Skrotum und Penisschaft betroffen sein. Im Bereich der Kopfhaut kann ausgeprägter Juckreiz bestehen; am übrigen Integument findet sich meist ein nur milder Pruritus. Die Veränderungen sind oft das früheste klinische Zeichen einer HIV-Infektion. Parallel zur Entwicklung opportunistischer Infektionen werden oft eindrucksvolle Exazerbationen beobachtet [22].

Pathogenetisch liegt in der weit überwiegenden Mehrzahl der Fälle eine Fehlbesiedelung durch pathogene Hefen vom Typ Pityrosporum ovale vor. Histologisch zeigen sich in 75% der Fälle psoriasiforme Veränderungen. Bislang ist unklar, welche molekularen Beziehungen zwischen Hefepilzbesiedelung und dem Auftreten der Veränderungen existieren [2].

Zur Behandlung kann initial ein schwaches Kortikosteroid Verwendung finden, doch ist dann eine strikte zeitliche Begrenzung auf wenige Tage zwingend erforderlich. Zur eigentlichen Therapie bewährt sich in den meisten Fällen die externe Anwendung von Ketokonazolcreme, ggf. im Wechsel mit metronidazolhaltigen Externa. Alternativ können Imidazolcremes oder selendisulfidhaltige Shampoos eingesetzt werden. In den USA werden gerne schwefelhaltige Rezepturen verwendet. Eine Erhaltungstherapie ist in aller Regel erforderlich [14]. Neuerdings werden dramatische Besserungen mit Beginn wirksamer antiretroviraler Kombinationstherapien beobachtet.

Psoriasis

Die Häufigkeit der Psoriasis bei HIV-Patienten liegt im Bereich von 1–2%; sie ist nicht häufiger als in der altersentsprechenden und ethnisch vergleichbaren Allgemeinbevölkerung. Allerdings stellt die HIV-Infektion möglicherweise einen Präzipitationsfaktor dar: in einer Untersuchung trat bei etwa 60% der Betroffenen der erste Psoriasisschub erst nach Akquisition der HIV-Infektion auf [16, 35].

Wirklich schwere erythrodermatische Psoriasisexazerbationen sind seit Einführung der Zidovudintherapie seltener geworden [9]. Die wesentlich effektiveren antiretroviralen Kombinationstherapien verhindern diese Komplikation offenbar nahezu vollständig. Falls benötigt kann Ethretinat gegeben werden; auch eine PUVA-Therapie ist unter dem Schutz einer suffizienten antiretroviralen Therapie durchaus vertretbar [18].

Morbus Reiter

Bei einigen Patienten mit vorbestehender Psoriasis wurde die Entwicklung einer Reiter-Erkrankung mit der diagnostischen Trias Konjunktivitis, Urethritis und Arthralgien zusammen mit psoriatischen Effloreszenzen beschrieben. Auch hier zeigt sich eine gute Beeinflußbarkeit durch eine wirksame antiretrovirale Therapie. Prospektive Studien konnten die frühere Vermutung, Reiter-Erkrankungen seien bei HIV-Infizierten gehäuft zu beobachten, eindeutig widerlegen [29].

Kutane Arzneimittelreaktionen

Häufigste kutane Arzneimittelreaktion ist das morbilliforme, makulopapulöse, mitunter teilweise hämorrhagische oder urtikarielle Exanthem, das in den meisten Fällen nicht Ausdruck im eigentlichen Sinne allergischer Immunreaktionen ist. Daneben werden auch Erythemaexsudativum-multiforme-(EEM-)artige Exantheme beobachtet. Bei Reexposition mit Medikamenten, die im Verdacht stehen, EEM-artige Reaktionen ausgelöst zu haben, können schwere Zwischenfälle auftreten.

HIV-Patienten reagieren im Zusammenhang mit der Akuttherapie der Pneumozystose ungewöhnlich häufig auf Cotrimoxazol. Es ist bislang unklar, ob dies Folge der benötigt hohen Dosen ist oder ob ein Gluthationmangel mit entsprechend verlangsamter Verstoffwechselung des Trimethoprims ursächlich beteiligt ist. Auf die Möglichkeit des „Durchtherapierens" wurde bereits eingegangen.

Penicillinderivate scheinen bei HIV-Patienten vermehrt Exantheme zu verursachen. Verlauf und klinisches Bild erinnern an das Ampicillinexanthem bei Epstein-Barr-Virus-Infektionen.

Tuberkulostatika werden seitens der Haut meist vertragen. Isoniazid kann ein juckendes akneiformes Exanthem verursachen. Thioacetazon sollte allerdings möglichst gemieden werden. Die Exanthemrate erreicht bei HIV-Patienten 20 %; es wurden tödlich verlaufende TEN-Reaktionen beobachtet.

Nach Anwendung von granulozytenkoloniestimulierendem Faktor (G-CSF) wurden wiederholt Sweet-artige Arzneireaktionen beschrieben.

Die antiretroviralen Medikamente werden im allgemeinen gut vertragen. Selten trat unter Zidovudin ein kleinpapulöses juckendes Exanthem auf. Das Medikament führt aber wiederholt zur Ausbildung striärer Nagelverfärbungen. Eine vergleichbare Verfärbung wurde von uns mit Ansetzen einer Lamivudintherapie beobachtet [5]. Nach Einleitung einer Therapie mit Didanosin können für eine begrenzte Zeit enorale Aphthen auftreten, die sich jedoch bald spontan zurückbilden.

Bei Einsatz der Proteinaseinhibitoren haben wir vereinzelt Arzneiexantheme beobachtet. Ausgesprochen häufig treten kutane Reaktionen bei Gabe der sog. nichtnukleosidalen Reverse-Transkriptase-Inhibitoren auf. Die Häufigkeit liegt im Bereich von 20–30 %. Während unter Delavirdin auftretende Reaktionen häufig toleriert werden können, so daß ein „Durchtherapieren" möglich ist, sind die Reaktionen auf Nevirapin oft so eindrucksvoll, daß ein Absetzen unausweichlich wird.

Die Anwendung von Foscarnet führt bei zahlreichen Patienten zum Auftreten sehr schmerzhafter und kaum abheilender genitaler Ulzera. Bei subkutaner Applikation von Interferon-α können Gewebsnekrosen auftreten [27].

Mundschleimhauterkrankungen

Bei der Untersuchung der Mundhöhle wird gute Beleuchtung und ein Untersuchungsspiegel zur Darstellung der Gingivainnenseite und anderer remoter Areale benötigt. Die wichtigsten enoralen Veränderungen sind:

Bläschen/Erosionen/Ulzera:
- Herpesstomatitis,
- enoraler Zoster,
- akute nekrotisierende und ulzerierende Gingivitis (ANUG),
- erosiv-atrophische Kandidose,
- rezidivierende Aphthose,
- Lichen ruber mucosae,
- Karzinome,
- Arzneimittelreaktionen.

Weißliche Beläge/Leukoplakien:
- Soor,
- leukoplakieartige Kandidose,
- orale Haarleukoplakie,
- multifokale epitheliale Hyperplasie Heck,
- Lichen ruber mucosae,
- Karzinome.

Tumoren:
- Kaposi-Sarkom,
- malignes Lymphom,
- Karzinome.
- Funktionell:
- Xerostomie/Siccasyndrom.

Kandidose

Die Häufigkeit der Mundhöhlenbesiedelung durch Candida albicans erreicht – abhängig vom Ausmaß der Immundekompensation – bis zu 70 %. Die pseudomembranösen Beläge haften auf meist erythematös veränderter Schleimhaut. Häufigste Lokalisation ist der weiche Gaumen, doch finden sich anfangs charakteristische Beläge am Gingivasaum.

Die Diagnose wird durch den Nachweis von Pseudohyphen im mikroskopischen Direktpräparat gestellt. Der Erregernachweis in der Kultur ist nicht aussagefähig, da die Häufigkeit einer kommensalen Besiedelung, die schon bei der Allgemeinbevölkerung im Bereich von 10% liegt, bei HIV-Patienten in Abhängigkeit vom Ausmaß der Immundekompensation Werte bis zu 70% erreicht. Es ist allerdings möglich, für wissenschaftlich quantitative Fragestellungen eine Keimzahlbestimmung im Rachenspülwasser zu verwenden. Benötigt wird die Kultur zur Erregerdifferenzierung und zur Empfindlichkeitstestung auf Antimykotika. Dabei werden meist Candida albicans bzw. Candidaspezies gefunden (> 95%), doch können fluconazolresistente C.-krusei- oder Torulopsis-glabrata-Stämme komplizierend auftreten.

Weitere klinische Formen sind die erythematöse Kandidose, bei der die pseudomembranösen Beläge vermißt werden, und die hyperplastische Kandidose, bei der die Beläge leukoplakieartig fest haften und protrusiv wachsen können [39]. Ferner ist die Candidaperlèche zu nennen, die von der staphylogenen Perlèche zu unterscheiden ist.

Die persistierende bzw. chronisch-rezidivierende orale Kandidose wird als eindeutiges Zeichen einer beginnenden Immundekompensation mit entsprechend ernster Prognose aufgefaßt [21]. In einer Kohorte war ein Jahr nach Diagnosestellung bei 59% der Patienten eine Aids-indikative Erkrankung aufgetreten. Neuerdings kann die Erfahrung gemacht werden, daß sich die Kandidose mit Beginn einer wirksamen antiretroviralen Kombinationstherapie ohne spezifische Therapie als augenfälliges Zeichen einer Immunrekonstitution zurückbildet.

Die Behandlung kann lokal mit nystatinhaltigen oder Amphotericin-B-haltigen Suspensionen erfolgen. Bei mangelnder Compliance oder objektiv ungenügendem Ansprechen kommt die Gabe von Fluconazol in Dosen zwischen 50 mg und 200 mg täglich in Betracht [6]. Mittlerweile sind allerdings in zahlreichen Publikationen Fluconazolresistenzen dokumentiert [30]. In diesem Fall und bei nachgewiesener C.-krusei-Infektion ist Itraconazol zu bevorzugen; aber auch hier wurden inzwischen Resistenzen beobachtet [41]. Die systemische Therapie mit Amphotericin B bleibt potentiell lebensbedrohlichen Komplikationen vorbehalten.

Septitiden durch Candida albicans wurden bei HIV-Patienten bisher praktisch ausschließlich beobachtet, wenn ausgeprägte Neutropenien komplizierend hinzutraten. Diesbezüglich ist Candida krusei möglicherweise gefährlicher; es wurde über Sepsisereignisse und Todesfälle berichtet [37].

Orale Haarleukoplakie

Sie ist meist im Bereich der lateralen Zungenränder, aber auch auf dem Zungenrücken lokalisiert (Abb. 5). Man sieht eine leukoplakieartige Verdickung, wobei die Hyperkeratosen haarförmig vorspringen können. Subjektive Beschwerden sind die Ausnahme; entsprechend ist eine Therapie, die mit Aciclovir grundsätzlich möglich wäre, nur in Ausnahmefällen erforderlich. Ursache der Haarleukoplakie ist eine lokale Reaktivierung von Epstein-Barr-Viren, die immunhistologisch, elektronenmikroskopisch, durch In-situ-Hybridisierung und im Southern Blot nachgewiesen werden können.

Die Haarleukoplakie ist als Prognosemarker der persistierenden oralen Kandidose vergleichbar [19, 21].

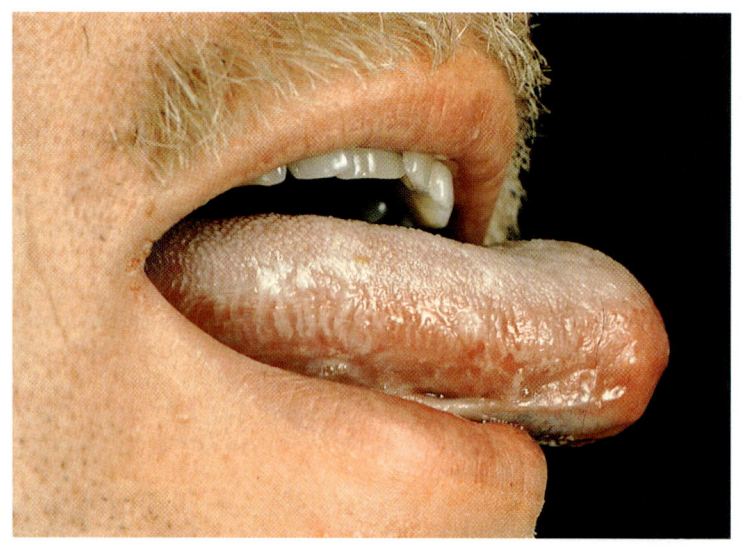

Abb. 5. Orale Haarleukoplakie

Akute nekrotisierende und ulzerierende Gingivitis (ANUG)

Es handelt sich um eine bakterielle Gingivitis mit ausgestanzt wirkenden nekrotischen Ulzera im Bereich der frontalen Gingivaareale (Abb. 6). Als Ursache wird traditionell ein Überwuchern durch fusiforme Stäbchen und Spirillen angeführt, doch zeigen neuere Untersuchungen, daß eine Vielzahl weiterer Erreger beteiligt sein können, z. B. Bacteroides- oder Selenomonasspezies [15]. Jedenfalls entsteht die Veränderung auf dem Boden mangelhafter Mundhygiene. Ob eine eigentliche Kausalbeziehung zum HIV-bedingten Immundefekt oder zu anderen HIV-assoziierten Störungen besteht, ist unklar; eine Untersuchung bei Rhesusaffen fand ANUG- bzw. nomaähnliche Befunde bei 69 von 72 SIV-infizierten, aber bei keinem von 82 nichtinfizierten Tieren [31].

Bei HIV-Patienten muß mit rascher Progredienz hin zu nomaartigen Bildern mit Ausgreifen auf den Kieferknochen und nachfolgendem Zahnverlust gerechnet werden. Aus diesem Grund sollte zusätzlich zur Lokaltherapie mit desinfizierenden Lösungen (z. B. Wasserstoffperoxid) eine orale Antibiotikatherapie durchgeführt werden.

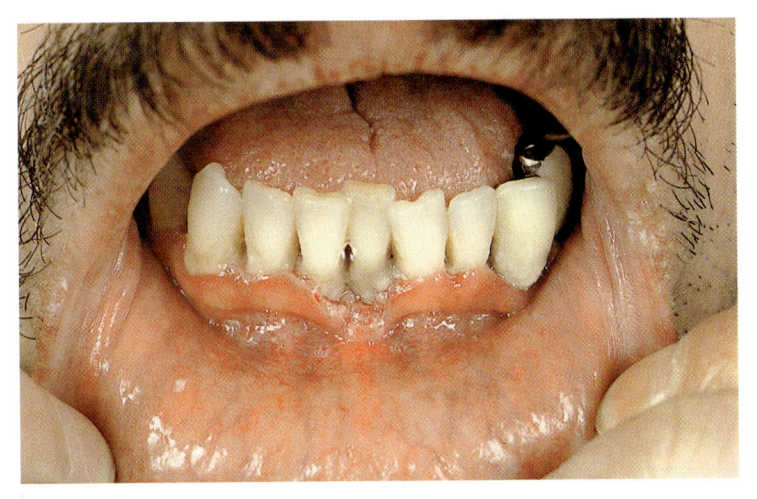

Abb. 6. Akute nekrotisierende und ulzerierende Gingivitis

Tumoren

Das Kaposi-Sarkom befällt in 50% der Fälle die Mundhöhle mit. Ein Befall der Gingiva (Abb. 7) kann zu erheblichen Schmerzen und zum Verlust der Zähne im betroffenen Areal führen. Am harten Gaumen wie auch im Bereich der Wangen finden sich meist flächige livide Verfärbungen. In Nähe des Rachenrings oder auf der Uvula können Einzeltumoren erheblicher Größe heranwachsen.

Solitäre rötliche, halbkugelig-glatte Tumoren müssen an ein malignes Lymphom denken lassen, so daß eine operative Entfernung aus diagnostischen Gründen wichtig ist [33]. Ansonsten imponieren maligne Non-Hodgkin-Lymphome im Mundhöhlenbereich oft als einigermaßen große, oft gelblich belegte Ulzera mit aufgeworfenem deutlich hyperplastischem Randwall. Sie sind anders als Aphthen vom Majortyp nicht schmerzhaft. Plattenepithelkarzinome können ähnlich imponieren, unterscheiden sich aber meist im Farbton. Nicht schmerzhafte Ulzera fordern selbstverständlich zum Ausschluß einer Syphilis auf.

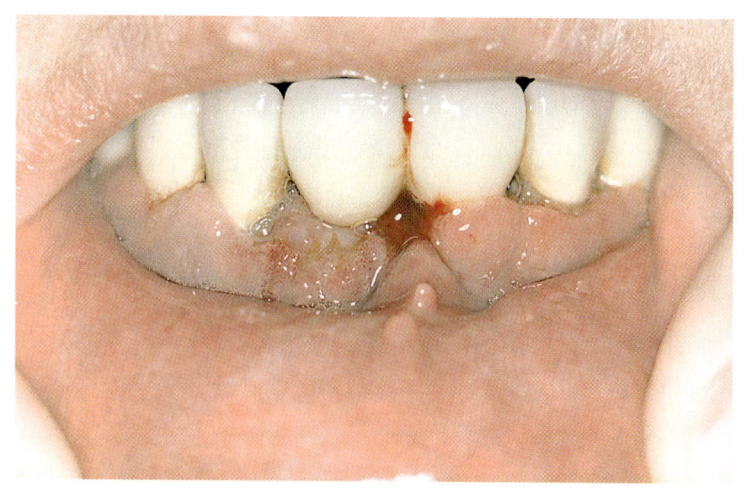

Abb. 7. Kaposi-Sarkom der Gingiva (DD: Epulis, bazilläre Angiomatose, Lymphom)

Aphthen

Eine rezidivierende oder persistierende Aphthose kann so schmerzhaft sein, daß die Nahrungsaufnahme praktisch ausgeschlossen ist. Die Differentialdiagnose erstreckt sich auf herpetische oder CMV-bedingte Ulzera (Abb. 8). Ferner kommen Medikamentenreaktionen (Didanosin), selten auch eine Kandidose (monoliale Ulzera) in Betracht. Die Syphilis ist zwar nicht schmerzhaft, doch ist im Falle einer bakteriellen Sekundärbesiedelung mit Ausnahmen von der Regel zu rechnen. Die HIV-assoziierte Aphthose reagiert auf Gabe von 200–400 mg Thalidomid pro Tag [6]. Hauptnebenwirkung ist eine erhebliche Müdigkeit. Schmerzhafte Neuropathien stellen sich bei bis zu 30% der Patienten ein.

Perianale Ulzera

Herpesulzera im Anogenitalbereich sind ausgesprochen häufig (Abb. 9 und 10). Die Differentialdiagnose bezieht Syphilis und Ulcus molle, aber auch Lymphome oder Plattenepithelkarzinome mit ein:

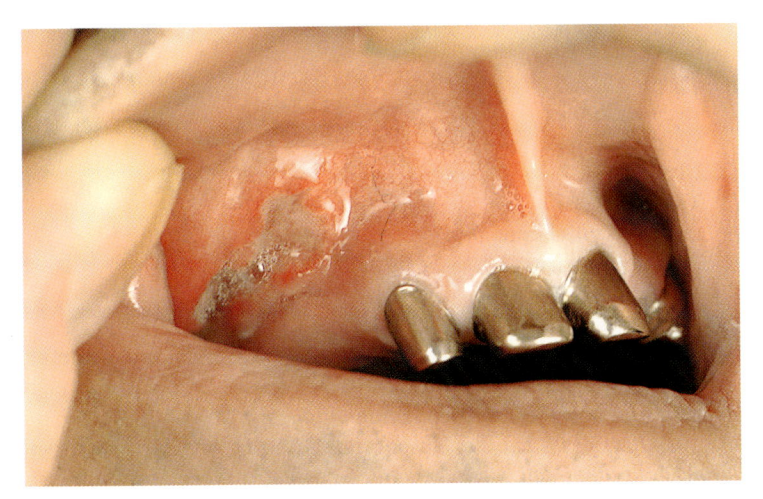

Abb. 8. Enorale Aphthe (DD: Herpes, CMV, Syphilis, Mykobakteriose, Lymphom, Karzinom)

Abb. 9. Perianales Herpesulkus

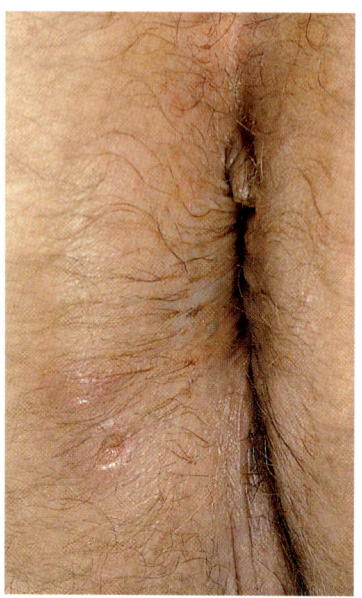

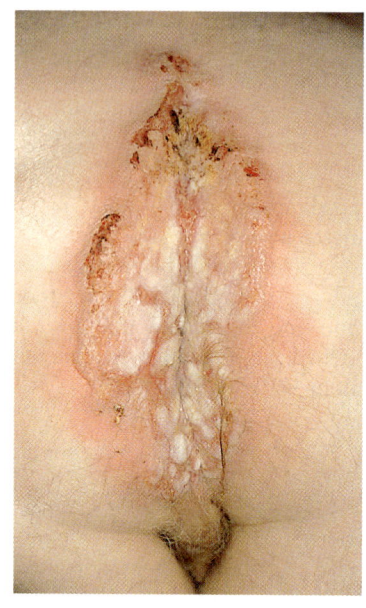

Abb. 10. Perianaler Herpes (DD: Karzinom, Lymphom, CMV)

Herpes simplex,
Syphilis,
Ulcus molle,
Karzinome,
maligne Lymphome,
Zytomegalievirus,
Zoster.

Mitunter entwickeln sich hyperkeratotische und Condyloma-acuminatum-artige Veränderungen, die ohne histologische Untersuchung nicht korrekt diagnostiziert werden können [20, 42].

Zur Diagnose wird ein Blasengrundausstrich angefertigt, in dem direktmikroskopisch Riesenzellen (Methylenblau) oder immunfloreszenzmikroskopisch Herpesantigene nachgewiesen werden können; zusätzlich sollte eine Kultur angelegt werden. In Zweifelsfällen empfiehlt es sich, eine Biopsie aus dem Ulkusrandbereich histologisch und ggf. mittels PCR zu untersuchen. In therapeutisch schwierigen Situationen kann eine Virusisolierung mit Resistenzbestimmung hilfreich sein. Bei Doppelinfektionen mit Herpes simplex und CMV kann es schwierig sein, die pathogenetische Relevanz der beiden Erreger zu definieren.

Wegen der Gefahr auftretender Aciclovirresistenzen sollten Oraltherapien von vornherein mit höherer Dosis (5mal 800 mg) erfolgen. Bei Nichtansprechen nach 4–5 Behandlungstagen ist die intravenöse Therapie (3mal tgl. 10 mg/kg KG) indiziert. Bei uns hat sich die zusätzliche externe Behandlung mit Foscarnetcreme bewährt. Eine Dauersuppressionstherapie (z. B. 3mal tgl. 200–400 mg Aciclovir oral) kann bei rasch rezidivierenden Rekurrenzen versucht werden, birgt aber das Risiko der Resistenzentwicklung [8, 38].

Haar- und Nagelveränderungen

Bei den Veränderungen der Finger- und Zehennägel stehen quantitativ Onychomykosen durch Trichophyton rubrum und andere Dermatophyten im Vordergrund; gelegentlich sind pathogene Hefen verantwortlich. Klinisch auffallend häufig wird die kreidig-weißliche oberflächlich proximale Form der Onychomykose angetroffen. Paronychien sind nicht selten und meist durch Candida, mitunter auch durch S. aureus bedingt [33].

Andere bei HIV-Patienten angetroffene Nagelveränderungen sind das Yellow-nail-Syndrom, Leukonychien, Mees-Bänder und Onycholysen. Hyperpigmentierte streifige Nagelveränderungen (Abb. 11) und fleckige Melanoderme nach können unter Zidovudin auftreten [5].

Störungen des Haarwuchses können bei der HIV-Infektion wie bei anderen konsumierenden oder chronischen Erkrankungen auftreten. Dabei können opportunistische Sekundärinfektionen ebenso wie psychische Belastungssituationen zur Entwicklung eines telogenen Effluviums beitragen. Medikamentenwirkungen, Mangelernährung und Stoffwechselveränderungen dürften beteiligt sein. Eine aktive Syphilis muß ausgeschlossen werden.

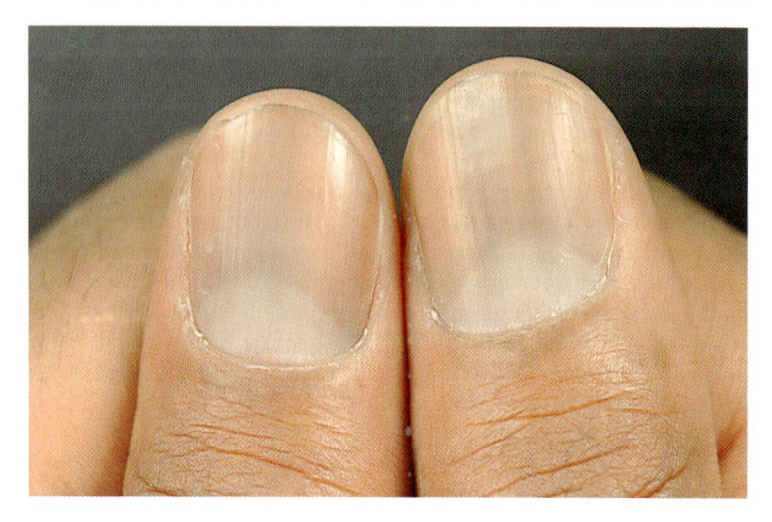

Abb. 11. Streifige Nagelverfärbung unter Zidovudin

Tumoren

Neben dem Kaposi-Sarkom und malignen Lymphomen vom Non-Hodgkin-Typ treten verschiedene epitheliale Tumoren gehäuft auf. Den meisten dieser HIV-assoziierten opportunistischen Neoplasien ist gemeinsam, daß eine virale Onkogenese zugrunde liegt oder zumindest für wahrscheinlich gehalten wird.

Kaposi-Sarkom

Es handelt sich um eine multilokulär auftretende Neoplasie (Abb. 12), die klinisch in Form angiomatöser Einzeltumoren Haut, Schleimhäute, Lymphknoten und viszerale Organe befallen kann. Neuerdings wurde die Annahme hinreichend abgesichert, daß ein neuentdecktes Virus der Herpesgruppe, das humane Herpesvirus Typ 8 (HHV-8), für das Auftreten der Erkrankung zumindest unabdingbar ist. Histogenetisch beginnt das Kaposi-Sarkom als unkontrollierte Hyperplasie von Endothelzellen kleiner Blut- oder Lymphgefäße. Dabei stehen Störungen

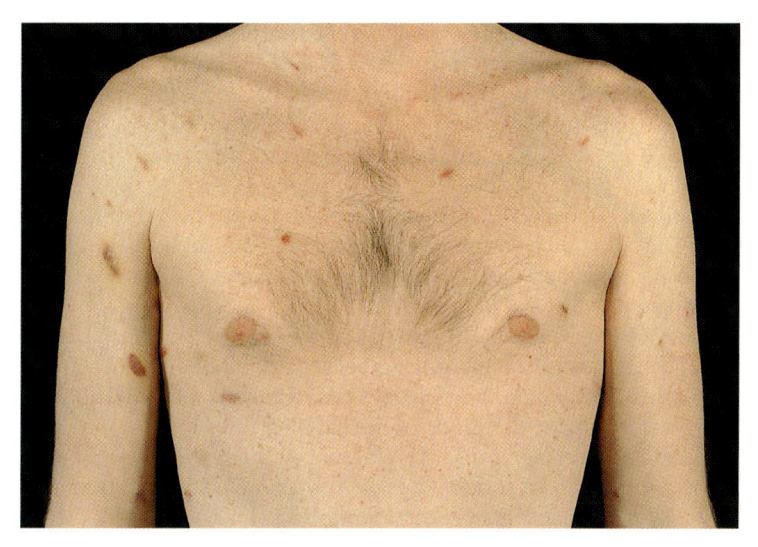

Abb. 12. Disseminiertes Kaposi-Sarkom

von Wundheilungsprozessen und der Zytokinregulation im Mittelpunkt der Pathogenese.

Zur Therapie einzelner Tumoren der Haut bzw. der sichtbaren Schleimhäute stehen verschiedene Lokalbehandlungsmaßnahmen bereit [40, 44]: Dermopanbestrahlung, Kryotherapie und Laserkoagulation. Die intraläsionale Injektion von Vincaalkaloiden oder Interferon-α erweist sich als umständlich, unnötig schmerzhaft und vom Resultat her kosmetisch unbefriedigend.

Für die systemische Therapie kommen Interferon-α, Vincaalkaloide – ggf. in Kombination mit Bleomycin – und neuerdings liposomale Anthrazykline in Betracht. Auch eine Therapie mit Etoposid per os ist wirksam. Die eindrücklichste Verbesserung der Behandelbarkeit des Tumors stellt dabei eindeutig die Einführung der liposomalen Anthrazykline dar, die hochwirksam, gut steuerbar und nebenwirkungsarm sind.

Seit Verfügbarkeit der hochwirksamen antiretroviralen Kombinationstherapie ist die Zahl neudiagnostizierter Kaposi-Sarkome dramatisch zurückgegangen. Darüber hinaus hat sich vielfach gezeigt, daß die mit diesen Behandlungsmöglichkeiten verbundene Immunrestauration zu spontanen Remissionen oder zumindest Wachstumsverzögerungen bereits bestehender Kaposi-Tumoren geführt hat. Eine ausreichende antiretrovirale Therapie muß also in jedes Behandlungskonzept des Tumors einbezogen werden. Daraus ergibt sich auch, daß die Therapiestrategien nochmals zu überprüfen sind; insbesondere muß der Stellenwert der Interferontherapie nochmals evaluiert werden. Die systemische Chemotherapie mit Zytostatika bleibt eindeutig lebensbedrohlichen oder schwer beeinträchtigenden Situationen vorbehalten.

Derzeit ergeben sich allererste (wenngleich noch hochexperimentelle) Therapieansätze mit antiangiogenetisch wirkenden Substanzen. Ob dem Thalidomid in diesem Zusammenhang eine Renaissance erwächst, erscheint allerdings zweifelhaft. Die gelegentliche Wirksamkeit hochdosiert verabreichter Schwangerschaftshormone ist nicht konsistent. Leider ist bisher ein HHV-8-wirksames Virostatikum nicht verfügbar; Foscarnet genügt diese Aufgabe nicht.

Epitheliale Tumoren

Papillomvirusassoziierte Neoplasien und Präkanzerosen des Rektums und des Anogenitalbereichs beim Mann sowie der Vagina bzw. Zervix der Frau spielen eine große Rolle. In einer Untersuchung bei HIV-infizierten Männern wurden im Analabstrich in mehr als 50% der Fälle die HPV-Typen 16 und 18 nachgewiesen [10]. Intraepitheliale Neoplasien sind bei HIV-infizierten Frauen und Männern häufiger, und die Progression von Infektion über Dysplasie hin zur Neoplasie erscheint beschleunigt. Regelmäßige Vorsorgeuntersuchungen sind dringend indiziert. Weiterhin ist in diesem Zusammenhang die enorme Häufung von Condylomata acuminata und Bowenoiden Papulosen problematisch.

Eine besondere Häufigkeitszunahme epithelialer Tumoren in lichtexponierten Arealen kann – anders als bei immunsupprimierten Organtransplantatempfängern – bislang nicht beobachtet werden. Eine Ausnahme stellt das Basaliom dar. Bei US-amerikanischem Militärpersonal wurden in einer über 3 Jahre beobachteten Kohorte bei 5% der weißhäutigen HIV-Infizierten Basaliome (Basalzellkarzinome) gefunden [34]. Zwar können wir eine vergleichbare Häufung an unserer Klinik nicht bestätigen, doch kommen Basaliome bei Patienten jenseits des 30. Lebensjahres vor.

Malignes Melanom

Einige Autoren vermuten, daß bei HIV-Patienten vermehrt mit dysplastischen Naevi zu rechnen sei. Systematische Untersuchungen dazu fehlen jedoch ebenso wie zur mehrfachen Beobachtung maligner Melanome durch einzelne Autoren [28, 43].

Bazilläre Angiomatose

Es handelt sich um eine vasoproliferative Erkrankung, die klinisch leicht mit dem Granuloma pyogenicum oder einem Kaposi-Sarkom verwechselt werden kann. Es handelt sich sicher nicht um eine Neoplasie; bei den auch hinsichtlich der wahrscheinlichen Pathogenese unübersehbaren Gemeinsamkeiten mit dem Kaposi-Sarkom wird die Erkrankung dennoch hier eingereiht. Allgemeinbeschwerden (Fieber, Abgeschlagenheit) sind nicht selten, und außer der Haut können Knochen, Leber, Milz und Lymphknoten betroffen sein. Die Erkrankung kommt nicht nur bei Aids, sondern auch bei anderen Immundefektsituationen wie auch bei immunkompetenten Personen vor. Feingeweblich finden sich Kapillaragglomerationen mit oft prominent kubischen Endothelzellen, die um ektatische Gefäße herum gelegen sind; daneben sieht man Zeichen der Leukozytoklasie mit Bakterien, die am besten in der Warthin-Starry-Färbung darstellbar sind. Als Erreger wurden Bartonella henselae und Bartonella quintana identifiziert. Dabei ist bislang unbekannt, auf welche Weise bakterielle und Wirtsfaktoren in der Pathogenese der Veränderungen zusammenwirken.

Zur Therapie kommen Erythromycin (2 g/tgl., 3 Wochen oral), Ciprofloxacin (1,5 g/tgl., 3 Wochen) oder Doxycyclin (200 mg/tgl., 3 Wochen) in Betracht. Rezidive kommen vor und können mehrfach zu wiederholende Behandlungszyklen notwendig machen.

Hautveränderungen bei HIV-infizierten Kindern

Im Prinzip werden dieselben Veränderungen gesehen wie bei Erwachsenen. Lediglich zwei Ausnahmen sind zu nennen: Die atopische Dermatitis ist wesentlich häufiger und das Kaposi-Sarkom wesentlich seltener. Die häufigsten Manifestationen sind Mundsoor, Herpes simplex, Zoster, Mollusca contagiosa, Dermatophytosen, Impetigo und Abszesse, Vaskulitiden, kutane Medikamentenreaktionen und Zeichen von Fehl- oder Mangelernährung [25, 26].

Literatur

1. Al Hedaithy MA, Noreddin AM (1996) Hypersensitivity anaphylactoid reaction to pefloxacin in a patient with AIDS. Ann Pharmacother 30: 612–614
2. Aly R, Berger T (1996) Common superficial fungal infections in patients with AIDS. Clin Infect Dis
3. Bardenstein DS, Elmets C (1995) Hyperfocal cryotherapy of multiple Molluscum contagiosum lesions in patients with the acquired immune deficiency syndrome. Ophthalmology 102: 1031–1034
4. Belchi HJ, Espinosa PF (1996) Management of adverse reactions to prophylactic trimethoprim-sulfamethoxazole in patients with human immunodeficiency virus infection. Ann Allergy Asthma Immunol 76: 355–358
5. Bendick C, Rasokat H, Steigleder GK (1989) Azidothymidine-induced hyperpigmentation of skin and nails [letter]. Arch Dermatol 125: 1285–1286
6. Berger TG (1993) Treatment of bacterial, fungal, and parasitic infections in the HIV-infected host. Semin Dermatol 12: 296–300
7. Berger TG, Hoffman C, Thieberg MD (1995) Prurigo nodularis and photosensitivity in AIDS: treatment with thalidomide. J Am Acad Dermatol 34: 90–93
8. Bevilacqua F, Marcello A, Toni M, Zavattoni M, Cusini M, Zerboni R, Gerna G, Palu G (1991) Acyclovir resistance/susceptibility in herpes simplex virus type 2 sequential isolates from an AIDS patient. J Acquir Immune Defic Syndr 4: 967–969
9. Bonnekoh B, Wevers A, Geisel J, Rasokat H, Mahrle G (1991) Antiproliferative potential of zidovudine in human keratinocyte cultures. J Am Acad Dermatol 25: 483–490
10. Breese PL, Judson FN, Penley KA, Douglas JJ (1995) Anal human papillomavirus infection among homosexual and bisexual men: prevalence of type-specific infection and association with human immunodeficiency virus. Sex Transm Dis 22: 7–14
11. Coopman SA, Johnson RA, Platt R, Stern RS (1993) Cutaneous disease and drug reactions in HIV infection [see comments]. N Engl J Med 328: 1670–1674
12. Corbett EL, Crossley I, Holton J, Levell N, Miller R, De CK (1996) Crusted („Norwegian") scabies in a specialist HIV unit: successful use of ivermectin and failure to prevent nosocomial transmission. Genitourin Med 72: 115–117

13. Dann FJ, Tabibian P (1995) Cutaneous diseases in human immunodeficiency virus-infected patients referred to the UCLA Immunosuppression Skin Clinic: reasons for referral and management of select diseases. Cutis 55: 85–88
14. Elmets CA (1994) Management of common superficial fungal infections in patients with AIDS. J Am Acad Dermatol
15. Falkler WJ, Martin SA, Vincent JW, Tall BD, Nauman RK, Suzuki JB (1987) A clinical, demographic and microbiologic study of ANUG patients in an urban dental school. J Clin Periodontol 14: 307–314
16. Farber EM, Nall L (1993) Psoriasis associated with human immunodeficiency virus/acquired immunodeficiency syndrome. Cutis 52: 29–35
17. Hertl M, Jugert F, Merk HF (1995) CD8+ dermal T cells from a sulphamethoxazole-induced bullous exanthem proliferate in response to drug-modified liver microsomes. Br J Dermatol 132: 215–20
18. Horn TD, Morison WL, Farzadegan H, Zmudzka BZ, Beer JZ (1994) Effects of psoralen plus UVA radiation (PUVA) on HIV-1 in human beings: a pilot study. J Am Acad Dermatol 34: 90–92
19. Katz MH, Greenspan D, Westenhouse J et al. (1992) Progression to AIDS in HIV-infected homosexual and bisexual men with hairy leukoplakia and oral candidiasis. AIDS 6: 95–100
20. Langtry JA, Ostlere LS, Hawkins DA, Staughton RC (1994) The difficulty in diagnosis of cutaneous herpes simplex virus infection in patients with AIDS. Clin Exp Dermatol 19: 224–226
21. Maden C, Hopkins SG, Lafferty WE (1994) Progression to AIDS or death following diagnosis with a class IV non-AIDS disease: utilization of a surveillance database. J Acquir Immune Defic Syndr 7: 972–977
22. Mahe A, Simon F, Coulibaly S, Tounkara A, Bobin P (1996) Predictive value of seborrheic dermatitis and other common dermatoses for HIV infection in Bamako, Mali. J Am Acad Dermatol 34: 1084–1086
23. Mahrle G, Rasokat H, Kurz K, Steigleder GK (1989) Atypische Syphilisverläufe bei HIV-Infektion. Z Hautkr 64: 393–394
24. Picon L, Vaillant L, Duong T, Lorette G, Bacq Y, Besnier JM, Choutet P (1989) Cutaneous cryptococcosis resembling molluscum contagiosum: a first manifestation of AIDS. Acta Derm Venereol 69: 365–367
25. Prose NS (1992) Cutaneous manifestations of pediatric HIV infection. Pediatr Dermatol 9: 326–328
26. Prose NS, Mendez H, Menikoff H, Miller HJ (1987) Pediatric human immunodeficiency virus infection and its cutaneous manifestations. Pediatr Dermatol 4: 67–74
27. Rasokat H, Bendick C, Wemmer U, Steigleder GK (1989) Aseptische Hautnekrosen nach subkutaner Injektion von Interferon alpha. Dtsch Med Wochenschr 114: 458–460
28. Rasokat H, Steigleder GK, Bendick C, Müller S, Meller M (1989) Malignes Melanom und HIV-Infektion. Z Hautkr 64: 581–582
29. Romani J, Puig L, Baselga E, De MJ (1996) Reiter's syndrome-like pattern in AIDS-associated psoriasiform dermatitis. Int J Dermatol 35: 484–488
30. Ruhnke M, Eigler A, Tennagen I, Geiseler B, Engelmann E, Trautmann M (1994) Emergence of fluconazole-resistant strains of Candida albicans in patients with

recurrent oropharyngeal candidosis and human immunodeficiency virus infection. J Clin Microbiol 32: 2092–2098
31. Schiodt M, Lackner A, Armitage G, Lerche N, Greenspan JS, Lowenstine L (1988) Oral lesions in rhesus monkeys associated with infection by simian AIDS retrovirus, serotype-I (SRV-1). Oral Surg Oral Med Oral Pathol 65: 50–55
32. Shepherd J, Shepherd C, Tonozzi C, Boysen E (1995) Severe co-trimoxazole reaction in a man with AIDS. J Am Board Fam Pract 8: 130–133
33. Sindrup JH, Weismann K, Sand PC et al. (1988) Skin and oral mucosal changes in patients infected with human immunodeficiency virus. Acta Derm Venereol 68: 440–443
34. Smith KJ, Skelton HG, Yeager J et al. (1994) Cutaneous findings in HIV-1-positive patients: a 42-month prospective study. Military Medical Consortium for the Advancement of Retroviral Research (MMCARR). J Am Acad Dermatol 32: 976
35. Steigleder GK, Rasokat H (1985) Psoriasis und AIDS – Neue Aspekte zur Immunpathogenese der Erkrankung. Z Hautkr 60: 1913–1914
36. Steigleder GK, Rasokat H (1987) Hautveränderungen bei HIV-Infektion. Dtsch Med Wochenschr 112: 686–690
37. Stellbrink HJ, Albrecht H, Fenske S, Koperski K (1992) Candida krusei sepsis in HIV infection. AIDS 6: 746–748
38. Stellbrink HJ, Albrecht H, Loning T, Greten H (1991) Herpes simplex virus type-2 ulcers resistant to acyclovir in an AIDS patient – successful treatment with foscarnet. Klin Wochenschr 69: 274–278
39. Sweet SP, Cookson S, Challacombe SJ (1995) Candida albicans isolates from HIV-infected and AIDS patients exhibit enhanced adherence to epithelial cells. J Med Microbiol 43: 452–457
40. Tappero JW, Grekin RC, Zanelli GA, Berger TG (1992) Pulsed-dye laser therapy for cutaneous Kaposi's sarcoma associated with acquired immunodeficiency syndrome. J Am Acad Dermatol 27: 526–530
41. Venkateswarlu K, Denning DW, Manning NJ, Kelly SL (1996) Reduced accumulation of drug in Candida krusei accounts for itraconazole resistance. Antimicrob Agents Chemother 40: 2443–2446
42. Vogel P, Smith KJ, Skeleton HG, Cuozzo D, Wagner KF (1993) Verrucous lesions of herpes simplex in HIV-1+ patients. Military Medical Consortium for the Advancement of Retroviral Research. Int J Dermatol 32: 680–682
43. Wang CY, Brodland DG, Su WP (1995) Skin cancers associated with acquired immunodeficiency syndrome. Mayo Clin Proc 70: 766–772
44. Westermann VA, Muller RP, Adler M, Bendick C, Rasokat H (1990) Zur Strahlentherapie des Kaposi-Sarkom bei HIV-Infektion. Strahlenther Onkol 166: 705–709
45. Zalla MJ., Su WP, Fransway AF (1992) Dermatologic manifestations of human immunodeficiency virus infection. Mayo Clin Proc 67: 1089–1108

Aktuelle Therapie der Opiatabhängigkeit

H. Busch, Th. Poehlke, E. Köhler

Schon Homer beschreibt in seinen Dichtungen ein wundersames Pharmakon Namens Nepenthes, bei dem es sich nach übereinstimmender Meinung der Historiker um Opium handelte (G. Baisette):

> *In das Gefäß, aus dem sie ihren Wein zu schöpfen pflegten, schüttete Helena einen wundersamen Saft. Er vertreibt allen Schmerz und alle Wut und macht alle Übel vergessen. Wer einmal aus einer Schale mit dieser Mischung getrunken hat, vergießt keine Tränen und lacht den ganzen Tag über, selbst wenn sein Vater oder seine Mutter gestorben wäre, ja selbst wenn seinem Bruder oder Lieblingssohn in seiner Gegenwart und unter seinen Augen mit der erzenen Waffe die Kehle durchschnitten würde.*

Neben dem Opium zählt das Kokain zu den traditionsreichen Drogen. Schon vor mehr als 2000 Jahren war seine Wirkung in den altperuanischen Kulturen bekannt. Kokain und Opium waren nicht nur wichtige Therapeutika, sondern auch Hilfsmittel, um den Göttern nahe zu sein. Die negativen Auswirkungen der Drogen sowie die von ihnen erzeugte Abhängigkeit waren ohne sonderliche Bedeutung.

Mit der zunehmenden Säkularisierung und den kulturellen Umwälzungen änderte sich zunehmend auch der Gebrauch der Drogen.

Während des 1. Weltkrieges benutzten deutsche und französische Jagdflieger Kokain zur psychophysischen Konditionierung.

Ephedrinderivate dienten im 2. Weltkrieg als Durchhaltemittel.

Heroin war eine der Drogen des Vietnamkrieges (1964–1975).

Der Gebrauch und der Mißbrauch einer Droge definiert sich im Selbstverständnis und an den Bedürfnissen der jeweiligen Zeit. Neben der Opiatabhängigkeit stellen heute die iatrogen bedingten neuen

Abhängigkeitserkrankungen ein besonderes Problem dar. Diazepam, Flunitrazepam und andere Tranquilizer überschwemmen den Markt. Die Ärzteschaft ist in Gefahr, zu Wegbereitern neuer Suchtepedemien zu werden. Konsequenzen für die Zukunft zu ziehen heißt auch Rückbesinnung auf unsere eigene Verantwortung und die Reflexion unseres eigenen Handelns und Schweigens im gesellschaftlichen Umgang mit den Drogen und den Süchtigen.

Kaum nachvollziehbar ist es, wie schwer es der deutschen Ärzteschaft fiel, die Opiatabhängigkeit Mitte der 90er Jahre endlich als Krankheit anzuerkennen. Eine Anerkennung, die mehr als halbherzig blieb. Der *Sonderfall* einer Erkrankung wurde geschaffen:

Bei welcher anderen Erkrankung läßt sich der Arzt vorschreiben, wie er seinen Patienten zu behandeln hat?

Wo sonst akzeptiert der Vertragsarzt eine Fallzahlbegrenzung der von ihm zu Lasten der gesetzlichen Krankenkassen oder Ersatzkassen behandelten Patienten?

Bei welcher anderen Erkrankung stimmt der Arzt der Überprüfung seiner Behandlungsindikation durch Verwaltungsfachleute der Krankenkassen zu?

Wo sonst läßt sich der Arzt eine Beendigung der Behandlung vorschreiben, wenn der Patient eine schlechte Compliance zeigt?

Bei soviel ärztlichem "Widerstand" ist es nur zu verständlich, daß die Krankenkassen die Opiatabhängigkeit bis heute noch nicht als vollwertige schwere Erkrankung anerkennen und ganz entschieden in die Therapiefreiheit des Arztes eingreifen.

Opiatabhängigkeit

Die heutige Form der Opiatabhängigkeit zeichnet sich durch eine überwiegend intravenöse Applikation und eine hohe Toleranzentwicklung aus. Gleichförmig verlaufen bei allen Arten der zum sog. Opiattypus nach der Klassifikation der WHO gehörenden Stoffe die Abhängigkeit und die pharmakologische Wirkweise. Zu den heute hauptsächlich konsumierten Stoffen zählen neben Heroin vor allen Dingen Kodein, Buprenorphin, Pentazocin, Morphium, Opium und Tilidin.

An der Genese der Opiatabhängigkeit sind unterschiedliche Faktoren beteiligt. Ungünstige Sozialfaktoren begünstigen die Entwicklung einer Drogenerkrankung auch bei Menschen mit einer relativ reifen, gesunden Persönlichkeitsentwicklung. Lebenskrisen und Ausbildungsdefizite in der Adoleszenz können weitere Ursachen für die Entstehung der Drogenabhängigkeit sein. Oftmals läßt sich die Abhängigkeitsentwicklung zu einem frühen Lebenszeitpunkt beobachten, wobei sich dann entsprechende Ausbildungs-, Entwicklungs- und Reifungsdefizite diagnostizieren lassen.

Entsprechend der sozialen Integration des Abhängigen lassen sich 3 typische Verlaufsformen der Opiatabhängigkeit erkennen (Gölz 1993):

Typ 1 ist sozial vollständig integriert und verfügt über genügend Geldmittel, seinen Bedarf an Drogen ohne Beschaffungskriminalität zu decken. Meist handelt es sich um Menschen mit einem hohen Bildungsniveau. Der Konsum illegaler Drogen beginnt spät, meist erst nach der Berufsausbildung.

Typ 2 zeichnet sich durch seine instabile soziale Integration aus. Zwar ist häufig ein Schulabschluß erreicht bzw. eine Berufsausbildung abgeschlossen worden, jedoch stürzt der Abhängige immer wieder in das typische Szenenverhalten ab. Häufig besitzen die zu diesem Typus zu zählenden Patienten reichlich Therapieerfahrung.

Typ 3 lebt überwiegend in der offenen Drogenszene. Meist fehlt eine abgeschlossene Schul- oder Berufsausbildung. In der Sozialanamnese finden sich vermehrt Haftstrafen. Oft sind die Patienten in einem desolaten Gesundheitszustand. Der Konsum illegaler Drogen beginnt früh, häufig schon während der Pubertät.

Während der Typ 1 meist ein reiner Opiat- und/oder Kokainkonsument ist, herrscht bei den Typen 2 und 3 eher ein polytoxikomanes Konsummuster vor.

Die offene Drogenszene ist gekennzeichnet durch Beschaffungskriminalität, Prostitution und zunehmende soziale Verelendung. Ungeschützte Sexualkontakte und noch heute weitverbreitete unsterile Injektionstechniken wirken sich stark gefährdend aus. Der Anteil Drogenabhängiger, die mit dem Human-immunodeficiency- und/oder Hepatitis-C-Virus infiziert sind, ist hier besonders groß. Das sich jeweils ergebende Konsummuster ist als Resultat verschiedener Wechselbeziehungen zwischen der Droge, der Einstellung des Konsumenten sowie seinem sozialem Kontext zu sehen.

Epidemiologie

In Deutschland liegen keine exakten Berechnungen über die tatsächliche Zahl der stoffgebundenen Abhängigkeitskranken vor. Bisherige Untersuchungen gehen von etwa 2,5 Mio. Alkoholkranken, 800000 Medikamentenabhängigen und bis zu 184000 von illegalen Drogen abhängigen Menschen aus. Dabei ist zu berücksichtigen, daß die Zahlen für die Alkohol- und Medikamentenabhängigen aufgrund der Behandlungsbedürftigkeit erhoben wurden und die Angaben über die Menge der von illegalen Drogen Abhängigen aus polizeilichen Ermittlungsdaten stammen.

Seit 1982 ist der Einbruch der HIV-Infektion in das Kollektiv der Drogenabhängigen in Deutschland dokumentiert, 1984 wurde erstmals das Vollbild der HIV-Erkrankung bei einen Drogenpatienten diagnostiziert.

Über die Prävalenz der HIV-Infektion in dem Kollektiv der Drogenabhängigen in Deutschland gibt es widersprüchliche Angaben. Sicher ist, daß in den Problemzentren wie Berlin, Hamburg oder Frankfurt/Main bis zu 80% der in der offenen Drogenszene lebenden i.v.-Drogenabhängigen HIV-infiziert sind. Gleich hoch oder höher dürfte die Prävalenz der Hepatitis-C-Virus-Infektion sein. Für den eher ländlichen Raum Münster liegt die Prävalenz der HIV-Infektion in diesem Kollektiv zwischen 10 und 20%, für die Hepatitis-C-Virus-Infektion über 70%.

Erst wenn Regionalvergleiche möglich sind, ist aus den aktuellen Zahlen und ihrer Weiterentwicklung auf den Erfolg und Mißerfolg von politischen Leitlinien und Präventivansätzen zu schließen.

Diagnostik

Eine vollständige Erhebung der Familien-, Eigen- und Suchtanamnese ist bei dem Verdacht auf das Vorliegen einer Abhängigkeitserkrankung genauso unverzichtbar wie eine vollständige medizinische Untersuchung. Neben den fast obligaten Begleiterkrankungen der Opiatabhängigkeit sollten immer auch die häufigsten in diesem Patientenkollektiv vorkommenden viralen Infektionskrankheiten ausgeschlossen werden.

*Häufigste Beleiterkrankungen der Opiatabhängigkeit
(nach Behandlungsanlässen im eigenen Patientenkollektiv)*

I. *Erkrankungen der Haut*
   - Zustand nach paravenösen Injektionen mit Abszeßbildung
   - Abszesse jeglicher Stadien, meist nach intramuskulären Injektionen
   - Brandwunden, meist superinfiziert
   - Phlegmonen, meist an der oberen Extremität, häufig an der Hand
   - Akute Thrombophlebitis
   - Chronisch-venöse Insuffizienz
   - Exkoriationen, meist an den unteren Extremitäten, häufig superinfiziert
   - Haut - und Nagelmykosen

II. *Atemwegerkrankungen*
   - Akute virale oder bakterielle Infektionen der Atemwege
   - Akute Pneumonien
   - Chronische Bronchitis
   - Asthma bronchiale
   - Dyspnoe

III. *Gastrointestinale Beschwerden*
   - Chronische Obstipation (Opiatwirkung)
   - Emesis
   - Akute und chronische Gastritis (häufig: Helikobakternachweis)
   - Akute Diarrhö
   - Ulcera duodeni, ventriculi
   - Pankreatitis
   - HIV-assoziierte Diarrhö
   - Ikterus

IV. *Herz-Kreislauf-Erkrankungen*
   - Ödeme
   - Arterielle und venöse Zirkulationsstörungen
   - Gefäßthrombosen
   - Orthostatische Dysregulation

V. *Nephrologische Erkrankungen*
   - Akute Harnweginfekte
   - Zystitis

- Pyelonephritis
- Akute und chronische Glomerulonephritis
VI. *Zahnstatus*
- Generalisierter Kariesbefall
- Zahnstümpfe
- Eingeschränkte oder erloschene Kaufunktion
- Kieferabszeß
VII. *Parasitäre Erkrankungen*
- Skabies
- Pedikulose
VIII. *Psychiatrische Erkrankungen*
- Akute Intoxikationen
- Akute (reaktive) Depressionen
- Suizidalität
- Psychosen
- Neurosen
- Borderlinestörungen
IX. *Neurologische Komplikationen*
- Krampfanfälle bei Benzodiazepin- (Flunitrazepam!) und Barbituratentzug
- Polyneuropathie (HIV-assoziiert oder alkoholbedingt)
- Zephalgien

Infektionskrankheiten
(nach der Häufigkeit des Auftretens im eigenen Patientenkollektiv)

- Hepatitis A, B, C, D
- HIV-1-Infektion
- Infektionen mit atypischen Mykobakterien (im Rahmen der HIV-Infektion)
- Tuberkulose

Verbunden mit der Diagnostik sind auch gleichzeitig die prognostische Beurteilung, das Aufstellen eines Behandlungsplanes und die Formulierung des Behandlungszieles. Dabei belegen unsere bisherigen Erfahrungen, daß die anzustrebenen Behandlungs- und Integrationsziele bei fortgeschrittenem Krankheitsbild und desolater Sozialisation nur äußerst schwierig zu erreichen sind. Die Mehrzahl der terminal an der HIV-Infektion erkrankten Drogenabhängigen stellen erhebliche Belastungen für die sie behandelnden Therapeuten dar (Haas 1989). Dennoch ist anzumerken, daß Opiatabhängige mit fortgeschrittenem Immundefekt einer Drogensubstitution mit Methadon oder Levomethadon durchaus zugänglich sind.

Pharmakologie der Opioide und ihrer Antagonisten

Der Begriff „Opiate" bezeichnete ursprünglich die Wirkstoffe des Opiums wie Morphin, Kodein oder andere Opiumalkaloide und ihre halbsynthetischen Derivate. Zwischenzeitlich hat sich die weiter gefaßte Bezeichnung „Opioide" eingebürgert. Zu den Opioiden zählen neben den eigentlichen Opiaten halbsynthetische oder synthetische Substanzen mit morphinähnlicher Wirkung, endogene Peptide mit morphinähnlicher Wirkung und Opiatantagonisten.

Opioide werden seit langem zur Analgesie bei intensiven akuten Schmerzen, z. B. nach traumatischen Ereignissen oder postoperativ, eingesetzt. Die Verordnung von Opioiden bei schweren chronischen Schmerzen, z. B. bei Tumorerkrankungen, geschieht aus Furcht vor ihren Nebenwirkungen, der Entwicklung von Toleranz und von physischer und psychischer Abhängigkeit sehr zurückhaltend.

Neben der medizinischen Anwendung steht die massive mißbräuchliche Anwendung eines einzigen Opioids, des Heroins.

Geschichte

Die Geschichte der Opioide hat schon in vorchristlicher Zeit mit Opium ihren Ausgangspunkt genommen. Die alten Griechen führten diese Bezeichnung für den durch Anritzen gewonnenen und an der Luft getrockneten Milchsaft der unreifen Fruchtkapseln des Schlafmohns, Papaver somniferum, ein.

Opium enthält mehr als 20 verschiedene Alkaloide (Tabelle 1). Sie gehören 2 chemischen Klassen an, den Phenanthrenen und den Benzylisochinolinen. Die wichtigsten Phenanthrene sind Morphin mit 10 %, Kodein mit 0,5 % und Thebain mit 0,2 % Gehalt im Opium. Die wichtigsten Benzylisochinoline sind Narcotin und Papaverin, die 6 bzw. 1 % des Opiums ausmachen.

Tabelle 1. Die wichtigsten Opiumalkaloide

Chemische Klasse	Alkaloid	Gehalt [%]
Phenanthrene	1. Morphin	10,0
	2. Kodein	0,5
	3. Thebain	0,2
Benylisochinoline	1. Narcotin	6,0
	2. Papaverin	1,0
	3. Narcein	0,3

Dem Apotheker Sertürner gelang 1806 die Isolierung des Morphins aus Opium. Mit diesem erstmaligen Auffinden einer pharmakologisch aktiven Substanz mit basischem Charakter begann die sogenannte Alkaloidchemie. Ab Mitte des 19. Jahrhunderts setzte die Verbreitung der isolierten, reinen Opiumalkaloide neben Opium in der medizinischen Welt ein.

Morphin, das wichtigste Opiumalkaloid, weist neben seinen analgetischen auch antitussive Eigenschaften auf. Es führt leicht zu psychischer und physischer Abhängigkeit. Die Separierung der gewünschten Effekte, insbesondere aber die Unterdrückung des Abhängigkeitspotentials waren die Triebfeder für die Entwicklung partialsynthetischer Abwandlungsprodukte, die unter anderem auch zum Diacetylmorphin (= Heroin) führte.

Praktische Bedeutung

Die Substanzklasse der Opioide hat deshalb ihre große praktische Bedeutung, weil sie
1. Pharmaka repräsentiert, die am erfolgreichsten schmerzhafte Afferenzen blockieren können,
2. sich mit steigender analgetischer Potenz durch zunehmende therapeutische Breite auszeichnet (Tabelle 2).

Bei den schwach wirksamen Opioiden, wie z. B. Tramadol (Tramal) oder Pentazocin (Fortral) ist die therapeutische Breite deutlich geringer als bei Morphin. Das schlägt sich bei einer Überdosierung in Nebenwirkungen wie negativ inotrope Wirkung auf das Myokard, starke Sedierung, Obstipation, Hypotonie und Bradykardie nieder.

Tabelle 2. Therapeutische Breite (LD50/ED50) verschiedener Opioide beim Hund

Opioid	Therapeutische Breite
Tramadol	3
Tilidin	3
Pentazocin	4
Pethidin	11
Piritramid	11
Methadon	12
Phenoperidin	16
Butorphanol	45
Morphin	71
Rentanyl	277
Nalbuphin	1034
Alfentanil	1082
Buprenorphin	7933
Sufentanil	26716

Auch die therapeutische Breite des Methadons ist im Vergleich zu Morphium, das eine Mittelstellung einnimmt, sehr viel kleiner. Dagegen zeichnen sich die Opioide Fentanyl, Nalbuphin (Nubain), Alfentanil (Rapifen), Buprenorphin (Temgesic) und Sufentanil (Sufenta) durch ihre große therapeutische Breite aus.

Hinsichtlich ihrer analgetischen Wirkstärke (Tabelle 3) können die Opioide in 4 Gruppen eingeteilt werden:

1. Sehr stark wirksame Analgetika sind neben dem Oxymorphon – es ist übrigens das einzige Opiat in dieser Gruppe – v. a. Fentanyl und das neuere Sufentanil.
2. In der Gruppe der stark wirksamen Analgetika finden sich mehrere Morphinderivate und u. a. auch Methadon.
3. Die schwach wirkenden Opioide wie Piritramid (Dipidolor), Pentazocin (Fortral) und auch Pethidin (Dolantin) werden bevorzugt zur postoperativen Analgesie eingesetzt. Dies hängt mit ihrem geringeren atemdepressorischen Potential mit ihrer längeren Wirkdauer zusammen.
4. Die Opioide der letzten Gruppe zeichnen sich durch sehr schwache bis fehlende analgetische Wirkung aus. Naloxon ist reiner Antagonist, der keinerlei analgetische Wirkqualität mehr aufweist.

Tabelle 3. Analgetische Wirkstärke verschiedener Opioide beim Menschen im Vergleich zu Morphin. (Nach Freye 1995)

Opioid	Wirkstärke
Sehr starke Analgesie	
Sufentanil	1000
Fentanyl	100–300
Alfentanil	40–50
Phenoperidin	10–50
Oxymorphon	12–15
Starke Analgesie	
Butorphanol	8–11
Hydromorphon	7–10
Heroin	1–5
Dextromoramid	2–4
Racemorphan	2,5
L-Methadon	2
Piminodin	1
Properidin	1
Morphin	1
Nalbuphin	0,5–0,8

Opiatrezeptorinteraktion

Aus den Tatsachen,
> daß nur solche Moleküle optisch aktiver Opiate, die die Schwingungsebene des polarisierten Lichtes nach links drehen, pharmakologische Aktivität zeigen und
> daß eine geringfügige Modifizierung des Opiatmoleküls (z. B. Morphin > Kodein) starken Einfluß auf das Wirkungsspektrum hat,

schloß man, daß die Opiate ihre Wirkung im Organismus über die Kopplung an spezifischen Opiatrezeptoren entfalten. Da man jedoch auch weiter davon ausging, daß Wirbeltiere keine Rezeptoren für solche Substanzen entwickeln, mit denen sie normalerweise nicht in Berührung kommen, suchte man nach körpereigenen Liganden mit morphinähnlicher Wirkung. In den 70er Jahren fand man dann auch 3 endogene Peptidfamilien, die opiatähnliche Wirkung aufweisen:
> Endorphine
> Enkephaline
> Dynorphine.

Vorbedingung für eine Interaktion mit einem spezifischen Rezeptor ist ähnlich dem Prinzip „Schloß und Schlüssel" eine entsprechende molekulare Struktur der Liganden (Abb. 1 und 2).

Das körpereigene Opioid Met-Enkephalin, ein Pentapeptid mit der Aminosäuresequenz Tyrosin-Glycin-Glycin-Phenylalanin-Methionin weist im Tyrosin einen Phenylring mit einer p-ständigen phenolischen Hydroxylgruppe und ein im konstanten Abstand zum Ring stehendes Stickstoffatom auf. Diese Struktur findet sich sowohl bei den klassischen Opiaten, wie z. B. Morphin, als auch bei den Opioiden, wie z. B. Methadon, wieder.

Weiterhin hat der Substituent am Stickstoffatom besondere Bedeutung für die Wirkung des Liganden am Rezeptor. Aus dem sehr wirkstarken Opiatagonisten, dem Oxymorphon (Numorphan), entsteht durch Austausch der stickstoffständigen Methylgruppe durch eine Allylgruppe der reine Opiatantagonist Naloxon (Narcanti).

Wird die N-ständige Methylgruppe jedoch durch eine Cyclopropylmethylgruppe ersetzt, so entsteht der Opiatantagonist Naltrexon

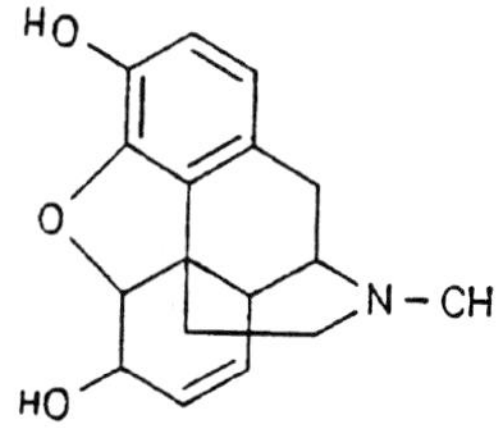

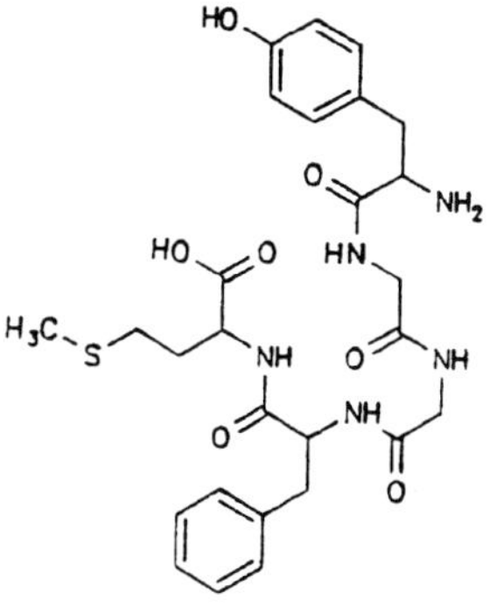

Met-Enkephalin

Morphin

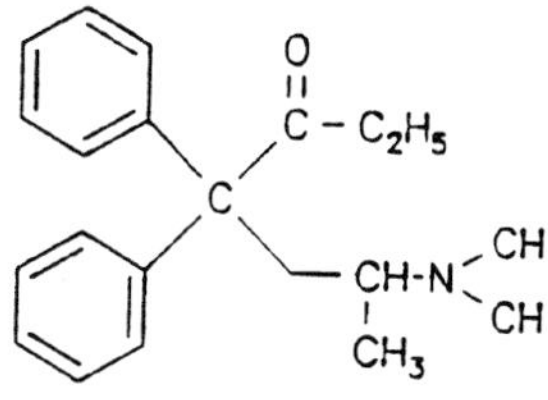

Methadon

Abb. 1. Chemische Struktur von Opiatagonisten

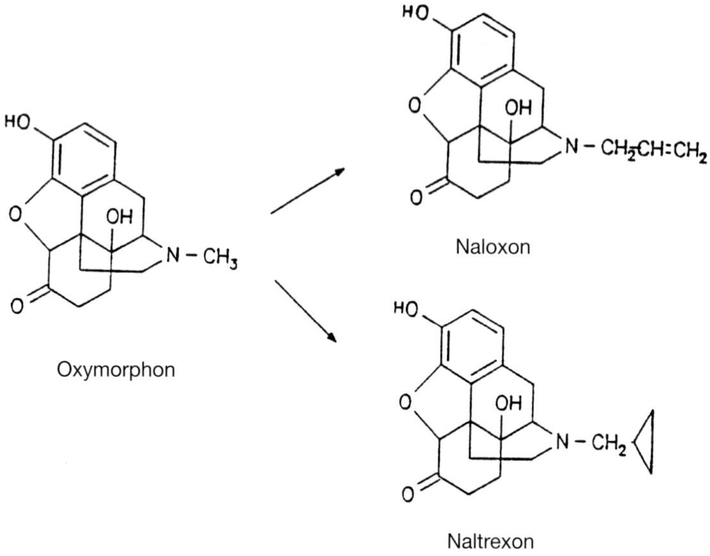

Abb. 2. Chemische Struktur von Opiatantagonisten

(Nemexin), ein Pharmakon mit doppelt so großer antagonistischer Wirkung wie Naloxon.

Die Paßform eines Liganden am Rezeptor, die sog. Affinität, reicht allein für die Wirkung noch nicht aus. Der sich ergebende Opioid-Rezeptor-Komplex muß zu einer Konformationsänderung des Rezeptors führen. Diese Konformationsänderung, die sog. intrinsische Aktivität, bedingt die Auslösung der pharmakologischen Effekte (Abb. 3).

Je nach Affinität und intrinsischer Aktivität eines Opioids – also je nach Paßform am Rezeptor und Ausmaß der Konformationsänderung des Rezeptors – ist der pharmakologische Effekt, die Analgesie, unterschiedlich stark. Fentanyl z. B., das etwa 100- bis 300mal so wirksam wie Morphin ist, hat hohe Affinität zum Rezeptor und besitzt hohe intrinsische Aktivität, während Morphin zwar auch eine hohe Affinität, aber eine geringere intrinsische Aktivität aufweist.

Ein Antagonist, wie z. B. Naloxon, hat eine hohe Affinität zum Rezeptor, aber nur eine sehr geringe Fähigkeit, eine Konformations-

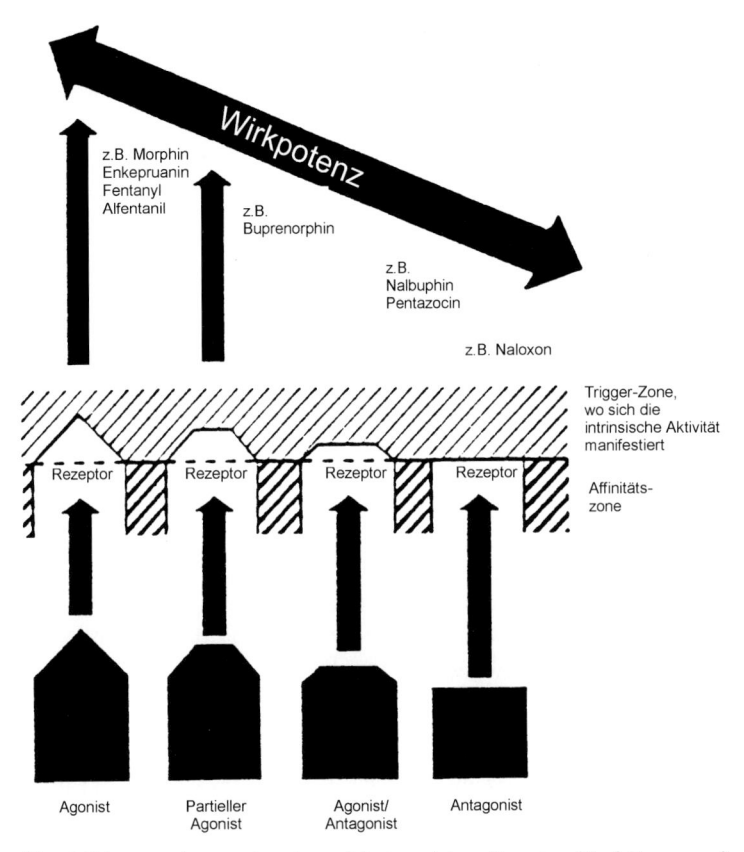

Abb. 3. Wirkungsweise von Agonist und Antagonist am Rezeptor. (Nach Freye 1995)

änderung am Rezeptor zu bewirken. Er kann jedoch einen am Rezeptor sitzenden Agonisten aufgrund seiner höheren Affinität verdrängen und die durch diesen Liganden hervorgerufenen pharmakologischen Effekte umkehren.

Neben der Affinität und der intrinsischen Aktivität ist die Konzentration des Liganden am Rezeptorort für die Wirkung wichtig. Die Opiatrezeptoren befinden sich überwiegend im ZNS. Da dieses zum größten Teil aus fettähnlichen Substanzen, aus Zerebrosiden, besteht, wird ein Opioid mit hoher Lipophilie (z. B. Heroin oder Methadon) auch sehr schnell die Blut-Hirn-Schranke überwinden. Dort kann es sich rasch in hohen Konzentrationen am Rezeptor ansammeln.

Morphin muß aufgrund seiner physikochemischen Eigenschaften im Vergleich zu Methadon als relativ hydrophil betrachtet werden. Infolgedessen wird es sehr langsam die Blut-Hirn-Schranke durchdringen, sich auch vergleichsweise langsam in ausreichend hohen Wirkstoffkonzentration am Rezeptor einfinden und nur langsam seine volle Wirkung entfalten.

Eine hohe Lipophilie macht sich aber auch in einem schnelleren Abfall der Konzentration am Rezeptor bemerkbar, da das Pharmakon auf dem gleichen Weg – über die Blut-Hirn-Schranke – das ZNS auch wieder verläßt.

Opiatrezeptorsubpopulationen

Inzwischen geht man davon aus, daß es nicht den Opiatrezeptor, sondern mehre Subpopulationen von Opiatrezeptoren gibt (Tabelle 4).

So gibt es den µ-Rezeptor, mit dem hauptsächlich Liganden wie Morphin, Fentanyl, Alfentanil oder Pethidin interagieren. Dadurch wird tiefe Analgesie, Euphorie, Atemdepression, Bradykardie, Konstipation und Miosis verursacht. Die genannten Substanzen bergen außerdem alle ein hohes Abhängigkeitspotential.

Mit dem κ-Rezeptor interagiert z. B. der klassische Ligand Ethylketocyclazocin. Die Opioide, die mit Präferenz an κ-Rezeptoren binden, wie z. B. Pentazocin oder Nalbuphin, bewirken neben einer Analgesie auch eine tiefe Sedierung, aber nur eine geringe Atemdepression. Weiterhin ist diesen Pharmaka ein deutlich geringeres Abhängigkeitspotential eigen. Deshalb unterstand Fortral mit dem Arzneistoff Pentazocin anfänglich auch nicht dem Betäubungsmittelgesetz (BtMG). Man bezeichnet die Gruppe dieser Opioide auch als gemischte Agonisten/Antagonisten; sie vermitteln am µ-Rezeptor in unterschiedlichem Maße verdrängende, d. h. antagonistische Wirkqualitäten, während sie über den κ-Rezeptor die Analgesie auslösen (agnostische Wirkkomponente).

Die δ-Rezeptoren sind der primäre Wirkort der endogen gebildeten Enkephaline. Ihnen kommt eine übergeordnete Stellung bei der

Tabelle 4. Die verschiedenen Opiatrezeptor-Subpopulationen, die mit ihnen interagierenden Substanzen und die durch sie ausgelösten Effekte

Rezeptor	Liganden	Klinische Wirkeffekte
μ	Morphin, Alfentanil, Analgesie, Euphorie, Fentanyl, Sufentanil,	Atemdepression, Konstipation, Suchtentwickelung, Pethidin, Piritramid Bradykardie, Hypothermie
κ	Pentazocin, Nalbuphin, Sedierung, Analgesie, Butorphanol, Bremazocin	geringe Atemdepression niedriges Suchtpotential
δ	Leu-Enkephalin, Met-Enkephalin Sezernierung von Hormonen,	Regulatorisch (Analgesie, Individualverhalten, potentielle Atemdepression)
σ	SKF 10,047, Ketamin, Opentazocin, Butorphanol, Bremazocin	Halluzinationen Dysphorie, Hypertonie, Tachykardie, Hyperthermie

Schmerzverarbeitung zu. Daneben sollen sie eine entscheidende Aufgabe bei der Steuerung des Verhaltens eines Menschen in der Potenzierung von Analgesie und Atemdepression und bei der Sezernierung der von der Hypophyse gebildeten Hormone haben.

Endlich wird noch eine 4. Gruppe, die der σ-Rezeptoren, diskutiert. Neben dem SKF 10,047 interagieren auch Pentazocin und Ketamin mit dieser Rezeptorgruppe. Strenggenommen handelt es sich hier möglicherweise auch gar nicht um eine Opiatrezeptor-Subpopulation, weil einerseits das Nichtopiod Ketamin mit den σ-Rezeptoren interagiert und andererseits die verdrängende Wirkung des Naloxons hier nur sehr schlecht zum Tragen kommt.

Nebenwirkungen

Bei der Beurteilung der wichtigsten Nebenwirkungen der wirkstarken Opioide steht die Atemdepression im Vordergrund. Es gilt allgemein, daß mit steigender analgetischer Potenz auch eine Zunahme der atemdepressorischen Eigenschaften zu beobachten ist. Methadon zeigt etwa dieselbe Atemdepression wie Morphin. Der Grad der atemdepressiven Wirkung des Heroins ist schon um den Faktor 4 größer. Fentanyl und Sufentanil zeigen im Vergleich zu Morphin das 8- bis 10fache Ausmaß an Atemdepression (Abb. 4).

Eine weitere potentiell gefährliche Nebenwirkung der Opioide ist die Tendenz zur Abhängigkeitsentwicklung. Hier muß jedoch genau differenziert werden, ob ein Opioid zur Schmerztherapie eingesetzt

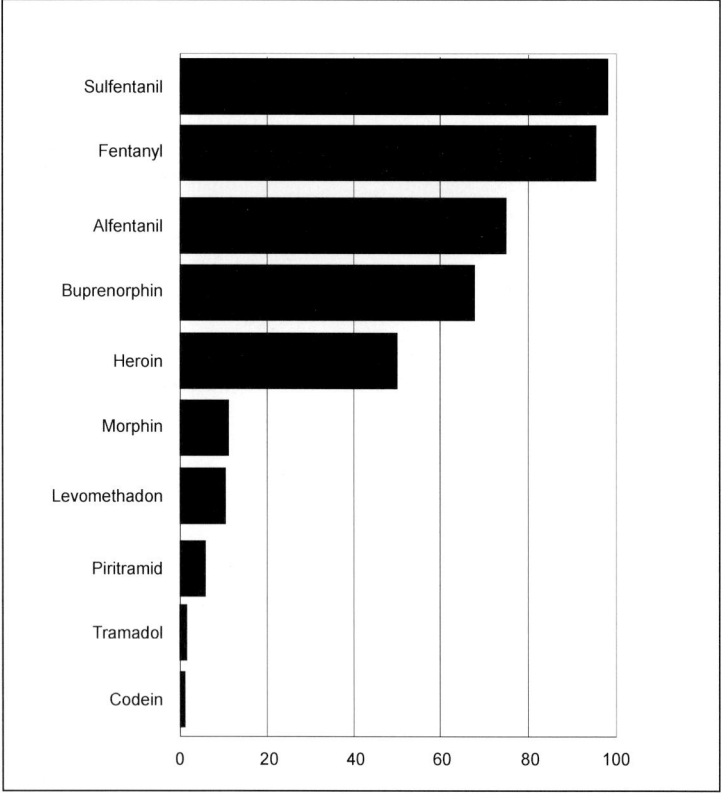

Abb. 4. Der durch Opioide ausgelöste unterschiedliche Grad der Atemdepression nach Verabreichung äquianalgetischer Dosen

wird oder ob es aufgrund seiner euphorisierenden Wirkung Verwendung findet.

Untersuchungen haben ergeben, daß Abhängigkeit sich nur dann entwickelt, wenn Opioide von Menschen ohne Schmerzen eingenommen werden. Es scheint eine Besonderheit der Abhängigkeitsentwicklung zu sein, daß in Zeiten, in denen ein Bedürfnis des Organismus besteht, die körpereigene Schmerzregulation zu aktivieren, die Tendenz zur Abhängigkeitsentwicklung deutlich erniedrigt ist. Nur bei einem von 1200 untersuchten Patienten mit chronischer Opioideinnahme bei therapieresistenten Schmerzen wurde die Entwicklung einer Abhängigkeit beobachtet.

Methadon

Methadon, chemisch 4,4-Diphenyl-6-dimethylamino-3-heptanon (Abb. 5), wurde 1945 von Erhardt und Brockmühl bei Hoechst als Morphinersatz synthetisiert. Methadon ist ein Molekül mit einem Asymmetriezentrum am C-6-Atom. Es liegt somit nach der Synthese primär als Racemat, d. h. als Gemisch mit gleichen Anteilen an links- und rechtsdrehenden Enantiomeren, vor. In Deutschland war lange Zeit nur das linksdrehende Enantiomer als L-Polamidon als Arzneimittel zugelassen. Seit dem 01.02.1994 ist auch in Deutschland das Racemat zugelassen. Nur das L-Methadon zeigt allerdings die gewünschte pharmakologische Wirkung. Dieses Faktum ist v. a. dann zu berücksichtigen, wenn Dosierungen verglichen werden sollten.

L-Methadon zeigt, wie Morphin, eine ausgeprägte Präferenz zum µ-Rezeptor. Seine qualitativen pharmakologischen Effekte sind mit denen des Morphins gleichzusetzen.

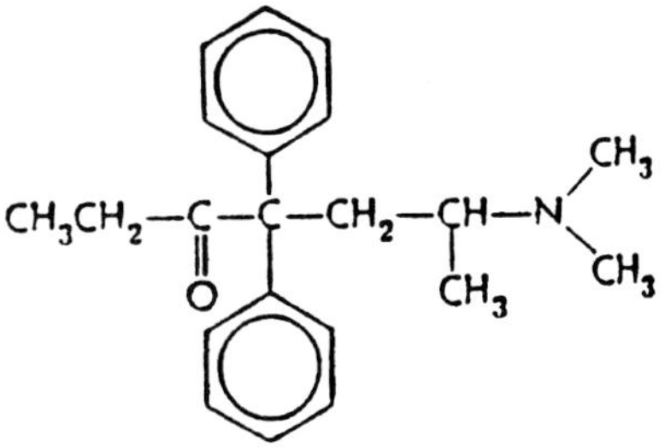

Abb. 5. Chemische Struktur des Methadons (4,4-Diphenyl-6-dimethylamino-3-heptanon)

L-Methadon weist im Vergleich zu Morphin die 2fache analgetische Aktivität auf. Es ist in der Lage, die Entzugssymptome von Opiatabhängigen ausreichend zu unterdrücken und kann auch, weil es subjektiv ein ähnliches Gefühl des Wohlbefindens produziert wie Morphin, den sog. Opiathunger der Abhängigen stillen.

L-Methadon hat wie alle Opioide ein breites Spektrum an unerwünschten Wirkungen wie Atemdepression, Obstipation, exzessives Schwitzen, Schlafstörungen, Gewichtszunahme.

Besonderheiten von Methadon gegenüber anderen Opioiden bei äquianalgetischer Dosis

1. Per os anwendbar,
2. lange Wirkdauer,
3. weniger sedierend,
4. weniger euphorisierend,
5. weniger obstipierend,
6. geringeres Suchtpotential.

L-Methadon wird im Gegensatz zu anderen Opioiden nach peroraler Applikation sehr gut absorbiert. Nach ca. 30 min kann es im Plasma nachgewiesen werden. Die maximale Plasmakonzentration wird nach ca. 3 h erreicht.

Nach therapeutischer Dosierung wird Methadon zu 85–90 % an Plasmaproteine gebunden, d. h., nur etwa 10–15 % des Methadons liegen in freier und damit pharmakologisch aktiver Form vor. Denn nur das freie Methadon kann die Blut-Hirn-Schranke passieren und zu den Rezeptoren gelangen.

Das Ausmaß der proteingebundenen Methadonfraktion hängt stark von der Plasmakonzentration des α_1-Proteins (Orsomucoid) ab. Dieses Protein, das bei vielen akuten und nektrotisierenden Erkrankungen vermehrt gebildet wird, scheint für die erheblichen individuellen Unterschiede der Proteinbindung von Methadon verantwortlich zu sein.

Methadon wird in der Leber intensiv metabolisiert. Die Hauptmetaboliten entstehen nach Demethylierung mit nachfolgender Zyklisierung unter Bildung von Pyrrolidin- und Pyrrolinderivaten. Diese werden renal ausgeschieden.

Methadon wird außerordentlich lange durch Gewebsbindung v. a. an Leber und Muskulatur im Körper gespeichert. Nach Unterbrechung einer langandauernden Methadonzufuhr ist es noch wochenlang im Körper nachweisbar. Aufgrund dieser langen Speicherung ist der Verlauf der Entzugssymptomatik beim Absetzen von Methadon stark protrahiert. Die ersten Entzugssymptome setzen erst nach etwa 24 h ein und erreichen nach ca. 6 Tagen ihren Höhepunkt. Im Gegensatz zu Gerüchten in der Heroinszene ist das Abstinenzsyndrom unter Methadon erwiesenermaßen erträglicher als unter Heroin.

Als Analgetikum wird L-Methadon in Dosen von 5–10 mg verabreicht. In der Substitutionstherapie von Heroinabhängigen schwanken die Dosen zwischen 30 und 150 mg L-Methadon bzw. das Doppelte an Methadon-Racemat pro Tag.

L-Methadon führt zu einer sehr differenzierten Toleranzentwicklung. Wie bei Morphin entwickelt sich zuerst Toleranz gegenüber der euphorisierenden und später erst gegenüber der analgetischen Wirkung. Insgesamt entwickelt sich die Toleranz bei L-Methadon aber langsamer und später als bei Morphin. Hinsichtlich der Fähigkeit, die Entzugssymptome bei Heroinabhängigen zu unterdrücken, entsteht keine Toleranz. Dadurch wird der Einsatz von L-Methadon zur Substitutionstherapie überhaupt erst möglich.

Die Toleranzentwicklung gegenüber der Atemdepression zeigt in Abhängigkeit von der Dosierung nicht einen linearen Verlauf, sondern einen exponentiellen. Das heißt, Patienten mit einer höheren L-Methadon-Dosis sind bei zusätzlicher Einnahme von atemdepressiv wirkenden Pharmaka besser geschützt als Patienten mit niedriger Dosis.

Die Toxizität des Methadons ist sehr differenziert zu betrachten: Für einen nichttoleranten Menschen können 1–1,5 mg L-Methadon pro Kilogramm Körpergewicht, d. h. eine Dosis von mehr als 60 mg, bei peroraler Aufnahme schon letal sein. Beim Gewöhnten ist durch die Toleranzentwicklung wieder ein sehr unterschiedliches Bild zu beobachten: Man rechnet mit Lebensgefahr, wenn die oral eingenommene Dosis mehr als das Dreifache der gewohnten Menge überschreitet. Bei intravenöser Verabreichung oder in Kombination mit anderen atemdepressiv wirkenden Pharmaka kann die letale Dosis deutlich geringer sein.

Die unter toxikologischem Gesichtspunkt relativ hohe Sicherheit der Substitutionstherapie mit Methadon geht augenblicklich verloren, wenn Methadon i.v. appliziert wird (dann erreicht die Substanz in wenigen Sekunden das ZNS, führt zu dem für den Heroinschuß

typischen „flash" und entwickelt wegen der erhebliche längeren Verweildauer im Körper eine besondere Gefährlichkeit),
wenn neben Methadon Benzodiazepine, Barbiturate oder Alkohol konsumiert werden (so soll z. B. Methadon in Verbindung mit Alkohol zu einem eigenständigen, dem Heroinrausch vergleichbaren Zustand führen; wird Methadon gemeinsam mit Kokain gefixt, so soll das einen besonders guten „flash" ergeben).

Aus diesen Gründen ist auch die Drogenüberwachung der Patienten in der Substitutionstherapie von großer Wichtigkeit; sie sollte als Maßnahme gegenseitiger Vertrauensbildung dem Patienten nahegebracht werden.

Abschließend sei noch einmal auf die enormen individuellen Unterschiede hinsichtlich der Absorption und Pharmakokinetik des Methadons hingewiesen: Nicht nur Patienten, die dieselbe L-Methadondosis eingenommen haben, zeigen große Differenzen in der Plasmakonzentration, sondern diese kann auch bei ein und demselben Patienten von Tag zu Tag erheblich schwanken.

Gleichzeitig besteht aber auch keine klare Relation zwischen der Plasma-Methadon-Konzentration und den beobachteten klinischen Wirkungen bzw. Nebenwirkungen. Ursächlich dafür dürfte – wie bereits kurz erwähnt – die jeweilige Verfügbarkeit von α_1-Glykoprotein sein, je nach der die freie pharmakologisch aktive Methadonfraktion zu- oder abnimmt.

Diese pharmakokinetischen Eigenschaften des Methadons irritieren die Patienten besonders, weil nicht nur bei körperlichen Krankheiten, sondern weil auch bei psychischem Streß klinisch objektivierbare Entzugssymptome auftreten können. Nur ein gut informierter Patient wird solche Irritationen durchstehen.

Kontraindikationen für eine Methadonsubstitutionstherapie:
- Erhöhter Hirndruck,
- Erkrankungen, bei denen eine Dämpfung des Atemzentrums vermieden werden muß,
- akute Porphyrie.

Relative Kontraindikationen:
- Hyperthyreose,
- Colitis ulcerosa,
- Pankreatitis.

Ziele einer Substitutionsbehandlung

Methadonsubstitution

Der Grundgedanke einer (Levo-)Methadonbehandlung, wie er aus der annähernd 30jährigen Erfahrung der US-amerikanischen Substitutionsprogramme herrührt, besteht in der sogenannten Maintancetherapie. Dabei wird dem Patienten solange eine wirkungsvolle, tägliche (Levo-)Methadondosis verabreicht, bis er sich sozial reintegriert, beruflich rehabilitiert und allgemein stabilisiert hat.

Die Bennenung der Ziele dieser Therapie weicht bei Drogenkonsumenten mit chronisch progredienten Infektionen (z. B. HIV- oder Hepatitis-C-Virus-Infektionen) theoretisch zwar nicht von denen nicht mit einer derartigen Komplikation zusätzlich belasteten Drogenabhängigen ab, gleichwohl ergeben sich häufig andere Verfahrensweisen innerhalb der Planung. So bietet die Substitutionstherapie dieser Patientengruppe die Möglichkeit einer adäquaten Behandlung der Infektionskrankheit. Der Wunsch nach einem drogenfreien Leben tritt hier nach eigenen Beobachtungen oft in den Hintergrund.

Neben den sozialmedizinischen Aspekten und der gesundheitlichen Stabilisierung des jeweils Betroffenen steht die Prävention. Die Beendigung des Beschaffungsdrucks, der sich in Streß und Überforderungssymptomen bemerkbar macht, sowie der Wegfall der Prostitution und die Beendigung des i.v.-Konsums reduzieren die Gefahr der Verbreitung von Infektionskrankheiten.

Voraussetzungen

Die Substitutionstherapie als Behandlungsmaßnahme für Opiatabhängige ist ein noch umstrittener Bestandteil im Therapieangebot. Zumeist wird sie von niedergelassenen Ärzten in Kooperation mit den örtlichen Drogenberatungsstellen, Kontaktläden, Aids-Hilfen oder anderen Beratungs- und Betreuungseinrichtungen durchgeführt. Die Abrechnung der medizinischen Behandlungsmaßnahme wird über die Richtlinien der NUB („Neue Untersuchungs- und Behandlungsmethoden") geregelt oder erfolgt im Rahmen von § 37 BSHG, der Krankenbehandlung.

Die medizinische Behandlung unterliegt aus gesetzlicher und aus kostenrechtlicher Sicht bestimmten Indikationen und formalen Bedingungen.

Laut Betäubungsmittelgesetz hat der behandelnde Arzt darauf hinzuwirken, daß Betäubungsmittelabhängige, die sich einer Substitutionsbehandlung unterziehen, auch kontinuierlich an einer Psychosozialtherapie teilnehmen.

Die Kriterien dieser Psychosozialtherapie wurden bislang nicht verankert. Dahinter verbirgt sich zumeist die psychosoziale Begleitung von Substituierten, die z. T. von den ambulanten Drogenhilfeeinrichtungen und Aids-Hilfen übernommen wird, aber insgesamt nur für etwa 10 % aller Behandelten gewährleistet ist (Gaspar, persönliche Mitteilung). Die Entwicklung von Behandlungsstandards bzw. die Formulierung von Leitlinien wird z. Z. diskutiert. Dieser Prozeß ist jedoch noch nicht abgeschlossen und in seinem Ergebnis völlig offen (Bühringer 1995).

Die Betrachtung des Problems „illegaler Drogenkonsum" aus medizinischer Sicht darf nicht außer acht lassen, daß viele, scheinbar gut dokumentierte Thesen über Drogen aus dem juristisch sanktionierten Umgang mit dieser Lebensform stammen. Nicht nur nach sorgfältigen, wissenschaftlich abgesicherten Studien über einen hohen Anteil von Gelegenheitskonsumenten und über viele aus der Sucht herauswachsende Drogenabhängige („maturing out"), sondern auch durch den Konsens vieler professioneller Helfer scheint ein differenzierter Umgang mit der Thematik und v. a. mit den Betroffenen dringend erforderlich.

Die spezielle Lebenssituation, in der sich die Abhängigkeit etabliert, und die damit verbundene Notwendigkeit, entweder ein individuelles Therapieangebot zu machen oder zunächst nur mittels einer schrittweisen Begleitung einen Weg zur Abstinenz zu bieten, wurde in ihrem spezifischen Zusammenhang in der Vergangenheit häufig vernachlässigt und für den Bereich der ärztlichen Praxis unzureichend definiert.

Die Prämisse, nur über den Wunsch zu einer unbedingten Abstinenz Eingang in verschiedene Therapieformen zu erhalten, nötigte viele Abhängige oder erst kurzfristig Konsumierende zu nicht selbstbestimmten Angaben über baldige Therapiewünsche, um unmittelbare Hilfe erlangen zu können.

Der illegalisierte Drogenkonsum wirkt sich auf die Behandlungsvorgaben aus, indem als Grundlage der Therapie eine unbedingte Trennung von vorangegangenen Konsumgewohnheiten gefordert wird, so daß eine freie Willensentscheidung durch den Abhängigen kaum gegeben ist. Jede Behandlung muß aber auch in diesem Bereich die eigenbestimmte Entscheidung der Betroffenen respektieren und einen Konsens aus Therapieangebot und Patientenwunsch schaffen. Dies ist unter dem Wissen zu machen, es mit einem abhängig erkrankten Menschen zu tun zu haben – die „Unmündigkeit" der Patienten in diesem Bereich übertrifft bei weitem sonstige Verfahrensweisen durch „Experten".

Deshalb ist eine differenzierte, nicht um statistische Ziele einer Abstinenz um jeden Preis bemühte Therapie zu fordern, da nur auf dem Boden der Kenntnis verschiedenartiger Abhängigkeitsverläufe ein adäquates, multidimensionales und multiprofessionelles Hilfsangebot (im Sinne einer ausdifferenzierten Angebotsform und auch diversifizierten Medikamentenabgabe und Betreuung) gemacht werden kann. Hüllinghorst (1993) verwies bereits auf die Notwendigkeit eines so gestalteten Gesamtkonzeptes.

Derselbe Autor benennt auch die Ziele, die zum jetzigen Zeitpunkt noch nicht zu den Standards der Behandlung von Abhängigen gehören: *Sicherung der Qualität einer Maßnahme und mit ihr die Festlegung geeigneter Kriterien zur Beurteilung der Suchtkrankenhilfe.*

Eine solche Strukturierung hat sich in der ärztlichen Praxis bisher nur teilweise etabliert, da dem wirklichen Bedarf und der Notwendigkeit einer am einzelnen Patienten ausgerichteten ambulanten Behandlung mit den bestehenden Angeboten noch nicht ausreichend begegnet wird.

Ein Angebot, das ambulant rehabilitative Aspekte (also sowohl die medikamentengestützte ambulante Behandlung als auch die medikamentenfreie Rehabilitation) für die überwiegend längerfristig medizinisch behandlungsbedürftigen und gesellschaftlich sowie sozial desintegrierten Abhängigen enthält, existiert somit weder innerhalb einer Klinik und ihrer ambulanten Versorgungsstrukturen noch in der Praxis mit eigentlich besseren Möglichkeiten der Behandlung in diesem Bereich. Diversifizierte Behandlungsstrategien im ambulanten Bereich sind ebenso rar.

Die DHS (Deutsche Hauptstelle gegen die Suchtgefahren) ist in ihrem Positionspapier vom 21. September 1994 und der darin gebrauchten Formulierung der „Indikation ambulanter Rehabilitation bei Abhängigkeitserkrankten" dem Paradigmawechsel – *ambulant vor stationär* – gefolgt. Danach muß der Weg der Behandlung ambulant -

teilstationär - stationär sein. „Es gilt das Prinzip der Stufung: regelhaft sollen die Möglichkeiten der ambulanten Rehabilitation ausgeschöpft werden, bevor eine (teil-)stationäre Maßnahme zur Anwendung kommt, es sei denn, die Besonderheiten des jeweiligen Krankheitszustandes erfordern eine stationäre Maßnahme, wenn zum Zeitpunkt der Indikationsstellung eine teilstationäre oder ambulante nicht ausreicht." (Fett 1994).

Levomethadonprogramme in Deutschland

Nachdem bereits im Ausland vielfältige Erfahrungen mit verschiedenen Formen der Methadonabgabe vorlagen, entstanden auch in Deutschland erste diesbezügliche Ansätze. Landesprogramme gab und gibt es in verschiedenen Regionen, wobei lediglich von den alten Bundesländern Bayern und Baden-Würtemberg keine eigenen Abgabemodalitäten eingeführt haben. Beispielhaft sei hier das Erprobungsvorhaben des Landes Nordrhein-Westfalen umrissen, das zur Überprüfung der bisherigen Erfahrungen internationaler Methadonprogramme in einem Fünfjahreszeitraum diente. Die rechtliche Situation war dabei durch das deutsche Betäubungsmittelrecht festgelegt, das die Verabreichung des Levomethadons an die allgemein anerkannten Regeln der ärztlichen Kunst bindet.

Einschlußkriterien des Erprobungsvorhabens NRW zu einer Drogensubstitution mit Levomethadon waren mindestens eine gescheiterte mehrmonatige Abstinenztherapie oder mehrere gescheiterte Entzugsverfahren, mehrjährige Opiatabhängigkeit, keine bestehende Mehrfachabhängigkeit, Mindestalter 18 Jahre, keine bestehende, unbehandelte Alkoholabhängigkeit, die Teilnahme an einem Betreuungsprogramm mit dem Ziel der Rehabilitation unter besonderer Berücksichtigung der Infektionssituation (bei Prostituierten mit der Maßgabe des Ausstiegs aus der Beschaffungsprostitution).

Die Untersuchungsergebnisse zeigten einen erfolgreichen Verlauf des Erprobungsvorhabens. Unter Hinblick auf die gesamte Situation wurden die Erfahrungen aus diesem Programm bereits für eine Vielzahl der in dem Zuständigkeitsbereich der Ärztekammer Westfalen-Lippe beheimateten Patienten umgesetzt. Ein Schwerpunkt bildet dabei die psychosoziale Betreuung der Substituierten.

Dihydrocodeinsubstitution

Das Opiumalkaloid Dihydrocodein wird im Körper z. T. in Dihydromorphin umgewandelt und stillt dadurch den Opiathunger. Neben der guten enteralen Resorption (ca. 90%) besteht ein ausgeprägter Firstpass-Effekt in der Leber, so daß die Bioverfügbarkeit nur ca. 20% beträgt. Die Wirkungsdauer einer Einzeldosis beträgt ca. 5–6 h.

Die Wirkung des Dihydrocodeins ist antitussiv, schwach euphorisierend, sedierend und leicht analgetisch. Als häufigste Nebenwirkungen werden Obstipation, Sphinkterspasmen (Magen, Darm, Gallen- und Harnblase), Übelkeit und Schwindel beschrieben. Atemdepression, zerebrale Krämpfe, Koma, Miosis und Bradykardie sind typische Zeichen der Dihydrocodeinintoxikation.

In der Bundesrepublik Deutschland ist die Substitutionstherapie mit Dihydrocodein bei bestehender Opiatabhängigkeit schon vor der Zulassung der Substitutionstherapie mit Levomethadon bzw. Methadon praktiziert worden (während in anderen Staaten dieser Behandlungsmethode kaum positive Beachtung geschenkt wurde). Grund hierfür war – vor der Zulassung des Levomethadons zur Substitutionstherapie – zunächst die fehlende Alternative, später sicherlich der Vorteil der größeren Freiheit im Umgang mit der Substanz, die in der Bundesrepublik Deutschland bislang nicht dem Betäubungsmittelgesetz unterliegt. Hierdurch entfällt bisher für den Patienten der Zwang, täglich zur Vergabe zu erscheinen, was in einigen Fällen die berufliche Reintegration bzw. die Fortführung der beruflichen Tätigkeit erleichtert.

Die Ziele der Dihydrocodeinsubstitution entsprechen den Zielen der Methadonsubstitution. Größere Studien oder Programme zur Evaluation dieser Behandlungsform wurden bislang nicht durchgeführt.

Naltrexon

Naltrexon (Nemexin) ist ein oral einnehmbarer, langzeitig wirkender, kompetitiver Opiatantagonist, der die höchste Affinität zum m-Opioidrezeptor besitzt, aber kaum eigene Wirkung entfaltet. Nach der Einnahme sind Heroin, Morphin, Kodein, Dihydrocodein und Methadon wirkungslos. Eine Gabe als „Anti-craving"-Substanz bei Alkoholikern wurde international erfolgversprechend getestet (Volpicelli 1992; O'Malley 1992), wobei zu dieser Indikation in Deutschland noch keine Zulassung vorliegt. Zusätzlich ist es als Wirkstoff bei Kurzzeitentgiftungen von Opiaten in Verbindung mit α-Rezeptoren-Blockern wie etwa Clonidin einsetzbar (Thesen 1990).

Während der letzten Jahre nahmen auch im deutschsprachigen Raum Berichte über den Opiatantagonisten Naltrexon zu (Thesen 1990; Soyka 1995). Seine Verwendung in der Behandlung der Opiatabhängigkeit wurde dabei als „Nüchternheitshilfe" v. a. in der Verbindung mit einer psychotherapeutischen Behandlung gesehen. Diese oftmals als neu eingestufte Behandlungsform ist allerdings bereits in den 80er Jahren in den USA angewendet worden, ohne letztlich einen Durchbruch in der Therapie der Abhängigkeitserkrankungen erzielt zu haben.

Naltrexon wirkt als nahezu reiner Opiatantagonist. Es bindet stärker als andere zentral wirkende Opiate am μ-Rezeptor. Klinisch sind agnostische Eigenschaften der kompetitiven Rezeptorbesetzung nicht vermehrt zu beobachten. Naltrexon selbst hat keine intrinsische Aktivität. Opiatagonisten sind allenfalls in sehr hohen Dosen in der Lage, an die Rezeptoren zu binden und ihre intrinsische Aktivität zu entfalten. Opioide, die bereits an die Rezeptoren gebunden sind, werden wegen der höheren Affinität des Naltrexons von ihren Bindungsstellen kompetitiv verdrängt (Thesen 1990). Dadurch werden intrinsische Wirkungen wie Analgesie oder Überdosierungserscheinungen aufgehoben. Gleichzeitig bedeutet dies aber das Auslösen schwerster Entzugserscheinungen bei Patienten, die zuvor konsumiert hatten.

Als klinische Naltrexondosis sind 50 mg pro Tag zu betrachten. Die lange Wirkdauer macht eine Einnahme alle 2–3 Tage möglich, wobei 100 mg montags, 100 mg mittwochs und 150 mg freitags einzunehmen sind. Bei der Einleitung der Naltrexontherapie ist die Auslösung eines akuten Entzugsyndroms unbedingt zu vermeiden. Vor der Erstverabreichung ist eine Opiatabstinenz von mindestens 7 Tagen zu fordern, bei vorheriger Einnahme von D,L-Methadon oder Levomethadon empfiehlt es sich, eine Karenzzeit von 10 Tagen einzuhalten. Die Erstdosis sollte 25 mg nicht überschreiten. Im weiteren Verlauf ist dann die letztliche Tagesdosis von 50 mg zu erreichen. Treten binnen einer Stunde nach Ersteinnahme keine Entzugssymptome auf, dann ist die Wahrscheinlichkeit einer späteren Komplikation gering.

Nach der Einleitung der Naltrexontherapie ist zwingend eine psychotherapeutische Behandlung aufzunehmen.

Rechtliche Grundlagen der Methadonsubstitution

Der Therapiefreiheit des Arztes sind in der Behandlungen der Opiatabhängigkeit sehr enge Grenzen gesetzt. Die Entwöhnungstherapie als Königsweg der Behandlung opiatabhängiger Patienten und das von der Ärzteschaft definierte und ausschließlich anerkannte Therapieziel der sofortigen Drogenfreiheit des Patienten prägten über Jahre den medizinischen Umgang mit der Opiatabhängigkeit. Der Einsatz von Betäubungsmitteln in der Behandlung der Opiatabhängigkeit war nicht nur bis zum Inkrafttreten der Änderung des Betäubungsmittelgesetzes (BtMG) vom 09.09.1992 verboten, sondern auch in weiten Teilen der deutschen Ärzteschaft verpönt.

Nichtsdestotrotz konnten HIV-infizierte opiatkranke Patienten im symptomatischen Stadium der HIV-Infektion seit einer Empfehlung des Landesministers für Arbeit, Gesundheit und Soziales in Nordrhein-Westfalen bereits ab dem 28.12.1987 mit Levomethadon außerhalb von wissenschaftlichen Erprobungsvorhaben behandelt werden.

Die steigende Zahl der Neukonsumenten illegaler Drogen sowie der Anstieg der Drogentoten Anfang der 90er Jahre führten zu einer Veränderung der gesellschaftlichen Vorstellungen hinsichtlich der Behandlung opiatabhängiger Menschen. Während sich die Mehrheit der deutschen Ärzteschaft trotz vielfältiger Erfahrungen ausländischer Kollegen mit der Substitutionstherapie dieser Entwicklung verschloß, beeinflußte der Wandel der gesellschaftlichen Wahrnehmung des Drogenproblems sicherlich die Entscheidung des Bundesgerichtshofes vom Mai 1991, in dem er, bei Berücksichtigung bestimmter Regeln, den therapeutischen Einsatz von Levomethadon in der Behandlung der Opiatabhängikeit trotz gegenteiligen Bestimmungen des damals gültigen BtMG für zulässig erklärte.

Vorausgegangen war die Verurteilung eines Arztes durch das Landgericht Düsseldorf zu einer Geldstrafe von 100 Tagessätzen. Der Arzt hatte einen Drogenabhängigen mit Levomethadon behandelt und damit gegen den damals gültigen § 13 BtMG verstoßen. Obwohl der Arzt seiner ärztlichen Sorgfaltspflicht beispielhaft mit der Erstellung eines Therapieplanes, der Definition des Therapiezieles und einer sehr verantwortungsbewußten Führung und Überwachung des Patienten nachgekommen war, sah das Landgericht Düsseldorf den Straftatbestand eines Verstoßes gegen das BtMG als gegeben an.

Der Bundesgerichtshof kam zu einer anderen Auffassung und äußerte sich in etwa wie folgt: Ein Arzt, der gewisse Spielregeln in der Behandlung Opiatabhängiger mit Levomethadon einhält, darf hierdurch nicht kriminalisiert wird. Und weiter: Orientiere man sich immer nur an den Regeln der Schulmedizin, dann führe das leicht zu einer Kriminalisierung medizinisch vertretbarer abweichender Auffassungen. Die Regeln der ärztlichen Kunst, die selbstverständlich auch in diesem Bereich einzuhalten seien, beließen einem Arzt, so der Bundesgerichtshof damals, einen letztlich nur von ihm zu verantwortenden Risikobereich.

Dieses Urteil des Bundesgerichtshofes bahnte den Weg für die erste entscheidende Änderung des BtMG vom 09.09.1992. In dem geänderten Abs. 1 Satz 1 ließ der § 13 BtMG erstmals die ärztliche Behandlung einer Betäubungsmittelabhängigkeit mit einem Betäubungsmittel zu. In die Anlage III Teil A des BtMG wurde alphabetisch „Levomethadon" eingefügt. Die in diesem Zusammenhang entsprechend geänderte Betäubungsmittel-Verschreibungsverordnung (BtMVV) wurde im § 2 Abs. 1a um „Levomethadon 1500 mg" erweitert.

Durch die 5. BtMG-Änderungsverordnung (5. BtMÄndV) und die damit einhergehenden Änderungen im BtMG sowie in der BtMVV, ist seit dem 1. Februar 1994 neben Levomethadon auch das Racemat aus links- und rechtsdrehendem Methadon, üblicherweise Methadon genannt, zur Substitution Opiatabhängiger verschreibungsfähig. In die Anlage III Teil A des BtMG wurde alphabetisch eingefügt: „Methadon (Ò)-6-Dimenthylamino-4,4-diphenyl-3-heptanon".

Die BtMVV änderte sich wie folgt: In § 2 Abs. 1a wurde als Nummer 6 eingefügt: „6. Methadon 3000 mg".

§ 2a Abs. 1 BtMVV erhielt folgende Fassung:

Zur Substitution im Rahmen der Behandlung einer Betäubungsmittelabhängigkeit darf der Arzt nur Levomethadon, Methadon oder ein zur Substitution zugelassenes Betäubungsmittel verschreiben. Die Verschreibung ist nur zulässig, wenn und solange die Anwendung des Betäubungsmittels unter den Voraussetzungen des § 13 Abs. 1 des Betäubungsmittelgesetzes, insbesondre unter Beachtung der Regeln der ärztlichen Kunst, erfolgt.

Grundsätzlich legt das Betäubungsmittelgesetz in seinem § 13 Abs. 1 fest, das Opiate und andere Betäubungsmittel nur von Ärzten, Zahnärzten und Tierärzten und nur dann verschrieben oder im Rahmen einer ärztlichen, zahnärztlichen oder tierärztlichen Behandlung verabreicht oder einem anderen zum unmittelbaren Verbrauch überlassen werden dürfen, wenn ihre Anwendung am oder im menschlichen oder tierischen Körper begründet ist.

Stellungnahmen vom 04.02.1986 und 09.02.1990 des gemeinsamen Arbeitskreises des wissenschaftlichen Beirates und des Ausschusses Psychiatrie, Psychotherapie und Psychohygiene der Bundesärztekammer führen Beispiele für eine solche ärztliche Begründetheit aus. Darüber hinaus sind nach dem Auflagenbescheid des ehemaligen Bundesgesundheitamtes (heute Bundesopiumstelle) noch weitere Fälle eines ärztlich begründeten Einsatzes von Betäubungsmitteln bei Drogenabhängigen denkbar. Dies richtet sich nach den von dem jeweils behandelnden Arzt festzustellenden Umständen des Einzelfalles und erfordert eine medizinische Indikation, einschließlich der Prüfung aller Behandlungsmöglichkeiten, insbesondere einer Entzugstherapie.

Im Kammerbereich Westfalen-Lippe (ÄKWL) wurde am 26.06.1991 die Beratungskommission „Medikamentengestützte Rehabilitation i.v. Drogenabhängiger mit Levomethadon" (heute mit dem Namen „Sucht und Drogen") eingerichtet. Der von dieser Kommission erarbeitete und im Februar 1992 von der Kammerversammlung der ÄKWL verabschiedete Leitfaden über die Behandlung Opiatabhängiger befürwortet in begründeten Einzelfällen sowohl eine soziale Indikation (z. B. eine Partnerschaftssubstitution oder eine Substitution zur Ermöglichung der Arbeitsplatzerhaltung) als auch eine erweiterte psychiatrische Indikationsstellung.

Da die gesetzlichen Regelungen sehr enge Grenzen für die Durchführung der Behandlung einer Betäubungsmittelabhängigkeit mit einem hierzu zugelassenen Betäubungsmittel setzen [z. Z.: Levomethadon (L-Polamidon Hoechst) und Methadon, evtl. bei einer entsprechenden Rechtsänderung und BtMG-Pflichtigkeit der Substanz auch Dihydrocodeintatrat in einer nicht zur Injektion geeigneten Form], soll an dieser Stelle ausführlich auf die hier ausschlaggebende BtMVV eingegangen werden.

Betäubungsmittel-Verschreibungsverordnung

1. Beachtung von § 13 Abs. 1 BtMG (insbesondere „Regeln der ärztlichen Kunst"),
2. Psycho- und/oder Sozialtherapie,
3. Kontrolle auf Beigebrauch,
4. Rezepteinlösung und Verabreichung,
5. Take-home-Regelung,
6. Substitutionsbescheinigung,
7. Dokumentation und Anzeige.

Zu 1: Der § 13 BtMG berechtigt den Arzt zum Einsatz eines Betäubungsmittels zur Behandlung der Betäubungsmittelabhängigkeit. Der Hinweis auf die „Regeln der ärztlichen Kunst", die keine statische Größe darstellen und nirgends allgemeingültig niedergelegt sind, stellt besonders hohe Anforderungen an die Eigenverantwortlichkeit des substituierenden Arztes. Grundsätzlich gilt:

Im Zweifelsfall nie alleine die Indikation zur Substitutionstherapie stellen! Die Beratung mit einem in der Substitutionstherapie erfahrenen Kollegen erhöht die Rechtssicherheit. Erscheint dieses Vorgehen als nicht möglich oder unzureichend, sollte eine Beratung durch die zuständige Ärztekammer in Anspruch genommen werden. Im Kammerbereich der ÄKWL stehen hierfür die Mitglieder der Beratungskommission „Sucht und Drogen" unbürokratisch auch telefonisch zur Verfügung.

Keine Substitution ohne die Prüfung einer Alternative zur Substitutionstherapie, insbesondere einer Entgiftungs- und Entwöhnungstherapie, die Aufstellung eines Behandlungsplanes und die Formulierung des Therapiezieles. Neben einer ausführlichen Anamnese (Eigen-, ggf. Fremd- und Sozialanamnese) sollte der Arzt vor und während der Substitutionstherapie den Gesundheitszustand sowie die psychische Verfassung des Patienten detailliert dokumentieren.

Bei bestehender Polytoxikomanie muß eine begleitende Entgiftung von den zusätzlich konsumierten Substanzen eingeleitet und dokumentiert werden.

Im eigenen Patientenkollektiv beträgt der Anteil polytoxikomaner Patienten 98%. Die hauptsächlich neben den Opiaten konsumierten Stoffe sind Kokain, Benzodiazepine (hier besonders Flunitrazepam) sowie Alkohol.

Ein ambulanter Benzodiazepin- und Flunitrazepamentzug gehört in die Hände von Experten und ist kaum „nebenher" durchzuführen. Eine nicht indizierte Begleitmedikation mit Benzodiazepinen, insbesondere mit Flunitrazepam, stellt in der Regel einen Verstoß gegen die „Regeln der ärztlichen Kunst" dar. Im Zweifelsfall sollte vor der Einleitung der Substitutionstherapie eine stationäre Entgiftung erfolgen.

Wie die Benzodiazepine erhöht Alkohol in nicht zu vernachlässigender Weise die atemdepressive Wirkung der Opiate. Bei übermäßigen Alkoholkonsum ist daher die Vergabe eines Betäubungsmittels zur Behandlung der Betäubungsmittelabhängikeit kontraindiziert.

In der eigenen Praxis werden Patienten mit einem Alkoholgehalt von mehr als 0,5 Promille in der Atemluft von der Substitutsvergabe ausgeschlossen. Bei einer Alkoholabhängigkeit erfolgt eine ambulante oder stationäre Entgiftungs- und Entwöhnungstherapie.

Der Konsum von Kokain ist bei vielen polytoxikomanen Patienten nachweisbar. Eigene Beobachtungen zeigen darüber hinaus, daß Patienten, insbesondere jene, die sich in einer extrem desolaten sozialen Situation befinden, und die vor der Substitutionstherapie reine Opiatkonsumenten waren, nicht selten Kokain als „Ersatzdroge" wählen.

Psychotische Episoden und ein zunehmender Benzodiazepinmißbrauch komplizieren hier die ärztliche Führung der Patienten. Gelingt es nicht, das Konsumverhalten unter der Substitutionstherapie durch ambulant durchgeführte Interventionen zu ändern, so sollte eine stationäre Entgiftung vom „Beikonsum" erfolgen.

Zu 2: Der § 2 a Abs. 2 BtMVV besagt, daß eine Behandlung der Betäubungsmittelabhängigkeit mit einem Betäubungsmittel mit einer gleichzeitigen Psycho- und/oder Sozialtherapie einhergehen muß. Im einzelnen heißt es in der BtMVV: „[der Arzt] ... hat darauf hinzuwirken, daß Betäubungsmittelabhängige .... auch kontinuierlich an einer Psycho- und/oder Sozialtherapie teilnehmen ..."

Die BtMVV macht keine Aussagen über die Intensität dieser Behandlung, noch finden sich Angaben darüber, wer diese Begleittherapie durchzuführen hat. Prinzipiell kann nach der BtMVV jeder substituierende Arzt die Psycho- und/oder Sozialtherapie selbst übernehmen oder aber eine andere Stelle hiermit beauftragen (z. B. die örtliche Drogenberatungsstelle). Entscheidend ist:

Vor Einleitung einer Substitutionstherapie ist die Frage der begleitenden Psycho- und/oder Soziotherapie zu klären und zu dokumentieren. Es empfiehlt sich, die durchführende Stelle und den mit der Therapie beauftragten Therapeuten/Berater namentlich zu erfassen.

Während der Substitutionstherapie hat der behandelnde Arzt die Pflicht, sich über den Verlauf der begleitenden Psycho- und/oder Sozialtherapie zu informieren und auf eine Teilnahme des Patienten an dieser Begleittherapie hinzuwirken. Beides sollte in den Krankenunterlagen niedergelegt werden.

90 % der in der eigenen Praxis substituierten Patienten leiden neben der Betäubungsmittelabhängigkeit an einer mehr oder weniger schweren Persönlichkeitsstörung und befinden oder befanden sich in gleichzeitiger psychiatrischer Behandlung. Etwa 2 Drittel dieser Patienten wurden von anderen substituierenden Vertragsärzten oder von stationären Versorgungseinrichtungen (z. B. Landeskrankenhäusern) zur Fortsetzung der Substitutionstherapie überwiesen.

Alle substituierten Patienten nehmen an einer begleitenden Psycho- und/oder Soziotherapie teil. Etwa 75 % der substituierten Patienten hatten vor der Aufnahme der Substitutionstherapie keine Anbindung an eine Beratungsstelle. Die Mehrheit dieser Patienten wird in der Sozialpädagogischen Abteilung des mit der Praxis kooperierenden Centrums für Interdisziplinäre Medizin Münster GmbH (C.I.M.) betreut. Die Häufigkeit der Therapiegespräche richtet sich nach den Bedürfnissen der Patienten. Die Frequenz der Einzelgespräche variiert von einem Gespräch alle 8 Wochen bis zu 2 und mehr Gesprächen pro Woche. Zusätzlich hat jeder Patient an dem mindestens einmal pro Quartal stattfindenden gemeinsamen Gespräch mit den substituierenden Ärzten und den Sozialpädagogen des C.I.M. über den Verlauf seiner Substitutionsbehandlung teilzunehmen.

Ferner ist sichergestellt, daß jeder Patient in Krisensituationen auf die sozialpädagogische Abteilung des C.I.M zurückzugreifen oder unmittelbar ein Gespräch mit dem Arzt führen kann.

Zu 3: Die BtMVV schreibt in § 2 a Abs. 6 die Kontrolle auf Beigebrauch vor. Explizit heißt es:

Vom behandelnden Arzt ist sicherzustellen, daß durch die Anwendung geeigneter labordiagnostischer Verfahren in unregelmäßigen Abständen ein Gebrauch das Ziel der Substitution gefährdender Stoffe erkannt werden kann.

Die BtMVV geht nicht auf die Häufigkeit dieser Kontrollen ein, sondern stellt diese Entscheidung allein in die Therapiefreiheit des Arztes. Die unangemeldeten, stichprobenartigen Urinkontrollen, bei denen vor allen Dingen auf den Beigebrauch von Opiaten, Benzodiazepinen, Kodeinpräparaten und Amphetaminen geachtet werden sollte, dienen nicht nur der Sicherstellung des therapeutischen Zieles der Substitution, sondern auch der Sicherheit des Patienten und des behandelnden Arztes.

In der eigenen Praxis dient das Drogenscreening nicht als repressives Instrument innerhalb der Behandlung, sondern als Möglichkeit des Abbaus des Beikonsums. Die Häufigkeit der Drogenscreenings richtet sich ausschließlich nach der Stabilität der Patienten und schwankt zwischen einem Screening pro Quartal und bis zu mehr als 2 Screenings pro Woche. Die Ergebnisse finden Eingang sowohl in die sozialpädagogische als auch ärztliche Betreuung der Patienten mit dem Ziel, den Beikonsum einzustellen oder jedoch auf ein das Therapieziel nicht gefährdendes Maß zu reduzieren.

Grundsätzlich gilt:
Der fortgesetzte Nachweis eines positiven Drogenscreenings in einer das Ziel der Substitution gefährdenden Häufigkeit, gleichbedeutend mit uneingeschränktem Mehrfachkonsum, muß die Frage nach einer Beendigung der Substitutionstherapie aufkommen lassen. Bei bekanntem Flunitrazepammißbrauch versagt häufig der qualitative Nachweis aus dem Urin. Im Zweifelsfall sind hier Screenings aus dem Serum duchzuführen. Keine Durchführung eines ambulanten Flunitrazepamentzuges ohne eine regelmäßige Bestimmung der Serumspiegel! (Die Begleitmedikation mit Flunitrazepam jenseits eines strikten Reduktionsschemas verstößt in aller Regel gegen die „Regeln der ärztlichen Kunst".)

Zu 4: Die BtMVV regelt detailliert die Rezepteinlösung und die Verabreichung des Betäubungsmittels in der Behandlung der Betäubungsmittelabhängigkeit mit einer BtMG-pflichtigen Substanz. In § 2a BtMVV heißt es hinsichtlich der Einlösung der Betäubungsmittelrezeptes (Abs. 3):

Ärzte ... dürfen [das Rezept] ... nur selbst in der Apotheke einlösen oder durch von ihnen beauftragtes zuverlässiges Hilfspersonal einlösen lassen.

und bezüglich der Verabreichung (Abs. 4):

Betäubungsmittelabhängigen ist ... die jeweilige Einzelgabe in einer zur parenteralen Anwendung nicht verwendbaren Form unter Aufsicht des verschreibenden Arztes oder seines ärztlichen Vertreters zum unmittelbaren Verbrauch zu überlassen.

Die BtMVV schreibt somit die Verabreichung des Substituts unter der Aufsicht des verschreibenden Arztes oder seines ärztlichen Vertreters vor. Abweichungen hiervon, z. B. die Verabreichung durch einen beauftragten Apotheker, sind prinzipiell verboten und nur im Rahmen von staatlichen Sondermodellen zulässig.

Sonderregelungen sieht die BtMVV für die Wochenenden, Feiertage und bei der häuslichen Pflegebedürftigkeit des Patienten vor. Diese Regelungen finden sich in § 2a Abs. 5 BtMVV. Hier heißt es in diesem Zusammenhang:

> *[Die Überlassung des Substituts zum unmittelbaren Verbrauch ist zulässig durch] vom behandelnden Arzt eingewiesene examinierte Krankenschwestern/-pfleger einer Sozialstation oder einer anderen von der zuständigen Landesbehörde anerkannten Einrichtung ...*

Durch die Aufzählung der berechtigten Personen engt die BtMVV explizit die Versorgungsmöglichkeiten der Patienten ein. Abweichungen von dieser gesetzlichen Vorgabe bedürfen der staatlichen Zustimmung!

Zu 5: Die BtMVV sieht die tägliche Verabreichung des Substituts in der Regel in der ärztlichen Praxis/Vergabeeinrichtung durch den Arzt oder seinen ärztlichen Vertreter vor. Für Patienten, bei denen nach mindestens 12monatiger erfolgreicher Substitution ein erneuter Mißbrauch nicht zu erwarten ist, erlaubt die BtMVV ein „Take-home".

Die Take-home-Regelung ist in § 2a Abs. 7 BtMVV festgelegt. Sie sieht vor, daß der verschreibende Arzt dem mit einem Betäubungsmittel behandelten Patienten nach mindestens 12monatiger erfolgreicher Substitution und nicht zu erwartendem erneutem Mißbrauch nach Genehmigung durch die zuständige Landesbehörde ein Betäubungsmittelrezept über eine Take-home-Dosis aushändigen darf.

Dies ist die einzige Situation, in der der Patient während der Substitutionstherapie in Übereinstimmung mit der Gesetzesgrundlage in den Besitz eines zum Bezug von Betäubungsmitteln berechtigenden Betäubungsmittelrezepts gelangt.

§ 2a Abs. 7 erlaubt die Abgabe eines Rezeptes pro Woche für die bis zu 3 Tagen benötigte Menge des zur Substitution verwendeten Betäubungsmittels. Hierbei ist zu beachten:

Es hat die Verschreibung von abgeteilten Einzeldosen für die jeweiligen Anwendungstage zu erfolgen,
die Behandlungstage sind auf dem Betäubungsmittelrezept (mit Datum) anzugeben,
das Betäubungsmittelrezept muß den Vermerk tragen: „Mit Zustimmung der Landesbehörde". (Die Zustimmung der Landesbehörde wird auf Antrag für den Einzelfall erteilt.)

Die Handhabung und die Kriterien für eine Zustimmung sind in den einzelnen Regionen und Ländern der Bundesrepublik Deutschland sehr unterschiedlich, z. T. willkürlich. Häufig wird die Landesbehörde durch den Amtsapotheker vertreten. Dieser entscheidet nach Aktenlage über die ärztliche Beurteilung des Patienten und die Indikation zur Take-home-Regelung. Der Umstand, daß Nichtärzte und nicht zur Ausübung des ärztlichen Berufes berechtigte Amtsträger über eine ärztliche Behandlung urteilen, ist heftig umstritten und soll mit der nächsten Änderung des BtMG und der BtMVV (hoffentlich) geändert werden.

Zu 6: Mit der Substitutionsbescheinigung hat der Gesetzgeber etwas völlig Neues geschaffen. Sie ermöglicht es dem Patienten an einem anderen Ort – z. B. auf einer Urlaubsreise – nach den Vorgaben des primär verschreibenden Arztes substituiert zu werden. Die Substitutionsbescheinigung hat ihre rechtliche Grundlage in § 2a Abs. 8 BtMVV. Die BtMVV schreibt vor, z. B.
daß die Substitutionsbescheinigung auf einem Betäubungsmittelrezept auszustellen ist,
daß das Rezept den Vermerk „Nur zur Vorlage beim Arzt" tragen muß,
daß die Gültigkeitsdauer in der Form „Gültigkeit: von/bis" auf dem Rezept angegeben wird. (Die Gültigkeitsdauer darf dabei 30 Tage nicht überschreiten.)

Zu 7: § 2a Abs. 9 BtMVV regelt die Dokumentation und die Anzeige. Wörtlich heißt es:

Die Durchführung der in den vorstehenden Absätzen erforderlichen Maßnahmen einschließlich der Einbindung in eine Begleittherapie nach Absatz 2 ist vom behandelnden Arzt für jeden Patienten zu dokumentieren und der zuständigen Behörde anzuzeigen. Die Dokumentation ist auf Verlangen der zuständigen Landesbehörde zur Einsicht und Auswertung vorzulegen.

Neben den betäubungsmittelrechtlichen Vorschriften greifen hinsichtlich der Kostenerstattung kassenarztrechtliche Vorgaben tiefgreifend in die Therapiefreiheit des Arztes in der Behandlung opiatabhängiger Patienten ein.

Nach den Richtlinien neuer Untersuchungs- und Behandlungsmethoden vom 7. August 1992 kann die Substitution mit (Levo-)Methadon bei bestimmten Indikationen als notwendiger Teil der Krankenbehandlung angesehen werden, wenn diese erst mittels der Substitution möglich wird (NUB-Richtlinien, Anlage 1, Punkt 2, s. unten).

In jedem Fall ist ein Therapiekonzept im Kontext mit einer begleitenden Psycho-/Soziotherapie unter der Berücksichtigung der Gesamtpersönlichkeit des Patienten zu erstellen. Die Betäubungsmittelabhängigkeit als solche stellt keine Indikation im Sinne der NUB-Richtlinien dar. Während der Gesetzgeber jedem betäubungsmittelabhängigen Patienten die Substitutionstherapie zugesteht, schränken die Krankenkassen für ihre Versicherten den berechtigten Patientenkreis gegen besseres ärztliches Wissen erheblich ein.

NUB-Richtlinien

in Anlage 1, Punkt 2 der Richtlinien zur Methadonsubstitutionsbehandlung bei i.v.-Heroinabhängigen vom 07.08.1992 heißt es:

Der Bundesausschuß der Ärzte und Krankenkassen hat in seiner Sitzung vom 07.08.1992 beschlossen, die Richtlinien des Bundesausschusses der Ärzte und Krankenkassen über die Einführung neuer Untersuchungs- und Behandlungsmethoden (NUB-Richtlinien) in der Fassung vom 04.12.1990 in der Anlage 1 wie folgt zu ändern:

Präambel

2.1 Drogensubstitution stellt für sich allein keine Krankenbehandlung dar und ist somit nicht Gegenstand der kassen-/vertragsärztlichen Versorgung. Die Drogensucht selbst stellt keine Indikation zur Drogensubstitution im Sinne einer Krankenbehandlung dar, denn therapeutisches Ziel bei der Behandlung einer Sucht bleibt die Drogenabstinenz. Die Drogensubstitution mit Methadon kann lediglich dann als notwendiger Teil der Krankenbehandlung angesehen werden, wenn diese mittels der Drogensubstitution erst ermöglicht wird. Dies gilt unter nachstehenden Voraussetzungen.

Indikationen zur Substitutionsbehandlung

2.2 Im Einzelfall kann die Indikation zur Substitutionsbehandlung mit Methadon bei Kranken vorliegen. Indikationen für eine solche Substitutionsbehandlung in Einzelfällen sind bei i.v.-Heroinabhängigen:

2.2.1 Drogenabhängigkeit mit lebensbedrohlichem Zustand bei Entzug,

2.2.2 Drogenabhängigkeit bei schweren konsumierenden Erkrankungen,

2.2.3 Drogenabhängigkeit bei opioidpflichtigen Schmerzzuständen,

2.2.4 Drogenabhängigkeit bei Aids-Kranken,

2.2.5 Drogenabhängigkeit bei Patienten, die sich einer unbedingt notwendigen stationären Behandlung wegen einer akuten oder schweren Erkrankung unterziehen müssen und denen gegen ihren Willen nicht gleichzeitig ein Drogenentzug zuzumuten ist (Überbrückungssituation),

2.2.6 Drogenabhängigkeit in der Schwangerschaft, unter der Geburt und bis zu 6 Wochen nach der Geburt,

2.3 Drogenabhängigkeit bei vergleichbar schweren Erkrankungen, bei denen die Kommission nach 2.7 im Einzelfall eine Substitution als Teil der Krankenbehandlung für angezeigt hält.

Indikationsstellung

2.4 Bei Vorliegen einer oder mehrerer der Indikationen nach 2.2.1 bis 2.2.6 kann die Entscheidung zur Substitutionsbehandlung durch den dazu berechtigten Arzt unter Wahrung berufsrechtlicher Regelungen getroffen werden (s. Nr. 2.8). Dabei kann er sich von der Kommission nach Nr. 2.7 beraten lassen.

2.5 Beabsichtigt der dazu berechtigte Arzt eine Substitutionsbehandlung bei einer Indikation nach 2.3, kann die Methadonsubstitution erst nach Zustimmung durch die KV erfolgen. Die KV erteilt die Zustimmung aufgrund einer Empfehlung der Kommission nach 2.7.

2.6 Beginn und Beendigung der Substitutionsbehandlung hat der Arzt unverzüglich der zuständigen KV und der zuständigen Krankenkasse anzuzeigen. Der Anzeige sind Angaben über die beabsichtigten oder eingeleiteten psychosozialen Begleitmaßnahmen (z. B. Zusammenarbeit mit dem öffentlichen Gesundheitsdienst und/oder mit Hilfsorganisationen für Drogensüchtige) beizufügen.

Beratungskommission
2.7 Zur Beratung der KV bei der Erteilung von Genehmigungen für Substitutionsbehandlungen mit Methadon sowie für die Zustimmung zu Substitutionsbehandlungen nach 2.3 errichtet die KV eine Kommission. Diese Kommission soll der KV und den berechtigten Ärzten ferner zur Beratung in Einzelfällen, auch zur Dauer einer Substitutionsbehandlung, zur Verfügung stehen. Die Kommission besteht aus sechs, höchstens sieben Mitgliedern. Drei Mitglieder werden von der KV benannt; darunter sollen zwei Ärzte mit besonderer Erfahrung in der Behandlung von Suchtkranken sein. Einer dieser Ärzte soll von der KV als Ansprechpartner für ratsuchende Ärzte bei Drogenproblemen mit Patienten benannt werden. Zwei in Drogenproblemen fachkundige Mitglieder werden von den Landesverbänden der Krankenkassen und ein in Drogenproblemen fachkundiges Mitglied von den Verbänden der Ersatzkassen benannt. Bei einem weiteren Mitglied soll es sich um einen in der Drogenbehandlung erfahrenen Arzt des öffentlichen Gesundheitswesens handeln.

Berechtigte Ärzte und Qualifikationen der Ärzte
2.8 Ärzte, die Substitutionsbehandlungen durchführen wollen, bedürfen einer Genehmigung durch die Kassenärztliche Vereinigung. Die KV kann sich vor Erteilung der Genehmigung durch die Kommission nach 2.7 beraten lassen. Die Genehmigung zur Durchführung von Substitutionsbehandlungen kann nur erteilt werden, wenn gewährleistet ist, das der Arzt sowohl über das für den Umgang mit Methadon erforderliche pharmakologische Wissen als auch über Kenntnisse der Drogensucht selbst verfügt.

Durchführung der Substitutionsbehandlung
2.9 Bei der Verordnung von Methadon sind die Bestimmungen des Betäubungsmittelgesetzes (BtMG) und der Betäubungsmittel-Verschreibungsverordnung (BtMVV) zu beachten.

2.10 Die Verordnung von Methadon darf nur vom Arzt selbst oder von einem von ihm beauftragten Praxismitarbeiter in der Apotheke eingelöst werden. Die Abgabe des Rezepts an andere Personen, insbesondere an die Patienten, ist nicht zulässig.

2.11 Die Verabreichung und die Einnahme des Methadon muß grundsätzlich unter Überwachung des berechtigten Arztes oder eines von ihm beauftragten Praxismitarbeiters erfolgen. Die Abgabe des verordneten Methadon an den Patienten in Form von Rezepten oder Mitnahmedosen ist nicht zulässig, auch nicht an Wochenenden oder Feiertagen. Ist der berechtigte Arzt verhindert, kann er einen anderen approbierten Arzt oder eine Krankenschwester oder einen Krankenpfleger, die an einer der im Auflagenbescheid des BGA benannten Einrichtungen tätig sind, mit der Methadonabgabe – insbesondere an Wochenenden oder Feiertagen – gemäß dieser Richtlinien beauftragen. Ein Arzt darf – mit Ausnahme der Behandlung im Vertretungsfall – bei höchstens 10 Versicherten gleichzeitig Substitutionsbehandlungen durchführen.

2.12 Die Kassenärztlichen Vereinigungen teilen dem BGA die Ärzte mit, die zur Substitutionsbehandlungen mit Methadon berechtigt sind.

Maßnahmen während der Substitutionsbehandlung

2.13 Der behandelnde Arzt soll den gleichzeitigen Gebrauch anderer Drogen während der Substitutionsbehandlung ausschließen. Dazu sind in angemessener Häufigkeit und unregelmäßigen Zeitabständen Drogensuchtests durchzuführen, wobei dem Patienten die Termine der Kontrollen vorher nicht bekannt sein dürfen. Wird der Gebrauch anderer Drogen neben der Substitutionsbehandlung nachgewiesen, kann die Substitutionsbehandlung zu Lasten der gesetzlichen Krankenkassen nur weitergeführt werden, wenn die KV nach Beratung durch die Kommission nach 2.7 zustimmt.

2.14 Der behandelnde Arzt hat den Behandlungsverlauf zu dokumentieren und auf dem Behandlungsausweis des Patienten unter „Diagnosen" die Angabe „Substitutionsbehandlung" zu vermerken.

Aufgrund dieser Richtlinien wurden bei den einzelnen kassenärztlichen Vereinigungen jeweils für ihren Zuständigkeitsbereich Methadonkommissionen gebildet. Diese Kommissionen entscheiden über die Zulassung eines Arztes zur Substitutionsbehandlung, die den Status einer genehmigungspflichtigen Leistung erhalten hat. Bevor ein Arzt erstmals eine Substitutionsbehandlung durchführt, bedarf er der Genehmigung durch die für ihn zuständige Methadonkommission!

Die Zulassung ist schriftlich bei der Kommission zu beantragen. Die Voraussetzungen zur Teilnahme an der Substitutionsbehandlung sind in den einzelnen kassenärztlichen Vereinigungen unterschiedlich geregelt. Generell ist die Teilnahme an einer speziellen Fortbildungsveranstaltung von mindestens 8 h bundeseinheitlich gefordert. Nähere Informationen sind bei der zuständigen KV erhältlich.

Die Methadonkommissionen entscheiden über die Kostenübernahme durch die Krankenkassen bei all jenen Substitutionen, deren Indikation nicht ausdrücklich im Indikationskatalog der NUB-Richtlinien genannt sind. Die Bewilligung ist vor Beginn der Substitutionstherapie einzuholen.

Merke: Die Methadonkommissionen entscheiden nicht über die Rechtmäßigkeit einer Substitutionstherapie, sondern nur über die Kostenübernahme durch die gesetzlichen Krankenkassen und Ersatzkassen.

Der Beginn jeder zu Lasten einer gesetzlichen Krankenkasse oder einer Ersatzkasse durchgeführten Substitutionsbehandlung ist der Krankenkasse und der Methadonkommission schriftlich mitzuteilen. Gleiches gilt für die Beendigung der Therapie.

Einstellungsphase

Die Umrechnungsformel L-Polamidon Hoechst zu Methadon beträgt 1 : 2 bis 1 : 2,3. Angestrebt wird eine Situation, in der es weder zu Entzugssymptomen noch zu euphorisierenden Gefühlen kommt. Dieses Substitutionsziel ist mit dem Patienten unbedingt vorher zu besprechen und ihm deutlich zu machen. Häufig ist gerade zu Beginn der Behandlung das Auftreten von Dysphorie sowie ein erneuter Wunsch nach Heroinkonsum nicht sicher zu vermeiden. Deshalb ist in dieser Phase oft ein parallel zur Methadongabe praktizierter Abusus von Heroin oder Benzodiazepinen zu bemerken, der auch durch die stationäre Behandlungsform nicht immer unterbunden wird (Russi 1986).

Vor der Einstellungsphase und mit der Indikation zur Substitutionstherapie ist bereits die Betreuung im psycho- und soziotherapeutischen Bereich abzuklären. Dabei können verschiedene Institutionen (z. B. niedergelassene Psychiater, psychiatrische Kliniken, sozialpsychiatrische Dienste, Drogenberatungsstellen, Aids-Beratungsstellen und Gesundheitsämter) je nach Möglichkeit und Qualifikation diese Aufgaben übernehmen. Die Notwendigkeit einer interdisziplinären Behandlungsform der drogenabhängigen Patienten während der Substitutionstherapie wird hierbei nochmals deutlich.

Vor der Einstellung auf Methadon erfolgt die Erhebung eines Drogenscreenings aus dem Urin, wobei auf den Nachweis der aktuell konsumierten Droge abgezielt wird. Dabei ist vor allen Dingen auf den Abusus von Benzodiazepinen (insbesondere Flunitrazepam) und Barbituraten zu achten, denn deren fortgesetzte Einnahme oder die abrupte Beendigung der oftmals dramatisch hohen Dosierung kann zu Komplikationen der Substitutionstherapie führen. Ist ein diesbezügliches Gebrauchsmuster zu erkennen, so ist eine schrittweise Reduzierung mit Einleitung der Substitution unter überwachten Bedingungen durchzuführen.

Durch schrittweise Erhöhung des Methadons erfolgt die Annäherung an eine dem Patienten als frei von Suchtdruck empfundene Situation. Ein zu rasches Erhöhen der täglichen Dosis Methadon verursacht vielfach zu Beginn euphorieähnliche Symptome, die im weiteren Verlauf der Behandlung nicht wieder zu erreichen sind und deshalb Unzufriedenheit und Frustration, die sich häufig in erneutem Opiatabusus entladen, nach sich ziehen (Kreek 1988).

Es empfiehlt sich, die Initialdosis von 15–20 mg Methadon pro Tag nicht zu überschreiten. Stärkere Entzugssymptome sind durch das Aufteilen der Anfangsdosis in 2 Drittel morgens und 1 Drittel abends zu verhindern. Die Erhaltungsdosis ist dann in Schritten von maximal 5 mg täglich zu erreichen. Die Korrelation von Plasmahöhe und Rückfallhäufigkeit bzw. Beigebrauch ist zwar häufig postuliert worden, konnte bisher aber noch nicht genügend gesichert werden.

Es ist auf jeden Fall zu vermeiden, eine möglichst niedrige Tagesdosis anzustreben, da gerade in diesem Bereich die Compliance der Patienten leidet und damit Beigebrauch provoziert werden kann. Die subjektiven Empfindungen des Patienten sind bei dieser Behandlungsform die wichtigsten Parameter, so daß z. B. das Erfragen, ob der i.v. Konsum von Heroin noch die erwarteten Effekte erzielt, für eine zu niedrige Dosis aussagekräftig ist.

Nach der auf ca. 14 Tage zu veranschlagenden Einstellung erfolgt die weitere tägliche Vergabe des Substitutes in der gefundenen Dosishöhe.

Erhaltungsphase

Die tägliche Vergabe des Methadons erfolgt am besten jeweils zur gleichen Zeit des Tages. Wegen der langen Halbwertszeit des Präparates ist diese Zeit individuell wählbar, so daß der Patient anderen Verpflichtungen, etwa einer festen Arbeit, ohne weiteres nachkommen kann.

Die Verabreichung darf nur oral, mittels einer nicht injizierbaren Trinklösung erfolgen. Bei der täglichen Vergabe sowie bei der Regelung der Wochenendversorgung sind die Bestimmungen der BtMVV zu befolgen.

Es empfiehlt sich, dem Patienten einen Behandlungsausweis auszustellen, mit dem er auf die Notwendigkeit einer Fortsetzung seiner täglichen Behandlung in Notfällen verweisen kann.

Von raschen Dosisänderungen, die durch psychische Beeinträchtigungen notwendig erscheinen mögen, ist abzusehen. Wenn nötig, sind Dosisänderungen kleinschrittig, etwa um 2,5–5 mg, durchzuführen und dann über einen längeren Zeitraum hinweg, etwa im Wochenbereich, in ihrer Wirkung zu überprüfen (Haas 1989).

Die Ziele der Methadonsubstitutionstherapie, wie persönliche Stabilisierung, berufliche Reintegration und Resozialisierung, werden oftmals durch die gesetzlich geregelten Vergabevorschriften eingeschränkt. Am Beispiel der Vergabepraxis in den ermächtigten Ambulanzen der Stadt New York läßt sich mehr Pragmatismus erkennen: Dort erhalten die Patienten nach einer Phase von 90 Tagen mit täglicher Vergabe die Möglichkeit, den Tagesbedarf für mehrere Tage mit nach Hause zu nehmen (take home). Bei anhaltender Stabilisierung führt dies bis hin zu nur einmaligem Erscheinen pro Monat in der Vergabeambulanz.

Begleitende Maßnahmen

Es ist nicht ausreichend, lediglich das Medikament zu verabreichen und so eine Distanzierung des Patienten von ehemals gewohntem Drogenkonsum zu erwarten. Vielmehr ist eine regelmäßig durchgeführte, an den Bedürfnissen des einzelnen ausgerichtete Psycho- und Sozialtherapie notwendig, um die der Drogenabhängigkeit zugrundeliegenden Verhaltensweisen aufdecken und modifizieren zu können. Desgleichen ist bei den HIV-infizierten drogenabhängigen Patienten über die psychotherapeutische Behandlung eine Auseinandersetzung mit dem Verlauf und den belastenden Aspekten der Infektionserkrankung möglich (Vollmer et al. 1991).

Drogenscreening

Unangemeldete, stichprobenartige Urinkontrollen, wobei vor allen Dingen auf den Beigebrauch von Opiaten, Barbituraten, Benzodiazepinen, Kodeinpräparaten und Amphetaminen geachtet werden muß, dienen der Sicherstellung der Therapie. Gleichzeitig bieten sie aber auch die Möglichkeit, mit dem Patienten positive Befunde zu diskutieren und auf die vital gefährdende Situation hinzuweisen.

Es sollte darauf geachtet werden, das Drogenscreening nicht als repressives Instrument innerhalb der Behandlung zu nutzen, sondern nach Möglichkeiten des Abbaus von Beikonsum zu suchen. Der fortgesetzte Nachweis eines positiven Drogenscreenings, gleichbedeutend mit uneingeschränktem Mehrfachkonsum, muß dann allerdings die Frage nach einem Ausschluß aus der Levomethadonvergabe aufkommen lassen.

Beikonsum

Der Nachweis von Beikonsum sollte Anlaß dazu sein, die Situation zu erörtern und nach Möglichkeiten einer Beseitigung zu suchen. Die bei der Behandlung beteiligten Institutionen bzw. Ärzte sollten dabei immer miteinander in Kontakt stehen und weitergehende Schritte absprechen.

Zugrundeliegende Faktoren des Beigebrauches sind häufig außergewöhnliche Streßsituationen, voranschreitende Erkrankung im Rahmen einer HIV- oder HCV-Infektion, erhöhte körperliche Betätigung und eine Auseinandersetzung des Betroffenen mit real zu bearbeitenden Problemen, die während der Zeit des Opiatkonsums nicht geklärt werden konnten. Grundsätzlich stellt sich hier aber die

Frage nach einer Dosisanpassung zur Beendigung des Beikonsums. Im einzelnen ist dabei auf folgendes zu achten:
1. Der fortgesetzte Alkoholkonsum muß beendet werden, da die Alkoholintoxikation und gleichzeitige Levomethadoneinnahme eine vitale Gefährdung des Patienten darstellen (Zweben 1991). Ein alkoholisierter Patient muß von der Vergabe an diesem Tag ausgeschlossen werden. Die medikamentöse Beeinflussung des Alkoholkonsums, so etwa durch Chlometiazol oder Disulfiram, ist nicht indiziert (Liebson et al. 1973).
2. Der Konsum von Kokain, häufig im Sinne einer Selbstmedikation bei bisher unerkannt verlaufenden depressiven Erkrankungen zu beobachten, kann unter antidepressiver Medikation beendet werden.
3. Barbiturate sind in ausschleichender Dosis innerhalb von etwa 10 Tagen abzusetzen, um zerebrale Krampfanfälle und Delire zu verhindern. Ebenso ist mit einem Benzodiazepinbeigebrauch zu verfahren.
4. Der ambulante Flunitrazepamentzug gehört in die Hände von Experten und sollte im Zweifelsfall stationär erfolgen.
5. Während des Ausschleichens wird die Methadongabe nicht geändert.

Psychische Erkrankungen

Die Komorbidität von psychiatrischen Erkrankungen, Substanzmißbrauch und HIV-Infektion stellt eine in sich schwer zu behandelnde Krankheitsvielfalt dar. Patienten mit psychopathologischen Auffälligkeiten haben in verschiedenen Bereichen Probleme: Sie sind oftmals schlechter ausgebildet, haben kaum Zugang zu qualifizierten Berufen, sind häufig alkoholabhängig oder drogenkrank und seltener verheiratet bzw. leben allein.

Vor allen Dingen 2 psychiatrische Erkrankungen bedürfen der Aufmerksamkeit und über das bereits geschilderte Maß an Zuwendung und Betreuung hinausgehender Behandlungskonzepte: die Depression wegen ihres hohen Anteils innerhalb der drogenabhängigen Patienten und die Schizophrenie, die zwar wesentlich seltener auftritt, aber spezielle Behandlungsplanungen benötigt.

Die vielfältigen Möglichkeiten der antidepressiven medikamentösen Therapie sollten sich innerhalb der hier geschilderten Patientengruppe auf einige wenige Medikamente beschränken. Auf langjährige Erfahrung beruhende Berichte favorisieren keine einzelne Stoffgruppe, wenngleich der Hinweis auf eine niedrig zu dosierende Gabe allen Arbeiten zu eigen ist. Hervorzuheben ist, daß Monoaminoxydasehemmer speziell sehr problematisch für methadonsubstituierte Patienten sind. Dies bezieht sich sowohl auf die Diätvorgaben als auch auf die hochgradige Compliance, die diese Medikation verlangt. Zufriedenstellende Ergebnisse wurden über die Gabe von Doxepin berichtet, das niedriger als in sonst üblichen Dosierungen gegeben werden sollte.

Schizophren erkrankte Patienten stellen eine nur kleine Gruppe innerhalb der drogenabhängigen Patienten dar. US-amerikanische Untersuchungen fanden weniger als 1 % von schizophren erkrankten Patienten unter einer größeren Kohorte Drogenabhängiger (Ronnsaville et al. 1982).

Des weiteren wurde darauf verwiesen, daß Methadon selbst eine antipsychotische Wirkung entfaltet und die Patienten innerhalb der Drogensubstitution unter weitergehender psychiatrischer und neuroleptischer Medikation behandelt werden können (Brizer et al. 1985; Berken et al. 1982).

Nebenwirkungen

Vor Beginn der Behandlung muß diesem Punkt besondere Beachtung gewidmet werden. Die häufig anzutreffenden Angstsymptome, die auch im Verlauf der HIV- und HCV-Infektion auftreten können, dienen dann nicht unbedingt als Grund zu einer Dosiserhöhung, sondern sollten auf dem Boden ihres Entstehens bearbeitet werden.

Vom Patienten in unterschiedlicher Häufigkeit geklagte Nebenwirkungen des Methadons betreffen vor allen Dingen eine vermehrte Schweißproduktion, Obstipation, Libidoverminderung, Erektions- und Ejakulationsstörungen sowie Sedation. All diese Symptome sind durch Dosisreduktionen in ihrer Ausprägung zu verringern, wenngleich die Obstipation oftmals zusätzlich medikamentöser Behandlung bedarf (Langrod et al. 1981).

Gelingt es nicht, die Nebenwirkungen des Methadons durch eine Dosisreduktion abzuschwächen, ist eine Umstellung der Substitution auf Levomethadon (L-Polamidon) indiziert.

Arzneimittelinteraktionen

Die Behandlung von HIV- oder HCV-infizierten methadonsubstituierten Patienten erfordert die Gabe verschiedener anderer Medikamente im Verlauf der Erkrankung. Hierbei treten immer wieder Interaktionen unterschiedlicher Ausprägung in den Vordergrund, so daß dem danach häufig erhöhten Bedarf an Methadon Rechnung getragen werden muß. Vor allen Dingen bei gleichzeitiger Gabe von Rifampicin oder Phenytoin kann sich die Tagesdosis des Methadons deutlich erhöhen.

Die Gabe von AZT (Retrovir), DDC (Hivid), DDI (Videx), 3TC (Epivir), d4T (Zerit), Nevirapin (Viramune), Saquinavir (Invirase), Ritonavir (Norvir) oder Indinavir (Crixvan), erbrachte bisher keine negativen Korrelationen mit Methadon, so daß hierbei die jeweils notwendige Dosishöhe der Medikamente verabreicht werden kann. Insbesondere bei den Substanzen DDC, DDI und d4T ist jedoch auf eine Alkoholkarenz zu achten. Unter der Gabe von α-Interferon z. B. zur Behandlung der Hepatitis C sowie bei den antiretroviralen Substanzen Ritonavir und Nevirapin ist u. U. eine Erhöhung der Methadondosis notwendig.

Fahrtüchtigkeit

Die kognitive Funktionstüchtigkeit unter Levomethadon wurde in bisherigen Untersuchungen als nicht eingeschränkt bzw. nur passager, so etwa zu Beginn der Behandlung, leicht vermindert bezeichnet. Weitergehende Untersuchungen einiger, bezüglich des Fahrverhaltens wichtiger Parameter führten zu dem Ergebnis, daß substituierte Patienten durchaus dann in der Lage sind, ein Fahrzeug zu führen, wenn keine anderen psychotropen Medikamente oder Alkohol konsumiert wurden (Gerhard et al. 1989).

Beendigung der Levomethadontherapie

Hat der Patient den Wunsch, die Drogensubstitution mit Methadon zu beenden oder besteht bei fortgesetztem Beikonsum und somit nachgewiesener Noncompliance die Notwendigkeit die Vergabe abzubrechen, so erfolgt die schrittweise Dosisreduktion über einen Zeitraum von etwa 3 Wochen. Vor Beginn dieser Phase, die in jedem Fall eine intensive psychotherapeutische Begleitung erfordert, sind wiederum alle beteiligten Stellen zu informieren und in der Betreuung des Patienten miteinander abzustimmen.

Die Dosisreduktion kann mit etwa 2,5 mg/Tag begonnen werden, bis eine Tageshöhe von 10 mg erreicht wird. Danach wird in Schritten um 1,25 mg abdosiert. Ein abruptes Absetzen der Methadonmedikation ist in keinem Fall zu vertreten. Begleitend kann eine Behandlung der milden Entzugssymptomatik mit Doxepin, verteilt auf mehrere Tagesgaben, notwendig werden.

Auf jeden Fall ist der Patient, der aus eigenen Stücken die Therapie zu beenden sucht, darauf hinzuweisen, daß die kurzfristige Gabe von Methadon erfahrungsgemäß keine stabilisierende Wirkung entfaltet. Deshalb sollten Versuche, über einen Zeitraum von einigen Monaten mit Methadon behandelt zu werden, bereits zu Beginn entsprechend negativ interpretiert werden. Gleichzeitig muß die Möglichkeit eingeräumt werden, bei einem erneuten Rückfall wiederum in die Methadonsubstitutionstherapie eingebunden werden zu können (Gossop u. Stracy 1991).

Psychosoziale Begleittherapie

Die sozialen, psychischen und physischen Ressourcen Drogenabhängiger können aufgrund ihrer Obdachlosigkeit, der Folgen der Illegalität ihres Konsums und der allgemeinen Diskriminierung stark eingeschränkt bzw. ausgeschöpft sein. Insbesondere bei den mit dem HI-Virus infizierten bzw. an anderen chronischen Erkrankungen leidenden Betroffenen sind ein gesundes Umfeld, die eigene Akzeptanz und Entfaltungsmöglichkeiten Grundvoraussetzung zur Erlangung individueller Zufriedenheit, da hier das Zusammenspiel von Seele, Körper und Geist besonders fragil ist.

In enger Kooperation mit dem behandelnden Arzt und unter aktiver Mitwirkung der Abhängigen selbst wird versucht, eine ganzheitliche Indikation und den anschließenden Behandlungsplan gemeinsam zu erstellen. Jeder Betroffene ist hierbei Protagonist des eigenen Behandlungsplanes und soll zu eigenverantwortlichem Handeln ermuntert bzw. befähigt werden. Ambulante wie tagesklinische, ergänzt durch stationäre Angebote können individuelle Situationen berücksichtigen, fördern soziale Kommunikation und die persönliche Entwicklung.

Aus diesem Grund ist das primäre Ziel der Sozialberatung und der sozialpädagogischen Betreuung der Aufbau von Akzeptanz gegenüber dem eigenen (Sucht-)Leben und die Unterstützung bei der Integration in das soziale Umfeld. Die schulische wie berufliche Rehabilitation findet ihren besonderen Platz, da diese wiederum der erste Schritt zum selbständigen und unabhängigen Leben ist.

Die bisher in der Behandlung von suchtmittelabhängigen bzw. suchtmittelunabhängigen Menschen gemachten Erfahrungen zeigen, daß jede Suchtkarriere von verschiedenen Faktoren beeinflußt wird und einzigartig ist. In der Beratung bzw. Behandlung müssen insofern auch die Phasen respektiert werden, in der keinerlei Wünsche nach Veränderung von seiten der Betroffenen geäußert werden und der Drogenkonsum wieder im Mittelpunkt steht.

Die sozialen Maßnahmen reichen von der Basishilfe (z. B. Klärung der familiären, beruflichen, juristischen und kostenrechtlichen Situation) über Krisenintervention und Vermittlung in stationäre Angebote bis hin zur Begleitung während der ambulanten Entgiftungs- bzw. Substitutionsbehandlung. Die Möglichkeiten zur Saferuse- und Safer-Sex-Beratung und die Ausbildung von Multiplikatoren (Schneeballeffekt) bilden einen wichtigen Bestandteil einer adäquaten HIV-Prävention und sollen auch der Sensibilisierung für die eigene Situation dienen.

Impulse werden hier durch themenzentrierte Gruppen (Frauen, Männer, Ernährung etc.) oder kleinere Projekte (z. B Urlaubsmaßnahmen für Substitutierte und Aids-Kranke, Arbeitsprojekte) sowie Einzelgespräche gegeben. Gemeinsame Aktionen wie z. B. die Einnahme einer gemeinsamen Mahlzeit sollen das Gemeinschaftsgefühl fördern und bieten den Mittelpunkt zum täglichen Austausch.

In der eigenen Praxis wird durch das interdisziplinäre Angebot – Medizin , Psychologie, Sozialarbeit etc. unter dem Dach des C.I.M. – auch anderen substituierenden Ärzten die Möglichkeit der Entlastung oder aber der Unterstützung insbesondere bei Problempatienten, die einer individuellen und intensiven Betreuung bedürfen, angeboten. Die Kooperation mit bestehenden Einrichtungen wie Aids-Hilfe, Drogenberatung und anderen Institutionen ist nicht nur erwünscht, sondern selbstverständlich.

Typische Probleme und Störungen der Interaktion

Die Behandlung Drogenabhängiger in einer Ambulanz oder Praxis beinhaltet neben den bereits dargestellten spezifischen interdisziplinären Behandlungs- und Therapieansätzen v. a. auch eine ständige Reflexion des Umgangs mit den Betroffenen und im therapeutischen Team.

Schulte, der in einem Artikel in der *Schweizer Medizinischen Wochenzeitschrift* 1967 anmerkte, daß sich in praxi „Süchtiger und Arzt gegenseitig aus dem Weg gehen", wollte damit zum Ausdruck bringen, daß Probleme in der Behandlung suchtkranker Patienten sowohl auf der Arzt- als auch auf der Patientenseite auftreten.

Der Süchtige sieht den Arzt und die mit ihm zusammenarbeitenden Berufe als kritische Instanzen, die letztendlich nicht helfend, sondern reglementierend in sein Leben eingreifen. Dies stellt sich sowohl in einer Behandlung des akut Abhängigen als auch im zeitlichen Verlauf einer Substitutionstherapie zunehmend konfrontierend dar. Hier richten sich häufig aggressive Impulse der ansonsten frustrierenden Lebenssituation gegen die Therapeuten.

Der Arzt sieht Süchtige ungern, weil in ihnen bereits das Scheitern möglicher Therapien angelegt scheint. Diese Patienten gelten als undankbar, unehrlich und ständig auf das Wahren eigener Vorteile bedacht. Schulte schreibt dazu:

Während der Patient in wohl überlegter Manier Gedanken auf scheinbar Wesentlicheres, Tieferes oder Harmloseres zu lenken und mit Gründen aus der Welt der Werte, Ideale und Gesinnungen zu argumentieren versucht, sieht sich der Arzt gezwungen, in kleinlich-argwöhnischer Haltung Urinkontrollen vorzunehmen oder plump nach Injektionsstellen in der Haut zu fahnden. Selbst wenn es dem Arzt gelingt, das Lügengebäude zum Einsturz zu bringen, schämt er sich fast, die so erworbenen Trümpfe aufzuzeigen.

Innerhalb einer solchen Interaktion ist es deshalb unabdingbar, trotz des Wahrnehmens von Schwächen, Kränkungen und Kranksein beim Patienten, deutliche Zuordnungen von Rollen vorzunehmen.

Dies bedeutet auf ärztlich-pflegerischer Seite die fortwährende Supervision. Hier ist der Ort, die aufkommenden Aggressionen oder auch die Unfähigkeit, mit Patienten disziplinierend umzugehen, zum

Inhalt zu machen. Dabei findet sich häufig das Schema der Inanspruchnahme von Macht etwa über die Substitution. Die Kooperation, hier verstanden als Gefügigkeit des Abhängigen, wird mit Hinweis auf die Dosishöhe oder mit der Drohung der Abdosierung erzwungen. Dieses Verhalten kann nur zu einer latent aggressiven Grundstimmung auf beiden Seiten führen. Praktisch vorbestimmt wird dadurch auf Patientenseite der Versuch, Urinproben zu manipulieren, Beigebrauch zu verheimlichen oder bereits während der Einleitungsphase der Substitution Ausschau nach einem anderen Arzt zu halten.

Letztendlich führt das als therapeutisch angesehene repressive Verhalten von seiten des Arztes zu einem fortgesetzten Abhängigkeitsgefühl bei dem Patienten. Der Süchtige fühlt sich als Patient nicht respektiert. Gleichzeitig glaubt er sich zur Fortsetzung der szenetypischen Manieren wie Täuschen und zur rigorosen Erarbeitung eigener Vorteile im Machtkampf mit dem Arzt gezwungen.

Kommt es zu einer offenen Eskalation von Aggressionen, so ist dies fast immer auf zurückliegende, vom Patienten als frustrierend, z. T. auch erniedrigend empfundene Situationen in der Interaktion mit dem Arzt und/oder dem ärztlichem Hilfspersonal zurückzuführen. Ebenso regelhaft kommt es zu einer Entladung aufgestauter Aggressionen unter der Einwirkung von Suchtstoffen. Während in der Regel Konfliktsituationen direkt therapeutisch aufgegriffen und bearbeitet werden sollten, verlangt die letztere Situation unmittelbar nur einen Versuch der Beruhigung und Beschwichtigung. Erst ohne den Einfluß beigebrauchter Suchtstoffe ist in den folgenden Tagen eine Aussprache lohnend und therapeutisch umsetzbar.

In Auseinandersetzungen, die in Tätlichkeiten münden, muß bis zur Einschaltung polizeilicher Maßnahmen die Rollenidentität gewahrt werden, d. h. eine Austragung von Konflikten wie in der offenen Szene wird nicht geduldet.Die Ambulanz oder Praxis als Instanz ärztlicher Hilfe muß trotz Offenheit und Gewährung spezieller Bedürfnisse des Patienten ein Ort medizinischer Einflußnahme bleiben – offene Aggressionen können nur in der verbalen Auseinandersetzung geduldet werden.

Dem Vorwurf weniger Patienten, daß die Regeln des Umgangs untereinander einseitig ausgelegt seien, kann nicht durch eine diesbezügliche Verhaltensänderung entsprochen werden. Zum Schutz der anderen Patienten und im Sinne einer effektiven und somit funktionalen Sprechstunde ist renitentes und auf Konfrontation gerichtetes

Verhalten nicht tragbar. Hat in diesen Fällen die Aussprache mit dem Patienten und der betreuenden Drogenberatung keinen Erfolg, so wird eine Vermittlung in eine andere städtische Spezialsprechstunde mit allen Beteiligten vereinbart. Durch dieses Vorgehen und der Aussprache der beabsichtigten Weitervermittlung konnte in vielen Fällen schon eine Abschwächung des aggressiven Verhaltens erzielt werden, da unter Akzeptierung bestehender Differenzen trotzdem eine Möglichkeit der Weiterbehandlung gesucht wurde. Dieses Vorgehen empfinden viele der betroffenen Patienten als überraschende Wahrnehmung ihrer persönlichen Anliegen – erstmals nicht einfach „rausgeschmissen", spüren sie auch in dem Konflikt die Akzeptanz ihrer Person und Krankheit.

Eine Grundvoraussetzung für eine derartige Vorgehensweise ist ein enger Kontakt und eine vertrauensvolle Kooperation mit Kollegen, die ebenfalls Drogenabhängige behandeln. Durch eine Vernetzung der Therapeuten, etwa durch monatliche Zusammenkünfte auf regionaler Ebene, lassen sich darüber hinaus auch die Versuche einiger Patienten, verschiedene Therapeuten gegeneinander auszuspielen, meist verhindern.

Leider kann jedoch auch auf seiten einiger weniger Ärzte ein „szenetypisches" Verhalten beobachtet werden. Hierzu gehört insbesondere die Eigenart, vor einem Patienten offen Zweifel an der therapeutischen Kompetenz eines Kollegen zu äußern. Während in anderen Bereichen der Medizin ein derartiges Verhalten als eher ungewöhnlich zu bezeichnen ist, zeigen die langjährigen Beobachtungen und Erfahrungen auf dem Gebiet der Suchtbehandlung, daß ein vermeintliches Konkurrenzgefühl und ein unbestimmtes Bedürfnis, seine eigene Kompetenz zu unterstreichen, hier häufig zur Abwertung anderer Kollegen führt. Von seiten der Patienten wird dieses Verhalten schnell erkannt und – in Anlehnung an ihnen bekannte Mechanismen – zur Nutzung des eigenen Vorteils eingesetzt.

Als wichtiger Faktor in der Behandlung drogenkranker Patienten in einer Spezialsprechstunde hat sich die Einbeziehung des Krankenpflegepersonals und der Arzthelferinnen erwiesen. Sie sehen die Patienten z. B. im Verlaufe einer Substitutionsbehandlung meist länger als der Arzt, sind in informellen Gesprächen mit ihnen verbunden und erleben oftmals das Agieren der Patienten unmittelbar als Beobachtende mit. Nur die ständige Fortbildung und der von Empathie getragene Austausch über den Verlauf einer Behandlung bei drogenabhängigen Patienten gewährleisten hier einen patientengerechten Umgang.

Somit ist die Interaktion von Behandelnden und Behandelten der Ausdruck des jeweiligen Rollenverständnisses, das auf seiten der medizinisch tätigen Mitarbeiter durch Supervision und Reflexion des eigenen Handelns getragen sein muß. Die von uns mehrjährig gesehene, von nur wenigen Eskalationen belastete Tätigkeit bestätigt diese Haltung.

Ohne eigenes Hinterfragen des Handelns am Abhängigen und des nötigen Kritisierens eigener Routine ist eine zufriedenstellende Arbeit nicht möglich. Die Interaktion des Behandlungsteams strahlt – wie in jedem anderen Bereich ärztlichen Handelns – auf die Patienten aus.

Literatur

Berken GH, Stone MM, Stone S (1982) Methadone: an effective agent in managing intractable pain as a symptom of psychotic anger. Ann NY Acad Sci: 83–86

Bornemann R (1991) Drogen und AIDS. Z Allg Med 67: 1326–1333

Brizer DA, Hartman N, Sweeney J, Millman RB (1985) Effect of methadone plus neuroleptics on treatment-resistant chronic paranoid schizophrenia. Am J Psychiatry 142: 1106–1107

Brockmeyer NH, Mertins L, Kreuzfelder E, Husemann M, Groos M (1990) Einfluß von Levomethadon auf das Immunsystem bei HIV-1-infizierten i.v. drogenabhängigen Patienten. AIDS-Forschung 9

Bründermann HW, Kupfer U, Busch HW, Baumgart P, Zidek W, Rahn KH (1990) Vergleich von Lymphozytensubpopulationen beim HIV-Infekt von methadonsubstituierten Patienten, heroinabhängigen Patienten und Patienten ohne i.v. Drogenabusus. 3. Deutscher Aids-Kongreß, 24.–27. November 1990, Hamburg

Bühringer G, Künzel J, Spies G (1995) Methadon-Expertise. Nomos, Baden-Baden

Bundesgesetzblatt Teil I, Z 5702A, Bonn 15.09.92

Dole V, Nyswander M (1966) Narcotic blockade. Arch Intern Med 118: 304–309

Ferrando SJ, Batki SL (1991) HIV-infected intravenous drug users in methadone maintenance treatment: clinical problems and their management. J Psychoactive Drugs 23: 217–224

Fett A (1994) DHS-Indikationskriterien für die ambulante Rehabilitation bei Abhängigkeitserkrankungen. DHS-Informationen I/94

Finnegan LP (1991) Treatment issues for opioid-dependent women during the perinatal period. J Psychoactive Drugs 23: 191–201

Freye E (1995) Opioide in der Medizin. Springer, Berlin Heidelberg New York Tokyo

Gerhard U, Ladewig D, Hobi V (1989) Die kognitiv-psychosomatische Funktionstüchtigkeit von Heroinabhängigen.Methadon-Substitutions-Therapieprogramm unter besonderer Berücksichtigung der Fahrtauglichkeit. Neurologie Psychatrie 3: 489–496

Girard PM, Landman R, Gaudebout C et al. (1989) Prevention of PcP relapse by pentamidine aerosol in zidovudine-treated AIDS-patients. Lancet 1348-1353

Goldstein A (1991) Heroin addiction: neurobiology, pharmacology and policy. J Psychoactive Drugs 23: 123–133

Gölz J, Mayr C, Bauer G (1993) HIV und Aids. Behandlung Beratung, Betreuung. Urban & Schwarzenberg, München, S 200

Gossop M, Stracy J (1991) A comparison of the withdrawal responses of heroin and methadone addicts during detoxification. Br J Psychiatry 158: 697–699

Guidelines (1989) for prophylaxis against PcP for persons infected with HIV. MMWR 38 (S5): 1–9

Haas H (1989) Methadonabgabe in der Apotheke. Schweiz Apotheker Z 21: 540–546

Hüllinghorst R (1993) Jahrbuch Sucht '94. Neuland, Geesthacht

Jage J (1989) Methadon-Pharmakokinetik und Pharmakodynamik eines Opiates. Anästhesist 38: 159–166

Jahn S, Busch HW, Zidek W (1991) Prophylaxis of HSV-, VZV and EBV-Infections in HIV-infected patients. VII International Conference on AIDS, Florence 16-21 June, Abstract MB 2248

Kaltenbach L, Finnegan LP (1986) Neonatal abstinence syndrome, pharmaco-therapy and developmental outcome. Neurobehav Toxicol Teratol 8: 353–355

Kreek MJ (1988) Report on a WHO working group on the use of substitution drugs in the treatment of opiate dependence. Geneva, pp 2–3

Langrod I, Lowinson J, Ruiz P (1981) Methadone treatment and physical complaints: a clinical analysis. Int J Addict 16: 947–952

Leoung GS, Feigal Jr DW, Montgomery AB et al. (1990) Aerosolized penta-midine for prophylaxis against PcP. N Engl J Med 323: 769–775

Liebson E, Bigelow G, Flamer R (1973) Alcoholism among methadone patients: a specific treatment method. Am J Psychiatry 130: 483–485

Martin J, Payte TJ, Zweben JE (1991) Methadone maintenance treatment. A primer for physicians. J Psychoactive Drugs 23: 165–176

Martin MA, Cox PH, Beck K, Styer CM, Beall GN (1992) A comparison of the effectiveness of three regimens in the prevention of Pneumocystis carinii pneumonia in human immunodeficiency virus-infected patients. Arch Intern Med 152

Newmann RG (1977) Methadone treatment in narcotic addiction. Academic Press, New York

[NUB-Richtlinien] Änderungen der NUB-Richtlinien (1992) Dtsch Ärztebl 46: 57

O'Malley SS et al. (1992) Naltrexone and coping skills therapy for alcohol dependence. Arch Gen Psychiatry 49: 881–883

Payte TJ (1991) A brief history of methadone in the treatment of opioid dependance: a personal perspective. J Psychoactive Drugs 23: 103–106

Rawson RA, Ling W (1991) Opioid addiction treatment. Modalities and some guidelines to their optimal use. J Psychoactive Drugs 23: 151–163

Ronnsaville BJ, Weissmann MM, Wilber CH, Kleber H (1982) The heterogenity of psychiatric diagnosis in treated opiate addicts. Arch Gen Psych 39: 161–169

Russi EW (1986) Opiatmißbrauch – Medizinische Komplikationen. G. Fischer, Stuttgart

Schulte W (1967) Nachdruck in Biniek E (Hrsg) (1978) Drogenabhängigkeit. Wissenschaftliche Buchgesellschaft, Darmstadt

Senay EC (1985) Methadone maintenance treatment. Int J Addictions 20 (687): 803–821

Soyka M (1995) Naltrexon in der Behandlung von Abhängigkeitserkrankungen. Psychopharmakotherapie 3: 110–114

Thesen R (1990) Naltrexon, der erste personal verfügbare Opiat-Antagonist. PZ 1990: 26–30

Vollmer HC, Seydel F, Terstl R (1991) Psychischer Befund und Therapieverlauf bei HIV-positiven Drogenabhängigen. Sucht 37: 361–368

Volpicelli J et al. (1992) Naltrexone in the treatment of alcohol dependence. Arch Gen Psychiatry 49: 876–880

Zweben JE (1991) Connseling issues in methadone maintenance treatment. J Psychoactive Drugs 23: 177–190

Sachverzeichnis

1592U85 137
1592U89 137

A
Abduzensparese 72, 73
Abort, therapeutischer 165
Abszesse 221, 284
Adnexitis 164
Aids-Demenz-Komplex 211
Aids-Impfstoff 95
Aids-Prävalenz 134, 135
Albendazol 44, 45
Alkoholdesinfektion 93
Alkoholsensitivität des HIV 92
Amaurosis fugax 261
Aminopenicilline 285
Amnioninfektion 169
Amotioprophylaxe 194
Anale Praktiken 157
Anämie, makrozytäre 19
Angiomatose, bazilliäre 305
Antihistaminika 288
Antikonvulsiva 285
Antiretrovirale Therapie
- antiretrovirale Behandlung in der Schwangerschaft 15
- Beginn 3
- der akuten HIV-Krankheit 14
- Liquorgänge der Medikamente 14, 220

Antivirale Therapie 14, 209, 220
Aphonie 78
Aphthen 286, 293, 298, 299
Arthralgien 292
Arzneimittelexanthem 281
Arzneimittelreaktionen 285, 354
- kutane 292
Ärzte
- berechtigte 346
- Qualifikation der 346
Atemnot 87
Atopische Dermatitis 287, 306
Atovaquone 38, 241
Aufklärung, präoperative 93
Axonopathie 225
Azidothymidin 19
- AZT-Myopathie 20
- Reistenzentwicklung 21
Azithromycin 141, 240
AZT 19, 94, 172, 173, 220
AZT-Behandlung der Mutter 171

B
Bartonella henselae 284, 305
Bartonella quintana 284, 305
Basaliom 304
Begleitende Maßnahmen 351
Begleitinfektion, genitomukosale 157

Begleittherapie, psychosoziale 355
Behandlungsausweis 350
Beikonsum 351
Beratungskommission 346
Betäubungsmittel-Verschreibungsverordnung 338
Biopsie 288
- stereotaktische 240, 249, 259
Bläschen 294
Blasensprung vor der Geburt 171
Blut 155
Blutprodukte 155
Borrelien 231, 257
Bowenoide Papulose 283

C
Candida albicans 143, 295
Candida krusei 283, 295
Candida-Chorioretinitis 201
Candidaösophagitis 85
Candidaspezies 283
Candidastomatitis 38
Candidiasis 85, 98, 135
- erythematöse 101
- pseudomembranöse 100
Carbamazepin 228, 265
Cäsarenhals 80, 81
CD4-Helferzellen 74, 94
CD4-Zellen 82, 89
Cheilitis angularis 104
Chemokinrezeptor 94
Chlamydien 164
Cidofovir 51, 185, 188
Ciprofloxacin 60
Clarithromycin 60, 66, 141
Clindamycin 239, 240, 241
Clofazimin 142
Clostridien 257
Clotrimazol 143
CMV 142, 182
- Multiorganbefall mit 83
- Eulenaugen 83, 245
- Enzephalitis 243

- Infektion 134
- Radikulitis 232
- Retinitis 39, 50
Columbus 90, 91
Condyloma acuminatum 119
Condylomata acuminata 282
Cotrimoxazol 239, 241, 246, 293
Cotton-wool-Herde 181
Coxsackie 280
Crixivan 27, 94
Cryptococcus neoformans 46, 73, 254
- Kryptokokkom 46
Cytovene 189

D
Dapson 285
ddC 22, 136, 137, 220
ddI 20, 94, 136, 220, 221
Dellwarzen 283, 289
Demodexfollikulitis 287
Depressionen 263, 353
Dermatitis
- atopische 287, 306
- papulöse 287
Dexamethason 240, 254, 259
Dezidua 169
Diacetylmorphin 316
Diagnostik 312
2,3-Dideoxyinosin 21
Differentialdiagnose 71
Dihydrocodeinsubstitution 333
Direktpräparat 295
DNA-Methode 74
Dokumentation 344
Dopplersonographie 261
Dosisänderung 350
Dreifachkombination 94
Dreifachkombinationstherapie 74
Drogengebrauch 156
Drogenintoxikation 72
Drogenkonsum 72
Drogenscreening 351
Drogenszene, offene 311
Dysplasie, zervikale 159, 162, 163, 166

E

EBV 142
Einstellungsphase 348
Ekthymata 284
Ektopie, zervikale 157
Ekzem, nummuläres 290
Elektroenzephalogramm 208, 244, 252, 256
Elektroenzephalographie 217, 248
Endometrium 169
Endpunkt, klinischer 4
Enhancement 253
Entwicklungen 94
Enzephalopathie 134, 135, 148, 207, 211-216, 218-221, 261, 263, 266, 268
Epidemiologie 312
Epileptische Anfälle 242, 247, 270
– fokale 271
Epivir 23, 91
– Haltbarkeit 92
– im OP 92
Epstein-Barr-Infektion 84
Epstein-Barr-Virus 282
Ereigniskorreliertes Potential 213, 214, 217
Erhaltungsphase 350
Erosionen 294
Erregernachweis 267
Erysipel der Ohrmuschel 81
Erythema exsudativum multiforme 121
Ethambutol 60, 66, 141, 253
Eulenaugenzellen 245
Exanthem
– morbiliformes 286
– multiformeartiges 286
– papulöses 286
– petechiales 286
Exstirpation 88
Extraktion 122

F

Fahrtüchtigkeit 354
Fazialisparese 72, 73, 207
Feinnadelbiopsie 87
Fetale Infektionsprophylaxe 172
Fluconazol 143, 257
Fluconazolresistenz 295
Fluor, symptomatischer 164
Folinsäure 239, 241
Follikuläre Mantelzone 90
Follikulitis 285
– eosinophile 287
Foscarnet 51, 142, 185, 188, 232, 245, 246
Fruchtwasser, HIV-kontaminiertes 170
Frühgeburt 169

G

G-CSF 53
Ganciclovir 51, 142, 185, 189, 232, 245, 246
Gastrointestinale Störung 21
Geburt 169
Genese der Opiatabhängigkeit 310
Genitalinfektion 162
– rezidivierende 159
Genitomukosale Begleitinfektion 157
Gesichtsschmerzen 264, 265
Gingivaerythem, lineares 115
Gingivitis 297
– akute nekrotisierende, ulzerierende (ANUG) 82, 116
Gingivoparodontale Infektion 114
Gingivostomatitis 282
Glandula parotis
– Gangobstruktion mit Zystenbildung 89
– Hyperplasie 88
– Zysten 88
Granulombildung 46
Granulozytopenie 20, 33
Güdel-Doppeltubus 92
Guillain-Barré-Syndrom 209, 229, 230, 268
Gummihandschuhe 90

Gynäkologische Beschwerden 162
Gyrasehemmer 285

H
Haarleukoplakie 107
– orale 280, 282, 296
Haarveränderungen 301
Hairy leucoplacia 84
Haloperidol 263
Hämophilie 129
Hautulzera 282
Hefepilzbesiedelung 291
Heiserkeit 78, 87
Hepatitis B 24
Hepatosplenomegalie 49
Hepatotoxizität 47
Heroin 316
Herpangina 77
Herpes simplex 221, 269, 282
Herpes zoster 221
– Dermatomüberschreitung 84
Herpes, perianales 300
Herpes-simplex-Enzephalitis 242, 243
Herpes-simplex-Infektion 84
Herpes-simplex-Meningoenzephalitis 241
Herpes-simplex-Virus 118
Herpesgingivitis 84
Herpesulkus, perianales 300
Herpesulzera 280, 299
Heterosexueller Bereich 71
Hirnatrophie 213
Hirnbiopsie 249
HIV
– Alkoholintensivität 92
– maternofetal 173
HIV-1-assoziierter Demenzkomplex 211
HIV-1-Meningoenzephalitis, akute 207
HIV-1-Polyradikulitis, akute 209
HIV-Antikörpertestung 18
HIV-Demenz 14, 211

HIV-Exanthem 280
HIV-infizierte Frauen 155
HIV-Klassifikation, Kinder 131
HIV-Klassifikation, pädiatrische 131
HIV-kontaminiertes Fruchtwasser 170
HIV-Krankheit, akute 13, 18, 207, 286
– antiretrovirale Therapie 14, 207
HIV-PCR 129, 130
HIV-Prophylaxe 91
HIV-Test 93, 158
HIV-Transmission, sexuelle 156
HIV-Übertragung
– nosokomiale Infektionen 16
– Schwangerschaft 14
– sexuelle 156
– Übertragen 15
Hivid 22
Homöopathika 285
Homosexueller Bereich 71
Hörsturz 72
HSV 142
Hydrocephalus occlusus 254, 260
Hypericin 285
Hyperplasie
– des Waldeyer-Rachenring 85, 86
– fokale epitheliale 119

I
Ichthyosiforme Veränderungen 279
Immunabwehr 88
Immunglobulin 139, 210, 234
Immunsystem 78
Impetigo 284
Impfschutz 130
Impfsubstanz 94
Impfung 138
Implantat 193
Indinavir 27, 94, 209
– indirekte Hyperbilirubinämie 29
– M. Gilbert 29
– Nierensteine 28

Infekte
- rezidivierende 78
Infektion
- bakterielle 139
- opportunistische 134, 139, 236
Infektionsprophylaxe, fetale 172
Infektionsrisiko 160
Infektionsrate 71
Infektlabilität 71, 74
Interaktion, typische Probleme und Störungen 357
Intertrigo 283
Intravitreale Medikamentenabgabe 192
Invirase 25, 94
ISIS2922 189
Itraconazol 48, 49, 60, 143

J
JC-Virus 246
Jet-Ventilation 87

K
Kandidose 294
Kaposi-Sarkom 87, 176, 285, 302, 303, 305
- intralaryngeales 87
- orales 109
Keimpathogenität 77
Kinder 155
Knochenmark
- Befall des 62
- Dualtherapie 64
- Keimnachweis 63
- Mehrfachkombination 66
- Primärprophylaxe 66
- Rezidivprophylaxe 63
Kolposkopische Überwachung 164
Kombinationsbehandlung 1, 94
- divergente 10
- Dreierkombination 12
- konvergente 10
- Zweierkombination 12

Kombinationstherapie von AZT und Didanosin 94
Kombinationstherapie von Zalcitabin mit AZT (Zidovudin) 94
Konjunktivitis 292
Konservierende Maßnahmen 123
Kontraindikationen, relative 329
Kontrazeptionsverhalten 158
Kontrolle auf Beigebrauch 340
Kopfschmerzen 208, 211, 247, 260, 264
- antiretrovirale 265
Kopien 94
Kryptokokkenantigen 256, 257
Kryptokokkenmeningitis 73
Kryptokokkenmeningoenzephalitis 254, 255
Kryptokokkennachweis 256
Kryptokokkome 257
Kryptokokkose 270
Kryptosporidien 75
Kryptosporidiose 134, 147

L
Laktimmunglobulin 45
Lamivudin (3TC) 23, 136, 137, 209, 220
Laryngitis, akute 78
Lebensqualität 228
Leukenzephalopathie, progressive multifokale 73, 148, 212, 246-249, 259, 269
Leukonchien 301
Leukopenie
- gangciclovirinduzierte 39
Leukoplakien 294
Levomethadonprogramme in Deutschland 332
Levomethadontherapie, Beendigung der 355
Levopromazin 263
Lichenoide Reaktion 121
Lichttherapie 288

LIP 133
Liquor 207, 209, 211, 217, 221, 230-232, 250, 251, 253, 256, 258
Liquorpherese 210
Liquorproteinanalytik 266
Liquoruntersuchung 266
Liquorzytologie 266
Listerien 257
Logstufen 94
Long term non progressor 2
Lungenendoskopie 93
Lyell-Syndrom (s. auch toxic epidermal necrolysis) 41, 121
Lymphadenopathiesyndrom 89
Lymphknoten 82
Lymphknotenbiopsie 81
Lymphknotenexstirpation 81
Lymphknotenschwellung 88, 89
Lymphome 31, 221, 231, 249, 250, 258, 262, 298
– primäre 31, 87
– systemische periphere 260
Lymphomexstirpation 87
Lymphommeningiosis 34, 259
Lymphozytäre interstitielle Pneumonie (LIP) 143
Lymphozytentransformationstest 286

M
MAC 61
MAC-Infektion 141
MAI-Infektion 141
Makulopapulöse Exantheme 280
Malignes Lymphom 81, 82
Masernvirus 139
Mastoiditis, akute 83
Maternofetale Transmission 167, 168, 170
– Risikofaktor 168
Medikamente, neurotoxische 229
Medikamentennebenwirkungen 218

Meningeosis lymphomatosa 260
Meningismus 46
Meningitis, tuberkulöse 252, 254, 255, 269
Mess-Bänder 301
Methadon 325
Methadonkommission 348
Methadonsubstitution 329
– rechtliche Grundlagen 335
Methadonsubstitutionstherapie, Nebenwirkungen 328
Metronidazol 45, 229
Migräne 265
Mikroangiopathiesyndrom 180
$_2$-Mikroglobulin 217
Mikrosporidiose 147
Mollusca contagiosa 289
– disseminierte 280
Molluscum contagiosum 177
Molluscum-contagiosum-Infektion 77
Molluskenbeete 283
Molluskumvirus 283
Mononeuritis multiplex 230
Mononeuropathie 223
Mononukleose 287
Monotherapie 94
Morbus Heck 283
Morbus Reiter 291, 292
Morphin 316
Morphintest 229
Multiorganbefall mit CMV 83
Mundsoor 280, 283
Mundspülung 92
Mundwinkelrhagaden 84
Mycobacterium avium 257
Mycobacterium-avium-Komplex 61
Myelonläsion 221
Myelopathie 212, 220, 221
Myelosuppression 19, 21, 47
Mykobakterien, atypische (MAC) 61
– Befall des Knochenmarks 62
– Dualtherapie 62
– gastrointestinaler Befall 62

Sachverzeichnis 369

- Keimnachweis 63
- rezidiv 63
Mykobakteriose, atypische 140
Myopathie 233
- toxische 234

N
N. facialis 209, 231
Nadelstichverletzung 16
- medikamentöse Prophylaxe 17
Nagelveränderungen 301
Naltrexon 334
NASBA 74
Nasenbluter 90
Nasennebenhöhlen
- Mykosen der 77
Nebenwirkungen 324
Nekrolyse, toxische epidermale 286
Nelfinavir 137
Neoplasie
- papillomvirusassoziierte 304
- zervikale 163
- zervikale intraepitheliale 159
Nervenleitgeschwindigkeit 224, 230, 231
Nervenwurzeln 230, 231
Neuinfektion 155
Neurographie 217, 225
Neuromanifestation
- primäre 206
- sekundäre 206, 236
Neuropathie
- periphere 20, 22, 23, 223–231
Neuropsychologie 216, 217
Neurosyphilis 221, 249, 251
Neurotoxische Medikamente 229
Neurotropismus 71, 206
Nevirapin 286
NNRTI (Non-Nukleosid-Reverse-Transkriptase-Hemmer) 24
Nokardien 257
Non-Hodgkin-Lymphom (NHL) 31, 87
- orales 113
- Organmanifestation 31
- Staginguntersuchung 31
Non-Nukleosid-Reverse-Transkriptase-Hemmer (NNRTI) 12, 24
- Hautexantheme 24
- resistente Mutanten 24
Norvir 26, 94
NUB-Richtlinien 344
Nucleic acid sequence-based amplification 94
Nukleosidale Reverse-Transkriptase-Hemmer 285
Nystatin 143

O
Octreotid 44
Offenbarungspflicht 93
Ohrmuschel, Erysipel der 81
Onkogene Potenz 71, 86, 87
Onycholysen 301
Onychomykose 284
OP-Team 90
Opiatabhängigkeit 310
- Genese der 310
- typische Verlaufsform 311
Opiatrezeptorinteraktion 318
Opiatrezeptorsubpopulationen 322
Opioide 317
- Substanzklasse 316
Opium 315
Orale Haarleukoplakie 280, 282, 296
Orale Manifestationen, Klassifikation 96
Organisationsverschulden 93
Osteotomie 122

P
Pankreatitis, akute 21
Papeln 282, 284
Papillomaviren, humane 119, 163
Papillomviren 282
Papillomvirusassoziierte Neoplasie 304

Papulofollikuläre Exantheme 279, 280
Paranoid-halluzinatorische Symptome 212
Parodontitis, nekrotisierende (ulzerierende) 116
Paronychie 283
PcP-Prophylaxe 130, 145, 146
PCR 211, 267
PENTA 136
Pentamidin-Isethionat, Inhalation von 38
Pentamidininhalation 36
Perianales Herpes 300
Perianales Herpesulkus 300
Permethrinpräparate 289
PET 240
Pharmakologie der Opioide und ihrer Antagonisten 315
Pityrosporum ovale 283, 291
Pityrosporumfollikulitis 283, 287
Plasmapherese 210, 230
Plattenepithelkarzinom
– orales 164
– rektales 164
Pleozytose, lymphozytäre 268
Pneumocystis carinii 76
Pneumocystis-carinii-Chorioiditis 199
Pneumocystis-carinii-Infektion 74
Pneumocystis-carinii-Pneumonie (PcP) 40, 75, 130, 135, 144
Pneumonie
– lymphoide interstitielle 135
– lymphozytäre interstitielle 143
Polymerase-Kettenreaktion (PCR) 74, 94, 232, 267
Polymyositis 233, 235
Polyneuropathie 61, 223–232
Polyneuroradikulitis 223, 230, 232
Polyradikulitis 246
Positronemissionstomographie 258
Postexpositionsprophylaxe 139

Potenz, onkogene 71, 86, 87
Präkanzerosen 304
Präoperative Aufklärung 93
Prednison 210, 230, 233, 254
Primärprophylaxe 75
Produktive psychotische Syndrome 263
Progressive multifokale Leukenzephalopathie (PML) 246
Promiskuität 71
Prostataexprimat 46
Proteaseinhibitoren 9
– Liquorgängigkeit 9
Prothetische Maßnahmen 123
Prothionamid 60
Prurigo nodularis 287
Prurigo simplex 287
Pruritus 285, 290
Pseudoalescheria boydii 77
Pseudohyphen 295
Psoriasis 291, 292
Psoriasis vulgaris 279
Psychische Erkrankung 352
Psychosen 262
Psychosoziale Begleittherapie 355
Psychotherapie 263, 340
Pyodermie 281
Pyrazinamid 60
Pyrimethamin 239–241, 246

R
Rachenmandelhyperplasie 85, 86
Reaktive Störungen 262
Rechtliche Grundlagen der Methadonsubstitution 335
Rechtsbereiche 93
Regeln der ärztlichen Kunst 338
Resistenz
– Kreuzresistenzen 9
– Resistenzentwicklungen 2, 8
Retinanekrose, akute 194
Retrovir 19, 91, 94, 172, 173, 220
– Haltbarkeit 92
– im OP 92

Sachverzeichnis

Retrovirus 88
Reverse-Transkriptase-Hemmer 94
- Rezeptoren 322, 323
Rezepteinlösung 341
Rezidivprophylaxe 146
Rhodococcus equi 75
Riesenmollusken 77, 283
Rifabutin 66, 141
Rifampicin 60, 254
Risikoanamnese 161
Ritonavir 26, 94
- Medikamenteninteraktion 26, 27

S
Salmonellenseptikämie 54
Saquinavir 25
Sarcoptes scabiei 284
Scabies crustosa 289
Scharlach 280
Schizophrenie 353
Schlaganfall 260
Schleimhauterytheme
- candidainduzierte 84
- erosive 84
Schleimahutulzera 282
Schleimhautwarzen 283
Schutz der Augen 90
Schutzmaßnahmen 90, 93
- Reanimation 92
Schwangerschaft 165
Schwangerschaftskomplikationen 166
Schwangerschaftsverlauf 165
Seborrhoisches Ekzem 280, 283
Sectio 170
Sekundärprophylaxe 75, 241, 245, 257
Separate Unterbringung 93
Serokonversion 72, 89, 160
Serokonverter 9
Sexuelle HIV-Transmission 156
Sexuelle HIV-Übertragung 156
Sexuelle Übertragbarkeit, erhöhte 157

Sicherheitsmaßnahmen 93
Sinusitis maxillaris et frontalis, akute 83
Skabies 284, 288
Skabiesepidemien 289
Somatostatin-Analogon 44
Soor 84, 283
Sozialtherapie 340
Spannungskopfschmerzen 264
Spastik 222
SPECT 240, 258
Speichel 90
Sprechstunde, separate 90
Stadium II 89
Stadium IV 90
Staphylokokkenfollikulitis, juckende 287
Status epilepticus 271
Stavudin 23, 137, 220
Stichverletzung 91
Stichwunde 91
Stigma 87
Stillen 169, 173
Stomatitis herpetica 119
Substanzklasse der Opioide 316
Substitut, Verabreichung des 342
Substitutionsbehandlung, Ziele einer 329
Substitutionsbescheinigung 343
Suizidversuch 263
Sulfadiazin 239, 240, 241, 285
Surrogatmarker 26
Syphilis 270, 280, 281, 286, 287, 298

T
T-Suppressorzellen 90
Take-home-Regelung 342
3TC (s. auch Lamivudin) 23
Testverfahren, kommerzielle 5
Thallium-201-SPECT 240, 258
Therapie, antiretrovirale 3, 14, 15
Therapie, antivirale 14
Therapiemonitoring 6

Thrombozytopenie 15
- Therapie 16
Tiena corporis 284
Tinea versicolor 284
Tonsillenhyperplasie 85
Toxic epidermal necrolysis
  (s. auch Lyell-Syndrom) 121
Toxoplasmose 147, 197, 212, 221, 237, 238–240
- zerebrale 73, 236, 241, 259, 270
Toxoplasmoseabszesse 237
Tränenflüssigkeit 90
Transfusionsbedingte Infektion 129
Transmission, maternofetale 167, 170
- Risikofaktor 168
Transmission, vertikale 15
Transmissionsrate 171
Transmissionsrisiko 169
Trichomonaden 164
Trimethoprim-Sulfatmethoxazol 285
Trommelfell, Wegschmelzen des 82
Tuberkelbazillen 81
Tuberkulin-Hauttest 55, 57
Tuberkulose 231
- extrapulmonale 55
- Kombinationstherapie 58
- Lymphknotentuberkulose 56
- Sputumkonversion 57
Tuboovarialabszeß 164
Tumoren 294, 298, 302

U
Ulkus perianal 282
Ulzera 294
- perianale 299
Ulzeration, atypische 119
Unterbringung, separate 93
Urethritis 292
Urogenitalinfektion 164
Uveitis anterior 179

V
Vaginalsoor 283
Varicella zoster 282
Varicella-zoster-Retinitis 196
Varicella-zoster-Virus 119, 139
VDRL-Test im Liquor 250, 251
Verruca vulgaris 119, 282
Vertikale Transmission 126, 127
Videx 21
Viral load 74, 94
Viruslast 4, 28, 74, 94, 135, 139, 211
- quantitative Bestimmungen 1
- Viruslastreduktion 6
Virusreplikation 2
Virusübertragung 8
Vistide 51
Vitaminmangelzustände 229
Vitaminpräparate 285
Voralterungsphänomene 279
Vorsorgeverhalten 158
VZV 142

W
Waldeyer-Rachenring
- Hyperplasie des 85, 86
Wasting syndrome 75
Wehen, vorzeitige 165, 167, 169
Wehenbeginn 171
„Weiße Lunge" 75
Weißliche Beläge 294
White matter changes 216
Wischdesinfektion 93

X
Xerosis 279, 280, 290

Y
Yellow-nail-Syndrom 301

Z
Zalcitabin 22, 136, 137, 220
Zellulitis 284
Zerebrale Zytomegalie 243
Zervikale Dysplasie 159, 162, 163, 166

Zervikale intraepitheliale
    Neoplasie 159
Zervikale Ektopie 157
Zervixdysplasien 166
Zervixkarzinom 163, 167
Zidovudin 1, 19, 94, 136, 137, 209,
    220, 234, 240, 246
Zidovudintherapie 128, 220
Zoster 73, 280, 282
Zoster ophthalmicus 178
Zosterinfektionen 73
Zweifachkombinationstherapie 74
Zyklusstörungen 162

p450-Zytochromsystem
    13, 25, 26, 60
Zytomegalie 221, 231, 232
– zerebrale 243, 244
Zytomegalieinfektion 269
Zytomegalievirus 119, 231, 282
– Cholezystitis 50
– CMV-Enzephalitis 50, 244
– Pankreatitis 50
– Polyradikulitis 50, 231
– Reaktivierung 49, 246
Zytomegalievirus-(CMV)-Retinitis
    182
Zytomegalieviruspneumonie 75

Springer und Umwelt

Als internationaler wissenschaftlicher Verlag sind wir uns unserer besonderen Verpflichtung der Umwelt gegenüber bewußt und beziehen umweltorientierte Grundsätze in Unternehmensentscheidungen mit ein. Von unseren Geschäftspartnern (Druckereien, Papierfabriken, Verpackungsherstellern usw.) verlangen wir, daß sie sowohl beim Herstellungsprozess selbst als auch beim Einsatz der zur Verwendung kommenden Materialien ökologische Gesichtspunkte berücksichtigen.
Das für dieses Buch verwendete Papier ist aus chlorfrei bzw. chlorarm hergestelltem Zellstoff gefertigt und im pH-Wert neutral.

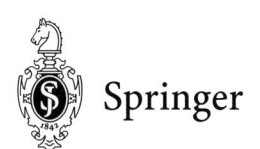

Springer

Druck: Appl, Wemding
Bindung: Appl, Wemding